新世代の膵癌診療・治療バイブル

The Bible of Medical Treatment for Pancreatic Cancer in The New Era

研修医・レジデント必携

富山大学大学院 医学薬学研究部 消化器・腫瘍・総合外科 教授
藤井 努 Fujii Tsutomu

和歌山県立医科大学 外科学第2講座 准教授
川井 学 Kawai Manabu

［編］

MCメディカ出版

発刊にあたって

富山大学大学院 医学薬学研究部
消化器・腫瘍・総合外科 教授　藤井 努

　私が医学部学生であった20数年前の、仲間内での会話を今でも思い出します。「近い将来、癌は薬で完治する時代になるので、外科医の仕事は無くなっていくよね」。さてその後、分子標的薬開発などの目覚ましい進歩はあったものの、癌は容易に完治する疾患になったでしょうか。答えは自明であり、悪性新生物による死亡率は、増加の一途を辿っています。

　なかでも膵癌は依然として人類の脅威です。米国癌学会の予測によると、他の癌種の死亡数が減少に転じていくのに対して膵癌による死亡数は今後も増加し続け、2030年には肺癌に次いで死因の第2位になるとされています。不治の病とされて久しく、確実な診断・治療方法はいまだに開発されていません。しかしそれでも、各専門家の弛み無い努力により、少しずつ有効な手法が報告されてきていることもまた事実です。

　本書では、現時点において国内有力施設の診療の主力であり、さらに学会等での研究の中心的存在であるいわば脂の乗り切った膵臓臨床医を、僭越ながら選出させて頂きました。癌治療に関する書籍は数多に存在しますが、編者と同じ中堅世代のみで構成した執筆陣であるのが本書の特徴です。実際に日々ベッドサイドに立ち、患者のために汗を流し、悩み、より有効な手法を模索している、本邦最高の臨床家・研究者が結集して頂いたことに、心から感謝しています。

　また本書では一般的な標準治療だけでなく、斬新かつ有望な最先端治療を「最新トピックス」として紹介させて頂きました。本書の内容は、従来の国内外のそれと比較しても全く遜色ないどころか、現時点でのBest of Bestであると胸を張れるものです。そのため書名を「新世代のバイブル」と自信を持ってつけさせて頂きました。しかしこの最先端の内容も、数年後には時代遅れの古いものになっているでしょう。そしてその時、新しい診断・治療方法の開発の先頭に立っているのも、また本書の執筆陣であることは疑う余地がありません。さらに、本書を参考にして発奮したより若い世代が台頭していることも期待しています。最新かつ最高レベルな本書の内容が一瞬で色褪せるほどの、膵癌診療の迅速な進歩を願ってやみません。

　最後に改めて、大変ご多忙にも拘わらず執筆をご快諾くださいました諸先生に、そして本書の編集に声をかけて頂いた親友である川井 学先生に、最大級の感謝を申し上げます。

2017年4月

序にかえて

和歌山県立医科大学
外科学第2講座 准教授 　川井　学

　膵癌は罹患率と死亡率がほぼ等しく、5年生存率もいまだ5～10％程度であり、21世紀に残された難治性癌といわれています。難治性癌である膵癌に対応するために早期発見のための診断技術の向上とともに、外科治療、化学療法、放射線療法を組み合わせた集学的治療の確立が急務であります。膵癌の診断・治療成績向上のためには内科医・外科医・放射線科・病理医の横断的な連携による集学的治療が必要不可欠です。

　本書では『膵癌診療ガイドライン』に準拠した膵癌の最新の診断・治療の解説そして膵癌登録や臨床試験の意義など12のテーマを取り上げるとともに、新しい治療法やadvanced techniqueを「最新トピックス」として記載することによって、膵癌に関する各分野の最新知識の結集を目的として編集しました。膵癌の診療・治療はこの10年で目覚ましく進歩し、診療・治療成績は向上してきています。しかし、膵癌の克服のためにはまだ多くのブレークスルーしなければならない課題が残されています。世界のホームラン王である王貞治氏は「努力は必ず報われる。報われない努力は、まだ努力と呼べない」と言っております。膵癌に携わる医師として、難治性癌だから諦めるのでなく、難治性癌だからこそ克服するこれまで以上の努力が必要だと考えます。

　メディカ出版の方から「膵癌の診療・治療」に関する書籍を刊行するというお話をいただいたとき、編者の藤井努先生と『新世代の膵癌診療・治療バイブル』というタイトルにしました。本書のタイトルである『新世代の』は『新世代による』と『新世代のための』という2つの意味を込めております。現在の膵癌の診療・治療に最も熱く取り組んでおられる次世代を担うトップランナーの先生方に執筆をお願いいたしました。そして膵癌の診療・治療のさらなる飛躍を目指すという、次世代の若手医師へのメッセージを込めてご執筆いただきました。さらにタイトルの『バイブル』には当然『聖書』という意味がありますが、『自分の考え方などに影響を及ぼした重要なもの』という意味もあります。本書が若手医師の日常診療のバイブルになることを願うと共に、これからの膵癌診療・治療の発展を担うであろう若手医師の創造力をインスパイアすることの端緒になれば編者としてこれ以上の幸せはございません。

　最後に、ご執筆にご尽力いただきました今最も御多忙な先生方、編者として多くの斬新なアイデアをお出しいただいた藤井努先生、メディカ出版の方々のお力添えにこの場をお借りして心から感謝の意を表します。

2017年4月

CONTENTS

発刊にあたって……iii

序にかえて……v

1 疫 学

1 膵癌の疫学……2
2 膵癌のリスクファクター……8

2 膵臓の解剖

1 膵の発生……16
2 膵周囲の血管解剖……21
3 膵周囲の神経叢……30

3 診 断

膵癌診断のアルゴリズム……38
1 血液検査の読みかた……39
2 画像・内視鏡検査のポイント
 A 検査オーダーの流れ……46
 B 腹部超音波検査……50
 C 腹部CT検査・MRI検査……57
 D PET検査……66
 E 超音波内視鏡検査およびEUS-FNA……70
 F 内視鏡的逆行性膵管造影……79
 G 膵液細胞診……84
 H 審査腹腔鏡……90
3 膵癌の病期分類（膵癌取扱い規約第7版）……93
4 膵癌の病期分類および切除可能性分類
 （NCCNガイドライン・UICC TNM分類）……102

最新トピックス　分子生物学的手法による膵癌診断……108

4 術前治療

　　膵癌治療のアルゴリズム……114
　1　膵癌に対する術前補助療法……115
　2　切除可能膵癌に対する術前補助療法……121
　3　切除可能境界膵癌に対する術前化学療法……128
　4　切除境界膵癌に対する術前化学放射線療法……134
最新トピックス　術前化学放射線療法＋術後2チャンネル肝灌流化学療法……140

5 手術

　1　膵癌に対する手術適応・手術手技……146
　2　門脈浸潤例に対する手術適応・手術手技……153
　3　動脈浸潤例に対する手術適応・手術手技……158
　4　膵頭神経叢郭清の手術適応と意義……165
　5　拡大郭清の手術適応と意義……172
　6　切除不能膵癌に対する conversion surgery……178
　7　膵癌に対する低侵襲手術……183
　8　膵消化管吻合……190
　9　膵癌外科切除後の術後合併症対策とドレーン管理……197
　10　動脈出血時の intervention therapy……204
最新トピックス　腹腔鏡下膵頭十二指腸切除術……210
最新トピックス　ナノナイフ……214
最新トピックス　膵体尾部切除術の断端処理……221

6 化学療法

　1　遠隔転移を有する切除不能膵癌に対する化学療法……228
　2　局所進行膵癌に対する化学療法……236
　3　膵癌における FOLFIRINOX 療法……244
　4　膵癌における GnP 療法……253
　5　膵癌におけるゲムシタビン＋S-1 併用療法……258
　6　補助療法の意義……261
　7　膵癌化学療法における副作用対策……268

7 放射線治療

1. 膵癌に対する強度変調放射線治療（IMRT）……274
2. 局所進行切除不能膵癌に対する放射線療法－電磁波温熱療法併用の紹介……282
3. 局所進行切除不能膵癌に対する化学放射線療法……287
4. 局所進行切除不能膵癌に対する重粒子線治療……294

8 切除不能膵癌に対する胆道ドレナージ

1. 切除不能膵癌における内視鏡的胆道ドレナージ……304

最新トピックス 超音波内視鏡下胆管十二指腸吻合術（EUS-CDS）……312

9 切除不能膵癌に合併した十二指腸閉塞に対する治療選択 317

10 膵癌の緩和ケア 325

11 膵癌登録：NCDデータベース 335

12 膵癌診療における臨床試験の意義 341

索引……347

編者・執筆者一覧……352

1
疫学

1 疫学

1 膵癌の疫学

京都大学医学研究科 肝胆膵・移植外科 講師　増井俊彦　同 教授　上本伸二

1 膵癌の概念・定義

　膵臓は、腺房細胞からなる外分泌腺、ランゲルハンス島からなる内分泌腺が混在する特異な臓器であり、いずれも発生学的に内胚葉の前腸より発生します。膵臓に発生する腫瘍は多彩であり、本邦では『膵癌取扱い規約』において、国際的にはUICC/WHOにて分類がなされています。『膵癌取扱い規約(第7版)』では組織所見の項に分類が記され、上皮性腫瘍と非上皮性腫瘍、さらに上皮性腫瘍は外分泌腫瘍と内分泌腫瘍、併存腫瘍、分化方向の不明な腫瘍に分けられ、外分泌腫瘍の中に浸潤性膵管癌が分類されています。

　いわゆる膵癌は浸潤性膵管癌であり、以前は形態から膵管細胞からの発癌が想定されていましたが、近年膵腺房細胞からであることが明らかとなってきました[1]。浸潤性膵管癌は腺癌・腺扁平上皮癌・粘液癌・退形成癌を含み、膵腫瘍全体の70％以上を占めます。組織学的には間質浸潤を伴う癌腫で、膵管類似の腺腔形成や膵管上皮への分化が見られるものです。『膵癌取扱い規約(第7版)』では優勢像をもって腺癌・腺扁平上皮癌・粘液癌・退形成癌を分類し、WHO分類では最も悪性度の高い組織型をもって分類するという違いがあります。

　その他、膵管内腫瘍も定義され、その中にIPMNといわれる膵管内乳頭粘液性腫瘍、ITPNといわれる膵管内管状乳頭腫瘍、PanINといわれる膵上皮内腫瘍性病変が分類されています。各々特徴的な所見を呈する腫瘍ですが、いずれも膵管内に発生し、遺伝子変異も浸潤性膵管癌と異なります。

2 人口動態統計、地域がん登録からみた膵癌の動向

　厚生労働省発表の人口動態統計によると[2]、高齢化も相まって膵癌による年間粗死亡率は年々増加し、最新の2014(平成26)年統計では、男性では16,411人・全癌死亡者数の7.5％、女性では15,305人・10.2％を占め、肺癌、大腸癌、胃癌についで第4位と報告されています。一方、2011年統計での罹患推定数を見ると、男性は17,173人・3.4％で9位、女性は15,922人・4.4％で6位と粗死亡率に比べて順位が低くなっています[3]。同一患者を追っているわけではないため単純な比較は困難ですが、少なくとも罹患数と死亡数が非常に近いことから悉皆性がほぼ保たれていると考えられる人口動態統計上においても膵癌は予後の不良な疾患であることが示唆されます。同様に地域癌登録での5年相対生存率は6％前後で、他の癌と比べても際だって低いです[4]。進行度別で見ると限局・領域・遠隔と分けると半数が遠隔転移であるものの(図1a)、5年生存率は限局に限ってみれば40％弱と早期の膵癌では比較的予後が期待できます(図1b)。

　年齢調整死亡率にて死亡率の推移を見ると1990年まで一貫して増加してきた死亡率が男女ともに増加ペースはゆっくりとなったものの、子宮癌とともに年齢調整死亡率の増加している数少ない癌の1つとなっています(図2a)。また、罹患率でも一貫して軽度の増加がみられています(図2b)。

　男女ともに年齢とともに罹患リスク・死亡リスクは上昇し、一生の間におおよそ45人に1人が膵癌と診断され、男性の53人に1人・女性の63人に1人が膵癌で死亡すると報告されています。2011年における罹患推定年齢中央値は約64歳で、年齢調

図1 … 本邦における a) 初診時進行度、b) 進行度別の5年生存率

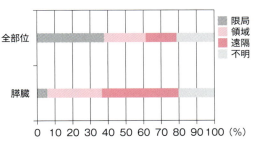

a) 臨床進行度内訳 2006-2008年診断例［男女計］

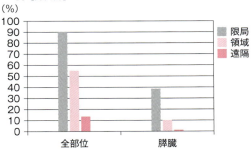

b) 部位別臨床進行度別5年相対生存率 2006-2008年診断例［男女計］

全国がん罹患モニタリング集計 2006-2008年生存率報告（国立研究開発法人国立がん研究センターがん対策情報センター，2016）．
独立行政法人国立がん研究センターがん研究開発費「地域がん登録精度向上と活用に関する研究」平成22年度報告書
初診時に半数が遠隔転移を来しているものの、局所の癌に限れば5年生存率は40%弱と比較的良好。

整推定罹患率は男性が10万人あたり15.9人、女性が10.4人とやや男性に多く[3]、2014年における年齢調整死亡率[2]でみた死亡年齢中央値は約67歳で男性は10万人あたり13.3人、女性は8.5人と報告されています。75歳未満年齢調整死亡率で見た場合、男女ともに北日本にやや死亡率が高い傾向があるものの際だった地域性は認められません[5]。

一方、諸外国と比較すると、10万人あたりの死亡率である年齢調整死亡率は中位にあります[6]。諸外国でも男女差が認められており、2007年時点において男性は5～9人、女性は3～6人と報告されています。年次推移を見ると、多くの国で男性は横ばいかやや増加、女性が若干増加傾向であり、本邦を含めて先進国の傾向といえます。

リスクファクターについては他稿（p.8～参照）に譲りますが、諸外国との比較検討において、嗜好におけるリスクファクターの1つとされている煙草については、禁煙が早くから進められてきた英国・米国・オーストラリアにおいて男性膵癌の年齢調整死亡率が横ばいにもかかわらず、肺癌の死亡率の低下には及びません。このことから、そのほかの疫学的なリスクファクターの影響も考えられ、近年の過体重や肥満の増加が年齢調整死亡率の動向に影響している可能性があるとされています。一方、諸外国との比較では食事の種類による影響は認められず、このような全国規模での調査ではリスクファクターの1つとされている膵炎やアルコール過摂取は人口動態統計上では一部に過ぎないことから、明らかな相関は確認できていません。

米国ではSEER（Surveillance, Epidemiology, and End Results）プログラムによる大規模な癌患者の登録が行われ、本邦と同様、膵癌の解析が可能となっています[7]。それによると診察時の進行度は、局所にとどまるlocalizedが9.4%、リンパ節転移を来しているregionalが29%、遠隔転移を来しているdistantが52%と報告されており、本邦と同様、発見時に半数が遠隔転移を来していることが報告されています。それぞれの5年生存率はlocalizedが29.3%、regionalが11.1%、distantが2.6%と報告されています。罹患率を人種別にみると黒人の罹患率が高くその次に白人、ヒスパニック系と続きます。また、診断数と死亡数を比較すると徐々に死亡数割合は減っているものの、5年生存率は2008年の時点で7.7%に過ぎません。

3 本邦での膵癌登録による疫学

膵癌に対するステージを含めた詳細な大規模疫学解析は、日本膵臓学会が中心となり膵癌登録を

図 2… 本邦における a）年齢調整死亡率および b）年齢調整罹患率の推移

a）部位別がん全国年齢調整死亡率の推移（対数）

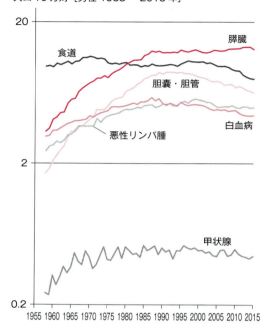
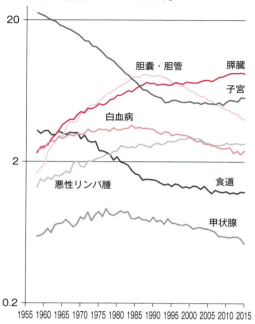

b）部位別がん全国推定年齢調整罹患率の推移（対数）

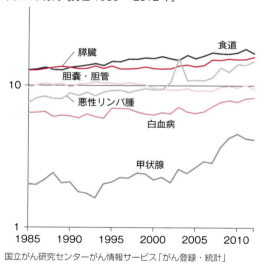
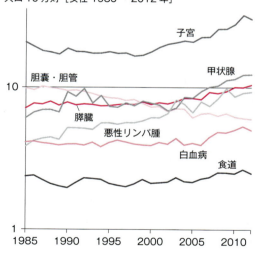

国立がん研究センターがん情報サービス「がん登録・統計」

基にして行われてきました。膵癌登録は本邦膵癌患者の10％程度の登録数という悉皆性の問題はあるものの、1981-2007年までに35,903名という多数の症例が登録されており、貴重なデータを提供しています。現在、NCDにデータベースを移してさらに悉皆性を上げて登録継続中です。

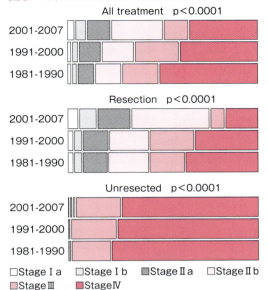

図3… 本邦における UICC 進行度別分布

Egawa S, et al. Pancreas. 41(7), 2012より抜粋

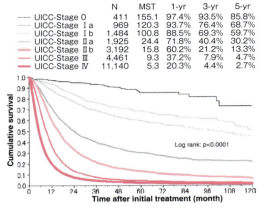

図4… 本邦におけるステージ別生存曲線

Egawa S, et al. Pancreas. 41(7), 2012より抜粋

　膵癌登録の解析は10年ごとに報告されており、直近では2012年にEgawaらがまとめています[8]。それによると膵癌は徐々に早期の診断が増え、2001-2007年の期間ではUICCステージIVである遠隔転移を持った膵癌患者は半数以下となっています（図3）。ただし、割合に関しては本邦のハイボリュームセンターの成績が大きく反映されていること、内科と外科の登録施設の割合などを加味して判断する必要があります。

　膵癌の予後は発見時のステージで大きく異なり、UICCステージ0では5年生存率が85％に達する一方、ステージIIIでは切除しても10％に満たず（図4）、早期発見・治療が予後に大きく影響することが示唆されています。10年単位でみると膵癌の生存率は改善しており（図5a）、特に切除後の予後の改善がみられます（図5b）。UICCの分布変化をみると前述のようにステージの低い症例が増加しており（図3）、早期発見が影響していることが示唆される一方で、ステージ別でも予後改善がみられており（図6）、効果的な化学療法が寄与している可能性があります。しかしながら総じて予後改善効果は限定的で、図5aに示されているように10年生存の長期生存者の割合の向上はみられておらず、罹患率と死亡率が非常に近い事象は大きく変化していません。また、ステージIaおよびIbでは予後改善がみられていないことは留意すべきです。

　切除対象となる中で大多数を占めるステージIIa、IIbの予後因子としては病理学的グレード、腫瘍の大きさ、リンパ節転移郭清度、術後補助化学療法の有無が挙げられています。これらの解析の中で、腫瘍の大きさが予後に大きく影響することから、『膵癌取扱い規約（第7版）』では5mm以下をT1a、5mmを超えて10mm以下をT1b、10mmを超えて20mm以下をT1cとして局所進展度Tを細分化しました。

4　若年発症膵癌

　近年AYA世代発症の癌が注目されていますが、膵癌登録でも若年発症である40歳以下発症の膵癌症例についての解析が行われています[9]。40歳以下の膵癌症例は、526症例で膵癌登録全体の1.5％を占めており、家族性因子の割合は40歳以上と同等、UICC T4やM1の率が有意に高く、予後が不良でした。しかし、ステージで補正すると40歳以下での無再発生存率および生存率に差は認められ

図5… **生存曲線の年度別推移**

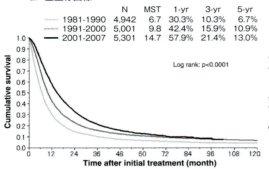
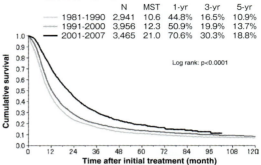

Egawa S, et al. Pancreas. 41(7), 2012より抜粋

図6… **進行度別生存曲線の年度別推移**

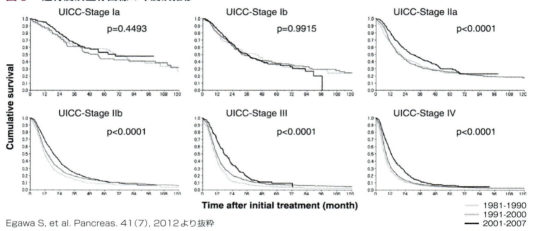

Egawa S, et al. Pancreas. 41(7), 2012より抜粋

ず、若年発症膵癌の予後が特に悪い病態であるという証拠は認められませんでした。

5 膵癌におけるサバイバー

近年膵癌においても10年以上の長期生存となる症例が散見されます。10年生存率の解析では男性4.6％・女性4.8％と報告され、5年生存症例は男性78.8％・女性81.6％が10年生存していることが示されました[10]。また、生存期間が長くなれば長くなるほど10年生存する可能性が上がってくることから肝癌などと異なり、生存期間が長くなれば治癒する症例があることを示しています（**図7**）。

図7… **生存年数でみた5年生存率（男性）**

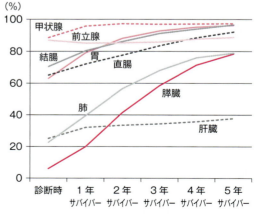

Ito Y, et al. Cancer Sci. 105(11), 2014, 1480-6

6 おわりに

膵癌は様々な治療が開発され生存成績は向上しているとはいえるものの、未だに治癒に至ることが非常に難しい疾患です。膵癌の治癒を目指した場合、初診時に半数前後が遠隔転移を来している現状を鑑みると、効果的な治療法の開発のみならず有効な早期発見手法の開発が待たれます。

文献

1) Kopp JL, et al. Identification of Sox9-dependent acinar-to-ductal reprogramming as the principal mechanism for initiation of pancreatic ductal adenocarcinoma. Cancer cell. 22(6), 2012, 737-50.
2) 厚生労働省大臣官房統計情報部編. 人口動態統計. 2015.
3) Hori M, et al. Cancer incidence and incidence rates in Japan in 2009: a study of 32 population-based cancer registries for the Monitoring of Cancer Incidence in Japan (MCIJ) project. Jpn J Clin Oncol. 45(9), 2015, 884-91.
4) Matsuda T, et al. Population-based survival of cancer patients diagnosed between 1993 and 1999 in Japan: a chronological and international comparative study. Jpn J Clin Oncol. 41(1), 2011, 40-51.
5) 国立がん研究センターがん対策情報センター. がん登録・統計：都道府県別年齢調整死亡率2014年・膵. がん情報サービス. http://ganjoho.jp/reg_stat/statistics/stat/age-adjusted.html
6) Bosetti C, et al. Pancreatic cancer: overview of descriptive epidemiology. Molecular carcinogenesis. 51(1), 2012, 3-13.
7) Sciences NsDoCCaP. Cancer of the Pancreas - SEER Stat Fact Sheets. 2016; https://seer.cancer.gov/statfacts/html/pancreas.html. (Accessed 12/7, 2016.)
8) Egawa S, et al. Japan Pancreatic Cancer Registry; 30th year anniversary: Japan Pancreas Society. Pancreas. 41(7), 2012, 985-92.
9) Eguchi H, et al. Clinicopathological Characteristics of Young Patients With Pancreatic Cancer: An Analysis of Data From Pancreatic Cancer Registry of Japan Pancreas Society. Pancreas. 45(10), 2016, 1411-7.
10) Ito Y, et al. Long-term survival and conditional survival of cancer patients in Japan using population-based cancer registry data. Cancer science. 105(11), 2014, 1480-6.

1 疫学

2 膵癌のリスクファクター

東京女子医科大学 消化器内科 准講師 高山敬子　同 臨床教授 清水京子

1 はじめに

膵癌の発生には、年齢や家族歴などの遺伝的背景のほか、糖尿病・肥満などの生活習慣病や喫煙・飲酒などの嗜好歴、膵管内乳頭粘液性腫瘍（IPMN）などがリスクファクターとなります（**表1**）。本稿では『膵癌診療ガイドライン』[1]（以下、ガイドライン）に準拠しながら、リスクファクターについての最近の知見を述べていきます。

2 家族歴

1. 膵癌家族歴、家族性膵癌

膵癌患者の家族歴に膵癌がある割合は、海外では3-10％、本邦では3-8.7％と報告されています[2]。近親者に膵癌患者が多いほど膵癌の発生リスクが増加することが判明しており、第一度近親者（親・兄弟姉妹・子）に2人以上の膵癌罹患患者がいる場合は膵癌の発生リスクが特に高いと考えられ、家族性膵癌家系と定義されています。家族性膵癌には次項に挙げる遺伝性膵癌症候群（**表2**）は除外されます。

家族性膵癌家系での膵癌の発生リスクは9.0倍で、第一度近親者内の膵癌罹患患者の人数が多いほど増加します（**表3**）。また家族性膵癌家系では、50歳未満の若年発症の膵癌罹患患者がいる場合、膵癌の罹患リスクが6.34倍から9.31倍へ増加することや、第二度近親者以内に膵癌罹患患者が多いことが報告されています。したがって家族歴を聴取する

表1 … 膵癌リスクファクター

家族歴	家族性膵癌	・第一度近親者の膵癌4.5-32倍、**表3**参照 ・家族の膵癌発症が50歳未満では9.31倍
	散発性膵癌	1.70-2.41倍
	膵癌以外の悪性疾患	1.5倍
遺伝性	遺伝性膵癌症候群	4.7-132倍、**表2**参照
合併疾患	糖尿病	1.47-5.38倍、**表5**参照
	肥満	20歳代にBMI 30kg/m² 以上の男性では3.5倍
	慢性膵炎	診断から2-4年は14.6倍、5-16年は4.8倍
	IPMN	分枝型IPMN 年間1.1-2.5%
嗜好	喫煙	1.68倍、喫煙本数と相関、禁煙期間と逆相関
	飲酒	エタノール換算37.5g/day 以上で1.22倍
その他	職業	塩素化炭化水素曝露で2.21倍
	血液型	O型以外は1.33-2.42倍
	胃潰瘍	1.83倍
	HBV	HBsAg陽性でHBeAgまたはHBV-DNA陽性2.44-5.73倍

膵癌診療ガイドライン2016年版から引用・改変

表2 ⋯ 遺伝性膵癌症候群

疾患名	疾患遺伝子	遺伝形式	膵癌リスク
遺伝性膵炎	PRSS1	常染色体優性	53-87倍
遺伝性乳癌卵巣癌症候群（HBOC）	BRCA1/2		3.5-10倍
Peutz-Jeghers症候群（PJS）	STK11/LKB1		132倍
家族性異型多発母斑黒色腫症候群（FAMMM）	CDKN2A/p16		13-39倍
家族性大腸腺腫ポリポーシス（FPC）	APC		4-5倍
遺伝性非ポリポーシス大腸癌（HNPCC、Lynch症候群）	hMSH2、hMLH1など		4.7-8.6倍

Shi C, et al. Arch Pathol Lab Med. 133, 2009, 365-74. より引用・改変

表3 ⋯ 家族性膵癌家系の膵癌リスク

膵癌に罹患した第一度近親者数	標準化罹患率	95% CI
3人以上	32.0	10.4-74.7
2人	6.4	1.8-16.4
1人	4.5	0.54-16.3
一般人口	1	―

Klein AP, et al. Cancer Res. 64, 2004, 2634-8. より引用・改変

際には、単純に膵癌罹患者の有無だけでなく、血縁の近さ、人数、膵癌の発症年齢を尋ねることも重要です。

　原因遺伝子については、BRCA1/2、PALB2（partner and localizer of BRCA2）などが関連遺伝子の候補として挙げられており、ほとんどは次項の遺伝性膵癌症候群の原因遺伝子でもあります。BRCA1/2とPALB2は乳癌の癌抑制遺伝子でもあり、これらの生殖細胞系変異は海外ではそれぞれ家族性膵癌の6-17.2%・1-3.1%に認められています[3]。

　原因遺伝子は家族性膵癌の早期発見のための重要なツールになりえると考えられ、その解明は急務となっていますが、家系内のほかの膵癌罹患者が生存していないことが多く、また家族集積が濃厚な家系も少ないため、研究は困難となっています。そこで家族性膵癌の実態を明らかにするために、海外では大規模な登録制度が設立されています。本邦でも2013年に日本膵臓学会とPancreatic Cancer Action Network Japan（PanCAN Japan）によって家族性膵癌登録制度が設立され、日本膵臓学会のホームページ（http://www.suizou.org）のリンクか、家族性膵癌登録制度のサイト（http://jfpcr.com/）からアクセス可能です。より多くの家系を登録することで、本邦における家族性膵癌の実態調査と早期診断・治療のための研究に役立つと期待されています。

　そのほか家族性膵癌家系に対する研究としては、膵癌の発生リスクを予測する研究や、スクリーニング法に関する研究が行われていますが、費用対効果や被験者の精神的な負担などの問題があり、まだ十分といえるスクリーニング法は確立されていません。

2. 膵癌以外の家族歴

　膵癌患者では、近親者に膵癌以外の癌罹患者も多いことが知られています。海外の検討では、膵癌患者の近親者の癌罹患者数は対照群に比べて1.5倍多く、癌種別にみると卵巣癌（1.9-5.3倍）・大腸癌（1.7-1.8倍）・肝癌（1.5-1.8倍）・乳癌（1.3-1.6倍）と報告されています[4,5]。本邦でも膵癌患者の家族歴を調べたところ、約半数に癌の家族歴があり、癌に罹患した家族が2人以上いる家系は約20%でした。家族の癌で多いものは胃癌（18.1%）・大腸癌（10.1%）・膵癌（8.7%）・乳癌（5.2%）・肺癌（4.2%）・肝癌（4.2%）などでした[2]。

3 遺伝性膵癌症候群

特定の原因遺伝子によって家系内で膵癌が多発する疾患群のことで(表2)、これらの疾患と診断された本人およびその家族へは、膵癌の発生について慎重なスクリーニングが勧められます。

1. 遺伝性膵炎

同一家系に2世代以上にわたり複数の膵炎患者がいて、若年発症で胆石やアルコールの関与がない膵炎と定義されますが、本邦では少子化や核家族化などにより家族歴の正確な聴取が困難となっており、厚生労働省難治性膵疾患に関する調査研究班(2002年大槻班)により実情に即した診断体系が提唱されました。現在本邦では下記の4項目のうち、①を満たすか②③④をすべて満たす場合に遺伝性膵炎と診断できると定義しています。

① カチオニックトリプシノーゲン遺伝子(PRSS1)のp.R122Hあるいはp.N29Iに変異が認められる。
② 世代にかかわらず、膵炎患者2人以上の家族歴がある再発性急性膵炎ないし慢性膵炎。
③ 少なくとも1人の膵炎患者は大量飲酒などの慢性膵炎の成因と考えられるものがない。
④ 単一世代の場合、少なくとも1人の患者は40歳以下で発症している。

この疾患は常染色体優性遺伝で浸透率が80-90%と高く、10歳以下で発症することも多い疾患です。幼児期から腹痛・嘔吐・下痢などの急性膵炎発作を繰り返しますが、当初は幼児の膵疾患が稀であるため発見されにくく、20歳代で慢性膵炎へ移行してから診断される場合もあります。

膵癌の発生リスクは53-87倍と高く、発症年齢も若いことが知られています[6, 7]。年齢に応じてリスクが増加し、累積リスクは50歳と70-75歳でそれぞれ3.4-10.0%、18.8-53.5%と報告されています。喫煙歴がある場合には膵癌発症の平均年齢は40歳代と非喫煙者に比べて20年ほど若くなり、発生リスク自体も有意に上昇することが知られています。

表4…本邦の遺伝性膵炎家系における膵癌発生

遺伝子変異	膵癌がみられた家系数
PRSS1遺伝子変異陽性	4/25　(16.0%)
p.R122H	3/16　(18.8%)
p.N29I	1/ 7　(14.3%)
SPINK1遺伝子変異陽性	4/17　(23.5%)
p.N34S	2/ 9　(22.2%)
IVS3+2T>C	2/ 5　(40.0%)
PRSS1とSPINK1遺伝子変異なし	4/17　(23.5%)

Masamune A. Tohoku J Exp Med. 232, 2014, 69-77.
正宗淳ほか. 胆と膵. 34, 2013, 545-51. より引用・改変

原因遺伝子としては、60-70%にPRSS1のp.R122H変異あるいはp.N29I変異や、膵外分泌性トリプシンインヒビター(PSTI)の遺伝子であるSPINK1のp.N34S変異、IVS3+2T>C変異が報告されています。本邦の全国調査では遺伝性膵炎家系の17.1%に膵癌がみられ、PRSS1遺伝子変異陽性では16%、SPINK1遺伝子変異陽性では23.5%に膵癌が発生していました(表4)。これらの遺伝子変異は直接的に膵癌の癌遺伝子あるいは癌抑制遺伝子として作用するわけではなく、出生時から持続する膵の慢性炎症が前癌病変となると考えられています。

現在、遺伝性膵炎は国の指定難病に認定されています。

2. 遺伝性乳癌卵巣癌症候群（HBOC）

乳癌のみの家系内集積性を認めるものと、乳癌と卵巣癌の家系内集積性を認めるものがあり、臨床的な特徴として若年発症、同時性・異時性の同側・両側の乳癌、同時性・異時性で乳癌と卵巣癌の重複発症、男性乳癌が挙げられます。常染色体優性遺伝で、原因遺伝子はBRCA1/2の生殖細胞変異です。BRCA2の変異のある家系では膵癌の発生リスクが3.5-10倍になり、膵癌患者でBRCA2変異がある確率は、第一度近親者に膵癌罹患者がいる場合は6-12%と報告されています。

3. Peutz-Jeghers症候群（PJS）

消化管の過誤腫性ポリポーシスを起こす常染色

体優性遺伝の疾患で、原因遺伝子は第19染色体（19p13.3）に存在する*STK11/LKB1*遺伝子の生殖細胞変異です。膵癌の発生リスクは132倍と非常に高率です。

4. 家族性異型多発母斑黒色腫症候群（FAMMM）

p16/CDKN2A（cyclin-dependent kinase inhibitor 2A）遺伝子の変異による常染色体優性遺伝の疾患で、この疾患患者の家系における膵癌の発生リスクは13-39倍と高率です[8]。

5. 家族性大腸腺腫ポリポーシス（FPC）

原因遺伝子は癌抑制遺伝子である*APC*（adenomatous polyposis coli）遺伝子の生殖細胞変異で、この疾患患者の家系における膵癌の発生リスクは約4-5倍で、IPMNの発症割合も高いことが知られています。

6. 遺伝性非ポリポーシス大腸癌（HNPCC、Lynch症候群）

第一度近親者に3人以上の大腸癌患者を認め、若年者の右側結腸中心に大腸癌が発生する疾患です。*hMSH2*、*hMLH1*、*hPMS1*、*hPMS2*、*hMSH6/GTBP*遺伝子の変異によるDNAミスマッチ修復機構の不全が原因で、膵癌の発生リスクは4.7-8.6倍と報告されています。

4 生活習慣病（糖尿病、肥満）

1. 糖尿病

糖尿病と診断された場合には、診断時期、治療薬の種類、血糖コントロールの変化の聴取が重要です。

2型糖尿病患者では膵癌の発生リスクは一般に比べ1.94倍と高率で、特に新規発症や急激な増悪後に膵癌が発見されることが知られています。メタ解析による糖尿病発症からの期間と膵癌の発生リスクは1年未満では5.38倍、1-4年では1.95倍、5-9年では1.49倍、10年以上では1.47倍であると報告されています（表5）。糖尿病の罹病期間が長い場合でも膵癌の発生リスクは非糖尿病患者より増加しますが、これまでの報告から糖尿病の新規発症や急激な増悪を認めた場合には、その後2年間は慎重な経過観察が勧められています。

糖尿病の新規発症または急激な増悪後に膵癌が発見される理由としては、膵癌由来の発癌促進物質の存在や膵癌による膵液流出障害から尾側膵実質が障害されて糖尿病が発症する可能性などが挙げられ、また糖尿病に伴う高インスリン血症・高血糖・肥満など、糖尿病自体が膵癌のリスクファクターになるとも考えられています。剖検例を用いての報告では、膵管上皮の増殖能をKi57染色し検討したところ、正常体重で糖尿病のない症例に比べて、正常体重でも糖尿病があると約4倍、糖尿病がなくても肥満があると約10倍、膵管上皮の増殖能が亢進していたことから、肥満と糖尿病の双方が膵癌のリスクとなりうる可能性が考えられています[9]。そのほか喫煙・慢性膵炎も糖尿病患者における膵癌の発生リスクを増加させると報告されています。

糖尿病では治療薬としてインスリンアナログ、インスリン分泌促進薬、メトホルミン、チアゾリジン誘導体などを用いることがありますが、これら薬剤による膵癌の発生リスクに対する影響の研究では、報告ごとに結果に統合性がなく、一致した見解は得られていません。2009年の報告では、それぞれの薬剤治療歴の有無で膵癌発生の相対リスクを比較すると、メトホルミン治療では有意に膵癌の発生リスクが低下することが示されました

表5 … 糖尿病罹病期間と膵癌発生

糖尿病罹病期間（年）	相対リスク	95% CI
<1	5.38	3.49-8.30
1-4	1.95	1.65-2.31
5-9	1.49	1.05-2.12
10<	1.47	0.95-2.31

Ben Q, et al. Eur J Cancer. 47, 2011, 1928-37. より引用・改変

表6 糖尿病治療薬と膵癌リスク（2009年）

糖尿病治療薬使用歴	糖尿病患者全体			糖尿病歴2年以上		
	オッズ比	98% CI	p値	オッズ比	98% CI	p値
インスリンアナログ						
なし	1.0			1.0		
あり	4.99	2.59-9.61	<0.001	5.04	2.38-10.7	<0.001
インスリン分泌促進薬						
なし	1.0			1.0		
あり	2.52	1.32-4.84	0.005	1.74	0.80-3.77	0.160
メトホルミン						
なし	1.0			1.0		
あり	0.38	0.22-0.69	0.001	0.41	0.19-0.87	0.020
チアゾリジン誘導体						
なし	1.0			1.0		
あり	1.55	0.78-3.07	0.213	1.65	0.71-3.87	0.245

Li D, et al. Gastroentetrology. 137, 2009, 482-8. より引用・改変

表7 糖尿病治療薬と膵癌リスク（2013年）

	オッズ比	95% CI	p値
インスリンアナログ	1.589	0.854-2.959	0.144
スルホニル尿素薬	1.705	1.275-2.279	0.000
メトホルミン	0.761	0.565-1.026	0.073
チアゾリジン誘導体	1.025	0.805-1.304	0.844

Singh S, et al. Am J Gastroenterol. 108, 2013, 510-9. より引用・改変

が（**表6**）、2013年のメタ解析ではいずれの薬剤でも有意な影響は認められませんでした（**表7**）。

2．肥満

肥満と膵癌の発生リスクについて、海外のメタ解析ではBMIが$5kg/m^2$増加すると1.10倍、ウエスト周囲10cm増加で1.11倍、ウエスト・ヒップ比の0.1単位の増加で1.19倍、増加することが報告されました。また、男性ではBMI35kg/m^2以上で1.49倍、女性では40kg/m^2以上で2.76倍と増加するとも報告されています[10]。本邦では大規模コホート研究が行われ、20歳代にBMIが30kg/m^2以上の男性ではBMI正常集団に比べて膵癌の発生リスクが3.5倍増加するとされています。

肥満と膵癌の発生の関連性については、アディポサイトカインの分泌異常、インスリン抵抗性、抗インスリン血症などが考えられていますが、詳細は明らかにされていません。

5　膵疾患（慢性膵炎、IPMN、膵嚢胞）

1．慢性膵炎

慢性膵炎では、潜在する膵癌による膵管狭窄の

ため腹痛を繰り返し膵酵素が上昇することによって慢性膵炎と診断されることがあり、診断から2年以内はこうした潜在する膵癌によって慢性膵炎と診断されている可能性が否定できません。しかしながらメタ解析の報告では、慢性膵炎での膵癌の発生リスクは13.3倍と高率で、慢性膵炎の診断から2年以内に膵癌と診断された症例を除外しても、膵癌の発症リスクは5.8倍でした[11]。デンマークの後ろ向き研究では慢性膵炎の膵癌発生率は年齢と性別をマッチさせた対照群と比べて6.9倍高く、慢性膵炎登録後2-4年以内では14.6倍、5-16年では4.8倍でした。

本邦では慢性膵炎と診断後2年以上経過した症例を対象に全国調査が行われ、標準化罹患比は11.8であり、経過観察期間に応じて膵癌の罹患割合が増加していました[12]。また、膵切除術やドレナージを含めた外科的治療が膵癌の発生を有意に減少させたとの報告があり、膵の炎症を抑えることで膵癌の発生リスクを減少できる可能性が示唆されました。

2. 膵管内乳頭粘液性腫瘍（IPMN）

IPMNが膵癌の発癌母地となり得ることはよく知られています。形態分類別では主膵管型の方が分枝型より悪性化リスクが高く、病理組織学的にはgastric type、intestinal type、pancreatobiliary type、oncocytic typeの亜分類の中で、pancreatobiliary typeが最も管状腺癌の発生が多く5年生存率も不良であるとされています。日本膵臓学会による多施設共同研究によるとIPMN由来浸潤癌は半数が主膵管型で、IPMNに併存した通常型膵管癌は90.4％が分枝型でした。また、この報告では組織型ではIPMN由来浸潤癌は粘液癌が約1/3を占め、IPMNに併存した通常型膵管癌は全例管状腺癌でした。

分枝型IPMNにおける膵癌の合併頻度は2-10％で、膵癌死亡率は15.8倍と高く、特に70歳以上では16.7倍、女性では22.5倍と有意に増加することが報告されています[13]。分枝型IPMNに関しては、現在、日本膵臓学会・囊胞性膵腫瘍委員会主導の多施設共同の前向き追跡調査が全国で行われており、膵癌の発生リスクがより詳細に判明するものと期待されています。

3. 膵囊胞

CTやMRIで膵囊胞と診断された場合の膵癌の発生リスクは、膵囊胞がない人の約3倍高かったことから、ガイドラインでは、IPMNと膵囊胞を膵癌の前癌病変として慎重な経過観察を行うよう提案することを推奨しています。

6 嗜好（喫煙、飲酒）

1. 喫煙

日本人における喫煙による膵癌の発生リスクは1.68倍であり、一日の喫煙本数や喫煙期間に相関して増加し、禁煙してからの期間が長いほど減少します。また、喫煙は遺伝性膵炎や糖尿病、肥満などの他のリスクファクターによる膵癌のリスクを増加させるので、家族性膵癌やIPMNなどの他の膵癌リスクが疾患を有する場合には、早期に禁煙の介入をすることが必要です。

2. 飲酒

飲酒量によって膵癌の発生リスクが異なります。エタノール換算で37.5g/dayを摂取する大量飲酒者では膵癌の発生リスクが1.22倍増加しますが、それ未満の中等量以下では有意なリスク増加は認めませんでした。飲酒による膵癌発生の機序としては、アルコール自体が発癌に関与するというより、長期にわたる飲酒のためアルコール性慢性膵炎となることで、膵癌のリスクが増加すると考えられています。

7 その他

その他の膵癌のリスクファクターと考えられるものに、職業（塩素化炭化水素の職業性曝露で増加）、血液型（O型に比べて非O型は増加）、ヘリコ

バクター・ピロリ感染や胃潰瘍（ヘリコバクター・ピロリ感染や胃潰瘍の既往で増加）、B型肝炎ウイルス感染（HBs抗原陽性者ではHBe抗原・HBV-DNAが高値だと増加）などが挙げられています[1]。

● 文献

1) 日本膵臓学会膵癌診療ガイドライン改訂委員会．膵癌診療ガイドライン 2016年版．東京，金原出版，2016，272p．
2) 清水京子ほか．家族歴，既往歴を中心とした膵癌の危険因子の検討．消化器内科．55, 2012, 70-3．
3) Tischkowitz MD, et al. Analysis of the gene coding for the BRCA2-interacting protein PALB2 in familial and sporadic pancreatic cancer. Gastroenterology. 137, 2009, 1183-6.
4) Hassan MM, et al. Risk factors for pancreatic cancer: case-control study. Am J Gastroenterol. 102, 2007, 2696-707.
5) Silverman DT, et al. Diabetes mellitus, other medical conditions and familial history of cancer as risk factors for pancreatic cancer. Br J Cancer. 80, 1999, 1830-7.
6) Lowenfels AB, et al. International Hereditary Pancreatitis Study Group. Hereditary pancreatitis and the risk of pancreatic cancer. J Natl Cancer Inst. 89, 1997, 442-6.
7) Howes N, et al. Clinical and genetic characteristics of hereditary pancreatitis in Europe. Clin Gastroenterol Hepatol. 2, 2004, 252-61.
8) Borg A, et al. High frequency of multiple melanomas and breast and pancreas carcinomas in CDKN2A mutation-positive melanoma families. J Natl Cancer Inst. 92, 2000, 1260-6.
9) Butler AE, et al. Pancreatic duct replication is increased with obesity and type 2 diabetes in humans. Diabetologia. 53, 2010, 21-6.
10) Calle EE, et al. Overweight, obesity, and mortality from cancer in a prospectively studied cohort of U.S. adults. N Engl J Med. 348, 2003, 1625-38.
11) Raimondi S, et al. Pancreatic cancer in chronic pancreatitis ; aetiology, incidence, and early detection. Best Pract Res Clin Gastroenterol. 24, 2010, 349-58.
12) 田中雅夫ほか．慢性膵炎と膵癌の関連性についての調査研究．厚生労働科学研究費補助金難治性疾患等克服研究事業難治性膵疾患に関する調査研究平成24年度総括・分担研究報告書．2013, 166-73.
13) Tanno S, et al. Pancreatic ductal adenocarcinomas in long-term follow-up patients with branch duct intraductal papillary mucinous neoplasms. Pancreas. 39, 2010, 36-40.

2

膵臓の解剖

2 膵臓の解剖

1 膵の発生

静岡県立静岡がんセンター 肝胆膵外科 医長 岡村行泰

1 はじめに

　ヒトの膵臓は、発生学的に腹側・背側の2つの膵原基が胎生6-7週頃に癒合することで形成され、それぞれの原基に由来する部位を腹側膵、背側膵と呼びます。本稿では、膵の解剖・発生について概説し、膵の発生の過程で生じる先天的な奇形・疾患について述べ、その中で手術を行う際、特に注意を払うべき点についても紹介します。

2 膵の解剖

　膵は、胃の裏側、後腹膜に位置する充実性の臓器であり、横に細長く、頭部・体部・尾部に分けられます（図1）。頭部は、一般に門脈・上腸間膜静脈の左側縁と十二指腸内側縁で囲まれた部分とし、体尾部の境界は大動脈左側縁として頭部寄りを体部、脾臓寄りを尾部としています。後の項で記載するように、発生学的には腹側膵が膵頭背側と膵頭背側下部の膵内胆管周囲から鉤状突起部を形成し、鉤状突起部は上腸間膜静脈の後ろに一部がかかります（図1、2 水色部）[1]。これに対し、背側膵は残りの膵頭部の腹側上部と体尾部を形成しています（図1、2 桃色斜線部）。腹側膵、背側膵という呼称は、発生学的に付けられたため、実際の体内での位置関係は、背側膵の方が腹側膵より腹側に位置しています（図2a、b）。

　膵は外分泌腺と内分泌腺（ランゲルハンス島）から構成され、外分泌腺ではアミラーゼ、リパーゼ、トリプシンといった消化酵素が生成され、膵液として膵管内を流れ十二指腸に分泌されます。外分泌腺は膵の大部分を占め、小葉構造を構成し、これらの膵小葉はわずかな線維性結合織で互いに分離されています。一般的に主膵管・副膵管などの大型膵管、その側枝・分枝である小型膵管、さらに細膵管あるいは小葉間膵管、そして介在部となり腺房細胞へとつながっていきます。

　腹側膵は小葉構造が小さく密接して存在するため肉眼的に区別できる症例もありますが、組織学的にはHE染色で両膵組織を識別することが可能です。腹側膵では、不整形のランゲルハンス島が存在し、通常のランゲルハンス島に比較しまとまりに乏しく、AおよびD細胞がきわめて少なく、代わってpancreatic polypeptide細胞、Grimelius染色で褐色に染まる細胞を多く含んでいます[2]。また、背側膵に比較して脂肪織化が少ないのも鑑別のポイントとなります[1]。腹側膵と背側膵の間には明確な境界は認めませんが、両膵原基の癒合部位は、抵抗減弱部位となるため、十二指腸憩室が膵に及んだときに進展することが多いとされています[3]。

3 膵の発生

　膵は胎長3-4mmの胎児期に、十二指腸の内胚葉性上皮に由来する腹側膵芽と背側膵芽という2つの膵原基より形成されます。膵原基は、当初は充実性の細胞塊として出現し、中心部に間隙が形成され、膵管となり分枝を形成します。さらに辺縁部は外分泌腺と内分泌腺へと分化増殖し、膵管の先端部あるいは側方より芽状に外分泌腺が形成されます。

　背側膵芽の方が大きく、やや先に形成されるとされ、胎生4週の終わりに肝憩室の少し上方の十二指腸左側に憩室として萌出し、胎生6週までに

は腹側膵より大きくなり、背側腸間膜内に拡がります（図3a）。この背側膵芽の形成が始まった2-3日後にもう1つの内胚葉性憩室である肝憩室に由来する腹側膵芽が発生中の胆嚢直下の腹側腸間膜内に萌出します（図3a）。腹側膵芽は胎生4週終わりから5週初めに左右2つの原基から形成され、胎生6週の中頃には左腹側膵芽は退化消失し、右腹側膵芽のみが残ります[4]。胎生32日までに腹側膵芽の主幹は膵管の近位端となります。腹側膵芽は胆道由来であり、後に背側膵と癒合することにより、背側膵の膵管が腹側膵の膵管と合流します（図3c）。

胎生6-7週になると、胃・十二指腸の発育と回転に伴って、腹側膵芽は総胆管とともに右回りの回転を始めます。そして、胎生7週の間に腹側膵芽は背側膵芽の基部下方に移動し、癒合します（図3b）。その結果、腹側膵芽は膵頭部の後下部と鉤状突起部を形成し、背側膵芽は大部分の膵、すなわち膵頭部の前上部と体尾部を形成します（図3c）。

背側膵芽の遠位部と腹側膵芽中の膵管が結合して主膵管（ウィルスン管）となり、背側膵芽の膵管近位部は副膵管（サントリーニ管）として残り、主膵管より高い位置で十二指腸に開口します（図3c）。主膵管は、その起始部で総胆管と共通管を形成または近接し、十二指腸にファーター乳頭として開口し、胎生8週頃には膵の臓器形成は概ね完成します。

4　膵の発生に関連する奇形・疾患

すでに記述したように膵は、膵原基が回転・癒合して1つの臓器を形成するため、回転・癒合に関連した発生異常が多く認められます。以下に代表的な奇形・疾患を紹介します。

1. 膵の形状異型

膵頭部領域の形状異型としては、膵頭部外側縁の突出が知られており、しばしば膵腫瘍との鑑別が必要となります。CTによる検討では、胃十二指腸動脈または前上膵十二指腸動脈より膵実質が1cm以上外側に突出するものを形状異型として定義した場合、全体の35％に同所見がみられたという報告があります[5]。突出の形状は3タイプに分類され、前方突出型が29％・後方突出型が56％・水平突出型が15％と、後方突出型が最も多く、これらの成因の多くに膵の発生段階における腹側膵芽と背側膵芽の癒合異常が関与していると思われますが、詳細な成因はいまだ不明です。

2. 輪状膵

頻度は、2万例に3例と少ないですが、臨床的に問題となるのが輪状膵（annular pancreas）です[6]。輪状膵は、膵組織の一部が十二指腸を取り囲み十二指腸に狭窄を来す先天異常であり、疾患でもあります。組織学的には完全型（全周型）と不完全型（部分型）に大別され、新生児では嘔吐で発症することが多く、年長児や成人では心窩部痛、食後の腹部膨満感、嘔気などを主症状とします[7]。輪状膵の成因に関しては、右腹側膵芽の遊離端が十二指腸前面に癒着したまま回転し引き延ばされた結果、十二指腸を取り囲むというLecco説が一般的ですが[8]、それでは説明困難な症例もあり、左腹側膵芽が遺残し回転することにより輪状膵が形成されるという説もあります[9]。

3. 門脈輪状膵

門脈輪状膵は、膵鉤状突起が上腸間膜静脈・門脈の背側を回り膵体部に癒合する膵の発生過程から生ずる解剖異型です。門脈輪状膵の発生原因は明らかではありませんが、腹側膵芽が十二指腸の回転に伴い回転する際に、門脈として遺残する左卵黄静脈の右側で癒合し発生すると考えられています[4]。この解剖異型の頻度は1.14-2.5％とされ[10]、術前に確認せずに膵頭十二指腸切除などの膵切除を行うと、膵実質が膵頭神経叢として結紮切離されるため、処理が不十分となり膵液瘻の原因となります（図4a）。この解剖異型は、造影CTで門脈を輪状に取り囲む膵組織を確認することで容易に確認ができるので（図4b）、膵切除を行う際には門脈輪状膵も念頭に置き、術前にCT画像を確認す

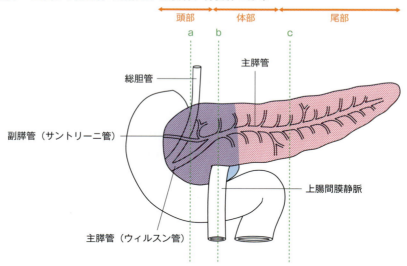

図1… 正面から見た膵の解剖と、腹側膵、背側膵の分布

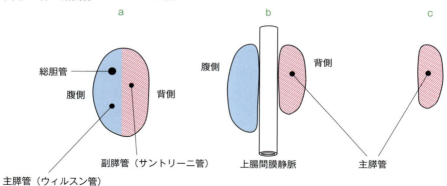

図2… 膵の断面像（図1a〜cの位置）

a．膵頭部レベルの断面像，b．上腸間膜静脈レベルの断面像，c．膵体尾部移行部レベルの断面像

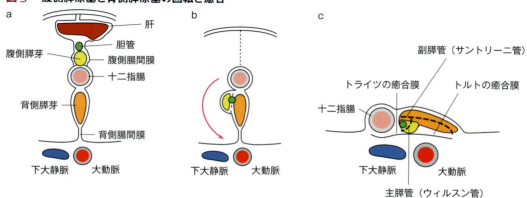

図3… 腹側膵原基と背側膵原基の回転と癒合

図4… 門脈輪状膵症例の術中写真（a）と術前造影CT画像（b）

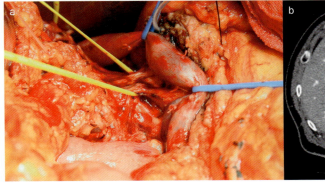
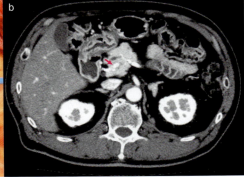

↑が門脈

4. 膵体部欠損症

膵の完全欠損は、臨床例の報告はなく、膵の部分欠損として認められます。腹側膵芽の無形成による膵頭部欠損はまれで、多くは背側膵芽の無形成による膵体部欠損症として認められます。膵外分泌不全はまれですが、膵内分泌不全、すなわち糖尿病を合併する頻度が高くなり臨床的に問題となります[11]。

5. 迷入膵（異所性膵）

本来の膵と離れ、異所性に存在する膵組織のことであり、存在部位として胃・十二指腸・空腸など発生学上膵に近い消化管の粘膜下に多く、粘膜下腫瘤の形態を呈します。小児では異所性膵が先進部となり、腸重積を生じることがあります。成因は諸説がありますが、発生段階における腹側膵芽と背側膵芽の癒合が不完全であり、膵芽の一部が原腸に取り残されたという説が有力です[12]。

6. 膵管癒合不全

腹側膵芽と背側膵芽が癒合した後も、両膵管に交通がみられない状態を膵管癒合不全（pancreatic divisum）と呼びます。膵管癒合不全には完全型と、両側膵芽の癒合部に狭窄や細い分枝で癒合している不完全型が存在します[13]。正常膵の場合、膵液の大部分は主乳頭より排泄されますが、膵管癒合不全では、より大きな膵組織である背側膵の全分泌液が副乳頭から排泄されるため、排泄障害が起こり、背側膵炎を生じます。膵管癒合不全は、欧米では3-4％の頻度で認められますが、本邦ではきわめて少なく、ERCP（内視鏡的逆行性胆管膵管造影）施行例中に約1％と報告されています。膵管癒合不全を伴う症例に対して、膵手術の一般術式である膵頭十二指腸切除や膵体尾部切除を行う際は、この解剖異常に注意を払う必要はありませんが、膵頭部温存十二指腸全切除を行う症例では、副膵管が結紮切離されるため、術後に致命的な背側膵炎を生じうることから、術前に本奇形・疾患を鑑別する必要があります[14]。診断には、ERCPに代わり、MRCP（核磁気共鳴胆管膵管撮影）が広く用いられており、正診率はERCPと同程度とされています。

7. 膵胆管合流異常

膵胆管合流異常とは、膵管と胆管が十二指腸乳頭開口部より上流の十二指腸壁外で合流するもの、あるいは膵管と胆管が異常な形で合流する先天性の奇形です[15]。通常、膵管と胆管の合流部は、十二指腸の固有筋層内にあり、膵液が胆道に逆流しないように、膵管中に胆汁が混在しないように調整されています。しかし本症の場合、十二指腸壁外で膵管と胆管が合流するため、膵液・胆汁の相互逆流を生じ、膵・胆管に様々な病態を引き起こします。この合流異常は、膵管癒合不全とは異なり、

本邦を含めたアジア地域に多く認められます[15]。

　この合流異常が、膵と胆道の発生過程において生ずる機序として、腹側膵芽が癒合する際の異常、腹側膵芽の十二指腸壁への戻りの障害（腹側膵芽が胎生6週初めに十二指腸壁から離れ、胎生8週には再び十二指腸壁に陥入する）、共通管の長さや性状、それに膵管系の走行異常などが提唱されています。

　代表的な病態として先天性胆道拡張症との合併が多く認められ、胆管拡張型と非拡張型の2型に一般に分けられます。先天性胆道拡張症の症状としては、黄疸・腹痛・腹部腫瘤が三徴として知られていますが、年長児や成人例では上腹部痛が主症状となることが多くなります。これは、胆汁が膵管内あるいは膵液が胆管内に逆流し、膵炎・胆管炎を生じることに起因します。このように慢性的に胆道粘膜に膵液による刺激と炎症を生ずるため、びらんを生じ、粘膜上皮の再生を繰り返すため、細胞周期の回転が亢進し、異形成を生じ、癌を生じやすくなります。したがって、症状の有無にかかわらず、膵胆管合流異常と診断されれば手術治療が必要となります。

5　おわりに

　膵の疾患、手術を行う際には、膵の解剖学的複雑さ、特徴を理解することが重要であり、膵の発生過程を知ることで、よりその理解が深まります。また、門脈輪状膵、膵管癒合不全は、術前画像検査で診断ができるため、膵手術を行う際には、これらの解剖異型を事前に確認しておくことが重要となります。

文献

1) Suda K, et al. Differences of the ventral and dorsal anlagen of pancreas after fusion. Acta Pathol Jpn. 31, 1981, 583-9.
2) Uchida T, et al. Three dimensional reconstruction of the ventral and dorsal pancreas: a new insight into anatomy and embryonic development. J Hepatobiliary Pancreat Surg. 6, 1999, 176-80.
3) Suda K, et al. A histopathological study on the etiology of duodenal diverticulum related to the fusion of the pancreatic anlage. Am J Gastroenterol. 78, 1983, 335-8.
4) 安藤久實. 膵奇形—病態と臨床：膵の発生とその異常. 胆と膵. 18, 1997, 217-21.
5) Ross BA, et al. Normal variation in the lateral contour of the head and neck of the pancreas mimicking neoplasm: evaluation with dual-phase helical CT. AJR Am J Roentqenol. 166, 1996, 799-801.
6) Ravitch MM, et al. Annular pancreas. Ann Surg. 32, 1950, 1116-27.
7) England RE, et al. Case report: annular pancreas divisum -a report of two cases and review of the literature. Br J Radiol. 68, 1995, 324-8.
8) Lecco TM. Zur Morphologe des Pancreas Annulare. Sitzungsb Wien Akad Wiss. 199, 1910, 391-406.
9) Baldwin WM. Specimen of annular pancreas. Anat Rec. 4, 1910, 299-304.
10) Karasaki H, et al. Portal annular pancreas, a notable pancreatic malformation: frecency, morphology, and implications for pancreatic surgery. Surgery. 146, 2009, 515-8.
11) Wilding R, et al. Agenesis of the dorsal pancreas in a woman with diabetes mellitus and in both of her sons. Gastroenterology. 104, 1993, 1182-6.
12) Galloro G, et al. Diagnosis and therapeutic management of cystic dystrophy of the duodenal wall in heterotopic pancreas. A case report and revision of the literature. JOP. 9, 2008, 725-32.
13) 板倉淳ほか. 膵癒合不全の臨床病理学的検討と形態分類. 膵臓. 7, 1992, 725-32.
14) Otsuka S, et al. Acute Obstructive Pancreatitis after Pancreas Sparing Total Duodenectom in a Patient with Pancreas Divisum: A Case Report. Surg Case Rep. 2, 2016, 126.
15) 日本膵・胆道合流異常研究会, 日本胆道学会編. 膵・胆管合流異常診療ガイドライン. 東京, 医学図書出版, 2012, 84p.

2 膵周囲の血管解剖

京都府立医科大学 消化器外科学 講師 生駒久視　同 教授 大辻英吾

1 はじめに

　膵臓周囲の血管解剖について、MDCT（multidetector-row CT）で取得したボクセルデータをWorkstationとCADソフトを用いて3Dイメージを容易に描出できるようになり、術前に患者の脈管解剖を理解するにあたっては好条件が揃ってきました（図1）。

　ただし、実際に解剖を理解し手術を安全かつ確実に行うためには以下の3点が重要です。
①基礎的な脈管構造についての知識を持つこと。
②術前の検査から実際の手術を想定して、個々の患者の脈管解剖の理解を深めること。
③自分の理解した情報について手術メンバーをはじめとした医療者チームで共有すること。

　この3つのプロセスを実践することによって、図2に示すEdgar DaleのLearning Pyramid[1]のように、学習定着率は上昇します。

　したがって本稿では、手術に関する重要な形態学的な分岐様式や、術中の血管の見え方について重点を置いて説明します。また、個々の患者に対する膵周囲の血管解剖の理解を深める方法や理解した情報を医療チーム全体で共有する方法についても紹介します。

2 膵周囲の血管解剖

　膵周囲に存在する脈管を図3に示します。
　1928年にAdachi[2]が腹腔動脈の分岐形態を6型28群に分類し、変位や破格のプロポーションについてはすでに諸家からの報告が多数あります[3]。ここでは膵周囲の脈管の名称と位置に加えて、実際の手術において、特に膵頭十二指腸切除および膵体尾部切除に際して、重要な破格や変位、あるいは術野展開によって見え方が変わってくる点について述べます。

1. 肝動脈の分岐形態（図4）

　右肝動脈（right hepatic artery；RHA）は、総肝動脈（common hepatic artery；CHA）から胃十二指腸動脈（gastroduodenal artery；GDA）が分岐した後の固有肝動脈（proper hepatic artery；PHA）から分岐し、総胆管の背側を走行して肝門部に入ることが多いです[4]。RHAあるいは肝動脈（hepatic artery；HA）そのものが上腸間膜動脈（superior mesenteric artery；SMA）より分岐し、胆管の右背側を走行するタイプ（図4c-e、5、6）が存在し、RHAやHAの損傷に注意が必要です。Songら[5]は、RHAがGDAから分岐し一旦尾側に向かって走行し、総胆管の前方を通って胆管の右背側から肝門部に向かうタイプ同様の注意が必要であると述べ、我々も経験しました（図7a、b）。

　一方、左肝動脈（left hepatic artery；LHA）は、膵頭十二指腸切除時、GDA切離後にはRHAを腹側に牽引したりするとRHAより右側に見えてくることがあります（図7d、e）ので、単なる索状物と誤認し切離してしまわないように注意する必要があります。

2. 胃十二指腸動脈

　胃十二指腸動脈（GDA）は総肝動脈から分岐し、そのあと前上膵十二指腸動脈（anterior superior pancreaticoduodenal artery；ASPDA）と後上膵十二指腸動脈（posterior superior pancreaticoduodenal artery；PSPDA）および右胃大網動脈（right gastroepiploic artery；RGEA）に分岐します。標準的な膵頭十二指腸切除ではGDAは切離すべき血

図1… 膵臓周囲の血管解剖の3Dイメージ

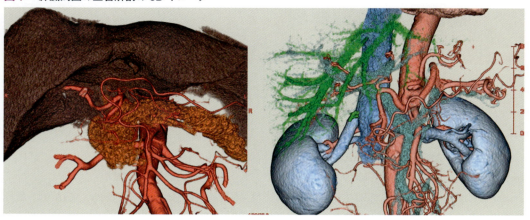

図2… 脈管解剖の学習定着 （Learning Pyramid 文献1より改変）

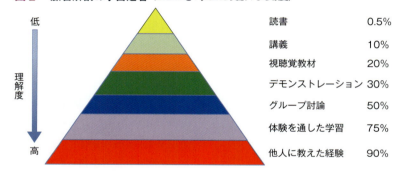

読書	0.5%
講義	10%
視聴覚教材	20%
デモンストレーション	30%
グループ討論	50%
体験を通した学習	75%
他人に教えた経験	90%

理解度 低→高

図3… 膵周囲に存在する脈管

①腹腔動脈（CA）
②総肝動脈（CHA）
③右肝動脈（RHA）
④胃十二指腸動脈（GDA）
⑤右胃大網動脈（RGEA）
⑥前上膵十二指腸動脈（ASPDA）
⑦後上膵十二指腸動脈（PSPDA）
⑧脾動脈（SpA）
⑨背側膵動脈（DPA）
⑩上腸間膜動脈（SMA）
⑪下膵十二指腸動脈（IPDA）
⑫第一空腸動脈（J1A）
⑬上腸間膜静脈（SMV）
⑭脾静脈（SpV）
⑮下腸間膜静脈（IMV）
⑯胃結腸静脈幹（GCT）
⑰第一空腸静脈（J1V）

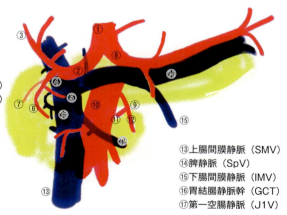

図4⋯ 肝動脈（HA）の分岐形態①（文献3より引用改変）

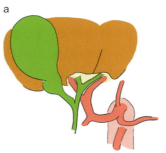

a
腹腔動脈→総肝動脈→左右肝動脈
75.7%

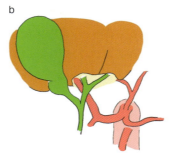

b
腹腔動脈→総肝動脈→右肝動脈
肝動脈＋左胃動脈→左肝動脈
9.7%

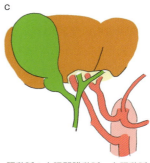

c
肝動脈＋上腸間膜動脈→右肝動脈
腹腔動脈→総肝動脈→左肝動脈
10.6%

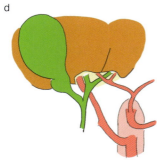

d
左胃動脈→左肝動脈
上腸間膜動脈→右肝動脈
2.3%

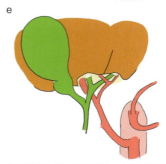

e
上腸間膜動脈→総肝動脈→左右肝動脈
1.5%

図5⋯ 右肝動脈が総胆管の右側背側を走行

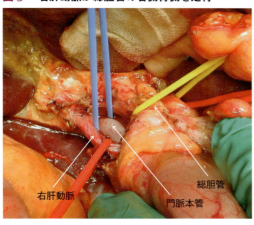

右肝動脈　門脈本管　総胆管

図6⋯ 右肝動脈が上腸間膜動脈より分岐

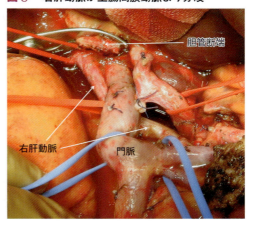

胆管断端
右肝動脈　門脈

管です。

しかし、前述のように、RHAがGDAから分岐し総胆管の前方を走行し、胆管の右背側から肝門部に向かうことがある（図7a、b）ので注意が必要です。GDA分岐後の肝動脈に対してクランプテストを行ってもバックフローにより拍動を触れることがあるので、できるだけ肝動脈を長く露出して走行を確認してから切離した方が賢明です。

3. 脾動脈

脾動脈（splenic artery；SpA）は腹腔動脈幹（celiac trunk；CT）から分岐し、後胃動脈を分岐した後、脾門部に流入する手前で左胃大網動脈と短胃動脈を分岐します。膵体尾部切除では、総肝動脈との識別が重要になります。

脾動脈から短胃動脈、左胃大網動脈への分岐は、脾動静脈温存膵体尾部切除のWarshaw術[6]では脾臓への血流温存のため重要です。

4. 背側膵動脈、大膵動脈

背側膵動脈（dorsal pancreatic artery；DPA）は脾動脈から分岐することが最も多く、後膵動脈や膵背動脈と呼ばれることもあります。腹腔動脈や総肝動脈、上腸間膜動脈から分岐することもあります。分岐形態と頻度を（図8）に示します[7]。膵上縁から脾静脈背側を走行し、主膵管よりも背側の膵実質に向かって分岐します。

大膵動脈（great pancreatic artery；GPA）は一般に背側膵動脈よりも細く、脾動脈から分岐し多くは脾静脈より腹側を走行します[8]。

どちらの血管も膵頭十二指腸切除における残膵の授動や、脾動静脈温存膵体尾部切除には切離が必要になることがあります。発達が不十分で術中に確認できないこともあります。しかし、術前にできるだけ把握し、存在を意識して切離するようにします。

5. 上腸間膜動脈

上腸間膜動脈（superior mesenteric artery；SMA）は腹腔動脈幹（CT）よりすぐ尾側から腹側に分岐して癒合筋膜を貫いて、左腎静脈の腹側を通って腸間膜内に入り膵背側を走行します。膵頭十二指腸切除ではこの血管から分岐する下膵十二指腸動脈（inferior pancreatic duodenal artery；IPDA）、第一空腸動脈（the first jejunal artery；J1A）の処理が、膵癌切除の根治性、出血のコントロールに対して重要です。通常は門脈よりも左側に存在しますが、膵頭十二指腸切除終盤において、切離した空腸を上腸間膜動静脈の背側から右側へ引き出し、膵頭部とともに右側に牽引すると門脈よりも右側に見えてきます（図9）。

6. 下膵十二指腸動脈

下膵十二指腸動脈（IPDA）は、上腸間膜動脈（SMA）の背側に向かって分岐した第一空腸動脈（J1A）とこの動脈との共通幹から分岐します。その後IPDAはSMAの背側を通って膵鉤部に流入します。MDCTを用いた分岐形態の解析をHoriguchiらが報告しています（図10）[3]。

Kawaiら[10]は、膵頭十二指腸切除においてIPDAの先行処理を行うことにより出血量を減らすことができると報告しています。

7. 門脈系

門脈に合流する脈管について説明します（図11）。

膵臓に関わる主な脈管として、上腸間膜静脈（superior mesenteric vein；SMV）、脾静脈（splenic vein；PV）、下腸間膜静脈（inferior mesenteric vein；IMV）、胃結腸静脈幹（gastro colic trunk；GCT）があります。IMVの合流形態を図12a-cに示します。Kimuraら[11]は、脾静脈に合流するものが34％、脾静脈とSMVの合流部に合流するものが24％、SMVに合流するものが42％であったと報告しています。

GCTの解剖は、Henleが1868年に上右結腸静脈（superior rght colic vein；SRCV）と右胃大網静脈（right gastroepiploic vein；RGEV）が共通管を形成していることを報告したので、ヘンレの胃結腸静脈幹と呼ばれます[12]。ここに前上膵十二指腸静脈（anterior superior pancreatic duodenal vein；ASPDV）が流入することをDescompsらが報告し

図7… 肝動脈（HA）の分岐形態② （文献5より引用改変）

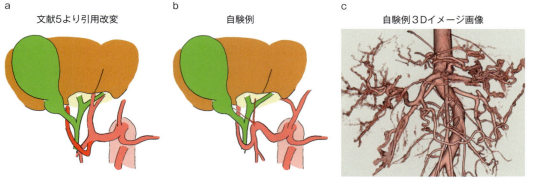

RHAがGDAから分岐し、総胆管の前方を尾側に向かって走行し、胆管の右背側から肝門部に向かう。

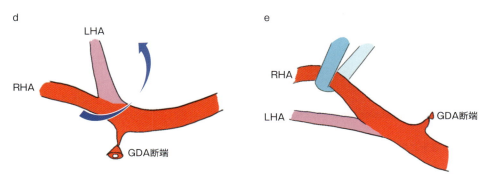

膵頭十二指腸切除時、GDA切離後にRHAを腹側に牽引すると、LHAがRHAより右側に見えることがある。

図8… 背側膵動脈（DPA）の分岐形態 （文献7より引用改変）

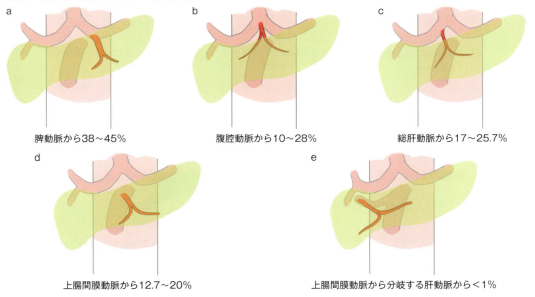

a 脾動脈から38〜45%
b 腹腔動脈から10〜28%
c 総肝動脈から17〜25.7%
d 上腸間膜動脈から12.7〜20%
e 上腸間膜動脈から分岐する肝動脈から<1%

ています[13]）。

　膵実質から門脈系に流入する脈管はこの他に次の3つ挙げられます。後上膵十二指腸静脈（posterior superior pancreatic duodenal vein；PSPDV）、前下膵十二指腸静脈（anterior inferior pancreatic duodenal vein；AIPDV）、後下膵十二指腸静脈（posterior inferior pancreatic duodenal vein；PIPDV）です。

　後上膵十二指腸静脈（PSPDV）は膵頭部から胆管の背頭側あたりから門脈本管に流入します。前下膵十二指腸静脈（AIPDV）はGCTより尾側からSMVに流入します。後下膵十二指腸静脈（PIPDV）は第一空腸静脈（J1V）に流入します。ただし、これらの静脈の周囲にも細かい脈管が存在し、そのもの自体が十分な径を持っていないものもあります（図13#）。不用意に損傷しないように注意が必要です。

　Nakamuraら[14]）はJ1Vの走行について、SMA背側を通ってSMV背側に合流するタイプが83.3％、SMA腹側を通ってSMV左側に合流するタイプが

図9…膵頭十二指腸切除終盤に上腸間膜動脈が門脈本管より右側に引き出されている

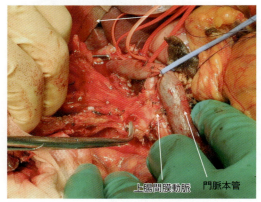

図10…下膵十二指腸動脈（IPDA）の分岐形態 （文献3より引用改変）

a　　　　　　　　　　b　　　　　　　　　　c

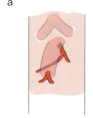 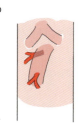 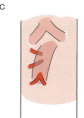

IPDAが共通管から分岐　　IPDAがSMAから直接分岐　　AIPDA、PIPDAがSMAから直接分岐
　　　71.4％　　　　　　　　　19.3％　　　　　　　　　　9.3％

図11…門脈（PV）に合流する脈管

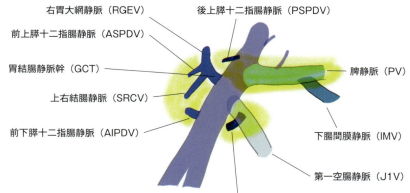

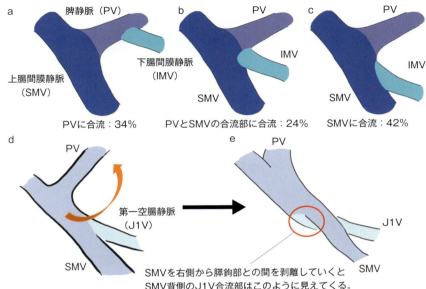

図12…下腸間膜静脈（IMV）の合流形態（文献11より引用改変）

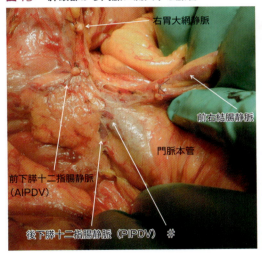

図13…膵頭部から門脈に流入する脈管

3 血管解剖の理解

　MDCTで取得したボクセルデータから合成した3Dイメージ画像は大変分かりやすく全体のイメージをつかむのに便利です（図1）。ただし、脈管の3Dイメージ画像は血管周囲の情報をサブストラクションして描出したものです。血管の走行を把握するにはよいのですが、見えている血管とその組織との関係を理解することが手術には重要です。

　したがって、3Dイメージ画像とMPR（multi-planar reconstruction）やMIP（maximum/minimum intensity projection）などで描出される2D画像を見比べながら、周囲臓器との位置関係を確認する作業を行うことが大切です。3Dイメージ画像で見えている血管が術野にどのように現れ、どうやって処理していくのかを考えることが術前のシミュレーションといえます。

　さらに、理解を深めるには自分で理解した血管イメージを自分で描いてみることです。しかし、絵を描くことに苦手意識を持っている方は多いと

16.7％と報告しています。前者では、SMVを右側から膵鉤部との間を剥離していくとSMV背側のJ1V合流部は図12d、eのように見えてきます。剥離の方向を確認して出血を来さないように注意が必要です。

図14… 血管解剖を理解するツール

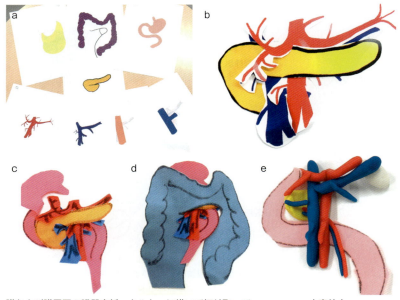

膵および膵周囲の臓器を紙、キルト、に描いて切り取ってパーツを作る。　　　　小麦粘土

思います。普段、医学生や研修医を対象に「膵臓周囲の血管を図にして描いてみてください」と課題を出しても、なかなか難しく、すらすらフリーハンドで描ける人はいません。解剖に対する知識が不足しているだけでなく、絵を描くことに苦手意識を持っていて、「絵を描くことが苦手だから描かない」とすると「ますます理解を深めることができない」といった悪循環に陥ります。絵を描くことと図を描くことは厳密には異なると思います。絵には上手下手があったりしますが、解剖を理解するための図を描くことは自分の理解を図に表現できればよいのです。そこで、解剖の理解を図に表現するための簡単なルールを紹介します。

ルール1：血管の辺縁はできるだけ連続した曲線で描きます。境界を明瞭にします。

ルール2：重なり合う2つの血管では手前にあるものは連続した線で、奥にあるものは非連続線で描きます。

ルール3：色を塗る場合は手前にあるものは濃く、後ろにあるものは薄く塗ります。

この3つのルールに従って描けば、立体的な図を書くことができます。

また、お手本になる図をトレースすることも1つの方法だと思います。パソコンの画像処理アプリケーションのレイヤー機能を用いてトレースすることもできます。

4　自分の理解を医療者チームで共有する

手術前に自分の理解した情報を手術メンバーをはじめとした医療者チームの中で共有するということはとても大切です。自分で描いた図を用いて行うと、より気持ちが伝わると思います。

一方、3Dプリンターによって出力された3D実体モデルが最も実物に近く理想的であることはいうまでもありません。膵臓の外科手術にも応用される報告[15]があり、近い将来臨床応用されることを期待しています。ただし、もう少し時間がかかりそうです。そこで、身近で安価なものを使って

手術の情報共有を行う方法を紹介します。
①紙を使う方法：紙を臓器の形に切り取って、実際に重ね合わせて行う方法です。膵周囲の臓器を紙に描いて切り取ってパーツを作ります。これらのパーツを重ねることにより、臓器の前後関係を再現すると理解の補助になります（図14-a、b）。
②キルトを使う方法（図14c、d）：①と同じパーツを布で作って再現します。
③小麦粘土等を使う方法（図14e）：粘土で臓器を再現します。絵を描くよりも簡単で誰でも理解しやすいモデルを簡単に再現することができます。

5　おわりに

　膵周囲の血管について、一般的な知識・理解を深める方法、自分の理解を他人に伝える方法について述べました。この3つのステップを踏むことはEdgar DaleのLearning Pyramid[1]を実践することに相当します。すなわち、解剖の知識を講義や読書だけで学習するよりも、学習の定着のためには教材学習等を用いた方がよく、最も効果的な方法は自分の理解を他人に伝えることです。

　ただし、いくら術前に脈管解剖を把握し、メンバー同士で共有していても、手術の現場では、術野に現れた脈管について切離すべきなのか温存すべきなのかについて、手術メンバーの間で意見が分かれることがあります。その際には切離を急がずテーピングを行って、たとえ研修医の意見でも、手術メンバーの意見が一致するまで切離しないといった姿勢も大切だと思います。脈管解剖は患者個々に異なりますので、術前に獲得した知識・自信を持って手術に望むことはとても大切ですが、時には謙虚にそれらの情報に対して懐疑的な気持ちを持つことも大切だと思います。

　本稿で述べたことが皆さんの理解を深め、安全かつ確実な手術を行うために、少しでもお役に立てば幸いです。

文献

1) Dale E. Audio-visual methods in teaching. New York, The Dryden Press, 1946.
2) Adachi B. Anatomie der Japaner Ⅰ, Das Arteriensystem der Japaner, 1928; Band Ⅱ: pp.39-63, Kaiserlich-Japanischen Universitat zu Kyoto, Kyoto.
3) Horiguchi A, et al. Three-dimensional models of arteries constructed using multidetector-row CT images to perform pancreatoduodenectomy safely following dissection of the inferior pancreaticoduodenal artery. J Hepatobiliary Pancreat Sci. 17(4), 2010, 523-6.
4) Hiatt JR, et al. Surgical anatomy of the hepatic arteries in 1000 cases. Ann Surg. 220(1), 1994, 50-2.
5) Song, SCKKB. "Pancreaticoduodenectomy Minimally Invasive Resection". Operative Techniques in Hepato-Pancreato-Biliary Surgery. Steven JH, ed. Wolters Kluwer. 2015, 294-303.
6) Warshaw AL. Distal pancreatectomy with preservation of the spleen. J Hepatobiliary Pancreat Sci. 17(6), 2010, 808-12.
7) Lipert H, et al. 臨床医に必要な動脈分岐様式：その破格とその頻度．田口鉄男監修．東京，癌と化学療法社，1988.
8) Kimura W, et al. Surgical anatomy of arteries running transversely in the pancreas, with special reference to the superior transverse pancreatic artery. Hepatogastroenterology. 51(58), 2004, 973-9.
9) Fiedor P, et al. Variability of the arterial system of the human pancreas. Clin Anat. 6, 1993, 213-6.
10) Kawai M, et al. CLIP method (preoperative CT image-assessed ligation of inferior pancreaticoduodenal artery) reduces intraoperative bleeding during pancreaticoduodenectomy. World J Surg. 32(1), 2008, 82-7.
11) Kimura W. Surgical anatomy of the pancreas for limited resection. J Hepatobiliary Pancreat Surg. 7(5), 2000, 473-9.
12) Jakob H. Handbuch der systematischen Anatomie des Menshcen. Druck und Friedrich Vieweg und Sohn. 1868 (Braun Schweig), 391.
13) Descomps P, et al. Les veines mesenteriques. J Anat Physiol Norm Pathl Homme Anim. 46, 1912, 337-76.
14) Nakamura M, et al. First jejunal vein oriented mesenteric excision for pancreatoduodenectomy. J Gastroenterol. 48(8), 2013, 989-95.
15) Miyamoto R, et al. Three-dimensional simulation of pancreatic surgery showing the size and location of the main pancreatic duct. Surg Today. 47(3), 2017, 357-64.

3 膵周囲の神経叢

東京医科大学 消化器・小児外科学分野 准教授 **永川裕一** 同 主任教授 **土田明彦**

1 はじめに

　膵周囲には様々な神経叢が発達しており、膵癌はこれら神経叢に浸潤することが多いため、根治性を求める上で、本邦では神経叢郭清が重視されてきました。『膵癌取扱い規約』では、神経叢郭清を行う上での指標として7つの神経叢に分類され[1]、第6版までは膵外神経叢浸潤（plexus invasion；PL）が癌の進行度因子の1つとして記載されていました[2]。このため本邦では、膵癌の郭清を行う上でPLは重要な因子として広く認識され、遠隔転移を認めない膵癌に対して、積極的な神経叢郭清を伴う積極的な拡大郭清が行われてきました。しかしながら、標準郭清と拡大郭清の両者を比較した様々なランダム化比較試験（RCT）の報告では、拡大郭清は予後延長に寄与しないどころか、術後合併症率を増加させる傾向にあることが報告されています[3,4]。このため、『膵癌診療ガイドライン』では、拡大リンパ節・神経叢郭清を画一的には行わないことを推奨しています。一方で、新たな抗癌剤導入により、近年では予後向上には術後補助化学療法の完遂率が最も重要であることが報告されています[5,6]。過剰な神経叢郭清は術後の高度な下痢・栄養障害を引き起こし、化学療法導入に影響を与える可能性があります。このため術後化学療法導入に影響を与えない、過不足ない神経叢郭清が必要となり、今まで以上に詳細な神経叢の解剖学的把握が必要と思われます。

　膵頭部癌は膵鈎部から下膵十二指腸動脈根部が流入する上腸間膜動脈（SMA）背側に向けて進展することが多く[7]、この部位を適切に郭清する上でSMA周囲の解剖学的構造を理解することは重要で

す。しかしSMAを中心に十二指腸から空腸が回転し、膵鈎部から空腸間膜移行部には、SMAから分岐する下膵十二指腸動脈（IPDA）や第1、2空腸動脈（J1A、J2A）ならびに第1空腸静脈（J1V）やそこから分岐する下膵十二指腸静脈（IPDV）が複雑に入り込み、その間には膵頭神経叢第Ⅰ部（PLphⅠ）と膵頭神経叢第Ⅱ部（PLphⅡ）などの多くの神経組織や線維組織があることから、この部位の解剖学的把握を困難にしています。

　本稿では、PLphⅠとPLphⅡの構造を中心に膵癌における郭清を行う際に参考となる、膵周囲の神経、線維組織の構造を概説します。

2 膵周囲神経叢

　Yoshiokaらは慢性膵炎症例の検討で膵外神経叢を分類し[8]、これをもとに『膵癌取扱い規約』では、膵頭神経叢第Ⅰ部（PLphⅠ）、膵頭神経叢第Ⅱ部（PLphⅡ）、上腸間膜動脈神経叢（PLsma）、総肝動脈神経叢（PLcha）、肝十二指腸間膜内神経叢（PLhdl）、脾動脈神経叢（PLspa）、腹腔神経叢（PLce）の7つの神経叢に分類しています（図1a）[1]。

　PLceは腹腔動脈根部の左右縁に存在し、術中所見では白色の固い組織の塊として認めます。このうち左PLceの一部はPLspaへ分岐し、膵体部癌ではしばしばPLspaから左PLceへ向け浸潤を認め、R0を目指す上でPLceの解剖学的位置の把握が大切になります。右PLceの一部はPLphⅠへ分岐していますが、実際には膵頭部癌で右PLceに浸潤を伴う症例はそれほど多く認めません。

　PLchaは総肝動脈（CHA）を全周で取り囲み、CHA周囲での神経の分岐はほとんどないことから、神経を残しPLchaの外層で丁寧に剝離すると

図1…『膵癌取扱い規約（第7版）』で記載されている膵外神経叢

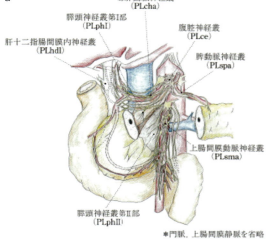

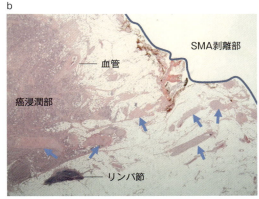

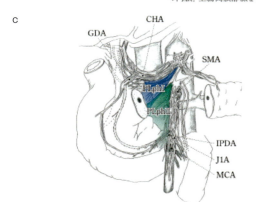

a. 7つの神経叢に分類されている。このうち膵頭神経叢第Ⅰ部は主に腹腔神経叢から膵頭後面に分布する神経。膵頭神経叢第Ⅱ部は主にSMA神経叢から膵鉤状突起に分布する神経。
b. 膵頭神経叢第Ⅱ部の病理所見。⬆が神経線維。密な神経があるのではなく、神経組織のほか、線維組織や脂肪組織、リンパ管、微小血管で構成されている。
c. PLphⅠ、PLphⅡともに各神経の走行を指標とした領域として示されている。

(a、cは文献1のp.17より引用)

8番リンパ節郭清や膵実質からのCHA剥離、膵上縁での門脈露出が容易になります。一方、胃十二指腸動脈（GDA）起始部への浸潤やPLchaへの浸潤が疑われた際は、全周でのPLcha剥離が必要になります。

PLhdlの走行は複雑になります。CHAよりGDA分岐後は動脈周囲神経より神経線維が分岐していくため、固有肝動脈や右肝動脈を露出する際は、各動脈に伴走する神経の走行をよく確認し、それら神経外層で分岐する神経を切離していくと、固有肝動脈や右肝動脈がきれいに剥離されます。

PLsmaはSMA周囲を全周性に取り巻く固い神経線維となっています。膵癌ではしばしばPLsmaに浸潤し、切除不能の要因となります。

3 膵頭神経叢第Ⅰ部（PLphⅠ）と第Ⅱ部（PLphⅡ）

『膵癌取扱い規約』では膵頭神経叢第Ⅰ、Ⅱ部（PLphⅠ、PLphⅡ）という用語が用いられてきました。しかし実際には、その領域に密な神経組織があるのではありません。PLphⅠ、PLphⅡの位置を病理標本で見てみると、神経組織は少なく、多くの脂肪組織やリンパ節、脈管で構成されているのが分かります（図1b）。一方、実際の手術所見では、膵鉤部とSMAの間には多くの線維組織が観察でき、厚みをもった領域として認識されます。

図 2…**SMA 背側から観察**（文献 12 より引用）

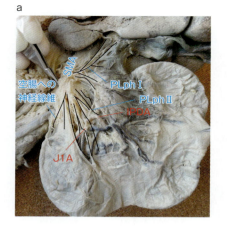
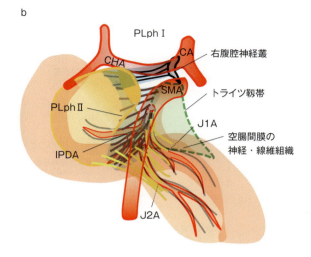
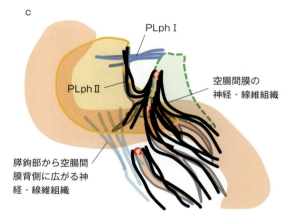

a. 剖検例。
b. SMA周囲の神経・線維組織の走行1（SMA前面）。
c. SMA周囲の神経・線維組織の走行2（SMAを消した図）。PLphⅡと空腸に向かう神経線維との間に空間はない。
SMA：上腸間膜動脈、IPDA：下膵十二指腸動脈、J1A：第1空腸動脈、J2A：第2空腸動脈。

　その線維組織は、神経線維のみならず膠原線維や弾性線維などで構成されているものと思われ、この厚みの領域を膵頭神経叢とネーミングすることがふさわしいか、今後の再検討が必要かと思われます。

　『膵癌取扱い規約（第7版）』では[1]、膵局所進展因子に関わる膵外神経叢としてPLphⅠ、PLphⅡ領域が示され、右腹腔神経叢から膵頭後面に分布する神経をPLphⅠ、SMA神経叢から出て鉤状突起に分布する幅広い神経線維束をPLphⅡと記載しています。実際の手術では、これらの神経の走行が確認できるわけでなく、それぞれ厚みを持った領域になって認識されるため、PLphⅠ・PLphⅡともに各神経の走行を中心とした領域が図示されています（**図1c**）。一方、近年、mesopancreasという用語が用いられていますが[9]、基本的にPLphⅡに相当するものと思われます[10]。しかし、その領域は曖昧であり、『膵癌取扱い規約』ではその用語を使用しないと記載しています。

4　SMA周囲の神経・線維組織の走行

　PLphⅠ、Ⅱを含めSMA周囲には多くの神経・線維組織が術中に肉眼的に観察でき、詳細に見てみ

図3… SMA 左側からの所見（文献12より引用）

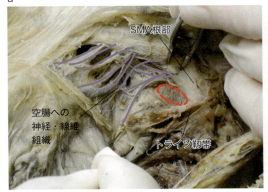
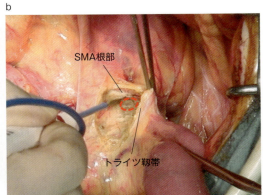
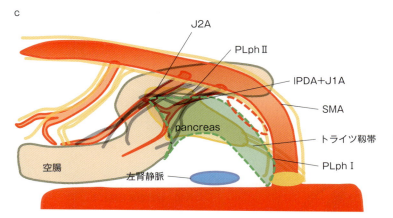

トライツ靭帯とSMA根部周囲の間には、線維組織や脈管のない疎な空間がある（赤線）。
a. 剖検例。
b. 手術所見。
c. トライツ靭帯と空腸への神経・線維組織

ると、それらの走行は規則的であることが分かります[11,12]。剖検例でSMA背側より神経・線維組織の走行を観察した場合、右腹腔神経叢から膵鉤部へPLphⅠへの神経・線維組織が分岐した後、SMA周囲神経叢は束となって末梢に向かい、PLphⅡはIPDA/J1Aの共通管根部近傍で膵鉤部に向かい神経・線維組織が広がっているのが分かります（図2a、b）。一方、J1A、J2Aに沿って空腸間膜に向け神経・線維組織も広がっており、PLphⅡへ向かうものと空腸間膜に向かうものとの境界は全くありません（図2c）。このためPLphⅡを確実に切除するには、空腸間膜を一部含め切除する必要があります。一方、SMA左縁のSMA根部周囲では神経・線維組織が分岐しておらず束になっており、トライツ靭帯とSMA周囲神経叢の間には、線維組織や脈管のない疎な空間があります（図3）。トライツ靭帯はSMA根部背側から左右に広がって十二指腸水平脚から空腸を広く固定しており、SMA後方の郭清の際には、まずSMA根部背側でトライツ靭帯を切離すると、後のSMA周囲剥離操作が容易になります。

術中、注意深く観察すると、膵鉤部から空腸間膜背側につながる多くの線維組織を認めます（図4a）。剖検例の観察では、これらの線維組織はPLphⅡとは独立して存在し、J1V右背側からSMA背側を通り、空腸間膜背側に広がっているのが分かります（図4b、c）。膵鉤部から空腸間膜背側に進展する膵鉤部癌をしばしば経験しますが、この線維組織を介して癌が進展している可能性があります。

図4… 膵鈎部から空腸間膜背側に広がる神経・線維組織（文献12より引用）

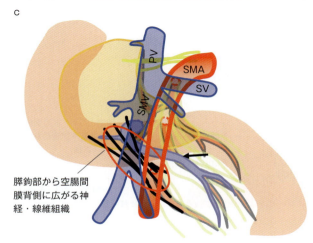

a. 手術所見。
b. 剖検例において空腸間膜背側に広がる多くの神経・線維組織を認める。
c. シェーマ。この神経・線維組織は通常J1V右後面からSMA背側を通り空腸間膜背側に広がっている。

5 SMA周囲の5つの領域

以上より、我々は、SMA周囲は神経・線維組織の走行にて5領域に分類することが可能と考えています（**図5**）。近年は画像診断が発達し膵頭部癌の進展が詳細に診断できるようになったため、術前画像診断のもと、各症例の癌の進展様式に合わせて個別的な神経叢郭清範囲を行うことが可能となってきました。SMA周囲の剥離操作を行う場合、血管をメルクマールにして郭清することが一般的ですが、動脈・静脈系のバリエーションは多く、適切な神経叢郭清を行う上で、比較的規則的な走行をしている神経・線維組織の走行を熟知していくことも重要かと思われます。

6 おわりに

膵癌では根治切除と術後補助化学療法を両立させることが生存率向上に重要であることから、術後化学療法導入に影響を与えず、かつR0切除を目指した過不足ない手術が必要となります。膵外神経叢を画一的に広範囲に郭清していた時代と異なり、機能温存も考慮の上、適切なR0切除を行うには、これまで以上に詳細な膵外神経叢（神経・線維組織）の解剖学的構造を理解の上、個別的な郭

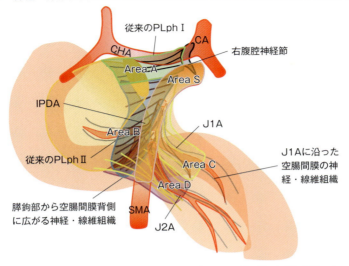

図5… 神経・線維組織の走行を指標としたSMA周囲の郭清範囲を5領域に分類

Area S：SMA周囲神経叢。Area A：PLph I に相当。Area B：PLph II に相当。Area C：第1空腸動脈に広がる神経・線維組織の領域。Area D：膵鉤部から空腸間膜背側に広がる神経・線維組織の領域。

清をする必要があると思われます。

● 文献

1) 日本膵臓学会編. 膵癌取扱い規約 第7版. 東京, 金原出版, 2016, 136p.
2) 日本膵臓学会編. 膵癌取扱い規約 第6版. 東京, 金原出版, 2009.
3) Nimura Y, et al. Standard versus extended lymphadenectomy in radical pancreatoduodenectomy for ductal adenocarcinoma of the head of the pancreas: long-term results of a Japanese multicenter randomized controlled trial. J Hepatobiliary Pancreat Sci. 19, 2012, 230-41.
4) Jang JY, et al. A prospective randomized controlled study comparing outcomes of standard resection and extended resection, including dissection of the nerve plexus and various lymph nodes, in patients with pancreatic head cancer. Ann Surg. 259, 2014, 656-64.
5) Valle JW, et al. Optimal duration and timing of adjuvant chemotherapy after definitive surgery for ductal adenocarcinoma of the pancreas: ongoing lessons from the ESPAC-3 study. J Clin Oncol. 32, 2014, 504-12.
6) Yabusaki N, et al. The significance of relative dose intensity in adjuvant chemotherapy of pancreatic ductal adenocarcinoma-including the analysis of clinicopathological factors influencing relative dose intensity. Medicine (Baltimore) 95, 2016, e4282.
7) Nagakawa Y, et al. Pancreaticoduodenectomy with right-oblique posterior dissection of superior mesenteric nerve plexus is logical procedure for pancreatic cancer with extrapancreatic nerve plexus invasion. Hepatogastroenterology. 61, 2014, 2371-6.
8) Yoshioka H, et al. Therapeutic neurotomy on head of pancreas for relief of pain due to chronic pancreatitis; a new technical procedure and its results. AMA Arch Surg. 76, 1958, 546-54.
9) Gockel I, et al. Resection of the mesopancreas (RMP): a new surgical classification of a known anatomical space. World J Surg Oncol. 5, 2007, 44.
10) 伊佐地秀司. Mesopancreas ってご存じですか?. 肝胆膵治療研究会誌. 6, 2008, 82-4.
11) 永川裕一ほか. 膵悪性腫瘍に対する手術；エビデンス, 術式と適応, 手術手技のエッセンス：適切な神経叢郭清を併施する膵頭部癌根治術. 消化器外科. 38, 2015, 15-24.
12) 永川裕一ほか. 手術に必要な外科解剖学：膵頭部癌手術に必要な外科解剖. 消化器外科. 39, 2016, 1059-70.
13) 上野桂一ほか. 膵頭部領域癌に対する拡大郭清膵切除術の評価：郭清度別にみた根治性と術後quality of life. 日消外会誌. 25, 1992, 2666-70.
14) 土方陽介ほか. 膵頭部癌における上腸間膜動脈神経叢郭清の術後補助化学療法への影響. 胆膵の病態生理. 29, 2013, 7-10.

3

診 断

膵癌診断のアルゴリズム

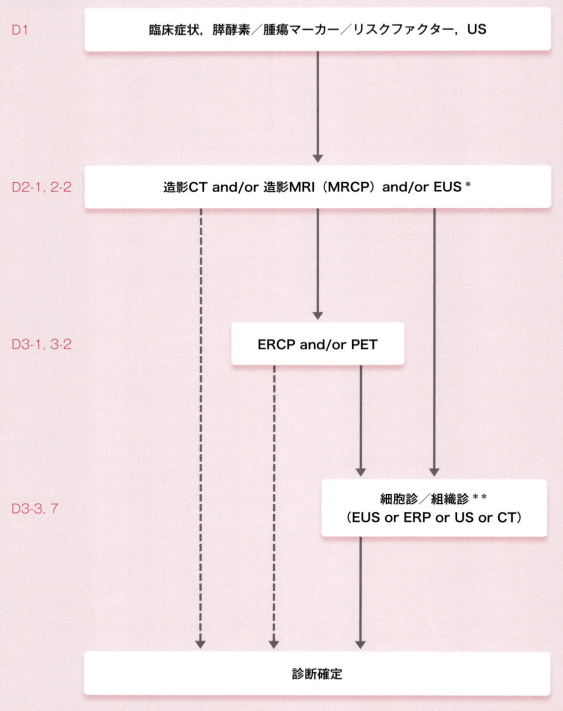

* EUSよりも造影CT、造影MRI（MRCP）が望ましい。EUSは習熟した施設で行うことが望ましい。
** 可能な限り病理診断を行う。

日本膵臓学会膵癌診療ガイドライン改訂委員会編．膵癌診療ガイドライン2016年版．東京，金原出版，2016，44より転載

3 診断

1 血液検査の読みかた

熊本大学大学院 消化器外科学 診療講師 **橋本大輔**　同 教授 **馬場秀夫**

1 はじめに

　膵癌はすべての固形癌の中で最も予後が悪い癌です。その原因として膵癌自体の生物学的悪性度が高いことに加え、症状を来しにくくかつ発見が容易ではなく、早期診断のための容易な検査法がないことが挙げられます。膵癌で切除できる症例は20％以下と言われていますが、予後改善のためには膵癌を可能な限り早期に発見することが重要です。

　本稿では膵癌で行うべき血液検査とその意義について述べますが（**表1**）、他疾患のフォロー中に行われた検査や健康診断などでも、肝胆道系酵素や膵酵素の上昇、耐糖能の悪化などは膵癌を疑うべき予兆となります。『膵癌診療ガイドライン2016年版』[1]では膵癌発見のために血中膵酵素や腫瘍マーカーを測定することを推奨しています（推奨の強さ：2）。さらに膵癌家族歴、遺伝性膵癌症候群、遺伝性膵炎などの家族歴、糖尿病・肥満・慢性膵炎などの合併疾患、喫煙・アルコールなどの嗜好などの膵癌のリスクファクターを複数有する場合には、膵癌の高リスク群として定期的なスクリーニングを推奨しており、画像検査に合わせて血液検査を行うべきです[1]。膵管内乳頭粘液性腫瘍（intraductal papillary mucinous neoplasm；IPMN）をフォローアップしていく場合も同様です。膵癌を疑った場合に測定すべき腫瘍マーカーはCEA、CA19-9、DUPAN-2、Span-1ですが、その他にも近年様々なマーカーが報告されています。

　また、prognostic nutrition index[2]、C-reactive protein（CRP）to albumin ratio[3]、modified Glasgow Prognostic Score[4]、neutrophil to lymphocyte ratio[5]やplatelet to lymphocyte ratio[6]など血液検査から判断する栄養状態や炎症に関わる様々な指標が膵癌の予後と関わると報告されており、治療適応を検討する上でも有用です。

　血液検査は治療前検査としてだけでなく、術後の経過観察においても栄養状態、糖尿病、腫瘍マーカーなどを評価する必要があります。化学療法中の症例においても骨髄抑制の有無のみならず、胆管炎や肺炎などから敗血症など重症感染症を発症することもあり得、進行癌では播種性血管内凝固（disseminated intravascular coagulation；DIC）を併発することもあり、血液検査はこれらを早期に診断するためにも重要です。

2 測定すべき検査項目

　膵癌診療において測定すべき検査項目を**表2**に

表1　膵癌における血液検査の意義

診療の流れ	血液検査の意義と内容
スクリーニング	血中膵酵素、腫瘍マーカー、耐糖能増悪などから膵癌の存在を疑う。
精査、術前検査	他疾患との鑑別、手術（化学療法）に必要な血液型、凝固や感染の情報などを得る。
術後	炎症反応、凝固などから合併症の発症をとらえ治療を行う。術後糖尿病の管理を行う。
経過観察	栄養状態、耐糖能の変化、再発を疑う腫瘍マーカーの変化などをとらえる。
化学療法	骨髄抑制、肝腎機能障害、間質性肺炎などの有害事象をとらえる。

表 2 … 膵癌診療において測定すべき検査項目

カテゴリー	検査項目
血算	末梢血液一般、白血球分画
生化学	TP、Alb、Na、K、Cl、Ca、Fe、BUN、Crea、eGFR、T-bil、D-bil、AST、ALT、LD、γ-GTP、ALP、CHE、AMY、P-AMY、Lipase、Elastase 1、Trypsin、CK、CRP、T-CHO、TG、Glucose、HbA1c
凝固	PT、PT-INR、APTT、FDP、D-dimer、TAT
免疫	IgG、IgG4、KL-6
腫瘍マーカー	CEA、CA19-9、Span-1、DUPAN-2
感染	RPR、TPLA、HBs抗原、HBc抗体、HBs抗体、HCV抗体
血液型	ABO血液型、Rh血液型
遺伝子変異	UGT1A1

示します。スクリーニング段階での検査、その後の精査の段階で測定する検査、あるいは術後の経過観察にどの項目を測定するかは、各施設において判断が分かれることと思われます。また各項目の基準値も施設により異なるものと思われます。各項目の詳細は以下に述べます。

1. 末梢血液検査

初診時、スクリーニング時においては閉塞性胆管炎から、胆管空腸吻合あるいは胆管ステント留置例では逆行性胆管炎で白血球（好中球）数が上昇します。術後経過においては、縫合不全に起因する敗血症など感染性合併症の際には、白血球数より好中球数が先行して変化するので注意します。好中球が90％を超えると重症感染症を念頭に置きますが、好中球が炎症局所にrecruitされ、むしろ血液検査では低下している場合があります。低栄養、腫瘍出血などにより貧血を生じている場合には補正を要し、経口鉄剤、輸血などを考慮します。施設により基準が異なるとは思われますが、一般的には手術または化学療法を行うにあたりヘモグロビン10.0g/dLを目安とします。DICについては凝固機能検査の項に後述します。

最近、特に境界域切除可能膵癌に対しては術前化学療法／化学放射線療法の臨床試験が数多く行われており、最終の化学療法から手術までの期間は4週前後であることが多いと思われます。化学療法が入った症例は特に直前の末梢血液検査の再評価は重要であり、骨髄抑制が遷延した状態を見逃して手術に向かうことがないよう留意します。術後補助、または切除不能膵癌／術後再発に対する化学療法においても骨髄抑制に留意することは言うまでもありません。

National Clinical Database（NCD, http://www.ncd.or.jp/）のデータを用いた、本邦で行われた膵頭十二指腸切除術8,575例の解析では[7]、術後30日死亡および在院死亡に関わる因子が明らかにされました。年齢、性別、緊急手術の有無、chronic obstructive pulmonary disease（COPD）、呼吸障害、activities of daily living（ADL）などの全身状態に関わるもののほか、血液検査により判定する因子が7項目抽出されています（**表3**）。末梢血液検査では白血球数＞11,000/μL（オッズ比3.101）と血小板＜120,000/μL（オッズ比2.122）が在院死亡のリスクです。NCDホームページ上でデータを入力することで、本リスクモデルを用いて各症例の30日死亡、在院死亡のリスクを知ることができますので、積極的に使用すべきです。

2. 生化学検査

治療前、術後、化学療法あるいは終末期のいずれにおいても、総蛋白、アルブミン値による栄養

表3… NCDデータによる、膵頭十二指腸切除術における死亡リスクに関わる因子（血液検査によるもののみ、文献7より引用改変）

因子	オッズ比 術後30日以内死亡	オッズ比 在院死亡
凝固異常	4.436	—
白血球数＞11,000/μL	—	3.101
血小板＜120,000/μL	—	2.122
PT-INR＞1.1	—	1.507
APTT＞40秒	3.220	2.001
血清尿素窒素＜8.0mg/dL	2.268	—
クレアチニン＞3.0mg/dL	—	3.462

状態の評価や電解質の管理は重要です（表2）。腎機能は手術適応、化学療法のレジメンやdoseの決定に重要ですが、前述のNCDデータによる膵頭十二指腸切除術のリスクモデルにおいては[7]（表3）、血清尿素窒素＜8.0mg/dLは術後30日以内の死亡リスク（オッズ比2.268）、クレアチニン＞3.0mg/dLは在院死亡のリスク（オッズ比3.462）です。

膵頭部癌では、胆道閉塞から肝胆道系酵素が上昇します。肉眼的黄疸は膵癌を疑う典型的症状の1つです。比較的小型の膵頭部癌では遠位胆管癌との鑑別が問題となりますが、胆道ドレナージチューブ留置後には胆管に炎症性変化が加わり、またチューブそのものの影響で癌の存在範囲が不明瞭となります。『胆道癌診療ガイドライン』では緊急時を除いて、詳細な画像精査の後にドレナージを行うよう推奨されており[8]、膵頭部癌においても同様と考えます。

特に欧米では膵頭部癌による閉塞性黄疸に対して術前胆道ドレナージを行うべきかどうかについて、意見が分かれています。術前に胆道ドレナージを行うと、むしろ合併症が増加するという報告があるからです[9]。しかし本邦では特に胆管炎を伴う高度黄疸症例では、肝機能低下、易感染性、出血傾向などを考慮し術前胆道ドレナージが行われるのが一般的です[1]。

膵型（P）アミラーゼ、エラスターゼ1、リパーゼ、

表4… 膵癌の腫瘍マーカーとその感度
（文献1より引用改変）

マーカー	感度
CEA	30-60%
CA19-9	70-80%
Span-1	70-80%
DUPAN-2	50-60%

トリプシンなどの膵酵素は、膵癌の発見に一定の有用性があると言われます[1]。膵癌に特異的ではありませんが、測定すべきです。膵切除術後においては血中膵酵素も上昇しますが一過性です。

新たな糖尿病の発症、治療中の糖尿病における急激な耐糖能の悪化を認めた場合、膵癌の可能性があります[1]。問診で糖尿病を認めない症例でも、治療前にターゲス（血糖値日内変動検査）などの糖尿病精査を行います。術後は一過性でも確実に耐糖能が悪化します。術後の血糖値管理をどの程度厳密に行うかは議論がありますが[10]、200-250mg/dLを超えないように管理するのが一般的です。

3. 腫瘍マーカー

膵癌の腫瘍マーカーはCEA、CA19-9、DUPAN-2、Span-1などが挙げられます[1]（表4）。良悪性の鑑別や手術後の再発判定、化学療法の効果判定を行います。

CEAは癌胎児性糖蛋白であり、すべての上皮細

表5… 急性期DIC診断基準（文献11より引用改変）

臨床症状	SIRS 3項目以上陽性：1点 ✓ 体温　38℃を超える、または36℃未満 ✓ 心拍数　90/minを超える ✓ 呼吸数　20/minを超える、またはPaCO₂ 32 Torr未満 ✓ 白血球　12,000/mm³を超える、または4,000/mm³未満
血小板	8-12×10⁴/μL、または30%以上減少/24hr：1点 8×10⁴/μL未満、または50%以上減少/24hr：3点
FDP	10-25μg/mL：1点 25μg/mLを超える：3点
PT	PT-INR 1.2を超える：1点
DIC診断基準	4点以上

胞に存在します。膵癌に対する感度は30-60%です。

CA19-9は細胞表面の糖蛋白質に存在する糖鎖抗原であり、正常な膵管・胆管上皮にも発現しているルイスA糖鎖抗原です。消化器の腺癌では産生量の増加と血中への逸脱が起こり高値となり、膵癌の感度は70-80%です。しかし2cm以下の膵癌では52%にとどまります。

また、閉塞性黄疸や胆石症などの良性疾患においても高値を示すため、閉塞性黄疸症例では減黄後の値が重要です。5-10%にCA19-9抗原を産生できないルイス抗原陰性者が存在し、このような症例にはDUPAN-2が有用です。これはCA19-9の前駆体であるルイスC糖鎖抗原です。

Span-1は糖鎖抗原の一種で、消化器癌、特に膵・胆道癌で高い陽性率を示します。

4. 血液凝固機能検査

治療前には凝固機能検査を行いますが、前述のNCDデータによる膵頭十二指腸切除術のリスクモデルにおいては[7]（**表3**）、PT-INR＞1.1は在院死亡のリスク（オッズ比1.507）、APTT＞40秒は術後30日以内死亡（オッズ比3.220）および在院死亡（オッズ比2.001）のリスクです。

敗血症などの重症感染症に伴って、もしくは進行癌の終末期において血小板数が低下した場合DICの発症を考慮しますが、その診断には常に診断が可能な急性期DIC診断基準（**表5**）が有用です[11]。この診断基準においては4点以上をDICと診断します。

膵癌そのもの、また膵切除手術後は深部静脈血栓症のリスクが高いと言われ、そのマネージメントが重要です[12]。下肢静脈エコーやCTとともに、D-dimer等を測定しスクリーニングします。

5. 血液型、感染、遺伝子変異、免疫

治療前には血液型、肝炎ウイルスなどの血液感染を起こす感染症の有無を検索します。B型肝炎においては、血液悪性疾患に対する強力な免疫抑制・化学療法中あるいは終了後に、HBs抗原陽性あるいはHBs抗原陰性例の一部にHBV再活性化によりB型肝炎が発症し、その中には劇症化する症例があり、注意が必要です[13]（**図1**）。膵癌におけるキードラッグのS-1もB型肝炎再燃のリスクがある薬剤です。

転移性膵癌などにFOLFIRINOXを行う場合、イリノテカンの代謝における$UGT1A1$の遺伝子多型が問題となります。2つの遺伝子多型（$UGT1A1$ *6、$UGT1A1$*28）について、いずれかをホモ接合体またはいずれもヘテロ接合体（複合ヘテロ接合体）である患者では、薬物代謝の遅延によって重篤な副作用の発現の可能性が高くなり、重篤副作用（特に好中球減少）を認めたとの報告があります。

膵癌の化学療法中は間質性肺炎の発症に常に注意する必要がありますが、本疾患ではシアル化糖

図 1 ··· 免疫抑制・化学療法により発症する B 型肝炎対策ガイドライン（改訂版）（文献 13 より転載）

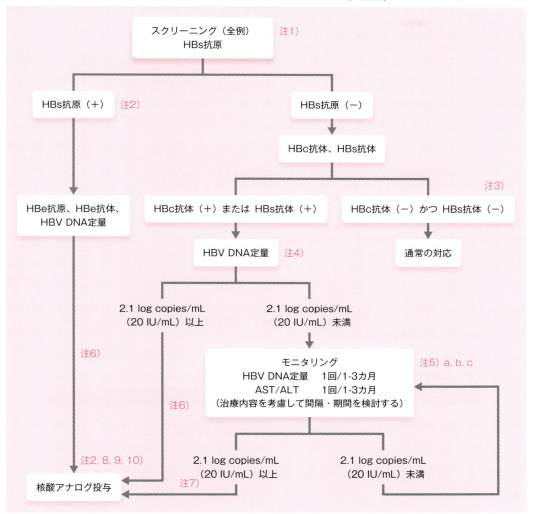

補足：血液悪性疾患に対する強力な化学療法中あるいは終了後に、HBs抗原陽性あるいはHBs抗原陰性例の一部にHBV再活性化によりB型肝炎が発症し、その中には劇症化する症例があり、注意が必要である。また、血液悪性疾患または固形癌に対する通常の化学療法およびリウマチ性疾患・膠原病などの自己免疫疾患に対する免疫抑制療法においてもHBV再活性化のリスクを考慮して対応する必要がある。通常の化学療法および免疫抑制療法においては、HBV再活性化、肝炎の発症、劇症化の頻度は明らかでなく、ガイドラインに関するエビデンスは十分ではない。また、核酸アナログ投与による劇症化予防効果を完全に保証するものではない。

注1）免疫抑制・化学療法前に、HBVキャリアおよび既往感染者をスクリーニングする。まずHBs抗原を測定して、HBVキャリアかどうか確認する。HBs抗原陰性の場合には、HBc抗体およびHBs抗体を測定して、既往感染者かどうか確認する。HBs抗原・HBc抗体およびHBs抗体の測定は、高感度の測定法を用いて検査することが望ましい。また、HBs抗体単独陽性（HBs抗原陰性かつHBc抗体陰性）例においても、HBV再活性化は報告されており、ワクチン接種歴が明らかである場合を除き、ガイドラインに従った対応が望ましい。

注2）HBs抗原陽性例は肝臓専門医にコンサルトすること。全ての症例で核酸アナログ投与にあたっては肝臓専門医にコンサルトするのが望ましい。

注3）初回化学療法開始時にHBc抗体、HBs抗体未測定の再治療例および既に免疫抑制療法が開始されている例では、抗体価が低下している場合があり、HBV DNA定量検査などによる精査が望ましい。

注4）既往感染者の場合は、リアルタイムPCR法によりHBV DNAをスクリーニングする。

注5)
  a. リツキシマブ・ステロイド、フルダラビンを用いる化学療法および造血幹細胞移植例は、既往感染者からのHBV再活性化の高リスクであり、注意が必要である。治療中および治療終了後少なくとも12カ月の間、HBV DNAを月1回モニタリングする。造血幹細胞移植例は、移植後長期間のモニタリングが必要である。
  b. 通常の化学療法および免疫作用を有する分子標的薬を併用する場合においても頻度は少ないながら、HBV再活性化のリスクがある。HBV DNA量のモニタリングは1-3カ月ごとを目安とし、治療内容を考慮して間隔および期間を検討する。血液悪性疾患においては慎重な対応が望ましい。
  c. 副腎皮質ステロイド、免疫抑制薬、免疫抑制作用あるいは免疫修飾作用を有する分子標的治療薬による免疫抑制療法においても、HBV再活性化のリスクがある。免疫抑制療法では、治療開始後および治療内容の変更後少なくとも6カ月間は、月1回のHBV DNA量のモニタリングが望ましい。6カ月後以降は、治療内容を考慮して間隔および期間を検討する。
注6) 免疫抑制・化学療法を開始する前、できるだけ早期に投与を開始するのが望ましい。ただし、ウイルス量が多いHBs抗原陽性例においては、核酸アナログ予防投与中であっても劇症肝炎による死亡例が報告されており、免疫抑制・化学療法を開始する前にウイルス量を低下させておくことが望ましい。
注7) 免疫抑制・化学療法中あるいは治療終了後に、HBV-DNAが2.1 log copies/mL (20 IU/mL)以上になった時点で直ちに投与を開始する。免疫抑制・化学療法中の場合、免疫抑制薬や免疫抑制作用のある抗腫瘍薬は直ちに投与を中止せず、対応を肝臓専門医と相談するのが望ましい。
注8) 核酸アナログはエンテカビルの使用を推奨する。
注9) 下記の条件を満たす場合には核酸アナログ投与の終了を検討してよい。
  スクリーニング時にHBs抗原陽性例ではB型慢性肝炎における核酸アナログ投与終了基準を満たす場合。
  スクリーニング時にHBc抗体陽性またはHBs抗体陽性例では、(1)免疫抑制・化学療法終了後、少なくとも12カ月間は投与を継続すること。(2)この継続期間中にALT (GPT)が正常化していること。(但しHBV以外にALT異常の原因がある場合は除く) (3)この継続期間中にHBV DNAが持続陰性化していること。
注10) 核酸アナログ投与終了後少なくとも12カ月間は、HBV DNAモニタリングを含めて厳重に経過観察する。経過観察方法は各核酸アナログの使用上の注意に基づく。経過観察中にHBV DNAが2.1 log copies/mL (20 IU/mL)以上になった時点で直ちに投与を再開する。

表6… 血液検査から判断する様々な指標と代表的な解析結果

スコア	計算法
prognostic nutrition index	PNI = (10 × Alb) + (0.005 × TLC) Alb：アルブミン (g/dL)、TLC：総リンパ球数 (mm^3) 進行膵癌の予後と相関、Gengら（文献2）
C-reactive protein to albumin ratio	膵癌における独立した予後規定因子である、Liuら（文献3）
modified Glasgow Prognostic Score	CRP≦10 mg/L and albumin≧3.5 g/L：0点 CRP 10mg/Lを超える：1点 CRP 10mg/Lを超える、かつalbumin 3.5g/dL：2点 CRP：C-Reactive protein 膵癌に姑息的手術の適応を検討するうえで有効、Ikutaら（文献4）
neutrophil to lymphocyte ratio	borderline resectable膵癌に対する術前化学療法後のNL比は予後と相関、Glazerら（文献5）
platelet to lymphocyte ratio	膵癌の切除後の予後を規定する独立した因子、Shiraiら（文献6）

鎖抗原KL-6やLDHがマーカーとなります。KL-6はシアル化糖鎖抗原の1つです。通常、肺のⅡ型肺胞上皮細胞、呼吸細気管支上皮細胞で産生されています。間質性肺炎では炎症に伴って、Ⅱ型肺胞上皮細胞の障害や再生により、KL-6が過剰産生され血中で高値となります。

膵癌は時に自己免疫性膵炎との鑑別を要します。本疾患はIgG4関連疾患の1つであり、末梢血中の

IgG、IgG4値が上昇します。

3　血液検査から判断する様々な指標

近年、血液検査から判断する栄養状態や炎症に関わる様々な指標が膵癌の予後と関わると報告されています（表6）。

Prognostic nutrition indexはアルブミン値とリンパ球数から算出し、Gengらが進行膵癌の予後と関連すると報告しています[2]。CRP to albumin ratioはLiuらが膵癌における独立した予後規定因子であると示しています[3]。Modified Glasgow Prognostic ScoreはCRPとアルブミン値から算出し、Ikutaらが膵癌に姑息的手術の適応を検討する上で有効と報告しました[4]。Neutrophil to lymphocyte ratioはGlazerらがborderline resectable膵癌に対する術前化学療法後の予後と相関することを示しました[5]。Shiraiらはplatelet to lymphocyte ratioは膵癌の切除手術後の予後を規定する独立した因子[6]と報告しました。

4　おわりに

血液検査は簡便であり、わずかな侵襲で数多くの情報を得ることができます。また測定可能な項目は年々増加しており、症例の状態把握に不可欠なstandardな測定項目と合わせて今後ますます重要性が増していくものかもしれません。しかし特に膵癌の診療を担当する臨床医としては、血液検査や画像診断などに頼りすぎず患者を直接診察することが最も大切であることも忘れてはいけません。

文献

1) 日本膵臓学会膵癌診療ガイドライン改訂委員会編．膵癌診療ガイドライン2016年版．東京，金原出版，2016，272p.
2) Geng Y, et al. Prognostic nutritional index predicts survival and correlates with systemic inflammatory response in advanced pancreatic cancer. Eur J Surg Oncol. 41, 2015, 1508-14.
3) Liu Z, et al. Prognostic Value of the CRP/Alb Ratio, a Novel Inflammation-Based Score in Pancreatic Cancer. Ann Surg Oncol. 2016, (Epub ahead of print)
4) Ikuta Y, et al. The modified Glasgow Prognostic Score (mGPS) is a good predictor for the indication of palliative bypass surgery in patients with unresectable pancreatic and biliary cancers. Int J Clin Oncol. 19, 2014, 629-33.
5) Glazer E, et al. Increased neutrophil-to-lymphocyte ratio after neoadjuvant therapy is associated with worse survival after resection of borderline resectable pancreatic ductal adenocarcinoma. Surgery. 160, 2016, 1288-93.
6) Shirai Y, et al. Preoperative platelet to lymphocyte ratio predicts outcome of patients with pancreatic ductal adenocarcinoma after pancreatic resection. Surgery. 158, 2015, 360-5.
7) Miyata H, et al. A pancreaticoduodenectomy risk model derived from 8575 cases from a national single-race population (Japanese) using a web-based data entry system: the 30-day and in-hospital mortality rates for pancreaticoduodenectomy. Ann Surg. 259, 2014, 773-80.
8) 日本肝胆膵外科学会胆道癌診療ガイドライン作成委員会編．胆道癌診療ガイドライン改訂第2版．東京，医学図書出版，2015，153p.
9) van der Gaag N, et al. Preoperative biliary drainage for cancer of the head of the pancreas. N Engl J Med. 362, 2010, 129-37.
10) van den Berghe G, et al. Intensive insulin therapy in critically ill patients. N Engl J Med. 345, 2001, 1359-67.
11) Gando S, et al. A multicenter, prospective validation of disseminated intravascular coagulation diagnostic criteria for critically ill patients: comparing current criteria. Crit Care Med. 34, 2006, 625-31.
12) Lyman G, et al. Venous thromboembolism prophylaxis and treatment in patients with cancer: american society of clinical oncology clinical practice guideline update 2014. J Clin Oncol. 33, 2015, 654-6.
13) 日本肝臓学会編．B型肝炎治療ガイドライン（第2.2版）．2016年5月，66-7．
https://www.jsh.or.jp/medical/guidelines/jsh_guidlines/hepatitis_b（参照2017.3.3）

3 診断

2 画像・内視鏡検査のポイント
A 検査オーダーの流れ

東京医科大学 臨床医学系消化器内科学分野 講師　祖父尼 淳

1 膵疾患の画像検査

膵疾患の画像診断は、スクリーニング検査と精密検査に大きく分けられます。

1. スクリーニング検査

腹部超音波検査（ultrasonography；US）、コンピューター断層検査（computed tomography；CT）、核磁気共鳴検査（magnetic resonance imaging；MRI）、核磁気共鳴胆道膵管造影（magnetic resonance cholangiopancreatography；MRCP）、ポジトロン断層法（positron emission tomography；PET）があります。

2. 精密検査

精密検査の役割を果たす検査として、造影超音波検査（contrast enhanced ultrasonography；CE-US）、造影を含む超音波内視鏡検査（endoscopic ultrasonography；EUS）、超音波内視鏡下穿刺吸引法（endoscopic ultrasonography fine needle aspiration；EUS-FNA）、内視鏡的逆行性胆管膵管造影（endoscopic retrograde cholangiopancreatography；ERCP）関連手技、現在はあまり行われなくなった血管造影（angiography；AG）が挙げられます。その中でも画像機器の進歩によりEUSなどスクリーニングと精査の両方の役割を担うものもあります。

2 画像検査のアルゴリズム

膵癌を疑った場合の画像検査アルゴリズムは、基本的には『膵癌診療ガイドライン2016年版』[1]に準拠して行います。『膵癌診療ガイドライン』は2006年に刊行され、それ以後、改訂を重ねてきました。

『膵癌診療ガイドライン2016年版』の膵癌診断のアルゴリズム（p.38参照）では、2013年版ではUSやCTなどで腫瘍を捉えることが困難な病変に対しても有用で精査としての位置付けであったEUSの役割がさらに重視され、CTやMRIと同等の位置付けとなっています。またEUS-FNAなどによる組織診断の重要性が強調されたものとなっています。

腹痛・食欲不振・早期の腹満感・黄疸・体重減少・糖尿病新規発症・背部痛などの臨床症状、血中膵酵素や腫瘍マーカーの上昇、膵癌の家族歴・喫煙・肥満・糖尿病・慢性膵炎あるいは膵嚢胞性病変などの危険因子を複数有する例では、膵癌の拾い上げを含めた早期診断のために積極的に低侵襲検査であるUS検査を行い、有所見を認めた際にはさらに造影CT、MRI/MRCP、EUSを施行することを推奨しています。その上で必要に応じてPETや可能な限りEUS-FNA、ERCPを施行し、病理サンプルの採取といった、より侵襲度の高い検査による確定診断が望ましいとされています。

集団検診などスクリーニングの役割を担うUSの次に行われる画像検査は、CT、MRIが一般的で、特に造影CT、造影MRI検査は膵癌の存在診断に有用です。しかし小膵癌では腫瘍の描出がされないこともあり、膵癌を疑う際には造影USやEUSを行うことが提案されます。しかしEUSの普及の問題、他の画像診断と比較すると侵襲的な検査で、0.3％[1]に偶発症が発生します。特に0.03-0.15％[1]

に消化管穿孔を来すため注意が必要です。各種モダリティで腫瘍を認めた際には、鑑別診断や確定診断のためにEUS-FNAを行います。膵管狭窄の所見のみであれば、膵管上皮内癌を疑ってERCPを行い、細胞診や組織診による確定診断を行うことが提案されています。

種々の画像診断により膵癌と診断され、手術を行った病変において良性疾患が5-10％存在することが報告[2]されているため、画像診断で膵癌の診断に難渋する場合には、病理学的確定診断を行うことが望ましいです。また化学療法を行う際にも適切な薬剤選択のためにも、病理診断を行うことが勧められます。

EUS-FNAは感度・特異度ともに高く膵癌と他の膵疾患との鑑別に有用ですが、false negative症例も少なからず存在しているので注意が必要です。

また費用対効果の問題もありますが、膵癌高リスク群に対して、血液検査とUSやMRCP、EUSを定期的に行うことで膵癌の早期発見率が向上すると報告されています。

3 画像検査の概要

1. US

USは簡便かつ非侵襲的なスクリーニング検査法で、集団検診にも用いられます。しかし膵胆道疾患では、患者の体型や検者の技能により描出能に差が出やすい検査法でもあります。人間ドックにおける超音波検診での膵の有所見率は0.6％で、膵癌発見率は0.007％と報告されています[1]。全国集計における膵癌の発見契機となった画像診断法ではUSが最も多く、40.1％と報告されています[3]。またTS1膵癌でも40.5％[3]と高頻度でした。このようにUSは膵癌発見の最も重要なスクリーニング検査です。しかし感度は48-95％、特異度は40-91％と報告[4]され、ばらつきがあります。これは術者の力量、消化管ガスや肥満により超音波が反射・減衰し、膵の一部が描出困難な場合があるためで

す。特に膵尾部や膵鉤部では描出能が低くなります。また小膵癌では腫瘍そのものの描出が難しいことが多く、主膵管拡張や膵嚢胞、膵管分枝の限局性拡張、胆管拡張などの間接所見を拾い上げることが重要です。さらには危険群を意識した囲い込みを行うことで膵癌拾い上げに役立つと考えられます。

また超音波造影剤ソナゾイド®を用いた造影エコーは、腫瘍内に流入する微細な血管構造を描出することにより、これまで以上に良悪性の鑑別の一助となり、小膵癌においても病変の存在診断および質的診断が可能となります[5,6]。造影剤アレルギーによりCTやMRIで造影剤が使用できない場合には特に有用です。小膵癌ではCTで腫瘍を描出できないことがあり注意が必要ですが、2cm以下の腫瘍の描出に関して、造影剤を用いないUSとCTを比較した感度はそれぞれ57％と50％[1]でしたが、造影USとの比較では95％と68％と有意に造影USの描出感度が高い[7]ことが報告されています。

2. CT

CTは膵癌診断の中心的画像検査であり、存在診断、質的診断、進展度診断が可能です。1986年に開発されたヘリカルCTから診断装置の発達により小さいスライス幅やダイナミックCTの撮像が可能となり、1998年の多検出器型CT（multi detector-row CT：MDCT）の出現により、膵癌診断は格段の進歩を遂げました。CTの病変検出能は79％と報告[8]されています。MDCTは高い空間分解能を有し、MPR（multiplannar reconstruction）画像を用いることで、多断面での描出が可能となり、腫瘍と周囲臓器、膵実質との関係がこれまで以上に精密に評価することができます。膵癌の存在診断のみならず血管浸潤など進展度診断に関しても感度85-100％、特異度82-92％[9]と報告されています。

膵癌診断においては、アレルギーなどで造影剤が使用できない場合以外は造影剤を用いることが

必須です。膵臓の造影CT（MDCT）における撮像プロトコールは、単純、動脈相・膵実質相・門脈相による多時相撮影、薄層（3mm以下）で撮影し、必要に応じた多断面再構成が望ましいです。しかしT1膵癌のような小膵癌では、腫瘍の検出率は決して高いとはいえず、29-67%の腫瘍描出率と報告[10]されています。主膵管拡張や胆管拡張、貯留嚢胞、随伴性膵炎などの間接所見のみの描出にとどまることも多いです。したがって間接所見があれば、より腫瘍描出率の高い造影USやEUS、ERCP関連手技などの精密検査を行うのが望ましいです。

3. MRI / MRCP

空間分解能がCTよりも劣るため、一般的に膵癌診断としてはCTよりも推奨されていませんでした。しかし近年3テスラのMRIにより描出能が向上し、その有用性が報告されています[11]。MRIは短期間での繰り返しの検査でもX線被曝がなく、ハイリスク群に対して定期的なMRI検査により膵癌が診断可能であったとする報告もなされています[11]。最近の高分解能のダイナミックMRIによる膵癌診断能は、造影CTとほぼ同等の感度・特異度であると報告されています[12]。また拡散強調像（diffusion-weighted MRI）がMDCTと同等（84% vs. 86%）の膵癌正診率であったとも報告されています[12]。

MRCPはMRIのT2強調画像を用いて膵管胆管を描出する方法です。ERCPと同様に膵管胆管像が得られますが、空間分解能は直接造影法に比し劣り、分枝膵管や副膵管の判定は難しいことが多いです。MRCP単独の検討では感度95%・特異度82%と報告[13]され、ERCPの感度70-86%・特異度67-94%[13]と比較するとMRCPの診断能はERCPとほぼ同等と考えられ、低侵襲であることを理由にMRCPを推奨する報告[13]がなされています。現在、MRCPによって小膵癌が発見される率は少ないのが現状ですが、PACE-MRCPなどの技術の進歩により今後が期待される低侵襲検査法です。

4. FDG-PET / PET-CT

FDG-PETは核医学を利用した断層撮影法で、ブドウ糖の誘導体である^{18}FDG（フルオロデオキシグルコース）を静脈内に注射し、糖代謝が亢進している腫瘍細胞への取り込みをみる検査法です。PETは第一に膵腫瘍の良悪性の鑑別に用いられていて、感度は82-92%と報告[14]されています。CTあるいはMRIと比較して良好な質的診断能が報告[14]されていますが、2cm以下の小膵癌に対する診断能は十分な検討がなされておらず評価は定まっていません。PETにCTを組み合わせたPET-CTはPET単独に比べ診断能が優れるという報告もあります。PET検査は他の画像診断に比べ検査費用が高いため、ルーチンの検査となりにくいことが問題です。

5. EUS / EUS-FNA

EUSは高い空間分解能を有し、膵腫瘍性病変の存在診断や質的診断、進展度診断に有用です。膵癌の存在診断の感度は92.3%（89-100%）と報告[1]され、消化管近傍から膵を観察することが可能で、小膵癌を含めた膵小病変でも描出率は高率です。描出能や診断精度は術者の技量により左右されますが、外来でも可能な検査で準スクリーニング検査として重要です。危険群やUS、CT、MRI（MRCP）などで腫瘤や膵管拡張、膵嚢胞といった所見を認めた場合には積極的に施行すべきです。エラストグラフィや造影EUSも鑑別診断に有用です。また、膵癌の危険群とされるintraductal papillary mucinous neoplasm（IPMN）の定期フォローとしても重要な役割を果たします。腫瘤を形成する病変には、EUS-FNAによる病理検体採取による診断が有用[15]で、確定診断のために推奨されます。

6. ERCP / 膵液細胞診

膵癌の発生母地は分枝膵管上皮と考えられていて、ERCPのように膵管を分枝膵管まで直接造影する検査は、特に腫瘤を形成しない上皮内癌や潜在型などの画像で腫瘤と捉えられない浸潤癌の発見や診断に有用と考えられます。膵癌に特徴的な

膵管像の所見は、主膵管狭窄・不整・走行の偏位、分枝膵管の不整狭窄・硬直化・分枝欠損などです。小膵癌では主膵管の走行偏位と分枝膵管の硬直化が特に有意な所見です。またERCPに引き続き、膵液細胞診、膵管ブラシ擦過細胞診、膵管生検による組織学的診断、さらに遺伝子診断まで行うことができます。しかしERCP後膵炎という偶発症の問題もあり、スクリーニング検査としての位置付けは難しく、現在では危険群や他の画像で腫瘤を形成しない主膵管狭窄などの有所見例に対して行われることが多くなっています。

4 おわりに

　膵癌を疑った場合の画像診断の進め方は、『膵癌診療ガイドライン2016年版』に基づいて行いますが、それぞれの患者の状況に応じて適切な画像診断を選択し、進めていくことが望ましいです。

文献

1) 日本膵臓学会膵癌診療ガイドライン改訂委員会．膵癌診療ガイドライン2016年版．東京，金原出版，2016，272p.
2) Smith CD, et al. Radical pancreatoduodenectomy for misdiagnosed pancreatic mass. Br J Surg. 81, 1994, 585-9.
3) Egawa S, et al. Japanese pancreatic cancer registry: 30th year anniversary. Pancreas. 41, 2012, 985-92.
4) Sharma C, et al. Advances in diagnosis, treatment and palliation of pancreatic carcinoma: 1990-2010. World J Gastroenterol. 17, 2011, 867-97.
5) Sofuni A, et al. Differential diagnosis of pancreatic tumors using ultrasound contrast imaging. J Gastroenterol. 40, 2005, 518-25.
6) Sofuni A, et al. New advances in contrast-enhanced ultrasonography for pancreatic disease-Usefulness of the new generation contrast agent and contrast-enhanced ultrasonographic imaging method-. J Gastroenterol Hepatol Res. 1(10), 2011, 233-40.
7) 日本膵臓学会膵癌診療ガイドライン改訂委員会編．科学的根拠に基づく膵癌診療ガイドライン2013年版．東京，金原出版，2013，192p.
8) Gullo L, et al. Do early symptoms of pancreatic cancer exist that can allow an earlier diagnosis? Pancreas. 22, 2001, 210-3.
9) Zhao WY, et al. Computed tomography in diagnosing vascular invasion in pancreatic and periampullary cancers: a systematic review and meta-analysis. Hepatobiliary Pancreat Dis Int. 8, 2009, 457-64.
10) 真口宏介ほか．ERCPが診断の契機となった小膵癌の検討．腹部画像診断．15, 1995, 333-8.
11) Shin SS, et al. Comparison of the incidence of pancreatic abnormalities between high risk and control patients: prospective pilot study with 3 Tesla MR imaging. J Magn Reson Imaging. 33, 211, 1080-5.
12) Takakura K, et al. Clinical usefulness of diffusion-weighted MR imaging for detection of pancreatic cancer: comparison with enhanced multidetector-row CT. Abdom Imaging. 36, 2011, 457-62.
13) Adamek HE, et al. Pancreatic cancer detection with magnetic resonance cholangiopancreatography and endoscopic retrograde cholangiopancreatography: a prospective controlled study. Lancet. 356, 2000, 190-3.
14) Kauhanen SP, et al. A prospective diagnostic accuracy study of 18F-fluorodeoxyglucose positron emission tomography/computed tomography, multidetector row computed tomography, and magnetic resonance imaging in primary diagnosis and staging of pancreatic cancer. Ann Surg. 250, 2009, 957-63.
15) Itoi T, et al. Histological diagnosis by EUS-guided fine-needle biopsy in pancreatic solid masses without on-site cytopatjologist: a single-center experience. Dig Endosc. 23suppl, 2011, 34-8.

3 診断

2 画像・内視鏡検査のポイント
B 腹部超音波検査

大阪国際がんセンター 検診部消化器検診科 副部長　蘆田玲子

1 はじめに

　膵癌を早期発見するためには、初診時にいかに膵癌を疑うかが重要な鍵となります。膵癌の初期症状として心窩部痛や背部痛、糖尿病の悪化などが挙げられますが、そのような症状を主訴に受診した患者を診た際に、積極的に腹部超音波検査を行い、腫瘍などの直接所見ばかりではなく、膵嚢胞や主膵管拡張さらには拡張した胆管などの間接所見を拾い上げ、二次精査へと進むことが早期膵癌発見のためには非常に重要です。
　本稿では膵癌診断のための腹部超音波検査におけるポイントを説明します。

2 膵臓の解剖と描出法のコツ

1. 膵臓の解剖

　膵臓は胃の背側の後腹膜に位置する長さ14-16cm、厚さ約2cmの長細い臓器です。その右側は十二指腸に接し、やや斜め上向きに横走し、左側は脾門部に接しています。膵臓は解剖学的に膵頭部・膵体部・膵尾部の3領域に分けられますが、『膵癌取扱い規約（第7版）』では膵頭部と膵体部の境界は門脈～上腸間膜静脈の左側縁、膵体部と尾部の境界は大動脈の左側縁とされています（p.94参照）[1]。
　膵臓は胃や十二指腸、横行結腸といった消化管に囲まれている臓器です。そのため消化管ガスの影響を受けやすく、超音波検査にとって最も描出が難しい臓器です。通常膵体部は比較的体表近くに位置するため描出可能ですが、膵頭部や膵尾部は深部に位置するため消化管ガスや減衰による影響を受けやすく、描出不良として表記されることが多いです。特に膵頭部は矢状断方向に長く存在し、さらに鉤部は背側かつ深部に位置するため描出が非常に困難です。しかし膵癌はこのような場所から多く発生し、時には消化管閉塞といった症状で発症することもあるため、超音波検査を行う際には膵全体をくまなく描出することが重要となります。

2. 膵描出のコツ

1. 半坐位での観察および体位変換

　仰臥位での膵臓の描出が難しい場合、半坐位での検査が推奨されてきました。しかし被検者自身の腕で上体を支える場合、長時間同じ体勢を保つことは困難であり、また腹直筋が緊張することからかえって描出しにくくなることがあります。そのため可能であれば背もたれが調節できるベッドでの検査が望ましく、できるだけ腹直筋を弛緩させ、プローブを深く押し当てるようにすると膵臓を近接して描出することが可能となります[2]。
　また、膵臓は後腹膜臓器であるにもかかわらず可動性を有するため、半坐位かつ左右側臥位での検査を行うことによって病変の描出がさらに良好となります。体尾部の病変は右側臥位での描出、胆道系および膵頭部の病変は左側臥位での描出が推奨されます。

2. 胃充満法

　一般に膵臓の観察は心窩部横操作にて膵体部を描出するのみで終わることが多く、膵臓全体を描出できていないことがほとんどです。特に膵尾部

図1 胃充満法

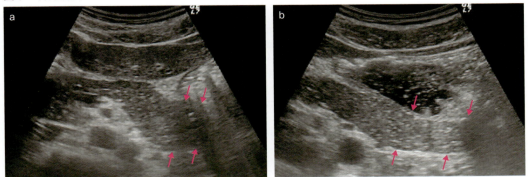

a. 飲水前：胃内ガスのために膵尾部の描出が不十分である。
b. 飲水後：胃内に液体が充満することにより膵尾部の描出が明瞭となる。

図2 Real-time virtual sonography（RVS）を用いた膵体部癌の描出

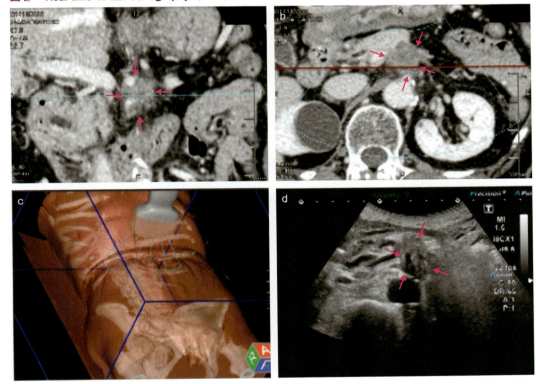

a. CT縦断像
b. CT横断像
c. 超音波プローベ像
d. 超音波横操作：CT横断像（b）とほぼ同様の超音波像が描出されている。消化管ガスのため描出されていない部位はCTで確認することができる。

表1 … 上皮性腫瘍の分類

1. 充実性病変
    a. 浸潤性膵管癌（invasive ductal carcinoma）
    b. 内分泌腫瘍（neuroendocrine neoplasm）
    c. Solid-pseudopapillary neoplasm
    d. 腫瘤形成性膵炎〔mass-forming (tumor-producing) pancreatitis〕
2. 囊胞性病変
    a. 膵管内乳頭粘液性腫瘍（intraductal papillarymucinous neoplasm；IPMN）
        ⅰ）分枝型（branch type）
        ⅱ）主膵管型（main duct type）
        ⅲ）混合型（combined type）
    b. 粘液性囊胞腫瘍（mucinous cystic neoplasm；MCN）
    c. 漿液性囊胞腫瘍（serous cystic neoplasm；SCN）
    d. 仮性囊胞（pseudocyst）

は胃内ガスのため通常の観察では描出不十分であり、病変を見逃している可能性が高いです。そのため膵尾部を描出する際に350mL程度の飲料を被検者に飲ませ、胃内に液体を貯留させる胃充満法を用いることにより、背側にある膵尾部の描出を改善させることが可能となります（**図1**）。さらに右側臥位を追加し、膵尾部を体表近くに移動させることでより病変の詳細な観察が可能となります。ただし、胃切除後や、Body Mass Indexが29を超えるような被検者では飲水法を用いても描出不良となることが多く、そのような場合には超音波以外のモダリティを積極的に追加する必要があります。

3. Real-time virtual sonography（RVS）

腹部超音波装置では機種によっては腹部CTやMRIなど事前に行った他画像を取り込んでおくことにより、リアルタイムに超音波画像と同期させることが可能となります。これをreal-time virtual sonography（RVS）と呼びます（**図2**）。このような技術を用いることにより消化管ガスによって描出できていない領域に存在する病変を確認でき、また初心者の術者にとっては解剖の理解が容易となることから検査の精度向上が期待できます。積極的にこのようなモダリティを用いるなど、見落としをなくす努力が必要であるといえます。

3　膵癌超音波診断基準

『膵癌取扱い規約（第7版）』では、膵腫瘍を上皮性腫瘍と非上皮性腫瘍とに分けています。上皮性腫瘍には充実性腫瘍と囊胞性腫瘍が含まれており（**表1**）、超音波画像診断上はこの2つのカテゴリーに分類して診断基準が作成されています[3]。

充実性低エコー性腫瘍を認めた場合、神経内分泌腫瘍や炎症性変化の可能性も考えられますが、良悪性の鑑別は困難であることから大きさにかかわらず精査が必要となります。特に主膵管や分枝膵管の狭窄・途絶を伴えば悪性の可能性が高くなるため、早急に二次精査へと進む必要があります。

囊胞性病変の場合、囊胞壁や隔壁の肥厚、囊胞内結節を認める場合は分枝型の膵管内乳頭粘液癌（IPMC）や粘液性囊胞癌（MCC）など、悪性の囊胞性腫瘍が疑われるため、これも精査が必要です。

また拡張部位の上流・下流にかかわらず、拡張した主膵管内に結節像を認める場合には、主膵管型のIPMCの疑いがあるため精査が必要です。

表2、**3**はそれぞれ充実性腫瘍と囊胞性腫瘍の超音波画像上の特徴を示しています。膵癌の超音波診断上の特徴は、腫瘍所見として輪郭は明瞭～やや不明瞭、明瞭に描出された部位での腫瘍の輪郭

表2 … 充実性病変の超音波診断（文献3より抜粋、一部改変）

浸潤性膵管癌	腫瘍所見	輪郭	輪郭は明瞭～やや不明瞭。明瞭に描出された部位での腫瘍の輪郭は不整。
		内部	均一～やや不均一な低エコーを呈する。大きくなるにつれて中心部に高エコー領域が出現する。
	腫瘍外所見	膵内	尾側主膵管は高度拡張例が多い。拡張形態は平滑～数珠状であり、腫瘍尾側からの急激な拡張を認める。
		膵外	腫瘍像の上流側胆管の拡張が認められる。門脈、静脈、動脈などへの浸潤所見、リンパ節腫大を認める。また、腫瘍塞栓を認めることもある。
内分泌腫瘍	腫瘍所見	輪郭	輪郭は管状腺癌に比して明瞭。ただし、小腫瘍（10mm以下）の場合には、輪郭が不明瞭な場合がある。
		内部	類円形均一低エコー。大きくなり出血壊死を生じても、はっきりとした無エコー域や高エコー域が存在。時に石灰化エコーを伴う場合もある。
	腫瘍外所見	膵内	尾側主膵管の拡張は無～軽度で、拡張形態は平滑～数珠状。稀に圧排所見を認める。悪性例では尾側主膵管に拡張や腫瘍栓をみることがある。
		膵外	膵外に所見がみられることは稀。
Solid pseudopapillary neoplasm	腫瘍所見	輪郭	輪郭は明瞭で整。ただし、小腫瘍（10mm以下）では、輪郭が不明瞭な場合がある。
		内部	小腫瘍では等エコー・高エコーを呈する。増大するに従って、内部に無エコーあるいは低エコー領域が出現する。時に石灰化エコーを伴う場合もある。
	腫瘍外所見	膵内	尾側主膵管の拡張は無～軽度で、拡張形態は平滑～数珠状。稀に圧排所見を認める。悪性例では尾側主膵管に拡張や腫瘍栓を認めることがある。
		膵外	膵外に所見がみられることは稀。
腫瘤形成性膵炎	腫瘤所見	輪郭	全体的に不明瞭なことが多い。一般的には管状腺癌に比して不明瞭。
		内部	管状腺癌に比してより低エコーであることが多い。内部に膵石や蛋白栓を反映する高エコーを認めることがある。
	腫瘤外所見	膵内	腫瘤尾側の主膵管拡張は軽度～高度で、主膵管は全体に広狭不整を呈する。
		膵外	腫瘤の上流側胆管拡張が認められることがある。門脈、動脈などの狭窄像、リンパ節腫大を認める。

は不整であることが挙げられます。内部所見としては均一～やや不均一な低エコーで、腫瘍が大きくなるにつれて中心部に壊死を示唆する高エコー領域が出現するといったことが挙げられます。また腫瘍外所見として、腫瘍より尾側主膵管は高度拡張例が多く、拡張形態は平滑～数珠状であり、腫瘍尾側からの急激な拡張を認めることが挙げられます（図3）。

その他膵外所見として、腫瘍の上流側胆管の拡張が認められることや、門脈・静脈・動脈への腫瘍による浸潤所見、リンパ節腫大を認めることが挙げられます（図4b、c）。また時に、血管内や主膵管内に進展する腫瘍塞栓を認めることがあります。上記のような所見を認めた際には悪性を強く疑い、できるだけ速やかに二次精査へと進むことが重要です。

4 造影超音波検査

CT造影剤と違い、超音波造影剤は重篤な副作

表3… 囊胞性病変の超音波診断（文献3より抜粋、一部改変）

IPMN	主膵管型では、主膵管の高度拡張がみられ、主膵管内に壁在結節（mural nodule；MN）がみられる。分枝型では囊胞が多房性に描出され、囊胞内にMNを認める場合がある。混合型は主膵管型と分枝型の所見を呈する。
MCN	単房性病変であるが、内部に隔壁が認められる場合がある。隔壁に仕切られた領域が囊胞状に描出される（cyst in cyst）。囊胞内にMNを認める場合がある。一般的に主膵管との交通は認めず、主膵管拡張もみられない。
SCN	辺縁にやや大きめの囊胞（5-20mm）が存在し、中心部は高エコーとして描出されることが多い。また、石灰化を伴う場合には高エコーを認める。主膵管に圧排所見を認める場合がある。
Pseudocyst	大きさや形状は様々である。単房性であることが多いが、内部に隔壁様構造を有する場合もある。被膜は厚く、内部に高エコーのデブリエコーを認める場合がある。

図3… 主膵管拡張にて発見された早期膵癌

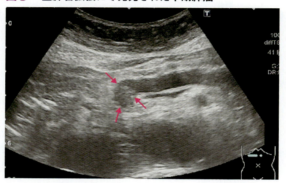

膵体部に尾側膵管拡張を伴った低エコー腫瘤（↑）を認める。

用の報告がほとんどなく、腎機能低下の症例に対しても施行可能なことから膵腫瘍性病変の鑑別における造影超音波検査の有用性が報告されています[4, 5]。本邦では超音波造影剤としてレボビスト®がまず用いられ、2007年からはソナゾイド®が第二世代造影剤として普及し始めました。膵癌は基本的にhypo vascularな腫瘍として描出されます。また腫瘍内に異常血管や壊死を反映するa vascularな部分を認めることがあります（図5）。

2016年にLinらは造影超音波検査における膵癌の鑑別診断に関するmeta-analysisを報告していますが[6]、膵癌診断における感度および特異度はそれぞれ0.90（95% CI；0.89-0.92）と0.88（0.84-0.90）であり、造影超音波は膵癌診断に対し有用であると報告しています。

Bモードでは主膵管拡張といった間接所見のみが認められる場合でも、造影を加えることにより拡張した膵管の上流に膵癌がhypo vascularな腫瘍として描出されることがあります。また膵病変の質的診断と同時に肝転移の有無も評価することが可能となるため、最終診断までの時間短縮ともなります（図6）。膵癌は短期間に進行癌へと移行するため時間との闘いです。そのため、造影超音波を用いることは早期診断への重要なステップとなり得ると考えられています。ただし現在ソナゾイド®は本邦において肝腫瘤性病変、乳房腫瘤性病変のみに適用であって、膵疾患に関しては保険適用外であるため、注意が必要です。

図4… 膵鉤部癌

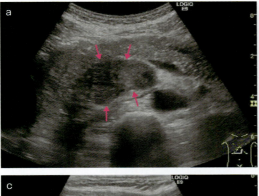
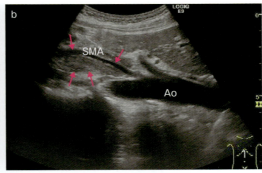
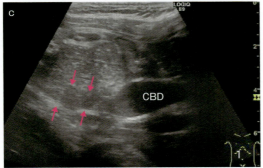

a. 膵頭部から鉤部にかけて不整な低エコー腫瘤を認める。
b. 腫瘍が上腸間膜動脈（SMA）を全周性に取り巻いているのが分かる。
c. 腫瘍のため総胆管（CBD）が狭窄し（↑）、上流の胆管が拡張しているのが分かる。

図5… 膵頭部癌の造影超音波検査

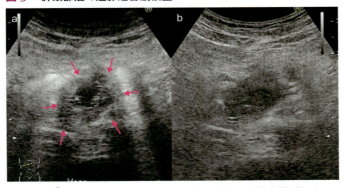

ソナゾイド®を用いた造影超音波検査では（a）、腫瘍は周囲膵実質に比べhypovascularとして描出されている。また中心部は血流を認めず、壊死が疑われる。

図 6… 膵頭部癌の肝転移巣

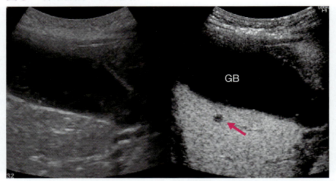

ソナゾイド®を用いた造影超音波検査のKupffer相ではごく小さな転移巣がdefect（↑）として描出されている。

5 おわりに

　腹部超音波検査を用いた膵癌診断のポイントについて説明しました。膵癌を診断するためにはまず疑うことが重要です。今回紹介した膵臓描出の様々なコツを用いて積極的に検査を行うことにより、一人でも多くの膵癌患者を早期診断できることを願います。

文献

1) 日本膵臓学会. 膵癌取扱い規約第7版. 東京. 金原出版. 2016, 136p.
2) 蘆田玲子ほか. 膵における超音波検査を今見直す 体外式膵超音波走査法の工夫（膵精密エコー法）. 胆と膵. 36, 2015, 627-31.
3) 日本超音波医学会用語・診断基準委員会. 膵癌超音波診断基準. JPn J Med Ultraconics. 40, 2013, 511-8.
4) Kitano M, et al. Dynamic imajing of pancreatic diseases by contrast enhanced coded phase inversion harmonic ultrasonography. Gut. 53, 2004, 854-9.
5) Sofuni A, et al. Differential diagnosis of pancreatic tumors using ultrasound contrast imaging. J Gastroenterol. 40, 2005, 518-25.
6) Lin LZ, et al. Contrast-Enhanced Ultrasound for differential diagnosis of pancreatic mass lesions: a meta-analysis. Med Ultrason. 18, 2016, 163-9.

3 診断

2 画像・内視鏡検査のポイント
c 腹部CT検査・MRI検査

金沢大学 放射線科学 准教授 **香田 渉**　同 教授 **蒲田敏文**

1 はじめに

2016年7月に発行された『膵癌取扱い規約（第7版）』[1]では大幅な改訂が行われ、新規項目として画像診断による判定基準が導入されました。CT画像による膵癌の局所進展度の評価方法が提示されたほか、CT画像に基づく切除可能性分類も策定されました。現在、膵癌の画像診断においてCTが中心的役割を担っていますが、MRIをはじめとする他のモダリティにもそれぞれ利点があり、相補的に利用していく必要があります。

本稿では『膵癌診療ガイドライン2016年版』[2]および『画像診断ガイドライン2016年版』[3]に準拠しつつ、現在の日常臨床の実情を踏まえながら、膵癌診療におけるCTおよびMRI検査について概説します。

2 膵臓のCT・MRI撮像法

膵臓のCT検査では、multi-detector row CT（MDCT）を用いて、薄層（3mm以下）で適切な造影CT検査プロトコールによる多時相撮像（ダイナミックCT）を行うことが必要です[2,3]。膵腫瘍が疑われる場合には、単純、早期動脈相（造影開始25秒後）、膵実質相（40秒後）、門脈相（70秒後）、平衡相（180秒後）の5相を撮像します[3]。早期動脈相は膵周囲動脈の3D画像（volume redering；VR法）などを作成でき、術前計画に利用できます。膵実質相は正常膵が最も強く濃染する時相で、乏血性で低吸収を呈する膵癌と膵実質のコントラストが最も大きくなり、癌の検出に有用です。門脈相は膵周囲の静脈が明瞭に描出され、肝実質の濃度が最も高くなる時相で、腫瘍の静脈浸潤の評価や肝転移の検出に適しています。平衡相では線維性間質が遅延性に濃染され、病変の質的診断に有用です。

動脈相〜平衡相までの造影パターンの評価は膵腫瘍の鑑別あるいは癌と炎症の鑑別に役立ちます。また、多断面再構成画像（multi-planar reconstruction；MPR法）や maximum intensity projection（MIP）法を用いることにより、腫瘍の診断精度や血管解剖の理解が向上します。各相の撮像範囲は肝から腎までですが、平衡相では腹膜播種を見逃さないように骨盤部まで撮像します。また、肺転移のスクリーニングを行う場合は胸部の撮像も追加します。

MRI検査では、3T以上の高磁場MRIが推奨され、T2強調像、T1強調像、拡散強調像、magnetic resonance cholangiopancreatography（MRCP）、造影ダイナミックMRIをルーチン検査として撮像します[3]。ダイナミックMRIは3D GRE法を用いて3mm程度の薄層でGd-DTPAを急速静注して行いますが、肝転移の検出・診断を同時に行う目的でGd-EOB-DTPAを使用したダイナミックMRI（EOB-MRI）を実施することも多くなっています。

3 膵臓のCT画像解剖

腫瘍の占拠部位は膵臓を解剖学的に3つの部位（膵頭部；Ph、膵体部；Pb、膵尾部；Pt）に分けて記載しますが、『膵癌取扱い規約（第7版）』ではそ

の境界が変更され、膵頭部と膵体部の境界は上腸間膜静脈・門脈の左側縁、膵体部と膵尾部の境界は大動脈左側縁となりました[1]。膵頸部（上腸間膜静脈・門脈の前面）と鉤状突起（UP）は膵頭部に含まれます。また、膵頭部、十二指腸、総胆管に囲まれる領域をgroove領域と呼びます。

　血管は、膵癌の局所進展度あるいは切除可能性分類の画像診断にあたり最も重要な評価対象の1つであり、膵外神経叢浸潤やリンパ節転移の画像診断でメルクマールになります。また、術前には複雑な膵周囲の血管解剖について正確な理解が求められます。血管解剖についてはすでに他稿（p.21～）で詳細に述べられていますので、ここではCT画像を提示します（図1）。通常、固有肝動脈は肝十二指腸間膜内で門脈の左腹側を上行し、右肝動脈は総肝管と門脈の間を横切るように右方に走行しますが、提示症例では上腸間膜動脈から分岐する右副肝動脈が膵頭部の背側から門脈の右背側を上行して肝門部に至ります。このような破格を術前に画像から把握することはきわめて重要です。

4　膵癌診療におけるCT・MRI検査の役割

1. MDCT検査

　症状、腫瘍マーカー、超音波検査などから膵癌が疑われた場合、次に行う検査としてMDCTによるダイナミック検査が推奨されています[2,3]。単純CTの単独使用は膵癌の診断には適さず、少なくとも膵実質相と門脈相を含む多時相撮影を行い、3mm厚以下の水平断像・MPR像にて評価する必要があります。これにより、径20mm以上で膵外に進展した癌は問題なく検出されます。また、造影MDCTは血管浸潤などの進展度診断でも高い診断能が報告されており[4]、膵癌の病期診断および切除可能性診断において造影MDCTを行うことが推奨されています[1-3]。

2. MRI検査

　MRIは3T MRIにより描出能が向上し、ダイナミックMRIによる膵癌診断能はダイナミックCTと同等かそれ以上とされます。濃度分解能が高い検査で、CTでは不鮮明な病変をMRIで検出できることがありますし、拡散強調像やMRCPが小膵癌の検出に役立つこともあります。病期診断についても、ダイナミックMRIはMDCTと同等とされます。しかし、MDCTは1回の検査で胸部から骨盤まで同時に評価でき、撮像時間が短くスループットも良好です。また、画質の安定性や客観性の高さなどの評価も確立しているため、MDCTを第一選択とし、膵癌病巣の検出が不十分な場合に積極的にMRIを行うことを推奨する意見が一般的です。

3. EOB-MRI検査

　肝転移の診断にはEOB-MRIが造影CTより優れており、行うことが推奨されています（図2）[3]。10mm以下の小病変においても高い検出感度（92％）が報告されているほか[5]、造影CTにEOB-MRIを追加することにより33-37％の患者で治療方針の変更が行われたとの報告もあり[6]、EOB-MRIの臨床的優位性が明らかとなってきています。膵癌では肝転移の有無が原発巣の非切除適応となりますので、小病変も含めた肝転移の正確な診断がきわめて重要です。実臨床ですべての肝転移スクリーニングをEOB-MRIで行うのは現実的ではありませんので、それに次ぐ診断能を有する造影CTでの肝転移診断が一般的に行われていますが、今後EOB-MRIがさらに普及するものと思われます。

4. その他の有用な検査

　膵原発巣あるいは転移の評価において、ほかにもEUS、ERP、EUS-FNA、PETなどの有用なモダリティもあります。EUSで検出される10mm以下の腫瘍が、造影CTではしばしば検出できず、EUS-FNAにより小膵癌の診断に至ることがあります。CT・MRIで不十分な場合には、こうしたモダリティも積極的に利用することを忘れてはいけません。

図1 … CT画像解剖（転位右肝動脈症例）

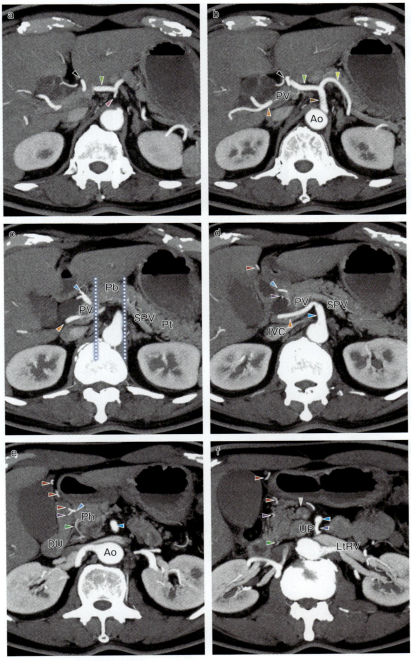

a〜f. ダイナミックCT動脈優位相（Slab MIP）
▲：腹腔動脈（CA）、▲：上腸間膜動脈（SMA）、▲：総肝動脈（CHA）、▲：脾動脈（SPA）、
▲：左胃動脈（LGA）、▲：胃十二指腸動脈（GDA）、▲：後上膵十二指腸動脈（PSPDA）、▲：
前上膵十二指腸動脈（ASPDA）、▲：右胃大網動脈（RtGEA）、▲：下膵十二指腸動脈（IPDA）、
▲：転位右肝動脈（AccRHA）、▲：左肝動脈（LHA）、△：上腸間膜静脈（SMV）
Ao：腹部大動脈、IVC：下大静脈、LtRV：左腎静脈、Ph：膵頭部、Pb：膵体部、Pt：膵尾部、
UP：鉤状突起

図 2 … 肝転移

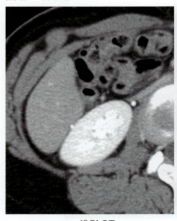 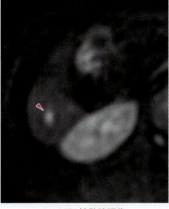 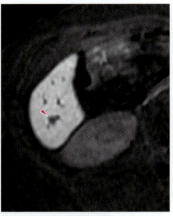

a. 造影 CT　　　　　　　　b. MRI 拡散強調像　　　　　　c. EOB-MRI 肝細胞相

肝S6の微小肝転移は造影CTでは同定できないが（a）、MRI拡散強調像では明瞭な高信号域（b. ▲）、EOB-MRI肝細胞相では明瞭な低信号域（c. ▲）として描出されている。

図 3 … 膵体尾部癌

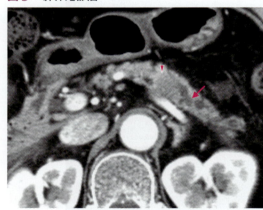 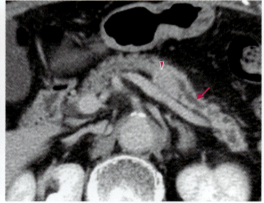

a. ダイナミックCT 膵実質相　　　　　　　　　　b. ダイナミックCT 平衡相

膵癌はダイナミック膵実質相では濃染が乏しく低吸収域（a. ▲）として描出されている。
一方、平衡相では膵癌は遅延性に濃染し高吸収域（b. ▲）として描出されている。腫瘍上流の主膵管は拡張し（↑）、膵尾部は実質が萎縮している。腫瘍は膵実質を介さずに膵後方の脂肪組織に接しており、膵後方組織浸潤ありと判定する。

5　典型的な膵癌のCT・MRI診断

1. CT診断

　典型的な膵癌は、乏血性で腫瘍細胞の周囲に高度な線維化（desmoplastic change）を伴いながら浸潤性に発育します。単純CTでは膵実質と等吸収を呈することが多く、小さな膵癌を同定することは困難です。ダイナミックCT膵実質相で、血流が豊富な正常膵実質は強く濃染しますが、膵癌は造影効果が乏しく低吸収域として描出されます（図3）。平衡相では造影剤が血管内から豊富な線維性間質に分布するため、腫瘍は遅延性に濃染します。浸潤傾向が強いことを反映して腫瘍の辺縁は不整で境界が不鮮明なことが多く、大きな腫瘍ではしばしば内部壊死を伴い、濃染不良域を認める

図 4…膵頭部癌

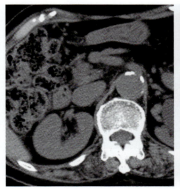
a. 単純 CT

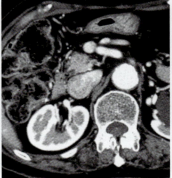
b. ダイナミック CT 膵実質相

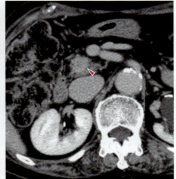
c. ダイナミック CT 平衡相

膵頭部の腫瘍は単純および膵実質相では膵実質と等吸収で腫瘍自体の検出は難しい。
平衡相では膵頭部の腫瘍（c. ▲）が遅延性に濃染しており、膵実質より高吸収を呈している。

ことがあります。主膵管や胆管の狭窄を伴うことが多いため、腫瘍上流側の膵管・胆管拡張、嚢胞形成、膵実質の萎縮、二次性膵炎などの二次変化を伴い、しばしばこうした二次変化が膵癌に気付くきっかけになります。

20mm以下のTS1膵癌では、ダイナミックCT膵実質相および門脈相のいずれの相でも周囲膵実質と等吸収を呈する頻度が27％と高率であることが報告されています（**図4**）[7]。これら等吸収を呈する癌が、膵癌のCT診断における見落としの要因の1つとなります。こうした癌の検出には平衡相における遅延性濃染所見が有用であり、それが唯一の所見であることもあります。造影パターン以外にも、腫瘍上流側の膵胆管拡張や実質の萎縮などの随伴所見に注意を払う必要があります。

2. MRI診断

MRIではT1強調像で低信号を呈し、T2強調像では等〜軽度高信号を呈します。ダイナミックMRIの造影パターンはダイナミックCTと同様です。拡散強調像では高信号を呈しますが、T2強調像よりもコントラストが高く腫瘍の検出に有用です。また、拡散強調像は膵癌の正診率が高いことも知られています。MRCPでは膵管の狭窄や上流の拡張が鋭敏かつ明瞭に描出されます。

6　早期の膵癌のCT・MRI診断

腫瘍径10mm以下の膵癌の5年生存率は80.4％と報告されており[8]、切除による根治ならびに、より長期予後が期待できる早期の膵癌に該当すると考えられます。腫瘍径11-20mmの症例との比較では、進行度が有意に早期で、リンパ管浸潤・静脈浸潤・神経周囲浸潤が少なく、術後生存率は高い傾向にあることも示されています[9]。こうした10mm以下の膵癌をCTあるいはMRIで腫瘍として捉えることは難しいことも多く、腫瘍の検出に頼ったCT・MRI診断には自ずと限界があります。

正常な膵管像を呈する膵癌は3％未満であると報告されており[10]、主膵管の限局性狭窄・軽微な拡張・口径不同、嚢胞性病変、および拡張膵管や嚢胞の径の変化といった間接所見を捉えることが、早期膵癌の診断の契機となります（**図5**）。MRCPは非侵襲的な検査ですが、ERCPとほぼ同等の診断能とされ、膵管病変の検出に優れています。異常所見の拾い上げにはCTより有用ですので、CTで腫瘍の直接描出が困難な場合でもMRCPを施行し、膵管の異常所見を確認することは重要です。また、腫瘍の直接描出率はEUSが最も優れていますので、

図5… 膵体部癌

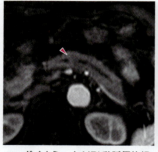
a. ダイナミックMRI動脈優位相

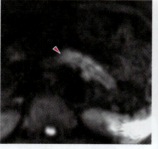
b. MRI拡散強調像

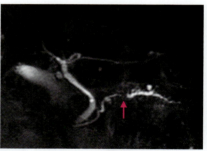
c. MRCP

膵体部に小さな腫瘤（a．▲）が存在するが、動脈優位相では膵実質と概ね等信号で腫瘤自体の検出は困難である。
拡散強調像では軽度高信号を呈している（b．▲）。
MRCPでは腫瘤に一致して主膵管の限局性狭窄を認め（↑）、上流の膵管は拡張している。

間接所見のみを認める症例ではEUS、EUS-FNAでの精査を行います。

7 膵癌の進展度診断（病期診断）と切除可能性診断

1. 進展度診断（病期分類）

1. T分類

『膵癌取扱い規約』では、局所進展度因子として、腫瘍の大きさ（TS）、膵内胆管（CH）、十二指腸（DU）、膵前方組織（S）、膵後方組織（RP）、門脈系（PV）、動脈系（A）、膵外神経叢（PL）、他臓器（OO）への浸潤を評価します[1]。中でも、後方組織浸潤、膵外神経叢浸潤、門脈系浸潤、動脈系浸潤の評価が治療方針の決定と予後に関与することから重要です。これらに対するダイナミックCTの診断能に関して、感度80-100％、特異度83-98％、正診率82-95％と良好な成績が報告されています[11-13]。また、血管浸潤の可能性のある血管に対する垂直断面のMPR画像は、血管浸潤の診断率向上に寄与したとの報告もあります。MRIに関しては、ダイナミックMRIにてMDCTと同等の病期診断能が得られています。

a｜膵内胆管浸潤（CH）

胆管拡張や胆管壁の濃染を伴う肥厚により浸潤と判断します。

図6… 膵頭部癌（上腸間膜静脈浸潤・十二指腸浸潤）：ダイナミックCT膵実質相

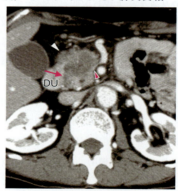

膵頭部の腫瘍は十二指腸壁と脂肪組織などを介在せずに直接接しており（↑）、浸潤が疑われる。上腸間膜静脈は腫瘍によりスリット状に狭窄しており（▲）、側副血行路が拡張している。膵前方組織にも軟部濃度陰影が直接進展している（△）。いずれも浸潤ありと判定できる。

b｜十二指腸浸潤（DU）

腫瘍と十二指腸の間に脂肪組織や膵組織が介在するか否かによりますが、その評価にはMPR冠状断像が有用なことがあります（図6）。十二指腸下行脚〜水平脚移行部と膵頭部の間には上下膵十二指腸静脈系が存在しており、これらの静脈閉塞も十二指腸浸潤を示唆する所見とされます。

c｜膵前方組織浸潤（S）および膵後方組織浸潤（RP）

膵には厚い線維性被膜は存在せず、膵辺縁に達

図7… 膵体部癌（総肝動脈・上腸間膜動脈・門脈・脾静脈浸潤）

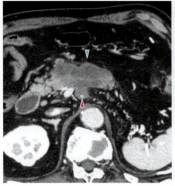
a. ダイナミックCT 膵実質相
（頭側）

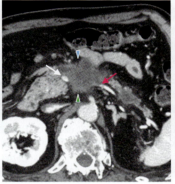
b. ダイナミックCT 膵実質相
（尾側）

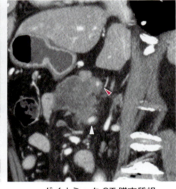
c. ダイナミックCT 膵実質相
（斜矢状断像）

膵体部に主座を置く腫瘍から膵前方（▲）および後方組織（▲）に軟部陰影が進展しており、浸潤を認める。脾静脈閉塞（b. ↑）と門脈狭窄（b. ↑）を伴い、いずれも浸潤している。腫瘍は総肝動脈（a, c. ▲）を取り囲むように進展し、総肝動脈は狭窄している。また、上腸間膜動脈（c. △）も全周性に軟部陰影に取り囲まれている。いずれも浸潤ありと判定する。

した腫瘍は容易に膵外に浸潤します。そのため、腫瘍と連続して膵周囲脂肪組織に棘状あるいは索状構造がみられる場合はもちろんですが、そうした変化がなくても腫瘍と脂肪組織の間に全く正常膵実質が介在しない場合にも組織学的な浸潤を疑った方がよいです（図3、6、7）。特に膵後方組織浸潤の有無は手術や予後因子として重要なので、慎重な評価が必要です。

d｜脈管浸潤：門脈浸潤（PV）および動脈浸潤（A）

門脈系は、門脈本幹・上腸間膜静脈・脾静脈について、動脈系は、総肝動脈・上腸間膜動脈・脾動脈・腹腔動脈について評価します。門脈系では、腫瘍による血管内腔の不整狭窄や閉塞がみられる場合は浸潤ありと判定でき、腫瘍と血管の接触範囲が180°以上の場合も90％以上で浸潤を認めます（図6、7）。動脈系では、内腔の狭窄や閉塞がみられる場合や、腫瘍が動脈を取り巻いて存在する場合には浸潤と判定できます（図7）。

腫瘍と血管の接触範囲が180°以上で浸潤と判定する方法は門脈系では有効ですが、動脈系では随伴する非腫瘍性の線維化のために偽陽性が少なくありません。そのため、腫瘍と血管の接触範囲が180°以上かつ動脈壁に肥厚や不整がみられる場合

図8… 膵頭部癌（神経叢浸潤）：ダイナミックCT 膵実質相

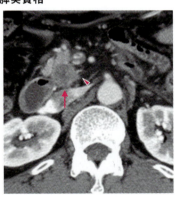

膵頭部の腫瘍から連続する結節状〜棘状の軟部陰影（▲）が上腸間膜動脈近位に向かって進展しており、神経叢浸潤が疑われる。膵後方組織にも棘状に軟部陰影が進展しており（↑）、膵後方組織浸潤も伴う。

に浸潤と判定する方法もあります。しかし、組織学的に血管壁に浸潤がないことと外科的に剥離しても腫瘍細胞が残らないことは同一ではなく、こうした所見がある場合は可能な限り合併切除を目指す施設もあります。現状では接触範囲180°以上で浸潤と判定するのが一般的です。

なお、腹腔動脈および上腸間膜動脈の浸潤は画像的には、接触以上とすることが『膵癌取扱い規

表 1 切除可能性分類（文献 1 より引用改変）

		門脈系（SMV/PV）	動脈系（SMA、CA、CHA）
切除可能（R）		腫瘍の接触を認めない、もしくは接触・浸潤が180°未満で認められるが閉塞を認めない	腫瘍との間に明瞭な脂肪組織を認め、接触・浸潤を認めない
切除可能境界（BR）	BR-PV（門脈系への浸潤のみ）	SMV/PVに180°以上の接触・浸潤あるいは閉塞を認め、かつその範囲が十二指腸下縁をこえない	腫瘍との間に明瞭な脂肪組織を認め、接触・浸潤を認めない
	BR-A（動脈系への浸潤あり）	（門脈系と動脈系ともに接触もしくは浸潤例はBR-Aとする）	SMAあるいはCAに腫瘍との180°未満の接触・浸潤があるが、狭窄・変形は認めない CHAに腫瘍の接触・浸潤を認めるが、固有肝動脈やCAへの接触・浸潤を認めない
切除不能（UR）	UR-LA（局所進行）	SMV/PVに180°以上の接触・浸潤あるいは閉塞を認め、かつその範囲が十二指腸下縁をこえる	SMAあるいはCAに腫瘍との180°以上の接触・浸潤を認める CHAに腫瘍の接触・浸潤を認め、かつ固有肝動脈あるいはCAに接触・浸潤が及ぶ 大動脈に腫瘍の接触・浸潤を認める
	UR-M（遠隔転移あり）	M1（領域リンパ節をこえるリンパ節への転移を有する場合も含む）	

約』に記載されており、これらはT4となります[1]。

e｜膵外神経叢浸潤（PL）

予後に影響する重要な因子です。膵頭部の腫瘍から上腸間膜動脈や腹腔動脈の近位部に向かう索状・棍棒状・塊状の軟部陰影は神経叢浸潤を示唆します（**図8**）[12]。神経叢浸潤が進展し、腹腔動脈や上腸間膜動脈を取り囲むように軟部陰影が拡がることもあります。

f｜他臓器浸潤（OO）

副腎、胃、大腸、脾臓、腎静脈、腎、下大静脈、大動脈などで浸潤の有無を評価します。癌と接し圧排や変形がみられても組織学的浸潤がないことも多く、その術前評価は意外に難しいです。例えば画像上膵頭部癌が下大静脈に広く接していることは時々ありますが、下大静脈の腹側には強固な膜が存在しており、実際に腫瘍浸潤が及ぶことは稀です。腫瘍が臓器内に不整に食い込んでいる像がみられない限り、確実に浸潤と診断するのは難しいです。

2. N分類

短径10mmを超えるリンパ節を「転移あり」とするサイズクライテリアに基づくCT診断では、感度14％、特異度85％、正診率73％と非常に低感度です[14]。CT、MRI、PET-CTのリンパ節転移の感度はいずれも満足のいくものではなく、感度58％とされるEUSが最も有用とされています。現状のCT診断では、サイズクライテリア以外に、球形に近い形状を示すもの、造影で腫大リンパ節内に壊死を示唆する低吸収域を認めるもの、癒合傾向のあるものなどはリンパ節転移の可能性を疑う必要があります。

3. M分類

肝転移と腹膜播種の評価が重要です。肝転移の検出感度は、CTの74-76％に対してEOB-MRIは92-94％と優れており、EOB-MRIをMDCTに併用することが推奨されています（**図2**）[15]。膵癌の肝転移では、小さな肝転移が多発することや造影ダイナミック検査で動脈門脈短絡様の楔状濃染を示すことがあります。また、肺転移でも多彩な像を呈することが知られています。

2. 切除可能性診断

切除可能性診断は、癌遺残のないR0切除が可能

かどうかという視点から、切除可能（resectable；R）、切除可能境界（borderline resectable；BR）、切除不能（unresectable；UR）に分けるものです[1]。膵ダイナミックCT画像に基づいて得られる解剖学的所見のみから分類され、局所浸潤（動脈系：上腸間膜動脈；SMA・腹腔動脈；CA・総肝動脈；CHA、門脈系：上腸間膜静脈；SMA・門脈；PV）および遠隔転移の術前診断により**表1**のごとく決定されます。膵癌の切除可能予測についての検討では、CTの感度・特異度が優れており、造影MDCTで評価することが推奨されています。

8 おわりに

膵癌診療におけるCTおよびMRI検査について、『膵癌診療ガイドライン2016年版』および『画像診断ガイドライン2016年版』に準拠しつつ、現在の日常臨床の実情も踏まえて解説しました。膵癌の存在診断、質的診断、進展度診断、切除可能性診断においてCT・MRI検査は中心的な役割を果たしますが、その診断能は必ずしも満足のいくものではありません。膵癌の予後を改善していくためには、早期の膵癌の診断を中心にさらに革新的進歩を遂げる必要があります。

文献

1) 日本膵臓学会．膵癌取扱い規約第7版．東京，金原出版，2016, 136p.
2) 日本膵臓学会膵癌診療ガイドライン改訂委員会．膵癌診療ガイドライン2016年版．東京，金原出版，2016, 272p.
3) 日本医学放射線学会．画像診断ガイドライン2016年版．東京，金原出版，2016, 582p.
4) Zhao WY, et al. Computed tomography in diagnosing vascular invasion in pancreatic and periampullary cancers: a systematic review and meta-analysis. Hepatobiliary Pancreat Dis Int. 8(5), 2009, 457-64.
5) Muhi A, et al. Diagnosis of colorectal hepatic metastases: comparison of contrast-enhanced CT, contrast-enhanced US, superparamagnetic iron oxide-enhanced MRI, and gadoxetic acid-enhanced MRI. J Magn Reson Imaging. 34(2), 2011, 326-35.
6) Sofue K, et al. Does Gadoxetic acid-enhanced 3.0T MRI in addition to 64-detector-row contrast-enhanced CT provide better diagnostic performance and change the therapeutic strategy for the preoperative evaluation of colorectal liver metastases? Eur Radiol. 24(10), 2014, 2532-9.
7) Kim JH, et al. Visually isoattenuating pancreatic adenocarcinoma at dynamic-enhanced CT: frequency, clinical and pathologic characteristics, and diagnosis at imaging examinations. Radiology. 257(1), 2010, 87-96.
8) Egawa S, et al. Japan Pancreatic Cancer Registry; 30th year anniversary: Japan Pancreas Society. Pancreas. 41(7), 2012, 985-92.
9) 江川新一．膵癌登録された1cm以下の小膵癌の解析．胆と膵．30(4), 2009, 311-6.
10) Freeny PC. Radiologic diagnosis and staging of pancreatic ductal adenocarcinoma. Radiol Clin North Am. 27(1), 1989, 121-8.
11) Mazzeo S, et al. Multidetector CT in the evaluation of retroperitoneal fat tissue infiltration in ductal adenocarcinoma of the pancreatic head: correlation with histopathological findings. Abdom Imaging. 35(4), 2010, 465-70.
12) Mochizuki K, et al. MDCT findings of extrapancreatic nerve plexus invasion by pancreas head carcinoma: correlation with en bloc pathological specimens and diagnostic accuracy. Eur Radiol. 20(7), 2010, 1757-67.
13) Lu DS, et al. Local staging of pancreatic cancer: criteria for unresectability of major vessels as revealed by pancreatic-phase, thin-section helical CT. AJR Am J Roentgenol. 168(6), 1997, 1439-43.
14) Roche CJ, et al. CT and pathologic assessment of prospective nodal staging in patients with ductal adenocarcinoma of the head of the pancreas. AJR Am J Roentgenol. 180(2), 2003, 475-80.
15) Motosugi U, et al. Detection of pancreatic carcinoma and liver metastases with gadoxetic acid-enhanced MR imaging: comparison with contrast-enhanced multi-detector row CT. Radiology. 260(2), 2011, 446-53.

3 診断

2 画像・内視鏡検査のポイント
D PET検査

国立がん研究センター東病院 肝胆膵内科　今岡　大　　同科長　池田公史

1 はじめに

膵癌の画像診断においてCTやMRI、EUSなどの従来の検査に加えて、最近脚光を浴びている検査としてPET（positron emission tomography）が挙げられます。検診の一環でPETが行われることもあるので、皆さんも日常診療の中で目にされることも多いかと思いますが、漠然と『膵癌はPETで異常集積を示す』と考えていないでしょうか？PETは登場当初、膵癌の診断精度の向上に役立つと大きく期待されていたのですが、徐々に限界も明らかになってきています。ここでは様々な文献報告をもとに、膵癌診療におけるPETの現状と展望について述べます。

2 PET

PETでは放射線元素で標識された薬剤（トレーサー）を体内に投与し、取り込まれたトレーサーが放出する放射線（γ線）を撮影し病変を検出します。最も広く用いられるFDG-PETでは、グルコースにポジトロン核種を合成したトレーサー（18Fフルオロデオキシグルコース：^{18}F-fluorodeoxy glucose）を使用します。腫瘍細胞では活発な増殖能を反映してグルコース代謝が亢進しているのでFDGは多く取り込まれ、PETで異常集積を示します。CTなど従来の検査は病変の形や大きさなど形態的な面から診断を行うのに対して、PETは病変の機能的な面から診断を行うという点で、根本的に異なるといえるでしょう。しかし、このFDG-PETはグルコースの代謝を捉える検査であるために、高血糖の状態や、脳や肝臓などのように生理的にFDGが集積する臓器では検出力が低下するほか、炎症でもFDGが集積してしまい腫瘍との鑑別が困難となります[1]。また、PETは全身を一度にスキャンすることができるものの、CTなどと比べて空間分解能に劣るため、近年ではCTと同時に撮像を行い、画像の融合を行うPET-CTが一般的です。

さらに新しいトレーサーの開発により、PETで様々な生体内の遺伝子や蛋白の変化や働きを捉えることが可能になってきています。中には後に述べる68-Ga DOTATATE-PET/CT[2]のように、従来の検査を上回る有用性が明らかになり、本邦でも実用化が期待されているものもあります。

3 膵癌に対する診断

膵癌はFDG-PETにて異常集積を示すことがよく知られており（図1）、膵腫瘍性病変に対する良悪性の鑑別の診断感度は73-94％と報告されています[3,4]。しかし、膵癌患者は糖尿病を合併していることが多く、高血糖のためにFDG-PETの診断能が低下してしまうおそれがあります。また自己免疫性膵炎をはじめとした膵炎や、胆管ステント挿入による局所の炎症などに対してもFDG-PETは誤って陽性を示してしまう可能性があります[1]。膵癌の診断ではしばしば腫瘤形成性膵炎との鑑別が問題となりますが、腫瘤形成性膵炎は膵癌と同じようにFDG-PETに陽性を示す可能性があることに注意が必要です。また、PETの検出力は病変のサイズが小さいと低下することが知られており、20mm

図1… 局所進行膵癌症例

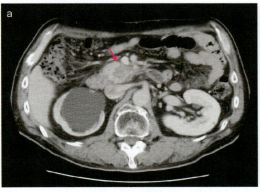 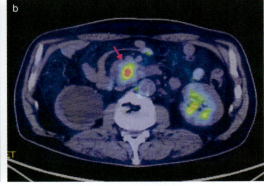

a. 造影CT所見。膵頭部に造影効果に乏しい腫瘤（↑）を認める。
b. FDG-PET/CT所見。腫瘤の内部にFDGの異常集積（↑）を認める。

図2… ゲムシタビン＋nab-パクリタキセル併用化学療法開始より2カ月後（図1と同一症例）

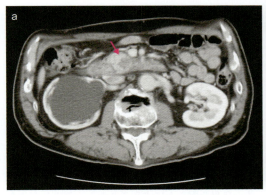 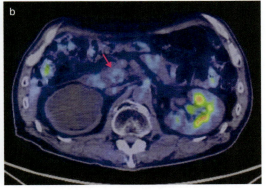

a. 造影CT所見。膵頭部の腫瘤（↑）はわずかに縮小を認める。
b. FDG-PET/CT所見。腫瘤内部のFDGの集積の低下（↑）を認める。治療効果があるものと判断され、化学療法は継続されることとなった。その後、6カ月が経過しているが、病変の増悪を認めることなく化学療法を継続中である。

を超える大きさの病変に対する検出率は90％を超えるが[5]、20mm以下の病変では68.8％にまで低下するという報告もあります[5]。

このような問題から、膵癌の診断において、MDCTなどの従来の検査に加えてわざわざFDG-PETを行う意義があるのかについては、これまでの報告がいずれも少ない症例数であったり、後ろ向き試験であったりしたために、結論には至りませんでした。しかし2016年の米国腫瘍学会において、膵癌の診断におけるMDCTとFDG-PET/CTの大規模な前向き比較試験（PET-PANC試験）の

結果が報告されました。この試験では膵癌が疑われた症例を対象として診断能の比較が行われましたが、MDCTの診断能は感度88.5％・特異度70.6％であったのに対し、FDG-PET/CTは感度92.7％・特異度75.8％であり、FDG-PET/CTの診断能はMDCTを有意に上回るものでした[6]。

4 膵癌に対する病期診断

膵癌の診断において、治療方針を左右する病期診断はきわめて重要となります。Matsumotoらの

報告では、ステージⅡ、Ⅲ、Ⅳの膵癌に対するFDG-PETの検出感度は90％を超えていましたが、ステージ0-Ⅰにおいては50％に過ぎず、その診断能はT因子が低くなるほど低下することが示されています。また転移病変の検出においても、FDG-PETは骨転移の検出ではCTに優るものの（100％ vs. 20％）、肝転移の検出に劣ることが（38％ vs. 60％）報告されています[5]。

こうしてみるとFDG-PET/CTは、アーチファクトの影響によりCTが苦手とする骨転移の同定には優れるものの、FDGが生理的に集積しやすい肝への転移の同定には劣るといえるでしょう。しかし、先にも述べた大規模前向き試験（PET-PANC試験）では膵癌患者全体の20％で、転移病変の検出などの理由でFDG-PET/CTにより不必要な手術を回避することができたことが報告されています[6]。現在のところ、欧米のガイドラインでは膵癌の病期診断においてFDG-PET/CTは推奨されていないのが現状ですが、この結果を踏まえて今後、これらガイドラインが変更され、FDG-PET/CTが推奨される可能性も十分にあると思われます。

5 膵癌に対する治療効果の早期予測

FDG-PETが悪性リンパ腫や消化管間質腫瘍（gastrointestinal stromal tumor；GIST）の治療効果の早期予測に有用であることが以前より知られていました。一方、膵癌ではゲムシタビン（GEM）+ nab-パクリタキセル併用療法とGEM単剤療法の比較第Ⅲ相試験（MPACT試験）のサブグループ解析において、治療開始8週後のFDG-PETの異常集積の低下が、治療効果の早期予測に有用であることが報告されています（図2）[7]。GEM + nab-パクリタキセル療法やFOLFIRINOX療法など、切除不能膵癌に対する治療選択肢が増えつつある中、FDG-PET/CTにより化学療法の治療効果の早期予測が可能となることはきわめて有用です。ただし、本検査を治療効果の早期予測のために行うことは本邦では保険適用外となりますので注意して下さい。

6 膵神経内分泌腫瘍に対する診断

神経内分泌腫瘍（neuroendocrine tumor；NET）に対する造影CTやMRIによる検出率はいずれも80％以上と報告されていますが[8, 9]、小さな病変に対してはこれらの検出能は低下することが知られています[8]。したがって、機能性膵NETでは臨床症状が先行し病変の局在の同定が困難な場合があります。68-Ga DOTATATEはNETに多く発現しているソマトスタチン受容体に高い親和性をもつトレーサーであり、これを用いたPET-CT（68-Ga DOTATATE -PET/CT）のNETに対する診断の有用性が近年報告されました。その検出率はなんと95.1％にも及んでおり[2]、直接比較こそされていないものの、従来の検査法の診断能を大きく上回っています。既にこの結果を受けて米国では68-Ga DOTATATE-PET/CTが承認されており、本邦でも実用化が期待されています。また、68-Ga DOTATATE-PET/CTはソマトスタチン受容体の発現を明らかにすることから、この受容体を治療ターゲットとした放射性核種標識ペプチド治療（peptide receptor radionucleotide therapy；PRRT）[10]の効果予測にも有用と考えられています。しかしながら、NETの中でもインスリノーマや膵神経内分泌癌ではソマトスタチン受容体の発現が低いことが知られており、これらでは68-Ga DOTATATE-PET/CTの検出能は低下する可能性があります。

7 おわりに

膵癌診療におけるPETの現状と展望について、まとめました。当初、膵癌の早期発見に大きく期待されていたPETですが、その後様々な問題点も

明らかになり、膵癌の診断における PET の位置付けについては確立されていないのが現状です。しかし最近になって、多施設共同前向き研究により膵癌診断における PET-CT の有効性が示されたり、68-Ga DOTATATE のような新しいトレーサーの開発も進みつつあり、PET により膵癌の診断の向上が期待されます。

文献

1) Kato K, et al. Limited efficacy of (18) F-FDG PET/CT for differentiation between metastasis-free pancreatic cancer and mass-forming pancreatitis. Clin Nucl Med. 38, 2013, 417-21.
2) Sadowski SM, et al. Prospective Study of 68Ga-DOTATATE Positron Emission Tomography/Computed Tomography for Detecting Gastro-Entero-Pancreatic Neuroendocrine Tumors and Unknown Primary Sites. J Clin Oncol. 34, 2016, 588-96.
3) Kauhanen SP, et al. A prospective diagnostic accuracy study of 18F-fluorodeoxyglucose positron emission tomography/computed tomography, multidetector row computed tomography, and magnetic resonance imaging in primary diagnosis and staging of pancreatic cancer. Ann Surg. 250, 2009, 957-63.
4) Wang Z, et al. FDG-PET in diagnosis, staging and prognosis of pancreatic carcinoma: a meta-analysis. World J Gastroenterol. 19, 2013, 4808-17.
5) Matsumoto I, et al. 18-Fluorodeoxyglucose positron emission tomography does not aid in diagnosis of pancreatic ductal adenocarcinoma. Clin Gastroenterol Hepatol. 11, 2013, 712-8.
6) Ghaneh P, et al. PET-PANC: Multi-centre prospective diagnostic accuracy and clinical value trial of FDG PET/CT in the diagnosis and management of suspected pancreatic cancer. J Clin Oncol. 30 (suppl), 2016, abstr 4008.
7) Ramanathan RK, et al. Positron emission tomography response evaluation from a randomized phase III trial of weekly nab-paclitaxel plus gemcitabine versus gemcitabine alone for patients with metastatic adenocarcinoma of the pancreas. Ann Oncol. 27, 2016, 648-53.
8) Khashab MA, et al. EUS is still superior to multidetector computerized tomography for detection of pancreatic neuroendocrine tumors. Gastrointestin Endosc. 73, 2011, 691-6.
9) Thoeni RF, et al. Detection of small, functional islet cell tumors in the pancreas: selection of MR imaging sequences for optimal sensitivity. Radiology. 214, 2000, 483-90.
10) Strosberg J, et al. NETTER-1 phase III: Progression-free survival, radiographic response, and preliminary overall survival results in patients with midgut neuroendocrine tumors treated with 177-Lu-Dotatate. J Clin Oncol. 34 (suppl), 2016, abstr 194.

3 診断

2 画像・内視鏡検査のポイント
E 超音波内視鏡検査および EUS-FNA

名古屋大学 消化器内科 助教　大野栄三郎　　同 医学部附属病院 光学医療診療部 准教授　廣岡芳樹

1 はじめに

膵癌は予後不良な癌腫の代表で、膵癌患者の予後を改善させるため様々な早期診断法、治療法の研究・開発が試みられています。膵癌の診療では、いかに早期に膵腫瘍を指摘し、正確に診断できるかに患者の予後が左右されます。近年各種画像診断機器における診断技術は目覚ましい進歩をとげていて、膵疾患の診断能も向上しつつあります。その中でも超音波内視鏡検査（EUS）は、体外式超音波検査（US）、CT、MRIに比し高い空間分解能を有する検査法で、膵癌をはじめとする膵疾患診断の中核をなす検査法となっています[1]。

EUSはその名の通り内視鏡先端に装着された超音波プローブを用い、消化管病変、胆道・膵臓病変の診断を行う「画像診断」モダリティであると同時に、超音波内視鏡下穿刺吸引法（endoscopic ultrasound-guided fine needle aspiration；EUS-FNA）のように「病理学的診断」を行うための手段として消化器疾患特に膵・胆道領域において、日常診療には欠かせない診断手技となりつつあります。近年ではEUS-FNAの手技を応用したinterventional EUSが盛んに報告され、EUSを用いた胆道ドレナージ術や膵嚢胞ドレナージ術、薬物注入による抗腫瘍療法、静脈瘤治療などにおける有用性が報告されています（図1）。

本稿では膵癌診断におけるEUSの役割を概説します。

2 膵腫瘍性病変の存在診断法としてのEUS

現在の健診を含む膵疾患診断体系においてUSは、その侵襲性の低さから診断の最初のステップと位

図1… 消化器領域における超音波内視鏡（EUS）の進歩

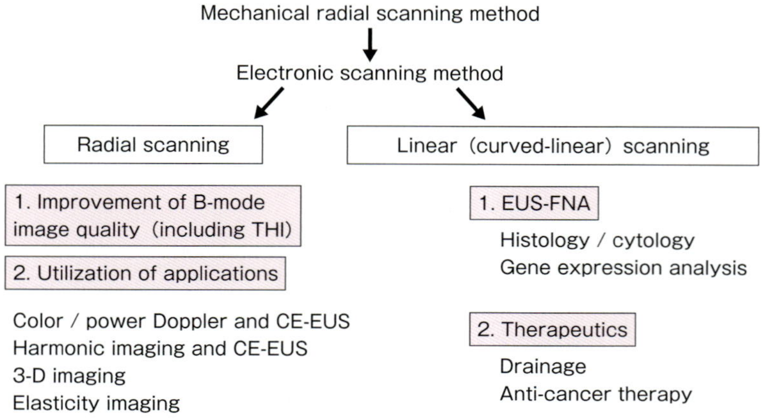

Mechanical radial scanning method
↓
Electronic scanning method
↓　　　　　　　　　↓
Radial scanning　　　Linear (curved-linear) scanning

1. Improvement of B-mode image quality (including THI)
2. Utilization of applications

Color / power Doppler and CE-EUS
Harmonic imaging and CE-EUS
3-D imaging
Elasticity imaging

1. EUS-FNA
   Histology / cytology
   Gene expression analysis
2. Therapeutics
   Drainage
   Anti-cancer therapy

図2… IPMNに併存した通常型膵癌

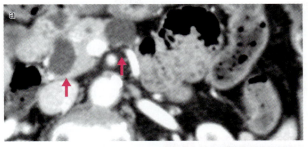
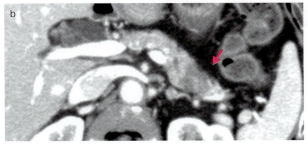

a. 膵頭部および膵体部に20mm大の囊胞性病変を認める。画像診断にて分枝型IPMNと診断された。
b. 囊胞性病変とは離れた膵尾部に長径25mm大の輪郭不整な低吸収域を認める。
このように分枝型IPMNおよび膵囊胞は通常型膵癌の高危険群と報告されており、全膵のスクリーニングを要する。

置付けられますが、消化管内容物やガスの存在により膵頭部や膵尾部など描出困難な死角が存在します。一方でEUSはこれらの障害なしに、膵・胆道領域を至近距離より高周波数による高い空間分解能をもって観察可能なモダリティとして画像診断のみならず組織採取、ドレナージ術などのinterventional EUSへと発展してきました。

EUSは先端走査部が主にラジアル型（内視鏡の軸に垂直に360°の超音波画像を描画する）とコンベックス型（内視鏡の鉗子口からのデバイスが超音波断層面に一致する）に分類されます。電子スキャン方式の導入により、Bモード画像の高画質化や様々なソフトウェアの利用が可能となりつつあります。

『膵癌診療ガイドライン2016年版』において、EUSの膵腫瘍描出能はUS、CTやMRIに比して優れると報告されています。EUSによる膵癌存在診断感度は92.3%（89-100%）で良好な成績が報告されて、膵癌や膵病変の存在を疑った場合にはEUSを行うことが提案されています[2]。

膵癌存在診断におけるEUSは、比較的侵襲性の高い検査であることから、何らかの膵疾患を疑う異常を有する患者に対する二次検査、精密検査に位置付けられます。膵癌の早期診断のためには①膵癌の高リスク群〔膵癌家族歴、慢性膵炎、膵囊胞、膵管内乳頭粘液性腫瘍（IPMN）など〕へのスクリーニング、②膵酵素異常、糖尿病新規発症や増悪、③腹部USにおける主膵管拡張や膵囊胞を認める症例に対して積極的にEUSを行うことが重要です。『膵癌診療ガイドライン』には、膵癌の危険因子として膵囊胞およびIPMNが明記されています（図2）。Kamataらは、167例の分枝型IPMNの患者に

半年毎にEUSを行い11例の通常型膵癌を診断し、EUSによるIPMN症例に対する全膵のスクリーニングが早期膵癌診断に有用であると結論付けています[3]。またIPMN、膵嚢胞における通常型膵癌発症リスクを明らかにするための前向き観察研究が著者ら（NSPINAL研究）や日本膵臓病学会主導により現在進行しています。

3 膵腫瘍性病変の質的診断法としてのEUS

膵腫瘍性病変にはいわゆる膵癌以外にも良性腫瘍や腫瘍形成性膵炎をはじめとする炎症性腫瘤、膵内副脾などの非腫瘍性病変など鑑別すべき疾患は多数存在します。EUSは膵全体をスクリーニングし、異常な膵腫瘍性病変を高い感度で描出可能とする診断モダリティであるとともに、膵臓実質や腫瘍内における血流診断（カラー／パワードプラ法、造影ハーモニック法）、組織硬度を画像化するelasticity imaging法など、膵臓を単に断層化して観察するのみならず、その内部組織性状を詳細に評価し得るところまで進歩してきています[4]。以下に膵癌診断に有用とされる各種EUS画像診断法について概説します。

1. Tissue harmonic imaging（THI）

Tissue harmonic imaging（THI）は、超音波が生体組織内を伝搬する際に組織から発生する二次高調波成分を効率よく映像化する手法です。通常使用されるBモード画像に比して、多重反射やサイドローブアーチファクトの低減、signal-noise比の向上、空間分解能の向上などの利点を有します。THIのdisadvantageとしてframe rateの減少、深部エコーの減衰による観察範囲制限などが挙げられますが、膵疾患のEUS観察においてアーチファクト低減、空間分解能の向上は膵充実性腫瘍のみならず嚢胞性病変の輪郭や内部構造をより鮮明に描出することを可能とし、正確な膵病変の存在診断、質的診断に寄与します。

2. 造影超音波内視鏡検査（CE-EUS）

EUSが機械走査方式から電子走査方式に変遷した最大の利点は、カラードプラ断層法・パワードプラ断層法により血流情報を含めた画像診断が可能となったことにあります。血流情報をもとに血管構造と胆管、膵管など管腔構造を区別するのみならず、超音波造影剤を使用することで造影様式を加味した診断が可能となりました。カラードプラ断層法、パワードプラ断層法を用いたCE-EUS（contrast-enhanced EUS）は関心領域（region of interest；ROI）内における造影様式をhypervascular/isovascular/hypovascularに分類した質的診断法の有用性が報告されています。しかしドプラ断層法を用いたCE-EUSでは、bloomingと呼ばれる血管外へのシグナルのはみだしが生じやすい点、血流の多寡を定量的に診断することができない点が問題でした。

一方、第二世代超音波造影剤ソナゾイド®を使用した造影ハーモニックイメージング法は、超音波造影剤の振動や破壊の際に発生する高調波成分をもとにより解像度の高い超音波画像が得られる手法で、血流情報をエコー輝度の上昇として描出可能であり、bloomingを低減したより詳細な観察が可能となりました。さらには任意に設定したROI中のエコー輝度変化を継時的にグラフ化しTIC（time-intensity curve）を描画することにより、腫瘍の造影様式の定量的評価が可能となり、膵癌をはじめとする膵腫瘍性病変の鑑別診断、tissue characterizationが可能となりつつあります。Matsubaraらは、TICによる定量的評価を加えた造影ハーモニックEUSが膵癌と腫瘍形成性膵炎の鑑別に有用であると報告しています[5]（図3）。

3. Elasticity imaging

超音波診断においてBモード画像による形態診断、ドプライメージング法、造影ハーモニック法による血流診断に加え、組織の弾性情報を画像化する技術（elasticity imaging）が開発され、体表臓器の組織硬度診断において有用性が報告されてい

EUSによる膵癌画像診断の実際

症例：60歳代女性

腹痛を主訴に施行した腹部USにて膵体部の主膵管拡張を指摘され精査しました。

腹部造影CT（膵実質相）において、膵体部の主膵管軽度拡張を認めますが明らかな腫瘤は指摘できません（図4a）。EUSでは膵体部の拡張主膵管起始部の近傍に長径10mm大の輪郭明瞭不整、内部エコー不均一な低エコー腫瘤を認めます（b）。THI法により腫瘤の輪郭がより明瞭化し、病変として良好に認識可能となりました（c）。ソナゾイド®を使用した造影EUSでは造影開始20秒後に一時腫瘤内のエコー輝度の上昇を認めますが、造影効果は速やかに減弱し、60秒後には周囲正常膵に比してhypovascularな腫瘤として描出されます（d）。Elasticity imagingでは、腫瘤部は周囲正常膵実質に比して高硬度を意味する青を主体とした硬度を示します（e）。本症例は画像診断にて膵管癌疑いと診断し亜全胃温存膵頭十二指腸切除術が施行され、tubular adenocarcinoma, moderately differentiated, f StageⅠの病理診断でした（f）。

本症例のように造影剤静脈注射後、一時的に腫瘤内のエコー輝度上昇を認めるが、造影効果が60秒以内に速やかに減弱する所見（d）は、通常型膵管癌の造影ハーモニック法における典型的な造影パターンと認識しています。

ます。近年EUSにおいても組織に加わる振動エネルギーにより生じる歪みを測定するStrain法の原理を用いたelasticity imagingが使用可能となりました。Elasticity imaging法の評価法としてパターン分類による定性的診断法ならびにstrain ratio（SR）測定、strain histogram測定よる半定量的評価法が報告されています。

Giovanniniらは膵腫瘍診断においてEUSにて描出した腫瘤内にROIを設定し、そのカラーパターン認識を分類し、膵癌診断の感度92.3％・特異度80％と報告しています[6]。しかし実臨床上においてはelasticity imagingの再現性、客観性に問題があるともいわれ、SR測定を用いた定量的評価法を用いると正常組織と膵癌病変との鑑別診断において、SRのカットオフ値8.86にて感度95.6％・特異度96.3％・正診率96.2％と高い診断能が報告されています[7]。

4 膵癌診断におけるEUS-FNAの有用性

超音波内視鏡下穿刺吸引法（EUS-FNA）は1992年にVilmannらにより初めて報告されて以降、EUSの高い病変描出能に加え病理学的診断を可能とした内視鏡手技として普及してきました。本邦においては2010年にEUS-FNAが保険収載されて以降急速に広まり、膵腫瘍性病変の良悪性の鑑別診断、膵腫瘍の組織学的診断（組織学的エビデンスの取得）における有用性が報告されています。

膵癌を含む膵充実性腫瘍に対するEUS-FNAの診断成績については非常に高い正診率が報告されています。Chen Jらは、膵癌を対象としたEUS-FNAの診断能のメタ解析の報告においてはpooled sensitivity 92％（95％ CI：91-93）、pooled specificity 96％（95％ CI：93-98）と非常に高い診断能を報告しており、膵充実性腫瘍を対象としたメタ解析においてもpooled sensitivity 89％（95％ CI：0.88-0.90）、pooled specificity 96％（95％ CI：0.95-0.97）と同様に高い診断能が報告されています[8]。

『膵癌診療ガイドライン2016年版』では、膵癌診断においてEUS-FNAをはじめとする「細胞診、組織診は感度・特異度とも高く、膵癌と他の膵疾患との鑑別に有用であり、行うことを提案する」と記載されています。膵癌診療においてEUS-FNAは確立した診断手技ですが、EUS-FNAに関連した偶発症頻度も0-10.5％と報告されています。頻度はきわめて低いですがEUS-FNA後の腹膜播種例の報告も散見されていて、切除可能膵腫瘍および膵嚢胞性腫瘍に対するEUS-FNAは適応とすべきではないという意見もあります。

図3… 膵癌症例に対する造影 EUS 検査（TIC 解析）

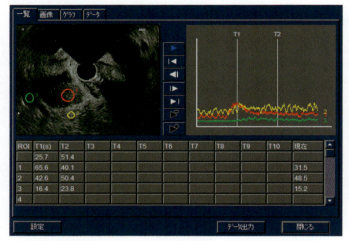

造影EUS（造影ハーモニック法）にて検査を施行後、記録された動画をもとにTIC（time intensity curve）解析を行う。EUS画像上に任意にROIを設定し、同部位のエコー輝度の変化を記録する。本症例では膵癌病変部に赤円が設定されている。

図4… 膵癌画像診断

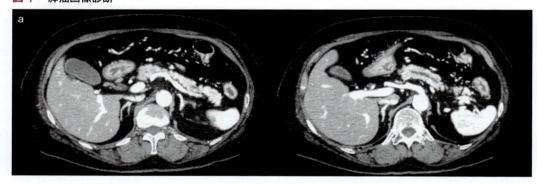

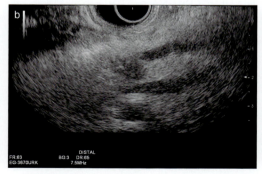
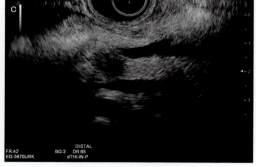

a. 腹部造影CT検査（膵実質相）。膵体部の軽度主膵管拡張を認めるが明らかな腫瘤性病変は指摘できない。
b. EUS検査（Bモード画像、7.5MHz）。EUSでは膵体部の拡張主膵管に接して輪郭不明瞭な低エコー領域を認める。
c. EUS検査（THI画像）。通常のBモードより明瞭に低エコー腫瘤が認識可能となる。

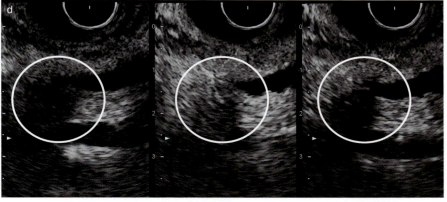

　　　造影開始前　　　　　造影開始後20秒　　　　　造影開始後60秒

撮影モード：Wide-band pulse inversion method（WPI）
MI値：0.16-0.23
ソナゾイド®注入速度：0.015mL/kg bolus

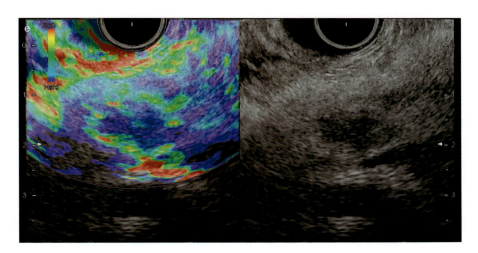

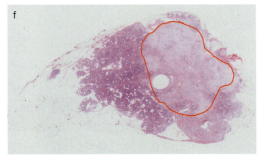

Tubular adenocarcinoma, moderately differentiated, pT1, pCH-, pDU-, pS-, pRP-, pPV-, pPCM-, pBCM-, pDPM-, INFβ, ly0, v0, ne1, mpd-, pN0, fStage I

d．造影EUS検査。ソナゾイド®を静注後早期に腫瘍内のエコー輝度が一過性に上昇する。造影開始60秒後には造影効果は減弱し、hypovascularな腫瘍として描出される。
e．EUSエラストグラフィ（Real-Time Tissue Elastography®）画像。ROI内における相対的な組織硬度が描出される。腫瘍部（右画像における低エコー腫瘤）は周囲膵実質に比して高硬度（青）として描出されている。
f．病理組織所見。主膵管近傍に豊富な線維化を示す膵癌の病変を認める。

表 1 … EUS-FNA における穿刺針、穿刺手技におけるバリエーション

針径	針形状	スタイレット	吸引法	ストローク法
25G	ランセット型	有	非吸引法	通常法
22G	Side hole付		通常法（10-20mL）	Door knocking法
	Core trap付		高圧吸引法（50mL）	Wood pecker法
19G	FNB needle	無	Slow pull法	Funning technique
	Trucut針		Wet suction法	

5　EUS-FNAによる膵癌診断能向上を目指した試み

　膵癌をはじめとする膵腫瘍性病変に対するEUS-FNAは前述のように非常に高い診断能を有しますが、さらなる診断能の向上および侵襲性の低減を目的として穿刺針自体、穿刺採取方法、採取された検体処理法において様々な試みが報告されています（**表1**）。

1.　穿刺針

　EUS-FNAの穿刺針は多くのメーカーより市販されていますが、針のサイズとしては主に25G（ゲージ）・22G・19Gの3種類が使用されています。先端形状は主としてランセット型と呼ばれる形状が主流ですが、先端にside holeを有する針やcore trapの構造を有しているもの、EUS-FNB（fine needle-biopsy）として組織採取を目的とした特殊な先端形状針が考案されています。

　針口径による診断能比較では、膵腫瘍に対する19Gと22Gのランダム化比較試験において19Gは検体採取率、診断能に優れるが膵頭部病変にて手技的困難例が有意に多いとの結果でした。また膵腫瘍に対する22Gと25Gを比較したメタ解析の結果では、sensitivityにおいて25Gが優れ、specificityは差がないと報告されています[9]。実臨床においては穿刺性能、組織採取能を考慮し22G針が用いられることが多いですが、穿刺対象や穿刺目的に合わせて針口径、先端形状を選択する必要があります。

2.　穿刺手技

　穿刺手技に関する工夫として、①穿刺方向の工夫、②吸引圧に関する報告などがなされています。

1.　穿刺方向の工夫

　腫瘍内において穿刺方向を変えながら穿刺を行うfunning techniqueが報告されています。従来の穿刺法と比較したランダム化比較試験では手技成功率や偶発症には差がありませんが、初回穿刺にて診断に至る症例はfunning techniqueで有意に高いと報告されています。より正確な穿刺部位の選択を目的とした造影EUS下EUS-FNA、EUSエラストグラフィーとEUS-FNAの併用法の有用性も報告されています[10, 11]。

2.　吸引圧

　一般的に10-20mLの吸引法、非吸引法、スタイレットを引き抜く際の弱い陰圧を用いるslow pull法、50mLの高圧吸引法、穿刺針内を生理食塩水にて充填するwet suction法があります。25G針を用いた通常の10mL陰圧と50mL陰圧を比較したランダム化試験においては、高陰圧例で組織診可能な検体採取率が有意に高いと報告されています[12]。実臨床においては、陰圧をかけることで血液が吸引され採取検体のほとんどが凝血塊となる症例も

しばしば経験されます。血液吸引、混入される症例に対しては非吸引法、slow pull法を用いることで良好な検体の採取が可能となります。

3. 採取された検体の処理方法

EUS-FNAを行う際にはイトミミズ状の検体が採取されます。一般に採取された検体中に肉眼的に十分な白色の組織検体が存在することを、良好な検体採取の基準としています。近年ではon-site cytopathologistの立ち合いのもと行われる迅速細胞診（rapid on-site examination；ROSE）の有用性が報告されています。膵癌に対するEUS-FNA時のROSEに関するメタ解析では、ROSEによる正診率向上が報告されています[13]。施設における状況にもよりますが、EUS-FNAによる検体処理法、診断に関して内視鏡医と病理医、細胞検査士との密接なコミュニケーションは非常に重要です。

4. EUS-FNA検体を用いた新たな膵癌診断治療の展望

1. 分子生物学的解析の付加

近年ではEUS-FNAによる病理学的診断に加え、分子生物学的解析を付加することで膵癌の診断能の向上や膵癌に対する抗癌剤治療効果の予測を行う試みが報告されています。

膵管癌ではほぼ全例に*K-ras*遺伝子変異が認められています。主にコドン12の変異が主で、*K-ras*遺伝子変異はPanIN1Aの頃より発現頻度が順次増すと報告されています。細胞診、組織診に*K-ras*遺伝子変異診断を追加することで膵癌の診断能、追加FNAの必要性が減少すると報告されています。また*K-ras*遺伝子変異の存在、タイプ（G12DまたはG12R変異）は膵癌患者予後不良因子と報告されています[14]。さらに、癌を含む様々な疾患の発症や病態への関連が報告されているmicroRNA（蛋白への翻訳されない20-25塩基で形成されるnon-coded RNA）をEUS-FNA検体にて測定し、膵癌診断に応用する試みも報告されています。

2. EUSを用いた抗腫瘍療法の報告

主に①EUS-FNAの手技を用い腫瘍内に薬液または免疫細胞などを局所注入するEUS-FNI（EUS fine needle injection）の手技、②物理的に腫瘍細胞を死滅させる特殊器具をEUSガイド下に留置（EUS-guided brachytherapyなど）、③放射線治療や手術治療の補助としての手技（EUS-guided fiducial marker placement）に大別されます。未だ研究段階の治療内容が多く、本邦において臨床応用を考えるに当たっては各治療手技の短期成績や安全性のみならず、患者の予後を含む長期成績をも十分に考慮し適応を判断する必要があります。

6 おわりに

EUSは膵癌診断において、早期診断検出を目的とした高感度の画像診断法と病理学的確定診断を得るための組織採取法の2つの大きな役割を担います。

EUS-FNAによる病理診断は非常に高い正診率が報告されていますが、その高い診断能には正確なEUSによる描出技術と超音波画像の診断技術の裏付けが必要とされます。画像診断法としてのEUS観察の重要性を理解し、安全にEUSやEUS-FNAを施行できる施設、内視鏡医を増やすことが、膵癌の早期診断・予後改善には重要です。

文献

1) 大野栄三郎ほか．"膵癌：臨床編：膵腫瘍の画像診断：EUS"．膵癌・胆道癌―基礎と臨床の最新研究動向―．日本臨床増刊．2015, 74-8.
2) 日本膵臓学会膵癌診療ガイドライン改訂委員会編．膵癌診療ガイドライン2016年版．東京，金原出版，2016, 272p.
3) Kamata K, et al. Value of EUS in early detection of pancreatic ductal adenocarcinomas in patients with intraductal papillary mucinous neoplasms. Endoscopy. 46(1), 2014, 22-9.
4) Hirooka Y, et al. Contrast-enhanced endoscopic ultrasonography in digestive diseases. J Gastroenterol. 47(10), 2012, 1063-72.
5) Matsubara H, et al. Dynamic quantitative evaluation of contrast-enhanced endoscopic ultrasonography in the diagnosis of pancreatic diseases. Pancreas. 40(7), 2011, 1073-9.

6) Giovannini M, et al. Endoscopic ultrasound elastography: the first step towards virtual biopsy? Preliminary results in 49 patients. Endoscopy. 38, 2006, 344-8.
7) Kim SY, et al. Diagnostic efficacy of quantitative endoscopic ultrasound elastography for differentiating pancreatic disease. J Gastroenterol Hepatol. 2016 Nov 11. (epub ahead of print)
8) Chen J, et al. Diagnostic accuracy of endoscopic ultrasound-guided fine-needle aspiration for solid pancreatic lesion: a systematic review. J Cancer Res Clin Oncol. 138(9), 2012, 1433-41.
9) Madhoun MF, et al. The diagnostic accuracy of 22-gauge and 25-gauge needles in endoscopic ultrasound-guided fine needle aspiration of solid pancreatic lesions: a meta-analysis. Endoscopy. 45(2), 2013, 86-92.
10) Sugimoto M, et al. Conventional versus contrast-enhanced harmonic endoscopic ultrasonography-guided fine-needle aspiration for diagnosis of solid pancreatic lesions: A prospective randomized trial. Pancreatology. 15(5), 2015, 538-41.
11) Kongkam P, et al. Combination of EUS-FNA and elastography (strain ratio) to exclude malignant solid pancreatic lesions: A prospective single-blinded study. J Gastroenterol Hepatol. 30(11), 2015, 1683-9.
12) Kudo T, et al. High and low negative pressure suction techniques in EUS-guided fine-needle tissue acquisition by using 25-gauge needles: a multicenter, prospective, randomized, controlled trial. Japan EUS-FNA Negative Pressure Suction Study Group. Gastrointest Endosc. 80(6), 2014, 1030-7.e1.
13) Hébert-Magee S, et al. The presence of a cytopathologist increases the diagnostic accuracy of endoscopic ultrasound-guided fine needle aspiration cytology for pancreatic adenocarcinoma: a meta-analysis. Cytopathology. 24(3), 2013, 159-71.
14) Ogura T, et al. Prognostic value of K-ras mutation status and subtypes in endoscopic ultrasound-guided fine-needle aspiration specimens from patients with unresectable pancreatic cancer. J Gastroenterol. 48(5), 2013, 640-6.
15) Ali S, et al. MicroRNA profiling of diagnostic needle aspirates from patients with pancreatic cancer. Br J Cancer. 107(8), 2012, 1354-60.

3 診断

2 画像・内視鏡検査のポイント
F 内視鏡的逆行性膵管造影

近畿大学医学部 消化器内科 助教　鎌田　研　同 講師　竹中　完

1 はじめに

内視鏡的逆行性膵管造影(endoscopic retrograde pancreatography；ERP)は膵疾患の診断において重要な役割を担っています。『膵癌診療ガイドライン 2016年版』では、膵癌の診断におけるERPの位置付けについて、US、CT、MRIおよびEUSなどの他の画像診断法で診断困難な場合に行うことを勧めています[1]。しかし、胆管造影を含めた診断的内視鏡的逆行性胆管膵管造影(endoscopic retrograde cholangiopancreatography；ERCP)には術後膵炎のリスクがあり、その発症頻度は1.4-21.4％と報告されており[1]、検査後の偶発症のリスクがERPの最大の短所と考えられます。しかし、ERPは既存の画像診断の中で最も解像度の高い膵管像の描出が可能で、細胞診も同時に行えるという長所を有します。特にステージ0、Ⅰ膵癌は、腫瘍径が小さく、画像診断では腫瘍として描出困難な場合がありますが、そのような小膵癌の発見にERPで得られる膵管像の役割は大きいと考えられます。各種画像診断で小膵癌の存在が疑われ、術後膵炎に注意しながらERPにより小膵癌を診断していくというストラテジーは、理想的な小膵癌の早期発見方法の1つといえます。

本稿ではERPの適応、方法、読影およびERCP後膵炎の予防について述べます。

2 内視鏡的逆行性膵管造影(ERP)の適応

術後膵炎の問題があるため、ERPの適応は十分に検討する必要があります。診断的なERPは、膵管癌、膵嚢胞性疾患、自己免疫性膵炎、慢性膵炎、膵管癒合不全、膵管胆管合流異常症、膵液瘻の診断など多くの膵疾患に対して行われています。近年は、磁気共鳴胆管膵管造影(magnetic resonance cholangiopancreatography；MRCP)の存在もあり、単純な膵管造影のみを行う場合は少なく、ERP下膵液細胞診、内視鏡的経鼻膵管ドレナージ留置下細胞診、ブラシ細胞診を追加で行うことがほとんどです。しかし、膵嚢胞性病変において膵管との交通の有無を確認するという点においては、ERPの方がMRCPよりも勝っています。また、経口膵管鏡や管腔内超音波検査法によるなどの手技を追加で行う場合もあります。膵管造影は、膵上皮内癌や微小な浸潤性膵管癌を診断する上でなくてはならない検査法です。これらを診断するためには、主膵管のみを造影するのではなく分枝膵管まで造影し、わずかな異常を拾い上げていく必要があります。

3 内視鏡的逆行性膵管造影(ERP)の方法

1．膵管挿管

解剖学上、膵管挿管は原則として十二指腸乳頭の1時方向を目標に垂直に行います。ただし、膵管挿管を行う前に十二指腸乳頭を正面視し、注意深く観察することで膵管の開口部が見えてくる場合があります。十二指腸乳頭内における胆管と膵管の合流形式は、分離型・隔壁型・共通管型の3つに大別され、分離型はさらに別開口型とタマネギ型に分けられます[2]。分離型では胆管開口部と膵

管開口部が、内視鏡上でもある程度の距離をもち分かれているよう観察されるため、合流形式の把握は、膵管に選択的にカニュレーションを行う際に有用となります。また、過去にERPを行っている場合、その際の胆管膵管開口部の位置を確認しておくことが重要です。スコープの挿入前に確認できることはしっかりとやっておくことです。

カニューレを乳頭に当てる前に、しっかりと乳頭を観察することも重要なポイントです。当院では膵管挿管には第1選択として標準型カニューレを用いていますが、開口部が小さい場合は先細り型カニューレを用いることがあります。カニューレ先端を過度に押し付けずに造影を行うことがポイントです。膵管造影を行う際は、基本的には造影法を用いますが、難しい場合はガイドワイヤーを先行させることがあります。通常0.025あるいは0.035インチを用いますが、場合によっては選択性の強いラジフォーカス®ガイドワイヤーを用いることもあります。しかし、非造影下でのガイドワイヤー挿入は膵管分枝への誤挿入のリスクがあり、胆管挿管の際のwire-guided cannulationのように、ガイドワイヤーを動かすことは大きな危険を伴いますので、ガイドワイヤーが膵管内に少し入ったと判断した場合は造影を加えて膵管像を得ることが肝要です。

2. 副乳頭からのアプローチ

主乳頭からの膵管挿管が困難な場合、第2のアプローチとして、副乳頭から膵管造影を行う方法があります。完全型膵管癒合不全では、主膵管からの造影では膵体尾部の主膵管が造影されないため、膵管像全体を得るためには副膵管からの造影が必須となります。副膵管の開口部は小さく、挿管の際に使用するカニューレは先細型のものがよいと考えます。副乳頭用の先端チップ型カニューレも存在しますが、当院では先細型カニューレから少しガイドワイヤーの軟性部を出してアプローチをしています。膵管径が細い場合は、0.018インチのガイドワイヤーが必要になることもあります。

副乳頭へのアプローチは、既に主乳頭からのアプローチを試みた後であることが多いため、ERCP後膵炎のリスクを考慮すると細心の注意が必要な方法であり、前述のようにMRCPなどの画像の確認、各種デバイスの準備など、事前の確認および準備が重要となります。

3. 膵管造影

原則として造影剤は希釈せず使用します。気泡が膵管内に入らないように注意して造影剤を注入します。造影剤注入早期の膵管像は検査自体による影響が少なく、診断的価値が高いことを念頭に置き検査を行うのが重要です。まずは造影カニューレが少し主膵管に挿管された状態で造影を行います。次いで、少しずつカニューレを尾側方向に進めていきながら造影剤の注入を追加し、最終的には主膵管全体と2次分枝が出る程度までは造影を行います。

膵管狭窄部が存在する場合は、造影早期の写真が重要であるため、狭窄部の十二指腸乳頭側近傍にカニューレを位置させ、造影剤を少しずつ注入し、狭窄部が造影剤の圧入により広がるかどうか、狭窄部で2次分枝が造影されるかどうか等の詳細な造影所見を得ます（図1-3）。X線透視上背骨がかぶっている場合は、体位変換を行う、あるいはCアームで背景をずらすなど、条件を整えてから造影を行います。過剰な造影剤の圧入は、特に膵頭部病変では造影剤がすぐに十二指腸に排泄されるためきれいな像が得にくくなることや、ERCP後膵炎を惹起するため注意が必要です。特殊な膵管造影法として、バルーンカテーテルを用いた膵管造影があり、分枝膵管から発生する膵上皮内癌の診断に有用であることが報告されていますが、過造影による膵管内圧上昇のリスクに注意する必要があります[3]。

4　内視鏡的逆行性膵管造影（ERP）の読影

日常診療においてERPによる質的診断が必要と

図1… 膵頭部癌のERP画像

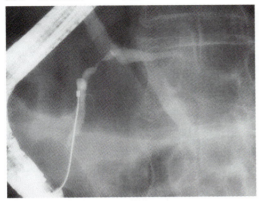

膵頭部主膵管に狭窄を認める。狭窄部の十二指腸乳頭側近傍にカニューレを位置させ、造影剤を少し注入している。造影早期の膵管造影であり、分枝膵管は十分には造影されていない。

図2… 造影剤を圧入したところ

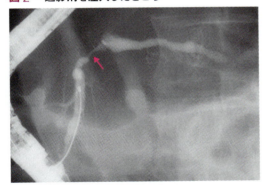

狭窄部（↑）で分枝膵管の造影不良が認められる。

図3… ERPによる膵管の全体像

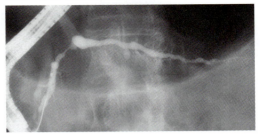

造影の際は、ガイドワイヤー下でカニューレの先端が狭窄部を超えた位置で行っているが、写真を撮像する際は、ガイドワイヤーおよびカニューレは狭窄部よりも十二指腸乳頭側に戻している。

なることが多い、通常型膵癌、膵管内乳頭粘液性腫瘍（intraductal papillary mucinous neoplasm；IPMN）、慢性膵炎、自己免疫性膵炎の膵管像について述べます。膵管造影の所見は主に、膵管狭窄・拡張と分枝の異常に大別されます。前述の疾患の中で、膵管狭窄を呈する部分を主に読影するものに通常型膵癌、慢性膵炎、自己免疫性膵炎が挙げられます。これらの疾患は鑑別に苦慮することも少なくありません。一方、膵管拡張を呈する部分を主に読影する疾患の代表格はIPMNです。しかし、IPMNで膵管狭窄を来している場合はIPMN由来癌や併存膵癌が合併している可能性を考える必要が出てきます。

1. 通常型膵癌と慢性膵炎の鑑別

通常型膵癌の最も特徴的な所見は、狭窄と尾側膵管の拡張です。ただし、慢性膵炎でも同様の所見が認められます。分枝膵管の描出不良は通常型膵癌の特徴的な所見であり、分枝膵管が描出されるまで膵管造影を行うのはこのためです。膵癌では狭窄部前後の連続性が不明瞭な高度の狭窄や閉塞像を呈することがありますが、これらの所見は慢性膵炎ではあまり見られません[4]。通常型膵癌（特に体尾部癌）と比較し、慢性膵炎では狭窄部よりも乳頭側の膵管に高率に主膵管拡張、分枝膵管拡張、壁不整等の異常所見が認められます[4]。通常型膵癌および慢性膵炎ともに、狭窄部より尾側の膵管には著明な拡張がみられることが多いです。

2. 通常型膵癌と自己免疫性膵炎の鑑別

自己免疫性膵炎では、狭窄の程度は軽度であり、狭窄像がスキップして認められることが特徴的な所見です。「自己免疫性膵炎診断基準2011」では、狭窄全体の1/3以下を限局性、2/3以上をびまん性としており、これは慢性膵炎におけるERP像のCambridge分類（2/3＜diffuse、1/3＜segmental＜2/3、focal＜1/3）に準じています[5]。狭窄部より尾側の膵管には軽度の拡張はみられますが、通常型膵癌や慢性膵炎とは異なり、著明な拡張はみられません。また、拡張部へのなだらかな移行が

特徴的です。通常型膵癌との鑑別において、尾側膵管の5mm以上の拡張を伴わない、あるいは多発膵管狭細像を自己免疫性膵炎とした場合の診断感度89％・特異度91％と報告されています[6]。また、主膵管狭窄を呈する自己免疫性膵炎の87％が50mm以上の狭窄であったとの報告があります[7]。

3. 膵管内乳頭粘液性腫瘍（IPMN）

IPMNは、分枝膵管や主膵管の拡張の程度により、分枝型・主膵管型・混合型に分けられます。分枝型IPMNでは、主膵管との交通の有無の確認がその他の膵嚢胞性病変との鑑別に有用であるため、膵管造影を行う場合があります。ただし、粘液の貯留により、交通が確認できないこともあります。特に女性の膵尾部嚢胞は、粘液性嚢胞腫瘍である可能性を念頭に置いて精査を行う必要があるため、主膵管との交通の有無は治療方針を決定する上で重要な所見となります。

壁在結節はIPMNにおいて悪性を示唆する所見と考えられていますが[8]、膵管造影上は拡張した膵管内に透亮像として認められます。しかし、IPMNでは膵管内に多量の粘液が含まれていることがあり、透亮像のみでは壁在結節と粘液塊の鑑別が困難なケースは少なくありません。そのようなケースでは、膵管内の粘液をできる限り吸引し、除去した上で膵管造影を行う必要があります。IPMNは通常型膵癌を高率に合併するため、IPMNの精査でERPを行う際は、通常型膵癌の合併（IPMN併存膵癌）の可能性を考慮し、膵管狭窄がどこかに存在していないか注意深く観察するのがよいと考えます。

5 内視鏡的逆行性胆管膵管造影（ERCP）後膵炎の予防

ERCP後膵炎危険因子は、患者関連因子と手技関連因子に大別されます。患者関連因子として、若年、女性、乳頭機能不全、ERCP後膵炎の既往、再発性膵炎の既往、非慢性膵炎症例があり、手技関連因子として、膵管造影、膵管口石灰、内視鏡的乳頭バルーン拡張術、カニュレーション困難・不能、プレカットがあります[9]。ERCP後膵炎の前向きRCTは倫理的な問題もあり難しいですが、竹中らは1,131例のERCP症例で後ろ向きデータの背景因子を調整するプロペンシティ解析を用いて検討を行い、膵炎の既往症例とカニュレーション困難（30分以上の手技時間）症例において、予防的膵管ステント留置が有意にERCP後膵炎を予防することを報告しています[10]。

6 おわりに

膵疾患の診療においては、近年超音波内視鏡の普及もあり、診断目的でのERPを行うケースは減ってきているように思われます。しかし、通常型膵癌の中でも特に上皮内癌については、画像診断にて腫瘍が描出されないため、ERPによる診断が必須となります。また、ERPによる膵管狭窄像は、自己免疫性膵炎の診断項目の1つとして挙げられています。手技の向上やより安全なデバイスの開発により、ERCP後膵炎が少しでも減らせることが期待されます。

文献

1) 日本膵臓学会膵癌診療ガイドライン改訂委員会. 膵癌診療ガイドライン2016年版. 東京, 金原出版, 2016, 272p.
2) 大井至. 十二指腸内視鏡検査と内視鏡的膵胆管造影. Gastroenterol Endosc. 28, 1986, 2881-3.
3) Ikeda S, et al. Diagnosis of small pancreatic cancer by endoscopic balloon-catheter spot pancreatography: an analysis of 29 patients. Pancreas. 38, 2009, 102-13.
4) 高橋洋一ほか. 内視鏡的膵胆管造影法による慢性膵炎と膵癌の鑑別診断：閉塞型、狭窄型症例を中心として. 日本消化器内視鏡学会雑誌. 21, 1979, 1225-35.
5) 日本膵臓学会・厚生労働省難治性膵疾患に関する調査研究班. 自己免疫性膵炎臨床診断基準2011. 膵臓. 27, 2012, 17-25.
6) Sugumar A, et al. Endoscopic retrograde pancreatography criteria to diagnose autoimmune pancreatitis: an international multicenter study. Gut. 60, 2011, 660-70.
7) Nishino T, et al. Differentiation between autoimmune pancreatitis and pancreatic carcinoma based on endoscopic

retrograde cholangiopancreatography findings. J Gastoroenterol. 45, 2010, 988-96.
8) Tanaka M, et al. International consensus guidelines 2012 for the management of IPMN and MCN of the pancreas. Pancreatology. 12, 2012, 183-97.
9) Freeman ML, et al. Risk factors for post-ERCP pancreatitis: a prospective, multicenter study. Gastrointest Endosc. 54, 2001, 425-34.
10) Takenaka M, et al. What is the most adapted indication of prophylactic pancreatic duct stent within the high-risk group of post-endoscopic retrograde cholangiopancreatography pancreatitis? Using the propensity score analysis. J Hepatobiliary Pancreat Sci. 21, 2014, 275-80.

3 診断

2 画像・内視鏡検査のポイント
G 膵液細胞診

愛知県がんセンター中央病院 消化器内科部　倉岡直亮　　同 医長　肱岡　範

1 はじめに

　膵癌は世界的にみても増加傾向にあり、米国の論文では2020年に、膵癌が肺癌に次いで死因の第2位になると予測されています。しかしながら、昨今の画像診断技術の発展をもってしても、膵癌の早期発見は依然として困難です。また、高齢化に伴い膵管内乳頭粘液性腫瘍（intraductal papillary mucinous neoplasm；IPMN）が増加しており、それに伴いIPMN由来浸潤癌も増加傾向です。

　膵液細胞診は、膵管内のみに限局する腫瘍性病変、膵上皮内癌や微小浸潤癌の早期発見・診断に有効とされています。『膵癌診療ガイドライン2016年版』では、膵癌は膵管異常を伴うため、内視鏡的逆行性膵管造影（endoscopic retrograde pancreatography；ERP）および膵液細胞診は、腹部超音波検査、腹部CT検査、MRI検査および超音波内視鏡（endoscopic ultrasonography；EUS）などの画像診断法で診断困難な場合に行うことを提案しています[1,2]。本稿では、膵液細胞診の適応・方法、膵癌に対する膵液細胞診の成績、および偶発症について解説します。

2 適応

　膵液細胞診の適応となる病態は、IPMNや膵管内管状乳頭腫瘍（intraductal tubulo-papillary neoplasm；ITPN）などの膵管内病変を主座とし、膵実質に腫瘤を伴わない病態や、CT、MRI、EUSで腫瘤は明らかでないものの、主膵管の限局性狭窄、主膵管と交通のある嚢胞性病変がまず挙げられます。またEUSで腫瘤の描出が可能であるが、穿刺経路に血管や膵管がある場合、粘液癌など播種のリスクがありEUS下穿刺吸引生検法（EUS-fine needle aspiration；EUS-FNA）による組織学的検索が行えない病変、EUS-FNAでは癌の検出はされなかったが癌を否定できない場合なども膵液細胞診のよい適応となります。

3 方法、器具

　膵液細胞診はERPに引き続いて行われる検査で以下のような方法があります。

1. 膵管ブラッシング細胞診

　膵管狭窄を有する症例がよい適応症例であり、ERPで狭窄範囲を同定した後に、狭窄部位の尾側まで誘導したガイドワイヤーに沿わせて細胞診ブラシのデバイスを挿入し、10-20回程度擦過を行います（図1）。採取量を確保するために、ブラシの先端ごと切断し、提出するのが望ましいです。

2. ガイドワイヤー擦過細胞診（scraping cytology法）[3]

　膵管狭窄や閉塞のためブラシ細胞診の外筒が通過しない症例に対してよい適応とされます。Ueharaらが報告した方法で、膵管造影を行い狭窄の位置を確認した後に、ガイドワイヤーで狭窄・閉塞部位を探り尾側膵管側に進め、カニューレを狭窄近傍まで誘導し膵液を採取します。ガイドワイヤーで狭窄部を探ることで、膵管上皮にある腫瘍細胞が剥がれ落ち、それをカニューレで採取することで、単純に膵液を採取するよりも高い診断能

図1… 膵管ブラッシング細胞診の症例

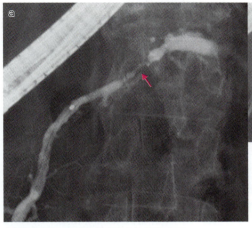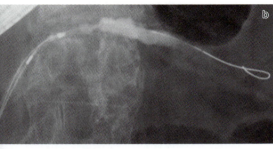

分枝型IPMN、主膵管狭窄のためERP施行。
a. 頭体部主膵管に狭窄所見を認めた（↑）。
b. 同部位にガイドワイヤーで狭窄部を先進させ、ブラシで擦過を行った。その結果、膵管内乳頭粘液性腺癌（IPMC）の診断で膵頭十二指腸切除が施行された。

が期待できます。同方法は、ブラッシング細胞診後にも応用できると考えられており、ブラッシング細胞診施行後には膵液を再回収しています。

3. 膵管洗浄細胞診

同様に膵管狭窄に対してよい適応ですが、IPMNに対しても行われます。ERP後、ダブルルーメン造影カテーテルもしくはトリプルルーメンバルーンを狭窄部近傍に留置し、造影ルーメンよりシリンジで生理食塩水をわずかずつ注入し、同時に別のシリンジでワイヤールーメンより弱い陰圧をかけて洗浄液を回収する方法であり、Imamuraらが最初に報告しました[4]。Imamuraらは、注入した生理食塩水と同様の量の検体が回収でき、少数例の血清アミラーゼ上昇を認めたが、ERCP後膵炎の合併を認めなかったと報告しています。またSaiら[5]は、切除例の分枝型IPMNについて洗浄細胞診の検討を報告しています。生理食塩水を造影ルーメンより1mLずつ注入し、1mLずつ吸引し、計30mLを回収する方法で施行したものです。

4. ENPD留置下膵液細胞診

ERPで狭窄部位を確認後、主膵管内に5-7Fr.の内視鏡的経鼻膵管ドレナージ（endoscopic naso-pancreatic drainage；ENPD）チューブを留置し、自然滴下した膵液を採取する方法です（図2、3）。Iiboshiら[6]は、ENPD留置後、数日以内に陰圧吸引で1-2mLの膵液を採取し、時間をあけて計6回採取することにより上皮内癌の診断が可能であったと報告しています。

5. セクレチン負荷下膵液細胞診

良好かつ十分な細胞診検体を得るために、セクレチン刺激による膵液採取が有効とされていましたが、ブタ小腸より抽出したポリペプチドであるセクレパン®は現在製造中止となっています。使用する場合には、各施設で合成ヒトセクレチン製剤を輸入し、院内倫理委員会での承認の下で使用する必要があります。

セクレチン負荷後、1回の膵液採取で十分かつ良質な検体を得られるという利点がある一方で、医療コストの上昇、輸入する必要性があり、実臨床では困難な手段と考えられます[7]。

6. 膵液細胞診検体の扱い

実際の診療では1～5の方法を組み合わせ、診

図2… ENPD留置下膵液細胞診の症例
（60歳代女性）

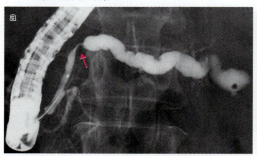
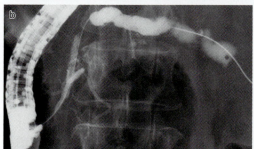
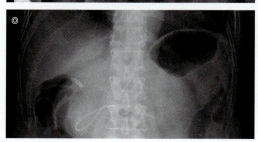

IPMN経過観察中に主膵管拡張を認め、ERP施行。膵管造影を行い、頭体部主膵管に狭窄（↑）を認めた（a）。ガイドワイヤーで狭窄部を越え（b）、5Fr. ENPDを狭窄部にかかるように留置した（c）。

断能の高い膵液採取を心掛けます。高い診断を得るためには、すべての膵液採取後に共通して、膵液の変性が起こる前に検体処理を施行してもらうことが重要です。このため、採取後すぐに検査部に提出する、氷水中で運搬する、などは最低限行うべき注意事項です。

4 バイオマーカーの検討

膵液細胞診を補足するために、分子生物学的手

図3… ENPD留置下膵液細胞診の症例
（70歳代女性）

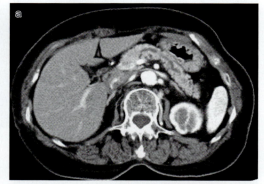
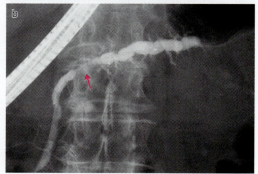
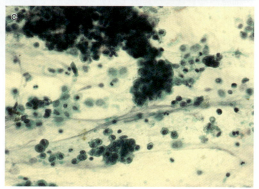

CA19-9上昇を認め、CTが施行された。
a. CTでは主膵管の拡張を認めるものの、腫瘍は認めなかった。
b. 主膵管拡張精査目的でERPが行われ、膵頭体部の主膵管狭窄（↑）を認め、尾側膵管の拡張を認めた。
ENPD留置下膵液細胞診が行われ、suspicious for adenocarcinoma（c）と診断され膵頭十二指腸切除が行われた。

法に基づく膵液中バイオマーカーの検討が進められてきました。解析の対象はDNAの変異やメチル化、蛋白発現や活性、RNAやマイクロRNA発

表1 ... 膵液細胞診の成績（文献9より引用改変）

報告者	journal	報告年	採取法	対象	感度(%)	偶発症(%)
Kameya S	Acta Cytol	1981	ERCPカテーテル	膵癌	52.3	記載なし
Mitchell ML	Am J Clin Pathol	1984	ERCPカテーテル	膵癌	33	記載なし
Sawada Y	Acta Cytol	1989	ブラッシング細胞診	膵癌	84.7	0
Ryan ME	Gastrointest Endosc	1991	ブラッシング細胞診	膵癌	30	膵炎(3.2)、胆管炎(1.6)
Nakaizumi A	Cancer	1992	セクレチン負荷下	膵癌	76	0
Ferrari Jr AP	Gastrointest Endosc	1994	ERCPカテーテル	膵癌	63.6	0
McGuire DE	Gastrointest Endosc	1996	ブラッシング細胞診	膵癌	43.8	0
Aimoto T	Progress of Dig Endosc	2004	ブラッシング細胞診	膵癌	92	膵炎(8)
Wakatsuki T	J Gastroenterol Heptol	2005	ブラッシング細胞診	膵腫瘍	33.3	膵炎(33)
Imamura T	Dig Endosc	2006	洗浄細胞診	膵癌	83	0
Uchida N	J Gastroenterol	2007	ブラッシング細胞診	膵癌	65.8	膵炎(3.4)
Osanai M	Gastroenterol Endosc	2008	ブラッシング細胞診	膵癌	65	膵炎(11)
Uehara H	Gastrointest Endosc	2009	擦過細胞診	膵癌	93	膵炎(5)
Sai JK	Gastrointest Endosc	2009	洗浄細胞診	IPMN	78	膵炎(8)
Iiboshi T	Pancreas	2012	ENPD	膵癌	100	記載なし
Mikata R	J Gastroenterol	2013	ENPD	膵癌	80	膵炎(7.5)
Ohtsuka T	World J Surg	2014	セクレチン負荷下	IPMN	65	記載なし

現など多岐にわたり、主なものとして、KRASやp53の変異、テロメラーゼ活性やmatrix metalloproteinase（MMP）活性、h-tert mRNA、MUC1、MUC2のmRNAなどが挙げられます。良悪性の鑑別のみならず、悪性度評価、さらには発癌のリスク評価に関する有用性も報告されています[8]。

5 膵液細胞診の成績

膵癌に対する膵液細胞診の報告は数多く、それぞれの方法について成績を示します（**表1**）[9]。

1. 膵管ブラッシング細胞診

通常型膵癌のブラッシング細胞診の感度は33.3-65.8%、正診率は46.7-76.4%と、その成績は芳しくありません[10, 11]。その理由の1つとして、狭窄部位の膵管上皮には膵癌が存在していないことが挙げられます。特に上皮内癌においては、主膵管狭窄は周囲膵実質の線維化による圧排狭窄のみで膵管上皮には癌はなく、その近傍の分枝膵管に上皮内癌が存在するといった報告がしばしば散見されます。このため病態に応じて、上述した種々の方法を併用して膵液採取を行い、診断能を向上させる工夫が必要です。

2. ガイドワイヤー擦過細胞診（scraping cytology法）

ガイドワイヤー擦過細胞診に関しては、Ueharaらの報告によると86例の膵管狭窄例で検討され、71例の膵腫瘍に対して感度93%と良好でした。また4例（5%）に膵炎を発症したものの、ERCP単独での膵炎発症と同程度でした。

3. 膵管洗浄細胞診

Imamuraら[4]は、CT、腹部超音波検査で指摘された18例の膵癌に対して膵管洗浄細胞診の成績について検討しています。感度は83%と良好な成績

であり、セクレチン負荷に頼らなくても十分な検体量を得られたと報告しています。また、Saiら[5]は分枝型IPMNを対象とし膵管洗浄細胞の成績について検討しています。分枝型IPMNで壁在結節または拡張分枝径が30mmを超える切除の施行された24例で検討しました。感度78%・特異度93%であり、切除対象症例の分枝型IPMNでの良悪性の鑑別に有効と報告しています。

4. ENPD留置下膵液細胞診

Mikataら[12]は、ENPD留置下膵液細胞診の上皮内癌を含む20mm以下の小膵癌の感度は88%、膵頭部領域の感度は90%と報告しており、20mm以下の膵頭部小膵癌の診断に有効な手段と報告しています。さらに上皮内癌に対するENPD留置下膵液細胞診の成績は、感度100%・正診率95%と良好な成績と報告されています[6]。

5. セクレチン負荷下膵液細胞診

セクレチン負荷下膵液細胞診の成績は、通常型膵癌に対して76%の感度であったと報告されています[7]。Nakaizumiら[12]は、膵疾患に関連する症状（腹部違和感、体重減少、糖尿病など）、腫瘍マーカー上昇また膵酵素上昇を認めるが、画像上腫瘍性病変や主膵管狭窄を認めない295症例（症例の32%で主膵管拡張、17%に膵囊胞あり）で、セクレチン負荷下膵液細胞診を行うことにより膵癌の診断能について検討しました。結果は、4%（12例）で膵液細胞診が陽性でした。いずれの症例も、リンパ節転移や遠隔転移を認めず、切除標本の検討では、現規約でTis 3例、T1a 4例、高度異型が5例でした。膵液細胞診陰性群の283例は、経時的な画像経過観察がとられましたが、腫瘍の出現はみられませんでした。Nakaizumiらは、本報告及び既報[7]で、セクレチン負荷下膵液細胞診は感度が高く、さらに大きな膵癌よりもより小さな膵癌にて正診率が高いと結論付けており、膵液細胞診は腫瘍を形成しない早期の段階での膵管癌の発見に特に有効な手段と考えられます。

またOhtsukaら[13]は、IPMN（high-risk stigma 41例、worrisome feature 19例、no risk factor 10例、左記のうち併存癌は11例）で切除が施行された70例でのセクレチン負荷下膵液細胞診について検討しました。感度は全症例で65%であったものの、IPMN worrisome featureでの感度は100%、正診率は94%でした。Worrisome featureにおいて切除適応についての膵液細胞診は重要と報告されました。

＊　＊　＊

このように、ブラッシング細胞診だけではなく、その他手法を組み合わせることにより、細胞診の診断能の向上を認めるため、病態に応じて、複数の方法による膵液採取を行うことが重要です。

6　上皮内癌

膵癌ステージⅠaの5年生存率は68.7%であり、膵上皮内癌に相当するステージ0の5年生存率は85.8%と非常に良好である[14]ため、上皮内癌の段階での早期発見は非常に重要です。上皮内癌は腫瘍によるmassを形成しないため、EUS-FNAでの組織採取は不適であり、診断確定には膵液細胞診が有効です。Iiboshiら[6]は、ENPD留置下膵液細胞診において、感度は100%、15例中7例に上皮内癌の診断可能であったと報告しています。前述のように、有症状、腫瘍マーカーの上昇、膵酵素の上昇を認める症例について膵液細胞診により膵癌の早期発見、生存率の上昇に寄与する報告があります[15]。

7　偶発症とその予防

ERPに引き続き施行される膵液細胞診での重要な偶発症は、膵炎であり、十分に対策をとる必要があります。一般的なERCPでの膵炎の発症に加え、膵管狭窄症例ではブラッシング細胞診やガイドワイヤー擦過細胞にて狭窄部の浮腫による膵炎の頻度が上昇する可能性があります。そのため、

ENPD留置やEPSが望まれます[4]。またIPMN症例などでは、ENPD留置下膵液細胞診で高頻度に膵炎を起こす報告があるため、注意を要する必要があります[12]。

8 まとめ

　ERP、膵液細胞診は、CT、EUS、MRIなどの画像で指摘できない主膵管に主座を置く病変や、腫瘍を形成しない上皮内癌、微小浸潤膵癌の診断に有効な手段と考えられます。ステージ0・Ⅰaでの膵癌の発見は、生存率向上に大きく寄与し、膵液細胞診は今後も期待できる方法と考えられます。しかし、ERPによる急性膵炎を合併する危険性があることを熟知する必要があります。また確実な診断のため、複数の方法で細胞診を行うことも重要であると考えます。

文献

1) 日本膵臓学会膵癌診療ガイドライン改訂委員会．膵癌診療ガイドライン2016年版．東京, 金原出版, 2016, 272p.
2) 国際膵臓学会ワーキンググループ．IPMN/MCN国際診療ガイドライン2012年版．東京, 医学書院, 2012, 96p.
3) Uehara H, et al. Scraping cytology with a guidewire for pancreatic-ductal strictures. Gastrointest Endosc. 70, 2009, 52-9.
4) Imamura T, et al. Effectiveness of cytodiagnosis with pancreatic duct lavage fluid for pancreatic ductal carcinoma: new sampling technique. Digestive Endosc. 18, 2006, 303-7.
5) Sai JK, et al. Pancreatic-duct-lavage cytology in candidates for surgical resection of branch-duct intraductal papillary mucinous neoplasm of the pancreas: should the International Consensus Guidelines be revised? Gastrointest Endosc. 69, 2009, 434-40.
6) Iiboshi T, et al. Value of cytodiagnosis using endoscopic nasopancreatic drainage for early diagnosis of pancreatic cancer: establishing a new method for the early detection of pancreatic carcinoma in situ. Pancreas. 41, 2012, 523-9.
7) Nakaizumi A, et al. Cytologic examination of pure pancreatic juice in the diagnosis of pancreatic carcinoma. The endoscopic retrograde intraductal catheter aspiration cytologic technique. Cancer. 70, 1992, 2610-4.
8) 大内田研宙ほか．膵液中バイオマーカーで膵疾患の診断，早期発見はできるか．分子消化器病．11, 2014, 42-9.
9) 土屋貴愛ほか．経乳頭的膵液細胞診・膵管生検．胆と膵．31, 2010, 843-7.
10) Wakatsuki T, et al. Comparative study of diagnostic value of cytologic sampling by endoscopic ultrasonography-guided fine-needle aspiration and that by endoscopic retrograde pancreatography for the management of pancreatic mass without biliary stricture. J Gastroenterol Hepatol. 20, 2005, 1707-11.
11) Uchida N, et al. Utility of pancreatic duct brushing for diagnosis of pancreatic carcinoma. J Gastroenterol. 42, 2007, 657-62.
12) Mikata R, et al. Clinical usefulness of repeated pancreatic juice cytology via endoscopic naso-pancreatic drainage tube in patients with pancreatic cancer. J Gastroenterol. 48, 2013, 866-73.
13) Ohtsuka T, et al. Role of pancreatic juice cytology in the preoperative management of intraductal papillary mucinous neoplasm of the pancreas in the era of international consensus guidelines 2012. World J Surg. 38, 2014, 2994-3001.
14) Hanada K, et al. Diagnostic strategies for early pancreatic cancer. J Gastroenterol. 50, 2015, 147-54.
15) Nakaizumi A, et al. Effectiveness of the cytologic examination of pure pancreatic juice in the diagnosis of early neoplasia of the pancreas. Cancer. 76, 1995, 750-7.

3 診断

2 画像・内視鏡検査のポイント
H 審査腹腔鏡

筑波大学 消化器外科 教授　倉田昌直　大河内信弘

1 はじめに

　膵癌の治療方法は癌の進行度（病期）によって大きく変化します。特に遠隔転移の診断は切除の可否を決定する上でも大変重要です。癌が進行して肝、肺、腹膜、領域リンパ節以外のリンパ節などに転移がある場合（M1）、手術で完全に切除することが難しく、治療方法としては化学療法が適切であると考えます。腹膜播種性転移や微小な肝転移をCTやPET、MRIで診断することは困難である場合が多いです。実際に開腹手術時に偶然発見される症例は、近年のあらゆるモダリティが進歩した今日でさえ遭遇します。そこでより正確な診断、治療方法の選択のために審査腹腔鏡検査が用いられるようになりました。

2 審査腹腔鏡検査の有用性

　審査腹腔鏡の利点は、最小限の傷で病期診断の役割を担うことができ、開腹時の手術不能を回避できる点にあります。開腹により手術不能となった場合に比べれば、手術の傷の痛みは少なく、入院期間も短縮し、次の化学療法を速やかに導入できます。さらに切除不能症例を見つけるためだけではありません。画像診断のみで腹膜播種と診断され、化学療法を選択されるような偽陽性症例を減らすことで手術の機会を失うことを回避することができます。以上の点から審査腹腔鏡は、『膵癌診療ガイドライン2016年版』でも肝転移や腹膜転移の発見に有用とされています。さらに、切除可能膵癌あるいは局所進行膵癌と診断され遠隔転移が否定できない症例に対して、施行することが提案されています[1]。

　近年、審査腹腔鏡と腹腔鏡用超音波プローベを利用した超音波検査の併用検査も行われています。超音波検査により小さな肝転移、血管浸潤、リンパ節転移も検出することができます。しかし直接視認できる腹腔鏡検査と異なり超音波検査は画像診断となるため、切除の可否を決定するのに腹腔鏡検査の単独検査よりさらに有用な検査かどうか議論の余地があります。しかしメタアナリシスでは19編1,573例の前向き試験の結果、resectabilityの正診率が腹腔鏡のみでは55％であったのに対して超音波検査併用では79％となったと報告しています[2]。やはり腹腔鏡検査に加えて得られる画像情報が正診率の向上につながっている可能性があります。

3 審査腹腔鏡の手技

　当院における審査腹腔鏡の手技を紹介します。
　全身麻酔下仰臥位で、臍周囲の小切開創から腹腔鏡を挿入し、炭酸ガスで気腹します。気腹圧は10mmHgに設定しています。まずは腹腔内全体を観察します。その後、鉗子をさらに数本挿入して腸管をよけたりしながら探索します。鉗子類を挿入するためのポート配置を示します（図1）。通常5mmポートの使用のみで十分検査を行えます。審査腹腔鏡検査では、腹水を採取しての細胞診、洗浄細胞診、生検などといった病理組織学的検査が可能です。体位変換が可能ですので、頭低位にし

てから腸管をよけてダグラス窩の観察をした後、ポートより22Fr.のネラトンカテーテルを挿入し、ダグラス窩洗浄細胞診を行います（図2a）。鉗子を数本挿入すれば安全に生検をすることも可能です。図2b、cは壁側腹膜の白色結節を生検しているところです。生検の部位により適宜体位を変更します。仰臥位にしてから大網を切開して網嚢内を観察することもできます（図2d）。大網には血管が走行していますので、エネルギーデバイスを用いてこれを切開し、網嚢内に腹腔鏡を挿入して直接観察します。超音波プローベを用いて観察する際には直接膵臓にプローベを接触させることが可能ですので、体外式超音波検査よりもより鮮明で詳細な検査が可能です。

次に肝表面の観察を行います。肝生検が必要な場合、エネルギーデバイスを用いて切除すると熱変性を起こし診断することが難しくなります。そこで鋏を用いてなるべく鋭的に切除することを心掛けます。切除した後は出血しますので、まず助手にガーゼで圧迫してもらい検体を見失わないように回収袋に回収しておきます。それからエネルギーデバイスを用いて止血します。通常のモノポーラーですと凝血塊が炭化してこれが剥がれるときにまた出血しますので、当院では送水管を用いて水滴を垂らしながらモノポーラーで焼灼することでなるべく炭化させずソフト凝固の要領で止血させています。

そして通常ドレーンは挿入せずに閉腹します。5mmポート挿入部位は筋膜の閉鎖は行っていませんが、12mmポートを使用した際には腹壁瘢痕ヘルニアの発生を予防するために筋膜の閉鎖を行っています。

図1… 審査腹腔鏡検査ポート配置

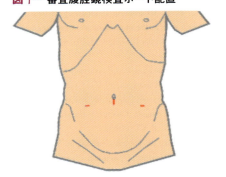

図2… 審査腹腔鏡の実際

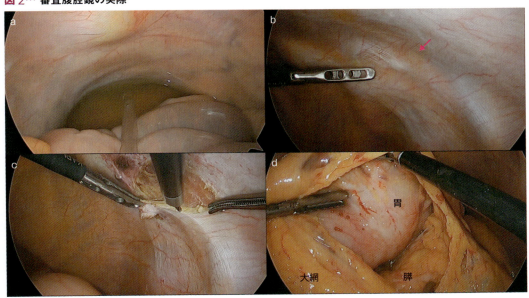

4 審査腹腔鏡の正診率

　2016年に報告されたシステマティックレビューでは、膵癌、乳頭部癌合わせて16編1,146例の解析で、そのうち膵癌のみを対象としたサブグループ解析ではresectablityの感度が67.9％（95％ CI：41.1-86.5％）でした。審査腹腔鏡とCTの両者から切除可能であると考えられた後に術中に切除不能と判明した確率は18％であり、一方CTのみを受けた患者で術中に切除不能と診断された確率は40％でした[3]。この結果は100人の患者がCTのみでなく審査腹腔鏡をさらに受けた場合、22人が不要な大開腹手術を避けることができることを意味しています。

5 審査腹腔鏡の合併症

　通常大きな合併症は起きません。システマティックレビューの解析に用いられた論文では合併症はなかったとされていますが、一方0.23％に血管や腸管損傷があるという報告[4]や0.8％にポート部位からの出血や膵炎、創部感染や生検後の胆汁漏が発生したとする報告[5-8]がありますので、腹腔鏡手術の経験のあるスタッフのもと施行するべきと考えます。

6 どういった人に審査腹腔鏡を施行するのか

　ガイドラインの「明日への提言」の中では、審査腹腔鏡は必要に応じて適切な症例を選んで行うことが望ましいと記載されています。切除可能膵癌、切除可能境界膵癌と診断された全員に審査腹腔鏡を施行するのか議論の余地があります。審査腹腔鏡を受けた方がよい患者とは、つまり画像上切除可能と判断されても非切除となる可能性がある要因とは、CA19-9が150U/mL以上、さらに腫瘍径が30mmより大きい場合であることから、これらを対象に審査腹腔鏡検査を考慮すべきと報告しています[9]。もちろん、術前に少量の腹水が存在する患者も対象となるでしょうし、さらなる症例の蓄積が必要であると考えます。

文献

1) 日本膵臓学会膵癌診療ガイドライン改訂委員会．膵癌診療ガイドライン2016年版．東京，金原出版，2016, 89-90.
2) Levy J, et al. Diagnostic laparoscopy with ultrasound still has a role in the staging of pancreatic cancer: A systemic review of the literature. HPB Surg. Epub Mar 30, 2016.
3) Allen VB, et al. Diagnostic accuracy of laparoscopy following computed tomography (CT) scanning for assecing the resectability with curative intent in pancreatic and periampullary cancer. Cochrane Database of Systematic Reviews. 7, 2016, CD 009323.
4) Azevedo JL, et al. Injuries caused by Veress needle insertion for creation of pneumoperitoneum: a systematic literature review. Surg Endosc. 23, 2009, 1428-32.
5) John TG, et al. Carcinoma of the pancreatic head and periampullary region: tumor staging with laparoscopy and laparoscopic ultrasonography. Ann Surg. 221(2), 1995, 156-64.
6) Bemelman WA, et al. Diagnostic laparoscopy combined with laparoscopic ultrasonography in staging of cancer of the pancreatic head region. Br J Surg. 82(6), 1995, 820-4.
7) Kwon AH, et al. Preoperative laparoscopic examination using surgical manipulation and ultrasonography for pancreatic lesions. Endoscopy. 34(6), 2002, 464-8.
8) Lavonius MI, et al. Role of laparoscopy and laparoscopic ultrasound in staging of pancreatic tumours. Ann Chir Gynaecol. 90(4), 2001, 252-5.
9) De Rosa A, et al. Indications for staging laparoscopy in pancreatic cancer. HPB (Ovford). 18, 2016, 13-20.

3 診断

3 膵癌の病期分類（膵癌取扱い規約第7版）

三重大学 肝胆膵・移植外科 講師 岸和田昌之　同 教授 伊佐地秀司

1　はじめに

　本稿では、本邦にて広く用いられている日本膵臓学会（JPS）の『膵癌取扱い規約（第7版）』[1]における病期分類を中心に紹介します。歴史的にみると、JPSの『膵癌取扱い規約』は1980年10月に手術所見記載、病理学的検索および組織学的分類を共通の基準のもとに検討する手段として初版[2]が発刊され、1996年には英語版も発刊され国際的にも用いられるようになり、改訂を重ねて2016年7月に第7版が発刊されました。一方、欧米で用いられているUnion for International Cancer Control（UICC）の分類は1987年に膵癌のTNM分類とステージ分類（p.105～参照）が作成され、こちらも改訂を重ねて2016年12月に『UICC（第8版）』[3]が発刊されています。

　両規約ともTNM分類を用いていますが、JPSの『膵癌取扱い規約』は、本邦の膵臓を専門とする医師が経験と臨床データを重視して、多くの情報を記録して詳細に検討を行えるように、かつ国際標準に整合性をもって対応可能なように改訂が重ねられています。一方UICC分類では、世界のどこの国でも用いることができるシンプルな表現を重視している傾向があります。それぞれの病期分類に一長一短があり、T分類、N分類、ステージ分類が少し異なったものとなっていますが、方向性はほぼ同じになりつつあり、お互いの書き換えも容易となってきました。

　本稿にて、JPSの『膵癌取扱い規約（第7版）』の長所の理解を深め、『UICC（第8版）』も考慮しつつ、膵癌の臨床や研究に病期分類を活用していただきたいと思います。

2　腫瘍占拠部位

　膵の解剖学的定義として、膵頭部は鉤状突起を含む「上腸間膜静脈（SMV）・門脈（PV）の左縁」まで、膵体部は「上腸間膜静脈・門脈の左縁」から「大動脈の左縁」まで、膵尾部は「大動脈の左縁」より尾側の膵となります。

　JPSの『膵癌取扱い規約（第6版）』[4]では、膵体部と膵尾部の境界は、「頭部を除いた尾側膵を2等分とする線とする」（図1a）と規定されていましたが、第7版[1]（図1b）の改訂にてUICCと同一になりました。本邦の過去の治療成績との比較を行う際には、境界区分の定義変更により膵体部の領域が減少し膵尾部の領域が増加していることを念頭に置いてデータを用いる必要性があります[5]。

　膵癌の原発部位として60-70％は膵頭部、20-25％は体尾部、10-20％はびまん性に発生します[6]。腫瘍の占拠部位（頭部、体部、尾部）により臨床症状・進展様式・術式・予後が異なりますが、特に膵体部癌は腹腔動脈（CA）と上腸間膜動脈（SMA）の根部に浸潤しやすい癌ですので、術式の選択など治療方針は慎重に検討すべきとされています[5]。

3　膵局所進展度（T）分類

1.　膵局所進展度（T）分類

　膵局所進展度（T）分類（表1）では、「腫瘍の最大径」、「膵内か膵外か」、「動脈浸潤の有無」といった項目によって分類されているため覚えやすく、実臨床的で活用しやすくなっています。

　Tisは非浸潤性の粘液性嚢胞腺癌および膵管内乳頭粘液性腺癌、高異型度膵上皮内腫瘍性病変

図1… 膵臓の境界区分

a. 膵癌取扱い規約第6版　　b. 膵癌取扱い規約第7版

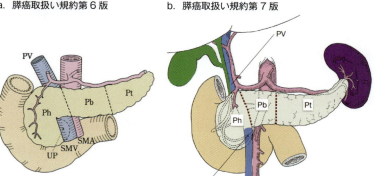

日本膵臓学会．膵癌取扱い規約第6版．東京，金原出版，2009，3．第7版．東京，金原出版，2016，12．より引用

表1… 膵局所進展度（T）分類

主病巣の膵局所進展度はT分類で記載するが、さらに詳細には、局所進展度因子を記載する。CH、DU、S、RP、PV、A、PL、OOの記号で記載できる。
TX：膵局所進展度が評価できないもの
T0：原発腫瘍を認めない
Tis：非浸潤癌
T1：腫瘍が膵臓に限局しており、最大径が20 mm以下である
　　T1a　最大径が5 mm以下の腫瘍
　　T1b　最大径が5 mmをこえるが10 mm以下の腫瘍
　　T1c　最大径が10 mmをこえるが20 mm以下の腫瘍
T2：腫瘍が膵臓に限局しており、最大径が20 mmをこえている
T3：腫瘍の浸潤が膵をこえて進展するが、腹腔動脈（CA）もしくは上腸間膜動脈（SMA）に及ばないもの
T4：腫瘍の浸潤が腹腔動脈（CA）もしくは上腸間膜動脈（SMA）に及ぶもの

日本膵臓学会．膵癌取扱い規約第7版．東京，金原出版，2016，14．を改変して引用

（high-grade PanIN）に相当します。

　T1は「腫瘍が膵臓に限局しており、最大径が20 mm以下」のものと定義されていますが、さらに腫瘍の大きさに応じて「T1a：最大径が5mm以下、T1b：5mmを超えるが10mm以下、T1c：10mmを超えるが20mm以下」に亜分類されています。膵管内乳頭粘液性腺癌、膵管内管状乳頭腺癌や粘液性嚢胞腺癌の場合も浸潤部の大きさでT1a、T1b、T1cを判定することとなっていますが、これは膵管内乳頭粘液性腫瘍（IPMN）および粘液産生膵腫瘍（MCN）のinternational guideline 2012[7]におい

て同腫瘍径での亜分類が推奨されており、将来的な活用も視野に入れてその概念が取り入れられています[5]。

　T2分類は、「腫瘍が膵臓に限局しており、最大径が20mmを超えている」ものです。

　T3とT4分類はCAもしくはSMAへの浸潤の有無のみで区別することとなっています。外科医の立場からは、術前診断が重要となりますが、MD-CT所見にて「CAおよびSMA浸潤は画像的には接触（abutment, contact相当）以上」と定義されており、診断にも共通の指標が示されています。

表2… 局所進展度因子

- 胆管浸潤　CH0：なし　CH1：あり*　CHX：判定不能
  *組織学的には胆管線維筋層あるいはそれより胆管内腔側への浸潤
- 十二指腸浸潤　DU0：なし　DU1：あり*　DUX：判定不能
  *組織学的には十二指腸筋層あるいはそれより十二指腸内腔側への浸潤
- 膵前方組織への浸潤　S0：なし　S1：あり*　SX：判定不能
  *膵前方組織（線維結合組織、脂肪組織など）への浸潤。漿膜面に露出する浸潤を認める場合や膵に隣接する大網、小腸、結腸間膜などが腫瘍の浸潤によって癒着している場合もS1とし、その由記載する。
- 膵後方組織への浸潤　RP0：なし　RP1：あり*　RPX：判定不能
  *膵後方組織（線維結合組織、脂肪組織など）への浸潤
  注：SおよびRPは、膵をこえた腫瘍進展の有無を評価しT3を規定する因子となる。S1かRP1かを決めがたい場合は、便宜的にRP1とする。
- 門脈系への浸潤　PV0：なし　PV1：あり*　PVX：判定不能
  *組織学的には外膜を含む静脈壁への浸潤
  注：門脈系とは、門脈（PVp）、上腸間膜静脈（PVsm）、脾静脈（PVsp）とする。
- 動脈への浸潤　A0：なし　A1：あり*　AX：判定不能
  *組織学的には外膜を含む動脈壁への浸潤
  注：動脈とは、上腸間膜動脈（Asm）、腹腔動脈（Ace）、総肝動脈（Ach）、脾動脈（Asp）とする。
- 膵外神経叢浸潤　PL0：なし　PL1：あり　PLX：判定不能
  注：膵外神経叢を同定するのが困難な場合は判定不能とする。
- 他臓器への浸潤　OO0：なし　OO1：あり　OOX：判定不能
  注：他臓器とは副腎、胃、大腸、脾臓、腎静脈、腎、下大静脈、大動脈などで浸潤臓器を明記する。

日本膵臓学会．膵癌取扱い規約第7版．東京，金原出版，2016，14-15．より引用

図2… 膵外神経叢の術中写真とその模式図

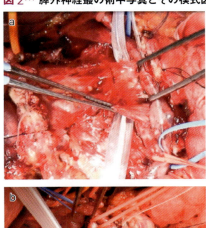
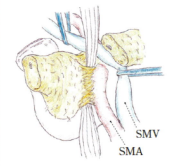
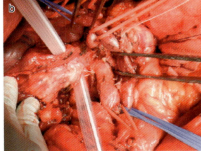
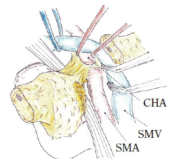

a．膵頭神経叢第Ⅱ部．b．膵頭神経叢第Ⅰ部．
日本膵臓学会．膵癌取扱い規約第7版．東京，金原出版，2016，17．より引用

2. 膵局所進展度因子

膵局所進展度因子(**表2**)は、膵局所進展を詳細に評価できるように、胆管浸潤(CH)、十二指腸浸潤(DU)、膵前方組織への浸潤(S)、膵後方組織への浸潤(RP)、門脈系への浸潤(PV)、動脈への浸潤(A)、膵外神経叢浸潤(PL)、他臓器への浸潤(OO)の8因子が略記号にて記載することができます。第6版[4]までは、これらはT分類の決定因子として関係していましたが、第7版[1]において関連はなくなりました。しかし、従来と同様に記録を残すことによって過去のデータとの比較が可能となり、臨床情報が蓄積されることによって本邦から世界に新たな知見を発信できるため、この膵局所進展度因子の情報は膵癌診療に重要な役割を果たします。また、今まで組織学的や臨床判断に曖昧な点がありましたが、第7版からは各項目に注釈が加わり、分かりやすく記載されています。

1. 膵外神経叢の概念

膵の局所進展度因子の1つに「膵外神経叢(PL)」があり、7つの神経叢(PLphⅠ:膵頭神経叢第Ⅰ部、PLphⅡ:膵頭神経叢第Ⅱ部、PLsma:上腸間膜動脈神経叢、PLcha:総肝動脈神経叢、PLhdl:肝十二指腸間膜内神経叢、PLspa:脾動脈神経叢、PLce:腹腔神経叢)に分類されています(p.30〜参照)。膵癌は周囲組織に浸潤していくため、この膵外神経叢の郭清も手術においては重要となります。古くから多くの外科医が膵頭部癌手術において実際に厚い束として神経叢が存在していることを目の当たりにし、『膵癌取扱い規約』では3版[8]から吉岡らの文献[9, 10]を参考にして膵外神経叢を図示し、特に膵頭神経叢第Ⅰ部、Ⅱ部の郭清の重要性を指摘し論じられてきました。しかし、『膵癌取扱い規約(第7版)』では、解剖学的に再検討された結果、病理組織では神経叢といった太い神経線維束はほとんど存在せず、線維組織・脈管・脂肪組織も含む厚みをもった領域であることが説明されています。そこで、解剖学的所見と手術所見から検討され、第Ⅰ部は主に腹腔神経叢から膵頭後面に分布する神経を中心とした領域であり、第Ⅱ部は主にSMA神経叢から膵鉤状突起に分布する神経を中心とした領域であることが判明したため、新たに膵外神経叢の図(p.31参照)を作成し、実際の術中写真とその模式図(**図2**)も加えられて、膵頭神経叢の解剖の理解が容易となりました。この膵外神経叢の概念と解剖は、本邦での膵臓外科医の財産であり、膵癌の進展様式や手術においてきわめて重要な事項であり記憶にとどめておくべきと思われます。

2. 膵間膜の概念

Mesopancreas(膵間膜)は欧米では膵外神経叢のことを指して称されることもしばしばありますが、境界や概念は現時点では曖昧であり、Gockelら[11]のいうmesopancreasは膵頭神経叢第Ⅱ部に相当するものと考えられ[12]、膵頭神経叢第Ⅰ部、第Ⅱ部のいずれをmesopancreasと呼ぶのかは見解が統一されていないので、『膵癌取扱い規約(第7版)』では取り入れられていません。Sharmaら[13]は解剖学的に"mesentery"と定義されるには、腹膜の折れ返り、血管を含んでいる、リンパ管とリンパ節を含んでいる、後腹膜と付着しているといった要素が必要であり、小腸間膜、結腸間膜、直腸間膜においては存在するが、膵頭神経叢には合致項目がなく、用語としても"meso"を用いることは望ましくないと述べており、mesopancreasの用語は詳細に検討していく必要があります。

4 リンパ節(N)分類

リンパ節(N)分類は、膵臓における領域リンパ節内での転移の有無によって病期が定義されます。領域リンパ節とは、膵癌の標準手術を行うと一緒に郭清されてくる範囲に相当し、総胆管、総肝動脈、門脈、胃幽門部、膵の前後面、上腸間膜動脈、腹腔動脈、脾動脈、脾門部の周囲を示します。『膵癌取扱い規約』では膵臓に関連するリンパ節の番号と名称(**表3**)を示しており、領域リンパ節は**表4**と

表 3 ··· 膵臓に関連するリンパ節の番号と名称

番号	名称	番号	名称
1	右噴門リンパ節	13a	上膵頭後部リンパ節
2	左噴門リンパ節	13b	下膵頭後部リンパ節
3	小弯リンパ節	14p	上腸間膜動脈近位リンパ節
4	大弯リンパ節	14d	上腸間膜動脈遠位リンパ節
5	幽門上リンパ節	15	中結腸動脈周囲リンパ節
6	幽門下リンパ節	16a1	大動脈周囲リンパ節a1
7	左胃動脈幹リンパ節	16a2	大動脈周囲リンパ節a2
8a	総肝動脈幹前上部リンパ節	16b1	大動脈周囲リンパ節b1
8p	総肝動脈幹後部リンパ節	16b2	大動脈周囲リンパ節b2
9	腹腔動脈周囲リンパ節	17a	上膵頭前部リンパ節
10	脾門リンパ節	17b	下膵頭前部リンパ節
11p	脾動脈幹近位リンパ節	18	下膵リンパ節
11d	脾動脈幹遠位リンパ節		
12a	肝動脈リンパ節		
12p	門脈リンパ節		
12b	胆管リンパ節		

日本膵臓学会. 膵癌取扱い規約第7版. 東京, 金原出版, 2016, 33. より引用

なります。領域リンパ節内のリンパ節転移なしをN0に、リンパ節転移ありをN1と定義されています。さらにリンパ節の転移個数によって予後が大きく異なることが、本邦の膵癌登録の結果（p.339参照）から明らかにされ、リンパ節の個数によって1~3個の転移をN1a、4個以上の転移をN1bと亜分類されています。また、T因子別にみた膵癌切除例における領域リンパ節内リンパ節転移個数と生存率において、T1、2、3症例においては予後がNの転移個数によって階層化されるのに対して、T4症例においては差を認めないという興味深いデータも示され、さらなる治療戦略の必要性が示唆されています。

リンパ節転移の記載法は「切除例では、リンパ節番号ごとに郭清個数と転移個数を記載する」、リンパ節転移度は「郭清したリンパ節番号ごとおよび全郭清リンパ節の転移度を（転移陽性リンパ節個数/総リンパ節個数）として記載する」（表4）と明示されたため、将来的に詳細な情報が集積すれば、診断や治療に役立てられることが期待されます。

第6版まで用いられていたリンパ節群分類の概念は、手術でのリンパ節郭清の程度の指標として残されており、外科的治療の章においてリンパ節郭清度の分類として「D0：第1群リンパ節の郭清を行わないか、その郭清が不完全なもの、D1：第1群リンパ節のみの郭清を行ったもの、D2：第1群および第2群リンパ節の郭清を行ったもの、D3：第1群、第2群および第3群リンパ節の郭清を行ったもの」と記載されています。前述のように領域リンパ節の概念が導入されたために、進行度分類にはリンパ節群分類は反映されないため、混同しないように注意を要します。

表4…リンパ節（N）分類

領域リンパ節（Regional lymph nodes）
　膵臓における領域リンパ節は腫瘍の占居部位にかかわらず5，6，7，8a，8p，9，10，11p，11d，12a，12b，12p，13a，13b，14p，14d，17a，17b，18と定義する。これ以外のリンパ節（1，2，3，4，15，16a1，16a2，16b1，16b2など）に転移を認めた場合はM1として扱う。

リンパ節転移の記載法
　切除例では、リンパ節番号ごとに郭清個数と転移個数を記載する。
（1）リンパ節転移の程度（N）
　　NX：領域リンパ節転移の有無が不明である
　　N0：領域リンパ節に転移を認めない
　　N1：領域リンパ節に転移を認める
　　　　N1a：領域リンパ節に1～3個の転移を認める
　　　　N1b：領域リンパ節に4個以上の転移を認める

（2）リンパ節転移度
　郭清したリンパ節番号ごとおよび全郭清リンパ節の転移度を（転移陽性リンパ節個数／総リンパ節個数）として記載する。

日本膵臓学会．膵癌取扱い規約第7版．東京，金原出版，2016，40．より引用

5　遠隔転移（M）

　遠隔転移（M）は膵癌の患者の半数以上が来しており、腹膜・肝臓・肺転移の頻度が高いです。記載は、遠隔転移の有無（M0，M1）により分類され、部位はそれぞれ、肺（PUL）、骨髄（MAR）、骨（OSS）、胸膜（PLE）、肝（HEP）、腹膜（PER）、脳（BRA）、副腎（ADR）、リンパ節（LYM）、皮膚（SKI）、その他（OTH）と表記されます。

　リンパ節については、領域リンパ節をこえて転移を認めた場合（1, 2, 3, 4, 15, 16a1, 16a2, 16b1, 16b2など）がM1として扱われます（**表4**）。

　腹膜転移（P）および肝転移（H）については、予後因子として重要であり、それ以外の遠隔転移とは別に扱ってきた伝統に配慮して、腹膜転移は「P0：腹膜転移を認めない、P1：腹膜転移を認める」、肝転移は「H0：肝転移を認めない、H1：肝転移を認める」と別表記することとされています。

　腹腔洗浄細胞診（CY）の扱いは、UICCの胃癌の分類においてはM1（UICC-TNM表記ではcy＋）に含まれますが、『膵癌取扱い規約』では腹腔洗浄細胞診（CY1）はその予後からM1に入れずに今後の検討課題とされており、CYの記載は「CYX：腹腔洗浄細胞診を行っていない、CY0：腹腔洗浄細胞診で癌細胞を認めない、CY1：腹腔洗浄細胞診で癌細胞を認める」とされています。

6　進行度（ステージ）分類

　進行度（ステージ）分類はT因子、N因子、M因子の組合せから構成されますが、『膵癌取扱い規約（第7版）』においては、予後の層別化よりも切除可能性分類と対照させて、治療計画作成に役立つことを重視しています。その組合せから治療アルゴリズムとの対比をより簡便に行えるようになり、『膵癌診療ガイドライン2016年版』[14]にも反映されています。ステージⅡまでは切除可能（R）または切除可能境界（BR-PV）膵癌、ステージⅢは切除可能境界（BR-A）または局所進行切除不能膵癌（UR-LA）、ステージⅣは遠隔転移（UR-M）に位置付けられています。

　膵癌登録症例（切除および非切除）におけるステージ別生存率（**図3**）が掲載されており、予後が階層

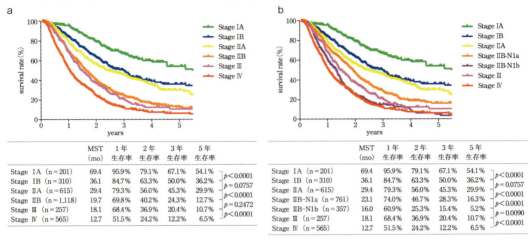

図3… 膵癌登録症例（切除および非切除）におけるStage別生存率
（日本膵臓学会膵癌登録2001〜2007年，3,066例）

a. Stage ⅡBをまとめたもの。b. Stage ⅡBをⅡB-N1aとⅡB-N1bに細分したもの。
日本膵臓学会. 膵癌取扱い規約第7版. 東京, 金原出版, 2016, 46-47. より引用

化されていることを示していますが、興味深いことはステージⅡBをⅡB-N1aとⅡB-N1bに細分した生存曲線では、ステージⅡB-N1bの生存曲線がステージⅢよりも予後不良であり、実臨床では注意して診療を行うべきであると思われます。

7 『膵癌取扱い規約（第7版）』と『UICC第8版』の相違点

『膵癌取扱い規約（第7版）』と『UICC第8版』（p.105〜参照）は相違点（**表5**）があり、両者を理解して混乱を来さないように知っておくことは重要です。両規約において対応は可能ではあるものの、国際的な発表や報告においては特に注意を要します。

1．T分類

UICC-T1は亜分類も含めて『膵癌取扱い規約（第7版）』とほぼ同じになりましたが、UICC-T2が20-40mmにUICC-T3が40mm以上と最大腫瘍径のみにて区分されるようになりました。UICC-T4はCAとSMAへの浸潤の有無に加えて総肝動脈（CHA）の浸潤の有無も問われています。UICC-T2とUICC-T3の腫瘍の大きさに対しては、『膵癌取扱い規約（第7版）』では腫瘍の大きさとしてTS（tumor size）を記載することになっており、TS1が20mm以下、TS2が20mmを超え40mm以下、TS3が40mmを超え60mm以下、TS4が60mmを超えるものと定義しており、UICC-T2に対しては、『膵癌取扱い規約（第7版）』のTS2に、UICC-T3に対してはTS3とTS4が相当することになります。UICC-T4の総肝動脈への浸潤の有無は、切除可能性分類に新たに関与してきたため、丁寧に記載しておくことが、データ対応に支障を来さないこととなるため重要であると思われます。

2．N分類

個数で区分するのは偶然同じとなりましたが、表記方法がN1a、N1bではなくN1、N2となっています。

3．M分類

同じですが、M分類の項で前述したように『膵癌取扱い規約』では腹膜転移（P）と肝転移（H）は臨床的重要さから別途記載することになっています。

4．ステージ分類

ステージ0とⅠAはほぼ同じですが、ステージⅠBとⅡAはT因子の規定の違いにより背景が異

表5…JPS膵癌取扱い規約第7版とUICC第8版におけるTNM分類、ステージ分類の比較（要約）

	JPS膵癌取扱い規約第7版（2016）	UICC第8版（2016）
Tis	非浸潤癌	上皮内癌
T1	膵内に限局し、腫瘍径20mm以下 　T1a：5mm以下 　T1b：5mmをこえるが10mm以下 　T1c：10mmをこえるが20mm以下	腫瘍径20mm以下 　T1a：5mm以下 　T1b：5mmをこえるが10mm以下 　T1c：10mmをこえるが20mm以下
T2	膵内に限局し、20mmをこえる	20mmをこえるが40mm以下
T3	膵外に進展	40mmをこえる
T4	腹腔動脈もしくは上腸間膜動脈に浸潤	腹腔動脈もしくは上腸間膜動脈もしくは総肝動脈に浸潤
N0	リンパ節転移なし	リンパ節転移なし
N1	領域リンパ節転移 　N1a 1-3個の転移 　N1b 4個以上の転移	領域リンパ節に1-3個の転移
N2	―	領域リンパ節に4個以上の転移
M0	遠隔転移なし	遠隔転移なし
M1	遠隔転移、領域リンパ節をこえるリンパ節転移 （腹腔洗浄細胞診はM1に含まない）	遠隔転移、領域リンパ節をこえるリンパ節転移 （腹腔洗浄細胞診はM1に含まない）

Stage 0	Tis	N0	M0	Tis	N0	M0
Stage ⅠA	T1	N0	M0	T1	N0	M0
Stage ⅠB	T2	N0	M0	T2	N0	M0
Stage ⅡA	T3	N0	M0	T3	N0	M0
Stage ⅡB	T1, T2, T3	N1 (N1a, N1b)	M0	T1, T2, T3	N1	M0
Stage Ⅲ	T4	Nに関係なく	M0	T1, T2, T3	N2	M0
				T4	Nに関係なく	M0
Stage Ⅳ	Tに関係なく	Nに関係なく	M1	Tに関係なく	Nに関係なく	M1

なってきます。さらにステージⅡBとⅢではリンパ節転移の個数の要因が異なってくることも加わることで、両規約での背景の乖離を認めます。ステージⅣは遠隔転移を伴うものであり同一となります。

8　おわりに

JPS『膵癌取扱い規約（第7版）』の病期分類は外科医、内科医、病理医、放射線科医、解剖学、日本膵癌登録といったそれぞれの立場から多面的に協議がなされ、用語を補足するように注意書きや付記も多く加えられ説明の強化が行われており、規約を読み込めば用語のみならず膵癌の特性がわかるテキストブックとしても活用できる内容となっています。本邦での共通の土俵である『膵癌取扱い規約』の病期分類が国内外の多くの医師や研究者に使用され、明日の膵癌治療の成績向上に役立つことが期待されます。

● 文献
1) 日本膵臓学会. 膵癌取扱い規約第7版. 東京, 金原出版,

2016, 136p.
2) 日本膵臓病研究会. 外科・病理膵癌取扱い規約. 東京, 金原出版, 1980.
3) UICC. TNM Classification of Malignant Tumours, 8th edition. Brierley JD, et al. eds. Wiley-Blackwell, 2016.
4) 日本膵臓学会. 膵癌取扱い規約第6版. 東京, 金原出版, 2009.
5) 岸和田昌之ほか. 外科の立場から. 膵臓. 31, 2016, 791-8.
6) McIntyre CA, et al. Diagnostic evaluation and staging of pancreatic ductal adenocarcinoma. Semin Oncol. 41, 2015, 19-27.
7) Tanaka M, et al. International consensus guidelines 2012 for the management of IPMN and MCN of the pancreas. Pancreatology. 12, 2012, 183-97.
8) 日本膵臓学会. 膵癌取扱い規約第3版. 東京, 金原出版, 1986.
9) 吉岡一ほか. 膵頭神経叢切断術々式. 手術. 11, 1957, 849-57.
10) Yoshioka H, et al. Therapeutic neurotomy on head of pancreas for relief of pain due to chronic pancreatitis; a new technical procedure and its results. AMA Arch Surg. 76, 1958, 546-54.
11) Gockel I, et al. Resection of the mesopancreas (RMP): a new surgical classification of a known anatomical space. World J Surg Oncol. 5, 2007, 44.
12) 伊佐地秀司. Mesopancreas ってご存知ですか？. 肝胆膵治研誌. 6, 2008, 82-4.
13) Sharma D, et al. Mesopancreas is a misnomer: time to correct thenomenclature. J Hepatobiliary Pancreat Sci. 23, 2016, 745-9.
14) 日本膵臓学会膵癌診療ガイドライン改訂委員会. 膵癌診療ガイドライン2016年版. 東京, 金原出版, 2016, 272p.

4 膵癌の病期分類および切除可能性分類
（NCCN ガイドライン・UICC TNM 分類）

広島大学大学院医歯薬保健学研究院応用生命科学部門 外科学 助教　近藤　成　　同 准教授　村上義昭

1 はじめに

膵癌は切除手術が唯一治癒の期待できる治療ですが、症状が乏しく、診断時にはすでに切除不能な症例が多数を占め、切除可能な膵癌の割合は約20％程度と報告されています[1]。このように、非常に生物学的悪性度の高い腫瘍である膵癌[2]に対して、近年では癌の進展範囲や患者の全身状態によって手術療法、化学療法、放射線治療、あるいはこれらの組み合わせによる集学的治療が行われるようになってきています。

様々な治療戦略が存在する中で膵癌の進行度により正確に病期分類を行うことは、膵癌の治療戦略を立てる上できわめて重要です。本邦においては『膵癌取扱い規約』に基づいて病期分類を行うことが多いですが、国際的には、Union for International Cancer Control（UICC）/ the American Joint Committee on Cancer（AJCC）が発刊するtumor-node-metastasis（TNM）分類[3,4]が用いられることが多いです。

また最近では、膵癌の進行度を切除可能性の側面から分類した、切除可能性分類（resectability status）に基づいて治療方針が決定されるようになってきており、『膵癌診療ガイドライン2016年版』[5]でも切除可能性について記載されています。切除可能性分類については、『National Comprehensive Cancer Network（NCCN）ガイドライン』[6]の分類が最もよく使用され、国際的にも頻用されてきました。さらに、2016年7月に発刊された『膵癌取扱い規約（第7版）』[7]においても、切除可能性分類が初めて記載され、本邦ではこちらの分類が今後使用されていくと思われます。

このように、膵癌に対する治療戦略を立てる上で、病期分類および切除可能性分類はますます重要性が高まってきています。本稿では、切除可能性分類および病期分類として、NCCNガイドラインの切除可能性分類およびUICC TNM分類について解説します。

2 切除可能性、病期を評価するための準備

切除可能性・病期を正確に診断するためには、膵臓の評価に特化した質の高い適切な画像検査の結果に基づいて、経験豊富な施設で行われるべきです。『NCCNガイドライン』[6]では、膵臓の評価に特化した造影MDCTかつ／または造影MRIの画像診断を含めることを推奨しています。CTについては、多列CT（MDCT、膵撮影用のプロトコールを用いた多時相撮影）により、血管造影にて撮影し、多断面再構成を行い、腸間膜血管系に対する原発腫瘍の位置関係を精密に描出することが望ましいです。

造影MRIは、CTで判定できない肝病変を評価する場合や、疑わしい膵腫瘍がCTで描出されない場合、ヨード造影剤に対するアレルギーなどによりCTが施行できない場合などに有用です。超音波内視鏡（EUS）は膵癌をより高感度に診断できることから、本邦のガイドラインでは膵癌の診断の際には行うように推奨されていますが（推奨の強さ：2）、『NCCNガイドライン』ではルーチンの検査としては推奨されておらず、CTの補完的な位置付けです。PET/CTについても、CT・MRIに加えて膵癌転移を検出目的に行ってもよいが、造影

表 1 … NCCN ガイドライン（2017 Ver.1）における切除可能性分類

切除可能性	動脈	静脈
切除可能	●腫瘍が腹腔動脈、上腸間膜動脈、総肝動脈のいずれにも接触を認めない。	●腫瘍が、門脈または上腸間膜静脈に接触を認めない、もしくは、腫瘍の接触が血管壁への180°未満の接触にとどまり、静脈の壁不整を伴っていないもの。
切除可能境界	①膵頭部/膵鉤部 ●総肝動脈への腫瘍の接触を認めるが、肝動脈左右分岐部への進展は認めず、安全かつ完全な切除・再建が可能である。 ●上腸間膜動脈に血管壁の半周を超えない腫瘍の接触を認める。 ●血管解剖の変異（例：副右肝動脈、置換右肝動脈、置換総肝動脈）の有無及び腫瘍との接触の有無・程度について、手術計画に影響を及ぼす可能性がないか、注意すべきである。 ②膵体部/膵尾部 ●腹腔動脈に180°未満の腫瘍の接触を認める。 ●腹腔動脈に180°以上の腫瘍の接触を認めるが、大動脈浸潤は認めず、胃十二指腸動脈にも浸潤がない。	●腫瘍が、門脈または上腸間膜静脈に180°以上の接触を認める、もしくは、静脈の壁不整のある180°未満の接触を認める、もしくは血栓症を認めるが、浸潤部位の近位側・遠位側がともに安全かつ完全な切除・再建が可能であるもの。 ●腫瘍が下大静脈に接触を認めるもの。
切除不能	●遠隔転移を認める。 ①膵頭部/膵鉤部 ●上腸間膜動脈に血管壁の180°を超える腫瘍の接触を認める。 ●腹腔動脈に血管壁の180°を超える腫瘍の接触を認める。 ●上腸間膜動脈第1空腸枝に腫瘍の接触を認める。 ②膵体部/膵尾部 ●腹腔動脈と上腸間膜動脈に180°を超える腫瘍の接触を認める。 ●腹腔動脈と大動脈に腫瘍の接触を認める。	①膵頭部/膵鉤部 ●腫瘍による浸潤・閉塞により、門脈または上腸間膜静脈再建が不可能であるもの。 ●上腸間膜静脈に続く最も近位側の空腸枝に浸潤を認めるもの。 ②膵体部/膵尾部 ●腫瘍による浸潤・閉塞により、門脈または上腸間膜静脈再建が不可能であるもの。

Adapted with permission from the NCCN Clinical Practice Guidelines in Oncology (NCCN Guidelines®) for Pancreatic Adenocarcinoma V. 1. 2017. © 2017 National Comprehensive Cancer Network, Inc. All rights reserved. The NCCN Guidelines® and illustrations herein may not be reproduced in any form for any purpose without the express written permission of NCCN. To view the most recent and complete version of the NCCN Guidelines, go online to NCCN.org. The NCCN Guidelines are a work in progress that may be refined as often as new significant data becomes available.

CTの代替になるものではないとされています。

3 NCCNガイドライン切除可能性分類

『NCCNガイドライン』では、切除可能性分類が2014年に初めて記載されて以来、定期的に改訂されてきました。2017年2月現在、最新版であるver.1について概説します。**本分類は、切除可能（resectable）、切除可能境界（borderline resectable）、切除不能（unresectable）に分類され、それぞれ動脈と静脈のカテゴリーに分かれています。**分類を行う際にポイントとなる動脈は、肝動脈・腹腔動脈・上腸間膜動脈であり、静脈については門脈・上腸間膜静脈です。また、腫瘍の局在によって分類の定義が異なるものもあります（**表1**）[6]。

図 1 ⋯ 切除可能膵癌の典型例

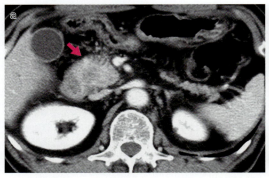 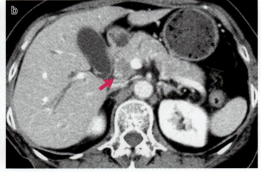

a. 膵頭部に約28mm大の腫瘤（↑）を認めるが、上腸間膜動脈、上腸間膜静脈ともに接触を認めない。
b. 膵頭部に約20mm大の腫瘤（↑）を認め、上腸間膜動脈との接触は認めないが、上腸間膜静脈とは180°未満の接触を認める。

1．切除可能膵癌

1．動脈因子

腫瘍が、腹腔動脈、上腸間膜動脈、総肝動脈のいずれにも接触を認めない腫瘍と定義されています（図1a）。

2．静脈因子

腫瘍が、門脈または上腸間膜静脈に接触を認めない、もしくは腫瘍の接触が血管壁への180°未満の接触にとどまり、静脈の壁不整を伴っていないもの（図1b）と定義されています。

2．切除可能境界膵癌

1．動脈因子

a｜膵頭部／膵鉤部の腫瘍

総肝動脈への腫瘍の接触を認めますが、肝動脈左右分岐部への進展は認めず、安全かつ完全な切除・再建が可能なもの（図2a）、上腸間膜動脈に血管壁の180°を超えない腫瘍の接触を認めるもの（図2b）と定められています。また、血管解剖の変異（例：副右肝動脈、置換右肝動脈、置換総肝動脈）の有無および腫瘍との接触の有無・程度について事前に十分検討し、手術計画に影響を及ぼす可能性がないか、注意すべきであると記されています。

b｜膵体部／膵尾部の腫瘍

腹腔動脈に180°未満の腫瘍の接触を認めるもの、腹腔動脈に180°以上の腫瘍の接触を認めるが大動脈浸潤は認めず、胃十二指腸動脈にも浸潤がないもの（図2c）がこのカテゴリーに含まれます（ただし、後者の基準については切除不能のカテゴリーとした方がよいとの考えもあることが、付記されています）。

2．静脈因子

腫瘍が、門脈または上腸間膜静脈に180°以上の接触を認める、もしくは、静脈の壁不整のある180°未満の接触を認める、もしくは血栓症を認めるが、浸潤部位の近位側・遠位側がともに安全かつ完全な切除・再建が可能であるもの、腫瘍が下大静脈に接触を認めるものが含まれています。

3．切除不能膵癌

まず、遠隔転移を認めた場合には、すべての症例で切除不能膵癌になります。遠隔転移を認めない切除不能膵癌の定義は、以下のごとくです。

1．動脈因子

a｜膵頭部／膵鉤部の腫瘍

上腸間膜動脈に血管壁の180°を超える腫瘍の接触を認めるもの（図3a）、腹腔動脈に血管壁の180°を超える腫瘍の接触を認めるもの、上腸間膜動脈第1空腸枝に腫瘍の接触を認めるものが含まれます。

b｜膵体部／膵尾部の腫瘍

腹腔動脈と上腸間膜動脈に180°を超える腫瘍の

図 2… 切除可能境界膵癌の典型例

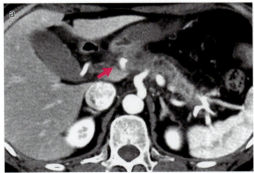
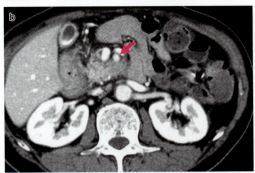
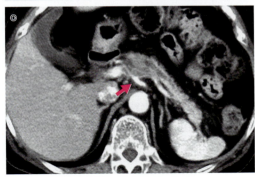

a. 膵頭部に約25mm大の腫瘤を認め、総肝動脈（↑）との接触を認める。腹腔動脈との接触は認めない。
b. 膵鉤部に約30mm大の腫瘤を認め、上腸間膜動脈（↑）と180°未満の接触を認める。
c. 膵体部に約32mm大の腫瘤を認め、腹腔動脈（↑）と180°未満の接触を認める。

接触を認めるもの（図3b）、腹腔動脈と大動脈に腫瘍の接触を認めるものが含まれます。

2. 静脈因子

a｜膵頭部／膵鉤部の腫瘍

腫瘍による浸潤・閉塞により、門脈または上腸間膜静脈再建が不可能であるもの、上腸間膜静脈

図 3… 切除不能膵癌の典型例

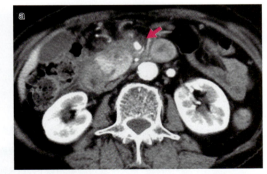
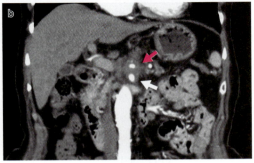

a. 膵鉤部に約25mm大の腫瘤を認め、上腸間膜動脈（↑）と180°以上の接触を認める。
b. 膵体部に約35mm大の腫瘤を認め、腹腔動脈（↑）と上腸間膜動脈（↑）に180°以上の接触を認める。

に続く最も近位側の空腸枝に浸潤を認めるものとされています。

b｜膵体部／膵尾部の腫瘍

腫瘍による浸潤・閉塞により、門脈または上腸間膜静脈再建が不可能であるものとされています。

4　UICC TNM分類（第8版）による病期分類

　UICC TNM分類は、悪性腫瘍の病期分類に用いられる指標の1つで、原発癌の大きさ・広がり・深さをT因子、原発癌の所属リンパ節転移の状況をN因子、他臓器への遠隔転移状況をM因子として区分し、それらを総合して病期を判定しています。膵癌においてもTNM分類が国際的に最も頻用されている病期分類です。2016年11月に第8版[4]が出版され、これまでの第7版[3]に比べて、各因子や

表2… TNM分類（第8版）における膵癌TNM因子の定義

T因子（原発腫瘍）

TX	原発腫瘍の評価不能
T0	原発腫瘍を認めない
Tis	上皮内癌
T1	最大径2cm以下の原発腫瘍
T1a	最大径0.5cm以下の原発腫瘍
T1b	最大径0.5cm超1cm以下の原発腫瘍
T1c	最大径1cm超2cm以下の原発腫瘍
T2	最大径2cm超4cm以下の原発腫瘍
T3	最大径4cm超の原発腫瘍
T4	原発腫瘍が腹腔動脈、上腸間膜動脈、総肝動脈のいずれかに浸潤するもの

N因子（領域リンパ節）

NX	領域リンパ節の評価不能
N0	領域リンパ節に転移を認めない
N1	リンパ節転移が1〜3個
N2	リンパ節転移が4個以上

M因子（遠隔転移）

M0	遠隔転移なし
M1	遠隔転移あり

UICC TNM分類（第8版）より転載

ステージの定義が改訂されました。第8版における各因子の定義を**表2**に示します。大きく変わったポイントとしては、T因子（T4を除く）が腫瘍の最大径のみで定義されたこと、N因子に転移個数の概念が導入されたことが挙げられます。

1. T因子

T1、T2、T3は腫瘍の最大径のみにて定義されます。T1は最大径2cm以下の腫瘍であり、中でも最大径0.5cm以下をT1a、0.5cm超1cm以下をT1b、1cm超2cm以下をT1cと定義されました。T2は最大径2cm超4cm以下の腫瘍、T3は最大径4cm超の腫瘍と定義されました。第7版では、T3は腫瘍が膵外に進展し、上腸間膜動脈および腹腔動脈に浸潤を認めない腫瘍と定義されていましたが、若干定義があいまいな部分もありました。今回の改訂において、T3は腫瘍の最大径のみにて定義されることとなり、より客観性が高まりました。T4に関しては、上腸間膜動脈または腹腔動脈に浸潤を認める腫瘍と定義されており、こちらは改訂前と同様です。

2. N因子

第7版において、N因子は領域リンパ節への転移の有無のみにより定義されていましたが、第8版ではリンパ節転移個数の要素が導入されました。すなわち、N0は領域リンパ節に転移を認めないもの、N1は転移個数が1-3個のもの、N3は4個以上のものと定義されました。

また、病理学的にリンパ節転移なし（pN0）と診断するには、12個以上の領域リンパ節について病理学的検索が求められています。今後、膵癌の切除標本の病理組織診断においては、検索したリンパ節の個数および転移リンパ節の個数を明記する

表3 … TNM分類（第8版）における膵癌の病期分類

	T因子	N因子	M因子
Stage 0	Tis	N0	M0
Stage ⅠA	T1	N0	M0
Stage ⅠB	T2	N0	M0
Stage ⅡA	T3	N0	M0
Stage ⅡB	T1, T2, T3	N1	M0
Stage Ⅲ	T1, T2, T3	N2	M0
	T4	Any N	M0
Stage Ⅳ	Any T	Any N	M1

UICC TNM分類（第8版）より転載

ことがきわめて重要です。

3. M因子

M因子に関しては第7版の定義と同様であり、遠隔転移のないものがM0、あるものがM1と定義されます。

4. ステージ分類

上記TNM因子よるステージ分類の定義を**表3**に示します。ステージ0-ⅡBについては、第7版の定義とほぼ同様です。すなわち、ステージ0はTis、ステージⅠはT1、ステージⅠBはT2、ステージⅡAはT3で、いずれもN0・M0であり、ステージⅡBはT1-T3のいずれかで、N1かつM0となっています。ただし、前述の通り、T因子の定義が第7版と第8版で異なっているので、注意が必要です。

ステージⅢについては、第7版ではN因子にかかわらずT4かつM0のもののみと定義されていましたが、第8版ではこれに加えて、T1-T3のいずれかでN2かつM0のものもステージⅢと定義されました。この改訂により、第7版に比べてステージⅢの症例が増加するものと考えられます。

ステージⅣについては、第7版の定義とほぼ同様でT因子・N因子にかかわらずM1のものと定義されます。

5 おわりに

本稿では、『NCCNガイドライン』における切除可能性分類および『UICC TNM分類（第8版）』について概説しました。これらの分類は、本邦の『膵癌取扱い規約（第7版）』の切除可能性分類や病期分類と若干異なるところもありますが（p.100参照）、国際的に最も汎用されている定義であり、十分に理解しておくことが、今後の膵癌に対する治療戦略を理解し、実践していく上で必須であると考えます。

文献

1) Matsuno S, et al. Pancreatic Cancer Registry in Japan: 20 years of experience. Pancreas. 28, 2004, 219-30.
2) Siegel R, et al. Cancer statistics, 2013. CA Cancer J Clin. 63, 2013, 11-30.
3) TNM classification of malignant tumors, 7th ed. Sobin LH, et al. eds. New York, Wiley-Blackwell, 2010, 336p.
4) TNM classification of malignant tumors, 8th ed. James D, et al. eds. New York, Wiley-Blackwell, 2016, 272p.
5) 日本膵臓学会膵癌診療ガイドライン改訂委員会. 膵癌診療ガイドライン2016年版. 東京, 金原出版, 2016, 272p.
6) Referenced with permission from the NCCN Clinical Practice Guidelines in Oncology (NCCN Guidelines®) for Pancreatic Adenocarcinoma V. 1. 2017. © National Comprehensive Cancer Network, Inc. 2017. All rights reserved. Accessed March 10, 2017. To view the most recent and complete version of the guideline, go online to NCCN. org. NCCN makes no warranties of any kind whatsoever regarding their content, use or application and disclaims any responsibility for their application or use in any way.
7) 日本膵臓学会. 膵癌取扱い規約 第7版. 東京, 金原出版, 2016, 136p.

最新トピックス **分子生物学的手法による膵癌診断**

九州大学 臨床・腫瘍外科 准教授 **大塚隆生**　　同 教授 **中村雅史**

1　はじめに

　最近の画像診断機器の発達は目覚しいものがありますが、依然多くの膵癌が進行癌で診断され、慢性膵炎との鑑別に苦慮する病態に遭遇することも多いのが現状です。膵癌の診断能をより高めるために膵癌患者から得られる様々な検体を用いた分子生物学的解析が精力的に試みられていますが、未だに十分な成果は得られていません。また分子生物学的解析の多くが、切除された膵癌検体や切除不能患者の生検検体、血液を用いた他の膵疾患との鑑別診断に関するもので、いわゆる膵癌早期診断に向けた研究は多くありません。膵癌の予後改善のためには膵癌発症高危険群を確立し、早期に診断して治療を行うことが必要であり、これが最終的には膵癌発症の予防法開発へつながっていくものと思われます。

　本稿では膵癌の早期診断へ向けた分子生物学的解析のこれまでの成果と今後の展望について解説します。

2　検体と分子マーカー

　分子生物学的解析に用いる検体には血液、生検検体、切除標本、超音波内視鏡下穿刺吸引（endoscopic ultrasound-guided fine needle aspiration；EUS-FNA）検体、膵液、十二指腸液などがあり、標的となる分子マーカーにはRNA（mRNA, micorRNA）、DNA（変異、メチル化異常など）、蛋白質（発現異常、活性異常）などが挙げられます（**表1**）。近年、EUS-FNAは膵癌の組織学的確定診断に必須の検査法となりましたが、EUS-FNAを行うには腫瘤影を捉える必要があり、腫瘤影を認めるということは既に進行癌である可能性が高いということになります。一方、膵癌は膵管上皮から発生することから膵液中には腫瘍細胞や腫瘍細胞由来のDNA、RNA、蛋白質などの分子マーカーが多く含まれていると考えられるため、膵液や膵液を含む十二指腸液は膵癌早期診断へ向けた検体としては大いに期待できます。また血液も簡便に採取でき、他の疾患のスクリーニング検査の中にも取り入れやすく、最も汎用性が高い検体であると思われます。

表1…分子生物学的解析に用いる検体と標的分子

検体	標的
血液（全血、血清、血漿）	RNA (mRNA, microRNA)
生検検体、切除標本	DNA（変異、メチル化）
EUS-FNA検体	蛋白質（発現異常、活性異常、自己抗体など）
膵液	ペプチド、アミン
十二指腸液	糖鎖、脂質
唾液	エクソソーム（DNA, RNAなど様々な物質を含む）
尿	その他
その他	

3 膵癌発症危険因子と分子生物学的解析

膵癌診療ガイドライン[1]では膵癌発症危険因子として膵癌家族歴・遺伝性膵炎などの遺伝性疾患、糖尿病や慢性膵炎の合併疾患、膵管内乳頭粘液性腫瘍（intraductal papillary mucinous neoplasm；IPMN）、喫煙・飲酒などが挙げられており、複数の因子を持つものを高危険群として精査を行うことを推奨しています。しかし、これらの因子は、例えば肝細胞癌発症危険因子である肝炎ウイルス感染のような強力な危険因子ではないため、膵癌早期診断に直結する高危険群としての絞り込みが実臨床ではできていません。これらの危険因子の中でも特に膵癌を発症しやすい高危険群を同定するうえでも、分子生物学的解析に期待するところは大きくなります。

4 血液検体

膵癌診療では腫瘍マーカーであるCEA（carcinoembryonic antigen）やCA19-9（carbohydrate antigen 19-9）が一般的に測定されており、他の悪性腫瘍のスクリーニングにも使用できる汎用性や測定の簡便性もあり、膵癌を含む癌診療において重要な役割を果たしています。腫瘍マーカー高値は進行癌を反映している場合が多く、そのため腫瘍マーカーは治療効果や病勢、術後再発の評価に用いられる場合が多くなります。一方、膵管狭窄による閉塞性膵炎に起因する腫瘍マーカー上昇が膵非浸潤癌の診断契機となることもあり、膵癌早期診断においても有用な分子マーカーの1つとなります。

1. エクソソーム

近年、腫瘍細胞から血液や消化液中に分泌される脂質二重膜に包まれた細胞外小胞であるエクソソームが注目を集めています。エクソソーム内には癌細胞由来のDNA、RNA、蛋白質などの分子マーカーが多数含まれており、血液や消化液内で安定して存在します。最近、米国MDアンダーソンがんセンターから、血清中の膵癌由来エクソソームのGlypican-1の同定が膵癌の診断に有用であることが報告されました[2]。エクソソーム／Glypican-1は正常人では同定されないもので、画像で捉えられない早期の膵癌の診断も可能な場合があり、きわめて優れた膵癌のスクリーニング法として利用できる可能性があります。

2. 血中microRNA

また血中microRNA解析も注目を集めています。血液中には多くのRNA分解酵素が存在するため、血中microRNAの測定は困難であると従来は考えられていましたが、最近の研究では内因性のmicroRNAがArgonaute2蛋白質と結合したり[3]、エクソソームに内包されたり[4]することで、血中でも安定して存在することが明らかとなってきています。

デンマーク・ハーレブ病院のグループ[5]は血中microRNAの網羅的解析により、膵癌で発現異常を認める13種類のmicroRNAを同定し、異常発現を認める複数のmicroRNAとCA19-9値との組み合わせで膵癌の検出率が高くなることを報告しました。特にステージIA、IBの比較的早い病期の切除可能膵癌での解析でも同様に高い検出率を示しており、膵癌の早期診断に期待が持てる結果でした。

またドイツ・ウルム大学のグループ[6]は膵癌やIPMNでそれぞれ特異性が高い*KRAS*コドン12、*GNAS*コドン201の遺伝子変異を血中cell-free DNAを用いて解析し、膵癌や悪性所見を認めないIPMN患者を健常人と鑑別できることを報告しました。特にIPMNは膵癌の危険因子として注目を集めており、血中cell-free DNAの解析が膵癌発症高危険群の同定に利用できる可能性があることが示されました。

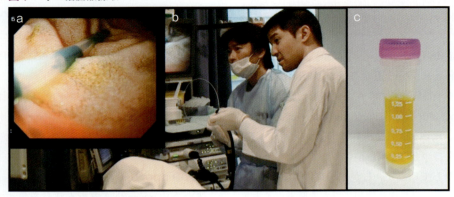

図1⋯⋯十二指腸液採取
a. 十二指腸液採取時の内視鏡画面
b. 十二指腸液採取時の様子
c. 採取された十二指腸液

5 膵液

　膵液中には癌細胞も存在することがあるため、蛋白質、DNA、RNAなど様々な分子マーカーを解析することが可能です。一方、膵液中には多様な分解酵素が大量に含まれていますので、検体の保存法が適切でないと分子マーカーが分解され、解析が困難となることもあります。Sueharaら[7]は膵液中テロメラーゼ活性測定により、画像で捉えられる前の段階の膵癌患者を同定したことを報告しましたが、酵素活性解析であるため安定した結果が得られず、広く一般化はされませんでした。

　また膵液解析の別の問題点として、膵液採取にはERCP下の選択的膵管挿管が必要であり、十分量の膵液を確保するためには膵液分泌促進剤であるセクレチンを投与することが望ましいことが挙げられます。現在、本邦ではセクレチンの販売はされておらず、時に致死的となるERCP後重症膵炎の問題もあり、膵液の分子生物学的解析は膵癌早期診断のためのスクリーニングには適していないと言えます。

6 十二指腸液

　十二指腸液は膵液だけでなく胆汁や胃液、腸内細菌も含んでおり、分子マーカーも様々な修飾を受けるため解析を困難にする可能性があります。しかし十二指腸液は上部消化管内視鏡検査中に安全かつ簡便に採取することが可能であり、血液よりもより膵癌に関連する情報量を多く含んでいます（図1）。特にDNAやRNAは酵素により断片化されても、解析に必要な領域が残っていればマーカーとして十分に活用できる可能性があります。

　Moriら[8]は膵癌患者の十二指腸液中CEAとS100Pの濃度を測定してROC（receiver operating characteristics）解析を行い、それぞれ膵癌検出のためのカットオフ値を184ng/mL、4,894pg/mLに設定して、両者を組み合わせた場合のROC曲線下面積が0.90、感度86％、特異度80％であることを報告しました。これは血清CEA濃度（感度33％）、血清CA19-9濃度（感度47％）、膵液細胞診（感度60％）よりも感度が高いものでした。この研究ではセクレチンを使用しなくても解析に十分な量の十二指腸液採取と分子マーカー測定が可能でしたが、比較コントロール群が真の健常者ではなく良性膵

図2 … 十二指腸液のGNAS変異解析

a. GNAS変異（codon 201）；CGT>TGT（R201C）

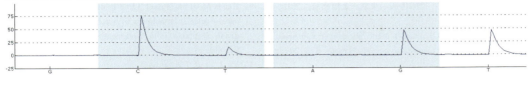

b. GNAS野生型

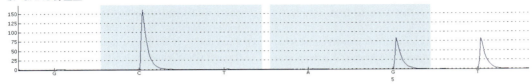

PyrosequenceによるGNASコドン201（CGT）の変異解析。
a：上段ではCがTに33%で置換されていることを示している。
b：下段は野生型GNASで、変異を認めない。

疾患患者であり、また分子マーカーによっては蛋白分解酵素阻害剤を混注しなければ測定ができないといった問題もあり、課題が残っています。

米国・ジョーンズホプキンス大学では十二指腸液中のDNA遺伝子変異解析による膵癌早期診断を目指した研究が精力的に行われています。Kandaら[9]は十二指腸液中のp53遺伝子変異（エクソン5、8）を解析し、PanIN-3やIPMN high grade dysplasiaのいわゆる非浸潤癌で50%、浸潤癌で67%のp53変異を同定し、膵癌早期診断へ向けたスクリーニングに有用である可能性を報告しました。またYuら[10]は高感度かつ網羅的解析が可能な次世代シークエンサーを用いて十二指腸液の解析を行い、変異DNAの濃度が膵癌患者で健常者やIPMN患者より高いことを報告しました。特にp53とSMAD4の変異は膵癌患者の鑑別にきわめて有用で、4例の経過観察中の膵癌発症患者のうち2例が十二指腸液検体採取時に画像で膵病変を指摘されていなかったにもかかわらずp53とSMAD4の変異を示しており、膵癌早期診断への応用が期待されます。

膵癌の高危険因子として高い注目を集めているIPMNでは、40-50%にGNAS変異を認めることが報告されています[11]。GNAS変異は通常型膵癌では認められない遺伝子変異で、GNAS / KRAS遺伝子変異マウスモデルでIPMNが発生することからも[12]、IPMNを特徴付ける分子マーカーであると考えられています。一方、Idenoら[13]は併存膵癌を発症するIPMNはMUC2陰性の胃型で、GNAS変異を認めないものが多いことを明らかにしました。またIPMN切除を行った患者の切除標本と十二指腸液中のGNAS変異の解析を行い、23例中21例（91%）でGNAS変異状態が一致したことも報告しました[14]（図2）。すなわち、画像でIPMNが疑われる患者の十二指腸液中GNAS変異を調べることで、IPMNの中でも特に膵癌を合併しやすい集団を同定できる可能性があります。

7　おわりに

膵癌の早期診断へ向けた取り組みの中で、分子生物学的解析が果たす役割は大きいと思われます。十二指腸液や血液など、より簡便で低侵襲な検体採取法での解析が望まれますが、解析法は複雑で一般診療で用いるレベルには至っておらず、診断能も十分であるとはいえないため、克服していくべき今後の課題です。

文献

1) 日本膵臓学会膵癌診療ガイドライン改訂委員会. 膵癌診療ガイドライン2016年版. 東京, 金原出版, 2016, 272p.
2) Melo SA, et al. Glypican-1 identifies cancer exosomes and detects early pancreatic cancer. Nature. 523, 2015, 177-82.
3) Arroyo JD, et al. Argonaute2 complexes carry a population of circulating microRNAs independent of vesicles in human plasma. Proc Natl Acad Sci USA. 108, 2011, 5003-8.
4) Valadi H, et al. Exosome-mediated transfer of mRNAs and microRNAs is a novel mechanism of genetic exchange between cells. Nat Cell Biol. 9, 2007, 654-9.
5) Schultz NA, et al. MicroRNA biomarkers in whole blood for detection of pancreatic cancer. JAMA. 311, 2014, 392-404.
6) Berger AW, et al. Detection of hot-spot mutations in circulating cell-free DNA from patients with intraductal papillary mucinous neoplasms of the pancreas. Gastroenterology. 151, 2016, 267-70.
7) Suehara N, et al. Telomerase activity detected in pancreatic juice 19 months before a tumor is detected in a patient with pancreatic cancer. Am J Gastroenterol. 93, 1998, 1967-71.
8) Mori Y, et al. A minimally invasive and simple screening test for detection of pancreatic ductal adenocarcinoma using biomarkers in duodenal juice. Pancreas. 42, 2013, 187-92.
9) Kanda M, et al. Mutant TP53 in duodenal samples of pancreatic juice from patients with pancreatic cancer or high-grade dysplasia. Clin Gastroenterol Hepatol. 11, 2013, 719-30.
10) Yu J, et al. Digital next-generation sequencing identifies low-abundance mutations in pancreatic juice samples collected from the duodenum of patients with pancreatic cancer and intraductal papillary mucinous neoplasms. Gut (online publication) (doi: 10.1136/gutjnl-2015-311166).
11) Furukawa T, et al. Whole-exome sequencing uncovers frequent GNAS mutations in intraductal papillary mucinous neoplasms of the pancreas. Sci Rep. 1, 2011, 161.
12) Taki K, et al. GNAS (R201H) and Kras (G12D) cooperate to promote murine pancreatic tumorigenesis recapitulating human intraductal papillary mucinous neoplasm. Oncogene. 35, 2016, 2407-12.
13) Ideno N, et al. Intraductal papillary mucinous neoplasms of the pancreas with distinct pancreatic ductal adenocarcinomas are frequently of gastric subtype. Ann Surg. 258, 2013, 141-51.
14) Ideno N, et al. Clinical significance of GNAS mutation in intraductal papillary mucinous neoplasm of the pancreas with concomitant pancreatic ductal adenocarcinoma. Pancreas. 44, 2015, 311-20.

4

術前治療

膵癌治療のアルゴリズム

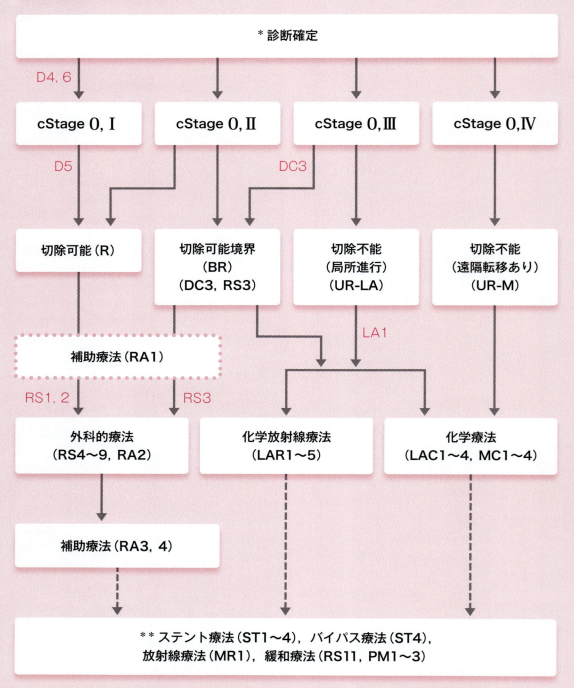

* 膵癌患者においては診断初期から疼痛・消化吸収障害・(膵性)糖尿病・不安などに対する支持療法が必要となる。詳細に関しては各病態の診療ガイドラインおよび日本緩和医療学会のHP (http://www.jspm.ne.jp/guidelines/index.html) を参照されたい。cStage分類、Resectability分類はJPS膵癌取扱い規約第7版による。
** 「ステント療法、バイパス療法、放射線療法は症例により適応とされる場合がある。」
日本膵臓学会膵癌診療ガイドライン改訂委員会編. 膵癌診療ガイドライン2016年版. 東京, 金原出版, 2016, 45より転載

4 術前治療

1 膵癌に対する術前補助療法

大阪大学大学院 消化器外科学 准教授　江口英利

1 はじめに

　化学療法や放射線療法のみでは膵癌の根治は得られがたく、根治の可能性のある治療法は外科的切除術のみであることから、治療開始時の画像診断で切除可能と診断された膵癌に対する治療の基軸は、切除術と考えられています[1]。しかし、手術だけでは高頻度に再発することも事実ですので、手術に加えて化学療法や放射線療法を術前や術後に行う工夫がこれまでになされてきました。これらの工夫のうち、まずは手術を行ってから術後に再発予防としての化学療法を行うこと（術後補助療法）は、今や標準治療となっています。

　一方、術前の治療（術前補助療法）については現時点では標準治療とはなっていません。また、切除可能（resectable；R）膵癌に対する術前補助療法とは厳密には異なりますが、切除が不可能な膵癌や切除可能かどうか微妙な膵癌〔切除可能境界（borderline resectable；BR）膵癌〕にも、まず化学療法や放射線療法を行うことによって、手術に持ち込む可能性を探る試みも多くなされてきました。術前補助療法については、そもそも長期予後改善に有益なのか、術前補助療法後の手術に悪影響はないのか、行うとすれば化学療法か、放射線療法か、その併用か、術前治療の期間はどのように設定するのか、術前治療後に本当に切除するかどうかをいかに決定するのかなど、多くの問題点を解決すべき状況にあります。

　そこで本稿では、膵癌に対する術前補助療法を総括的に解説し、現時点での臨床的意義や問題点について説明します。

2 術前補助療法の意義

　術前補助療法の意義を述べるには、そもそも切除術を行ったにもかかわらず再発するということがどういう現象なのかを理解する必要があります。膵癌の再発は局所再発と遠隔再発に大別されます。

1. 局所再発における術前補助療法

　局所再発とは、手術で主病巣がしっかり切除でき、病理学的にも断端が陰性（R0）、または肉眼的には断端が陰性（R1）の手術を行ったにもかかわらず、主病巣の存在していた部位の近傍から再発することを意味します。断端における癌の遺残が肉眼的に認められるような手術（R2手術）と比較し、R1手術の方が予後は良好で、またR1手術よりもR0手術の方が局所再発率は低いことが知られていますので、できるだけR0手術が望ましいことは言うまでもありません。局所再発を予防するという観点からすれば、術前補助療法には主病巣のサイズを縮小し切除断端の癌細胞を陰性（R0）にすることができるのではないかという期待が込められています。実際、術前補助療法を行ってから切除術を行った症例では良好なR0率が報告されています。ただし術前補助療法を行わずにR0を達成しえた症例と、術前補助療法のおかげでR0を達成しえた症例の局所再発率が同等かどうかについては明確なエビデンスはありません（術前補助療法を行った場合の方が高い可能性も、低い可能性も想定されます）。この疑問点は今後解明してゆくべき問題点だと思われます。

2. 遠隔再発における術前補助療法

　次に遠隔再発とは、そもそも手術時に遠隔臓器に癌細胞が存在していたものの、それを検出でき

ず、術後に癌病巣が顕在化してくるという場合や、手術時の操作によって遠隔転移が生み出された可能性（いわゆる術中揉み出し）、さらには局所再発から遠隔部位に転移した可能性もありえますが、いずれのメカニズムで遠隔再発を来したのかは確認のしようがないのが現実です。このようなメカニズムが想定される遠隔再発を予防するという観点からすれば、術前補助療法は初診時から存在する微小な（術前画像検査で描出できない）転移巣を消失せしめ、術後の遠隔再発率を下げるのではないかという期待や、術前補助療法によって主病巣の癌細胞の生存率を下げることにより術中揉み出しを減らすことができるのではないかという期待が込められています。しかし実際には画像検査で描出できない病変は追跡もできないので、術前補助療法で微小な遠隔再発を消滅させることができたのか、あるいは遠隔再発を防止し得たのかの評価は困難であるのも事実です。

　一方、術前補助療法には数週間以上の期間を要するため、術前補助療法後に画像検査で新規に遠隔転移が描出されるようになる症例に遭遇することもあります。このような症例では、術前補助療法がかえって不利益となったと表現される場合もありますが、画像検査で病巣が描出できるようになるには相当な期間を要すると想定されますので、そのような症例はそもそも術前治療開始前に遠隔転移があったものと考えられ、したがって術前補助療法によって潜在的遠隔転移のある症例が選別でき、無用な手術を避けることができたと考えられることも多く、このことはむしろ術前補助療法のメリットであると表現されることもあります。

3　術前補助療法に関するこれまでの報告

　これまでのところ、膵癌に対する術前補助療法が臨床的に有意義かどうかを明らかにするための大規模なランダム化比較試験（RCT）の結果は一報も報告されておらず、したがって現時点ではエビ

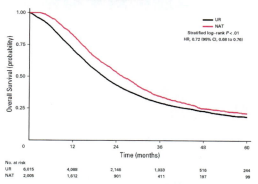

図1…即手術群（UR）と術前補助療法施行群（NAT）における全生存率曲線

ハザード比は0.72で、有意に術前補助療法群が良好であるとの結果が報告された。
（Mokdadら, J Clin Oncol 2016より引用）

デンスレベルの高い報告に基づいた評価はできません。

1. 切除可能膵癌

　そのような中で最近、切除可能膵癌に対する術前補助療法の意義に関する研究成果として、比較的エビデンスレベルが高いとされるPropensity Score法を用いた大規模な研究結果が報告されました。

1. Mokdadらの報告

　Mokdadら[2]は米国のNational Cancer Databaseを用いて、2006-2012年に切除術をされた初診時のステージⅠまたはⅡ（American Joint Committee on Cancerによる）の成人膵頭部癌症例のうち、術前補助療法を行ってから手術を施行した2,005症例と、Propensity Score法でマッチさせた即手術群6,015症例を抽出して全生存率を比較し、術前補助療法を行った群の生存期間中央値（MST）は26カ月で、即手術群の21カ月より有意に良好であった（ログランク検定で$p<0.01$、ハザード比：0.72、95％信頼区間：0.68-0.78）と報告しています（図1）。さらに、術前補助療法施行群では切除標本で評価したT3/4の比率は73％であったのに対して、即手術群では86％と有意に高く（$p<0.01$）、またリンパ節転移陽性率も術前補助療法群と即手術群でそれぞれ

図2 ⋯ 切除可能膵癌における術前補助療法に関する6報のForest Plot解析

Study name	Hazard ratio	Lower limit	Upper limit	Z-Value	p-Value	Relative weight
Golcher (2015)[8]	0.99	0.60	1.64	-0.04	0.969	59.45
Golcher (2008)[9]	0.68	0.37	1.25	-1.24	0.214	40.55
Subgroup (RCT)	0.85	0.58	1.25	-0.82	0.412	
Tzeng (2014)[18]	0.80	0.59	1.08	-1.47	0.142	27.49
Papalezova (2012)[3]	0.91	0.74	1.12	-0.87	0.382	54.36
Satoi (2009)[10]	0.75	0.49	1.15	-1.31	0.191	13.12
Vento (2007)[1]	1.20	0.60	2.40	0.51	0.607	5.04
Subgroup (Retrospective)	0.87	0.74	1.02	-1.77	0.076	
Overall Pooled effect	0.87	0.75	1.00	-1.95	0.051	

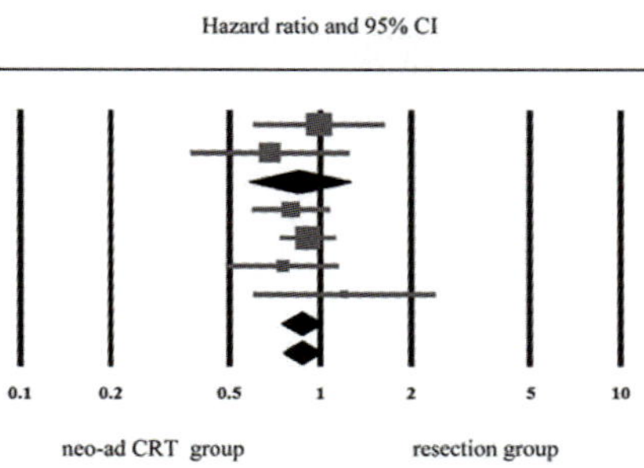

RCT:
Heterogeneity test: Cochran Q=0.870 (df=1), p=0.351; I-square=0.0%.
Retrospective study:
Heterogeneity test: Cochran Q=1.755 (df=3), p=0.625; I-square=0.0%.
Total:
Heterogeneity test: Cochran Q=2.63 (df=5), p=0.756; I-square=0.0%.

術前補助療法を施行した症例は全生存期間において良好な傾向にあったものの、統計学的に有意とはならなかった。
(Liuら、Medicine (Baltimore) 2016より引用)

48％・73％で、切除断端陽性率もそれぞれ17％・24％と有意に術前補助療法群で低かった（いずれの比較でもp＜0.01）と報告しています。この報告はかなり大規模であり、初診時にステージⅠまたはⅡと診断された症例を対象とし、全米の大多数の施設からの報告を包含していることから、R膵癌に対する術前補助療法をある程度肯定的に評価するものと言えるでしょう。

しかし本研究報告で注意しなければならないこととして、この研究デザインでは、切除を企図して術前補助療法を開始したものの切除術に至らなかった症例がどの程度存在するのかを明らかにすることができず、それらを含めた全生存率を明らかにすることができないという限界があります。ただし、切除に至らなかった症例の多くは術前補助療法中に病勢が進行してしまったり、performance statusが切除術に耐えられそうにないと判断された症例でしょうから、そのような生物学的に極めて悪性度の高い症例や耐術できない症例を選別できることも術前補助療法のメリットであるという考え方もあります。また、本研究報告では術前補助療法のプロトコールが雑多であることや、術前補助療法施行症例の多くが研究対象期間の終盤に登録されている（2011-2012年が45％を占める）ことにも注意する必要があります。

2. Liuらの報告

一方、Liuら[3]は術前補助療法（R膵癌またはBR膵癌に対するもの）に関して2007-2015年までに報告された8報・833症例の研究報告をメタアナリシスし、術前補助療法を施行した症例は全生存期間において良好な傾向にあったものの統計学的に有意とはならなかった（p＝0.051）と報告しています（図2）。

2. 切除可能境界膵癌

BR膵癌に対する術前補助療法に関する大規模なRCT結果も、やはりこれまでに報告はありません。

1. Tangらの報告

しかし、Tangら[4]は、1966-2015年までの18報の研究報告（959症例）を用いてメタアナリシスを行い報告しています。その報告によりますと、BR膵癌に対して術前補助療法を施行した後に切除術を施行しえたのは65.3％で、そのうちR0切除を施行しえたのが57.4％。さらに、全例のMSTは17.9カ月、切除例では25.9カ月、非切除例では11.9カ

図3…ステージⅢ症例における即手術群（SFC）と術前補助療法施行群（NTC）別にみた全生存率曲線

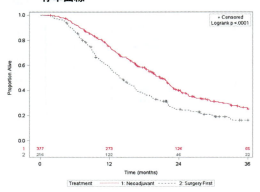

Intention-to-treat解析が行われており、ログランク検定にて有意に術前補助療法施行群が予後良好であった。
（Shubertら、Surgery 2016より引用）

月であったと報告しています。

2. Shubert らの報告

切除可能境界膵癌またはそれ以上の進行度の膵癌に対する術前補助療法について、最近、興味ある研究報告がなされました。Shubertら[5]は、2002-2011年における米国のNational Cancer Databaseを用いて、初診時のステージⅢ（American Joint Committee on Cancerによる）の膵頭部または膵体部癌の593症例を対象に、術前補助療法施行症例（377例）と即手術症例（216例）に分類し、intention-to-treat解析で比較しています。その結果、MSTはそれぞれ20.7カ月、13.7カ月と術前補助療法群が有意に良好（ログランク検定にて$p<0.001$）で、Cox proportional hazard survival analysisで多変量を用いて解析したところ、術前補助療法を行うことがハザード比0.68（$p=0.001$、95％信頼区間：0.53-0.86）をもって全生存期間が良好であることを報告しています（**図3**）。

ただしこちらの研究報告でも、あくまでも過去の症例のデータベースを使用した後ろ向き研究であること、術前補助療法のプロトコールが雑多であることなどに注意する必要があります。

3. ガイドライン

1. 膵癌診療ガイドライン

上述のように、現時点ではRCTの結果が得られていないということより、本邦の『膵癌診療ガイドライン2016年版』[1]では、「切除可能膵癌に対する術前補助療法はその効果が明確に証明されていないため、臨床試験として行われるべきであり、それ以外では行わない」ことが提案されています。一方BR膵癌に対しては、予後向上につながる可能性があると書かれているものの、こちらも臨床試験が必要であることが述べられています。

2. NCCN Guidelines® for Pancreatic Adenocarcinoma

一方米国『NCCN Clinical Practice Guidelines In Oncology（NCCN Guidelines®）for Pancreatic Adenocarcinoma V. 1. 2017』では、R膵癌で再発の高危険要因を有しない症例では、術前補助療法は臨床試験として行う場合のみが推奨されており、再発の高危険要因を有する症例（CA19-9がきわめて高い、主腫瘍が大きい、所属リンパ節の腫脹が大きい、体重減少が著しい、疼痛が著しい）では術前補助療法を考慮しても良いと書かれています。BR膵癌に対しては病理学的に膵癌であることが確定していれば術前補助療法を行ってから手術を行うことを推奨しています（**図4**）[6]。

3. ESMO Clinical Practice Guidelines

また欧米のガイドラインである『ESMO Clinical Practice Guidelines』[7]では、R膵癌には術前補助療法を行うことなく手術を行うことが標準的治療とされていますが、BR膵癌では術前補助療法を行わずに手術を行うことはよくない可能性があると記載されています。術前補助療法としては、可能ならば臨床試験にエントリーすることが推奨されており、臨床試験にエントリーしない場合にはゲムシタビン（GEM）またはFOLFIRINOXを用いた化学療法とその後に化学放射線療法を行ってから手術を行うことがよいと思われると書かれています。

図 4 … NCCN ガイドラインによる切除可能境界膵癌の治療アルゴリズム

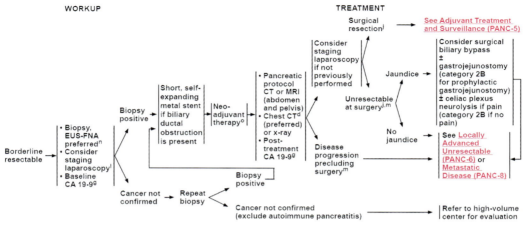

Adapted with permission from the NCCN Clinical Practice Guidelines in Oncology (NCCN Guidelines®) for Pancreatic Adenocarcinoma V. 1. 2017. © 2017 National Comprehensive Cancer Network, Inc. All rights reserved. The NCCN Guidelines® and illustrations herein may not be reproduced in any form for any purpose without the express written permission of NCCN. To view the most recent and complete version of the NCCN Guidelines, go online to NCCN.org. The NCCN Guidelines are a work in progress that may be refined as often as new significant data becomes available.
病理学的に確定診断の付いた症例では術前補助療法が推奨されている。

4 術前補助療法が周術期に及ぼす影響

　膵癌の手術は比較的侵襲が大きく、また命に関わる周術期合併症の発生率も決して低くないことから、術前に補助療法を行うことが周術期合併症率に影響を及ぼすのかどうかは重大な問題です。この問題に関して、最近 Verma ら[8)]は、術前化学療法または化学放射線療法の前向き第Ⅱ相試験に関する 30 論文をメタアナリシスして報告しています。その報告によりますと、術前補助療法を行わずに膵切除を行った症例と比較して、術前補助療法施行後の膵切除術でも膵瘻発生率・縫合不全率・感染性合併症発生率、そして周術期死亡率も同等であったと報告しています。一方、治療前の進行度が切除不能（unresectable；UR）膵癌である場合には合併症率が高いことも示されていますが、これはそもそも術前治療群にはより進行度の高い症例が含まれていることが関与している可能性を指摘しています。以上より、術前補助療法による周術期合併症率への影響は大きくないのではないかと推察されますが、ここでも様々な術前補助療法のプロトコールを個別に評価したものではないことや、統計学的にバイアスのある可能性のある臨床試験をレビューしたに過ぎないことを差し引いて評価する必要があります。

5 術前補助療法のこれから

　現代の医療現場では、複数の治療法が提唱された場合には、もちろんそれぞれの治療法の長所・短所を鑑みて個々の症例に適用することが大切ですが、いずれの方法でも選択可能な場合には、大規模 RCT によって治療法を比較し、統計学的に有意に良好な方法が推奨されるのが一般的です。そのような観点からは、術前補助療法はまだ推奨されるのかどうか明らかになっていないというのが実情です。それを明らかにすべく、現在では複数の大規模 RCT が進行しています。

　本邦では R 膵癌を対象として GEM と S-1 を併用

する術前補助療法と即手術を比較するRCT（Prep-02/JSAP05試験）がなされ、現在、予後の追跡が行われています。

　一方欧米では、R膵癌（T1-T3、門脈/上腸間膜静脈浸潤は180°まで登録可）に対して術前補助療法としてGEMとオキサリプラチンを併用してから切除を行う方法と即手術のRCT（NCT01314027）が行われており、また、RおよびBR膵癌に対してGEMと放射線治療による術前補助療法を行う方法と即手術のRCT（NEOPA試験、NCT01900327）や、ステージⅠ-ⅡのR膵癌に対して術前補助療法としてシスプラチン、エピルビシン、GEM、カペシタビンを投与してから手術を行い、術後にも同様の化学療法を行う方法と、即手術を行ってから術後にGEMを投与する方法を比較するRCT（NCT01150630）、さらにはR膵癌およびBR膵癌を対象に術前補助療法および術後にもFOLFIRINOX療法を行う方法と、即手術を行ってから術後にGEMを投与するRCT（NCT02172976）などが行われています。

　これらの臨床試験の結果をふまえて、将来的には術前補助療法の臨床的意義がはっきりし、推奨すべき治療かどうかが明らかとなるものと思われます。

● 文献

1) 日本膵臓学会膵癌診療ガイドライン改訂委員会．膵癌診療ガイドライン2016年版．東京，金原出版，2016, 272p.
2) Mokkad AA, et al. Neoadjuvant therapy followed by resection versus upfront resection for resectable pancreatic cancer: a propensity score matched analysis. J Clin Oncol. 2016. [Epub ahead of print]
3) Liu W, et al. Efficacy of neo-adjuvant chemoradiotherapy for resectable pancreatic adenocarcinoma: a PRISMA-compliant meta-analysis and systematic review. Medicine (Baltimore). 95(15), 2016, e3009.
4) Tang K, et al. Neoadjuvant therapy for patients with borderline resectable pancreatic cancer: A systematic review and meta-analysis of response and resection percentages. Pancreatology. 16(1), 2016, 28-37.
5) Shubert CR, et al. Overall survival is increased among stage Ⅲ pancreatic adenocarcinoma patients receiving neo-adjuvant chemotherapy compared to surgery first and adjuvant chemotherapy: An intention to treat analysis of the National Cancer Database. Surgery. 160(4), 2016, 1080-96.
6) Referenced with permission from the NCCN Clinical Practice Guidelines in Oncology (NCCN Guidelines®) for Pancreatic Adenocarcinoma V. 1. 2017. © National Comprehensive Cancer Network, Inc. 2017. All rights reserved. Accessed March 10, 2017. To view the most recent and complete version of the guideline, go online to NCCN. org. NCCN makes no warranties of any kind whatsoever regarding their content, use or application and disclaims any responsibility for their application or use in any way.
7) Ducreux M, et al. Cancer of the pancreas: ESMO Clinical Practice Guidelines for diagnosis, treatment and follow-up. Ann Oncol. 26 Suppl 5, 2015, v56-68.
8) Verma V, et al. Neoadjuvant therapy for pancreatic cancer: systematic review of postoperative morbidity, mortality, and complications. Am J Clin Oncol. 39(3), 2016, 302-13.

2 切除可能膵癌に対する術前補助療法

東北大学大学院医学系研究科 消化器外科学分野 准教授 **元井冬彦**　同 教授 **海野倫明**

1 切除可能・切除企図膵癌

　切除可能性の判断は、米国『NCCN ガイドライン』[1]が基準となっていますが、細かい点で多少の異同があり、また年々 Ver. により変更が続いている点に注意が必要です。本邦（JPS）[2]、欧州（ESMO）[3]、米国（NCCN）[1]いずれの『膵癌診療ガイドライン』でも標準的な手術でR0切除が可能な場合を「切除可能」と分類しますが、標準的な手術とは血管合併切除を必要としないか、門脈系静脈の短区間での合併切除までにとどまる切除が想定されています。したがって、画像診断で「切除可能」と判断されるのは、主要大血管に接触しないか、門脈系静脈に接していても高度な変形や閉塞などを伴わない場合です。本邦ではセンター施設を中心に積極的に門脈合併切除が行われてきた背景があり、門脈系静脈のみへの浸潤（BR-PV）は切除が企図されます。BR-PVは技術的には「切除可能」ですが、腫瘍学的にはより進行した状態と考えられ[4]、どのように扱うかまだ議論が分かれるところです。

　切除可能（resectable；R）膵癌に対する標準治療は、まず手術を行って、術後補助療法を行うことです。いずれのガイドラインにおいても、R0切除が確実に可能と思われる膵癌を「切除可能」とし、原則として手術先行での治療を推奨しています[1-3]。ただし、上述のように切除可能性は画像診断による局所進展度で判断されますが、『NCCN ガイドライン』[1]では、術前の血清CA19-9値が高値（100U/mL以上あるいは215U/mL以上）、所属リンパ節に転移を疑うもの、などは画像診断で診断されない不顕性転移の存在を疑うものであるため、審査腹腔鏡をまず行うことを考慮すべきとしています

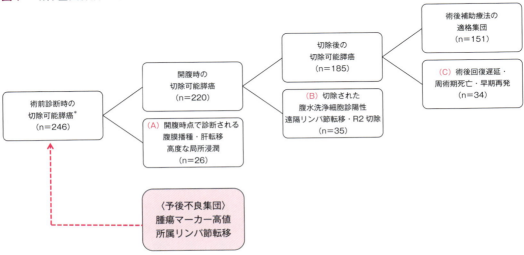

図1…切除企図膵癌の内訳

*切除可能性分類 Resectable および BR-PV

（図1）。したがって、画像診断による局所進展度から切除が企図されたR膵癌にも、開腹時点で転移が判明して非切除とされる症例が一定数含まれています（図1A）。

『NCCNガイドライン』[1]では、腹水もしくは腹腔洗浄液で癌細胞が検出された場合には遠隔転移（M）として扱われますので、非切除として全身化学療法が選択されます。しかし、本邦の『膵癌取扱い規約』[5]および『膵癌診療ガイドライン』[2]では、腹腔洗浄細胞診陽性の意義は明確ではないとし、切除は回避されません。同様に大動脈周囲リンパ節（#16a2b1）への転移も遠隔転移（M）ですが、膵背側に位置しているため後腹膜郭清として一括切除される場合もあり、術後に転移陽性と判明する切除例も存在します。これらの症例は、肉眼的根治切除は可能であっても、術後補助療法の臨床試験の対象から外れる症例群となります（図1B）。

術後補助療法の臨床試験では、術後一定期間内に化学療法が開始できる状態に回復した症例だけが対象となっています。しかし、膵癌根治手術は高侵襲で合併症発生率も高いため、術後一定期間で補助療法が開始できない症例が少なからず存在します（図1C）。またCONKO-001試験[6]では、術前に高値であった腫瘍マーカーが切除後も一定基準以下に下がりきらなかった場合には対象に含めないと規定されていました。切除後の腫瘍マーカー非正常化例の予後が不良なことは、多くの研究で示されています[7]。これらの症例も術後補助療法の臨床試験の対象から外れる症例群となります。

R膵癌に対して手術を先行する治療戦略を選択した場合（切除企図膵癌）には、実際には上述のような不適格例（A, B, C）が含まれています。それらの症例の生存率は術後補助療法の適格例より劣るので、手術先行の治療成績は術後補助療法の臨床試験の成績をそのまま当てはめることはできません[8]。図1中に示した数は、当科でMD-CT撮像、腹腔洗浄細胞診施行、術後補助化学療法〔ゲムシタビン（GEM）：2003-2012年、S-1：2013年以

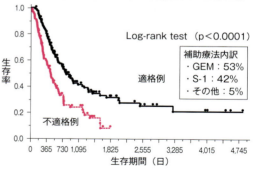

図2… 術後補助療法適格例と不適格例の生存比較

降〕を標準的に行うようになった、2003-2016年に手術先行で切除を企図した246例の膵癌（浸潤性膵管癌以外であった症例は除く）の症例数を示します。切除企図症例の約60％が術後補助療法の適格例で、約40％が不適格例でした。開腹非切除例は腹膜播種（n = 16）・微小肝転移（n = 10）が多く、切除例の不適格は大動脈周囲リンパ節転移（n = 22）・腹水洗浄細胞診陽性（n = 12）が多く、術後補助療法未施行例には高齢（n = 8）・術後回復遅延（n = 23）、高齢（n = 8）・術後在院死亡（n = 3）が含まれていました。5年生存率・生存期間中央値（MST）は、適格例では31.4％・26.8カ月であり、過去の術後補助療法の臨床試験の成績から想定される程度でしたが、不適格例では7.8％・15.2カ月と明らかに予後不良でした（図2）。切除企図全体の成績では、5年生存率23.4％・MST21.4カ月であり、適格例のみの成績とは異なることがわかります。

2　切除可能膵癌に術前治療は必要か？

術前治療の意義は、癌の進行度を下げる（ダウンステージ）により切除率を上げることや術中の癌細胞の遺残・散布のリスクを低下させることが想定されています[2]。そもそも「切除可能と判断される場合に術前治療は必要か？」という議論がありますが、目標は治療成績の向上であり、単に切除率の向上ではありません。膵癌切除例の治療成績は

他癌種に比べて著しく低いのは事実ですから、周術期に補助療法が必要であることは明らかです。

それならば、「まずは切除を行い、術後補助療法を行うことで十分ではないか？」という主張もあります。CONKO-001試験[6]でGEM術後補助療法の有効性が示され、JASPAC-01試験[9]ではS-1術後補助療法がさらに大幅に生存率を改善し、本邦での標準治療となっています[2]。しかし、驚異的な成績が報告されたJASPAC-01試験[9]の術後S-1療法群の5年生存率でも44.5％に過ぎず、半数以上の症例で不十分な治療戦略であるといえます。加えてこの数字は、手術先行で治療を企図し、運良く肉眼的根治切除ができ、術後順調に回復して補助療法が開始できた症例のみの成績であり、best practiceから漏れてしまう症例が少なくありませんから（図2）[8]、全体として満足できる戦略ではないと思われます。術後補助療法の治療強度を上げることは高侵襲膵癌根治術後では限界があると考えられ、（術後補助療法に加えて）全身予備能の保たれている術前に治療を行うことで治療成績を上げることが期待されています[2]。膵癌では切除可能であっても手術先行治療の成績は満足いくものでないことから、他癌種で行われた術前治療 vs. 術後治療という比較試験ではなく、術前治療＋術後治療 vs. 術後治療という比較試験を行って、術前治療の上乗せ効果を証明する必要があります。

3 術前治療の至適モダリティと安全性

1. 至適モダリティ

術前治療として化学療法を行うべきか、化学放射線療法を行うべきかという問題があります。膵癌の術後再発形式を考慮すれば、局所の癌遺残（R1, 2切除後）に起因する局所再発と、手術時点ですでに存在するものの画像診断・術中の肉眼診断で検出されない不顕性転移性病変に起因する遠隔転移再発を制御することが、術前治療の目標になります。前者に対しては化学放射線療法がより有効な可能性があり、後者に対しては全身化学療法が有効と考えられます。多くの膵癌では局所と遠隔の両方を制御する必要があるため、全身化学療法か化学放射線療法かという問いに結論が出ていません。

全身化学療法は不顕性転移性病変に対しても治療効果があると考えられますが、薬剤やレジメンの感受性により効果が異なる可能性があります。もし効果不十分で局所が増大した場合、状況によっては手術機会が喪失される可能性があります。一方、化学放射線療法では併用される化学療法の治療強度が低い場合、不顕性転移の顕性化により手術機会が喪失される可能性があります。外科治療に適切な（不顕性転移のない）症例が選択されたという見方もできますが、強度の高い化学療法が行われた場合には、顕性化せずに治療が行えたかも知れません。

理想的な治療法は、十分な局所制御能も示す強力な化学療法レジメンか、あるいは遠隔転移を十分に制御できる化学療法を併用しても施行できる照射方法です。しかし、現時点でどちらも確立していません。術前治療そのものがまだ標準治療として確立していませんので、まずは術前治療そのものの意義が検証されることが最優先です。結論を導くためには、手術先行を対照群として術前治療を試験群とした大規模ランダム化比較試験（大規模RCT、第Ⅲ相試験）が必要ですので、まずは多くの施設で均質に実施可能な全身化学療法が選択されることになります。術前治療の臨床的意義が明確にされた後に、全身化学療法と化学放射線療法を比較し、どちらが有効か、あるいはどのように治療法を選択すべきか、という点を明らかにしていくのが妥当と思われます。

2. 安全性

現時点で標準治療ではないR膵癌に対する術前治療は臨床試験ベースで進めていくことが推奨されています[2]。試験治療ですので適切に計画され、安全性を十分に担保して進めていくことが望まれ

ます。術前治療の安全性に関しては、治療そのものに起因する有害事象と、術前治療後の手術および術後回復に及ぼす影響という2つの懸念があります。前者の治療リスクに関しては、切除不能（unresectable；UR）膵癌に対して確立された治療レジメンを用いる限りは、R膵癌では通常診療を超えるリスク上昇はないと考えられます。後者の手術・術後回復のリスクに関しては、本邦で行われた大規模アンケート調査で、術前治療後の切除術は、手術先行での切除術に比べ手術時間や術中出血量がやや多いことが明らかにされています[10]。ただし、術後合併症発生率は同等もしくは術前治療後の切除の方がやや少なく、在院死亡率も同等でした。

したがって現時点では、適切に行われた術前治療が通常診療に比べ、リスクを増大させる可能性はそれほど高くないと考えられますが、術前治療の手術に及ぼす影響が、化学療法や化学放射線療法などの治療による直接の影響か、治療期間の延長に伴う影響か、今後前向き試験やその副次解析で明らかにしていく必要があります。また治療レジメンやモダリティも変化していますので、その点も考慮して今後さらに検討されるべきです。

4 術前化学療法

上述のごとく、術前治療は全身状態の保たれている術前に短期間行われ、短期間で確実に病勢を制御する必要があるため、一定以上の治療強度が求められます。膵癌は一般的には化学療法が奏効し難い癌腫ですが、GEM + S-1（GS）療法やFOLFIRINOX療法[11]やGEM + nab-パクリタキセル（GnP）療法[12]などの併用療法により奏効率も徐々に向上してきました。UR膵癌で使用される併用療法が術前化学療法の候補レジメンとなりますが、本邦ではR膵癌に対する術前治療として使用できる併用化学療法は、今のところGS療法のみです。遠隔転移を有する膵癌に対して有効性が明らかにされたレジメンである、FOLFIRINOX療法[11]やGnP療法[12]は、現在、局所進行切除不能癌に対する臨床試験が進行中であり、切除境界（borderline resectable；BR）膵癌を含めた奏効例に対するconversion手術の報告がありますが、R膵癌に対する術前治療レジメンとしては今後評価される必要があります。

レジメンの選択は、UR膵癌に対する臨床試験の成績を参考に術前治療における有効性を推定します。その後の手術介入が行われる前提ですので、全生存よりは奏効率・無増悪生存が指標になると思われます。また最近の報告は、奏効率のみでなくwaterfall plot図が示されている場合もあり、腫瘍縮小効果が判断しやすくなっています。切除可能例に対して術前治療を行う上での重大な懸念の1つに、術前治療が奏効せず、切除可能であったものが腫瘍増大により切除不能になることが挙げられます。他癌種に比べ、膵癌に対する化学療法の奏効率は決して高いものとはいえませんので、この懸念はもっともであるといえます。

Motoiらは、R・BR膵癌に対する、術前GS療法で奏効率は19％であるものの、腫瘍縮小は69％で認められており、少なくとも2カ月程度の術前治療であれば、明らかな腫瘍増大により切除機会が喪失されることがないことを多施設共同前向き試験の結果として報告しています[13]。本邦で行われた遠隔転移を有する切除不能膵癌に対するGnP療法の第Ⅰ/Ⅱ相試験[14]では、症例数は少ないですが奏効率58.5％であり、waterfall plot図からは90％以上の症例で腫瘍縮小が確認されています。本邦のアンケート調査[10]の結果でも、術前治療による切除機会（切除率）の減少は確認されないことから、画像や腫瘍マーカー値の推移から病勢を確認しつつ、一定以上の治療強度を持つ併用化学療法を行うのであれば、切除機会喪失による不利益は非常に少ないと考えられます。

5 術前GS療法の成績（手術先行との比較）

2003-2016年に当科で手術を企図して、手術先行もしくは術前GS療法で治療を開始された膵癌（切除可能性分類R・BR-PVのみ、BR-Aや手術先行からのconversionは除く）は、非手術例・開腹非切除例を含め316例でした（切除後の組織診で浸潤性膵管癌以外であった症例を除く）。治療戦略別に、手術先行246例、術前GS療法70例（NAC-GS群）を比較しました。両群で背景因子を比較すると、年齢・性別・腫瘍主座・腫瘍径・CA19-9値に差はありませんでしたが、NAC-GS群には有意に多くのBR-PV症例が含まれており、進行した症例に対して選択的に施行される傾向を認めます（p＝0.0045、表1）。

周術期の成績を比較すると、有意差はないものの、切除率・R0切除率はともにNAC-GS群で良好であり、病理学的なリンパ節転移陰性率や切除後の腫瘍マーカー陰性化率（p＝0.060、表2）も高い傾向を認めています。術前GS療法が手術先行群より進行している症例に対して施行されていながら切除率が高いことから、術前化学療法は、患者選択による見かけ上の治療成績の向上ではなく、むしろダウンステージングによる治療成績向上の可能性が示唆されます。一方で、切除例の手術時間・術中出血量・術後在院日数・在院死亡率には差がなく、術後補助療法の開始率はNAC-GS群でむし

表1… 手術先行と術前治療（NAC-GS）の背景因子の比較

		手術先行	NAC-GS	p値
n		246	70	—
年齢	median（歳）	68	67	0.45
腫瘍主座	Ph：Pb/t：Phbt	131：96：19	44：23：3	0.30
腫瘍径	median（mm）	21	23	0.73
CA19-9	median（U/mL）	105.6	120.1	0.89
切除可能性分類	R：BR-PV	162：84	33：37	0.0045

表2… 手術先行と術前治療（NAC-GS）の周術期成績の比較

		手術先行	NAC-GS	p値
n		246	70	—
切除率	％	89	91	0.82
R0切除率	％	85	88	0.55
pN0	％	29	39	0.11
Normal TM* after surgery	％	64	77	0.060
出血量	median（mL）	1,080	1,120	0.56
手術時間	median（分）	480	530	0.17
死亡率	％	3.2	0	0.36
在院日数	median（日）	26	23	0.36
術後補助化学療法	％	82	91	0.062

＊切除術後2カ月の時点で、腫瘍マーカーが正常域である症例

ろ高い傾向にありました（p＝0.062、**表**2）。このことは、術前化学療法が術後補助化学療法遂行の妨げにならないこと、両者は併施可能であることを示唆しています。

非手術例・非開腹切除例を含めた全体の5年生存率・MSTは、NAC-GS群で35.3%・32.6カ月に対し、手術先行群で23.2%・21.4カ月であり、NAC-GS群で良好な傾向を認めています（p＝0.052、**図**3）。治療開始時点の切除可能性分類別（Resectable、BR-PV）に両群の生存曲線を比較すると、どちらのサブグループにおいてもNAC-GS群が良好であり、特にBR-PVではNAC-GS群の生存率が手術先行群に比べ有意に高いことが分かります（p＝0.025、**図**4b）。

現在全国多施設共同試験として、標準治療である手術先行（切除後S-1補助療法）と試験治療である術前GS療法（切除後S-1補助療法）を比較する第Ⅲ相試験が進行中です（Prep-02/JSAP05試験[15]）。すでに症例登録が終了し、結果が待たれています。この試験では、術前化学療法の安全性・有効性を示し、切除可能膵癌に対する治療のパラダイムシフトを目指すとともに、これまで明らかにされなかった、切除企図膵癌の切除率やbest practice（術後補助療法）の遂行可能性を明らかにすることが期待されています。

6　今後の展開（集学的治療）

R膵癌の治療成績は、現在の標準的な治療戦略（手術先行＋術後補助化学療法）でも満足いくものではありません。治療成績向上のためには、標準治療への何らかの上乗せが必要です。術前治療は現時点で最も有望な候補であり、術前補助化学療法＋手術＋術後補助化学療法が、R膵癌に対する標準治療となることが期待されています。切除可能とはいえ、切除は局所療法にすぎず、根治のためには全身化学療法（を含む治療）との組み合わせ（集学的治療）が必須です。膵癌に対する切除は長期生存を得る上できわめて重要ですが、不顕性転移制御のためには化学療法が大前提となります。したがって、化学療法を中心とした集学的治療の

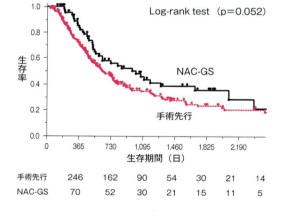

図3… 手術先行と術前治療（NAC-GS）の生存比較（ITT解析）

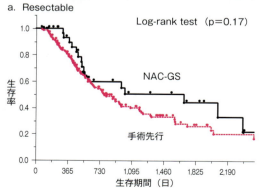
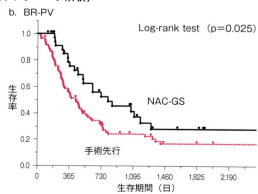

図4… 手術先行と術前治療（NAC-GS）の生存比較（サブグループ解析）
a. Resectable　　b. BR-PV

中で、どのタイミングで手術（や放射線療法）を行うことが最善なのかを検討すべきです。そのような文脈の中で、術前治療のレジメン・モダリティ・期間が検討されていくことが重要と考えます。

文献

1) NCCN Clinical Practice Guidelines in Oncology（NCCN Guidelines®）Pancreatic Adenocarcinoma Version 1. 2017. https://www.nccn.org/professionals/physician_gls/f_guidelines.asp#pancreatic（NCCN HP）
2) 日本膵臓学会膵癌診療ガイドライン改訂委員会．膵癌診療ガイドライン2016年版．東京，金原出版，2016，101-4，129-32．
3) Ducreux M, et al. Cancer of the pancreas: ESMO Clinical Practice Guidelines for diagnosis, treatment and follow-up. Ann Oncol. 26（Suppl 5），2015, 56-68.
4) Kato H, et al. Clinical features and treatment outcome of borderline resectable pancreatic head/body cancer: a multi-institutional survey by the Japanese Society of Pancreatic Surgery. J Hepatobiliary Pancreat Sci. 20（6），2013, 601-10.
5) 日本膵臓学会．膵癌取扱い規約 第7版．東京，金原出版，2016，44，48-53．
6) Oettel H, et al. Adjuvant chemotherapy with gemcitabine vs observation in patients undergoing curative-intent resection of pancreatic cancer: a randomized controlled trial. JAMA. 297（3），2007, 267-77.
7) Motoi F, et al. Retrospective evaluation of the influence of postoperative tumor marker status on survival and patterns of recurrence after surgery for pancreatic cancer based on RECIST guidelines. Ann Surg Oncol. 18（2），2011, 371-9.
8) 元井冬彦ほか．切除企図膵癌に対する術前治療戦略の意義．膵臓．28（1），2013, 25-33．
9) Uesaka K, et al. Adjuvant chemotherapy of S-1 versus gemcitabine for resected pancreatic cancer: a phase 3, open-label, randomised, non-inferiority trial（JASPAC 01）. Lancet. 388（10041），2016, 248-57.
10) Motoi F, et al. Influence of preoperative anti-cancer therapy on resectability and perioperative outcomes in patients with pancreatic cancer: project study by the Japanese Society of Hepato-Biliary-Pancreatic Surgery. J Hepatobiliary Pancreat Sci. 21（2），2014, 148-58.
11) Conroy T, et al. FOLFIRINOX versus gemcitabine for metastatic pancreatic cancer. N Engl J Med. 364（19），2011, 1817-25.
12) Von Hoff DD, et al. Increased survival in pancreatic cancer with nab-paclitaxel plus gemcitabine. N Engl J Med. 369（18），2013, 1691-703.
13) Motoi F, et al. Neoadjuvant chemotherapy with gemcitabine and S-1 for resectable and borderline pancreatic ductal adenocarcinoma: results from a prospective multi-institutional phase 2 trial. Ann Surg Oncol. 20（12），2013, 3794-801.
14) Ueno H, et al. Phase Ⅰ/Ⅱ study of nab-paclitaxel plus gemcitabine for chemotherapy-naive Japanese patients with metastatic pancreatic cancer. Cancer Chemother Pharmacol. 77（3），2016, 595-603.
15) Prep-02/JSAP-05試験（UMIN000009634）．http://www.surg1.med.tohoku.ac.jp/society/prep02.html（膵癌術前治療研究会HP），http://www.umin.ac.jp/ctr/index-j.htm（UMIN臨床試験登録システム）

3 切除可能境界膵癌に対する術前化学療法

千葉大学大学院医学研究院 臓器制御外科学 准教授 吉富秀幸　同 教授 大塚将之

1 はじめに

　切除可能境界（borderline resectable；BR）膵癌は、技術的には切除が可能ではあるものの、組織学的に癌遺残のあるR1手術となる可能性が高くなると考えられえる症例であり、その治療方法については現在、多くの議論があります。特に近年の化学療法の進歩を受け、術前補助療法などの集学的治療法により治療成績の向上を目指す試みが多く報告されています。そこで本稿では、BR膵癌に対する術前化学療法を中心に解説します。

2 BR膵癌に対する術前療法

1．術前療法の有用性

　詳細は他稿に譲りますが、BR膵癌に対する外科切除はいくつかの問題点をはらんでいます。すなわち、①画像上ではとらえきれないoccult metastasisが存在する可能性が高い、②切除断端に癌細胞が遺残する可能性が高い、③血管合併切除といった侵襲の大きい手術が必要で、術後QOLに影響し、十分な術後補助療法が施行できないこともしばしば認める、④このような高度な手術を行っても術後早期に再発を来たし、予後の改善に結び付かない例が多数存在する、という点です。これらの問題点を改善すべく、近年、特にBR膵癌に対する術前治療の報告が多く認められるようになりました。

　術前治療法は論理的には以下の利点があると考えられます。①術前治療により腫瘍の縮小を図ることで、治療成績の向上に必須な治癒切除率を向上させることができます。②外科切除前に化学（放射線）療法を行うことで、術後補助療法に比べて十分な治療をより多くの症例で行うことができます。③occult metastasisに対して早期に治療できることで、術後の再発率を下げる可能性があります。④癌の悪性度を低下させることで、術中の癌細胞の播種を防止することができます。⑤術後、きわめて早期に再発を来すような、治療に反応しない悪性度の高い症例を術前に見極める期間を持つことができます。

　ただ一方で、①術前治療に反応が悪く、病状の進行により外科切除機会を逸してしまう症例があるかもしれない、②術前治療による有害事象が外科切除時の合併症に結びつく可能性があるという問題点が考えられます。これらの問題点に対しては術前補助療法が切除率に大きく影響しないとの報告を多数認めます。切除可能（resectable；R）膵癌を中心とした解析ですが、Motoiらは本邦の多施設症例集積研究において外科切除を先行した群と術前治療を行った群では切除率には差がなく、また、術後の合併症の増加も認めなかったことを報告しています[1]。このような背景を考慮すると、BR膵癌に対する術前治療法の有用性が示唆されます。

2．術前治療法の研究

　BR膵癌に対する術前治療法の効果についてまとまった最初の報告は、米国MDアンダーソン癌センターからなされています[2]。160例のBR膵癌のうち125例が術前補助療法を完遂し、うち66例（41％）が膵切除を施行されました。切除された症例のR0切除率は94％と非常に高く、また、その生存期間中央値（MST）は40カ月と良好なものでした。その後、多くの施設から同様の報告がなされるようになりました。このようなBR膵癌に対する術前治療の前向き研究の18論文をまとめたメタ解

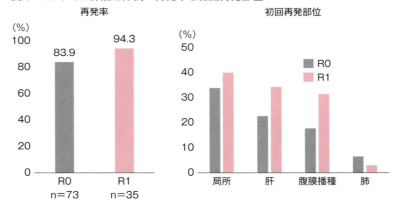

図1… BR、UR 膵癌切除例の再発率と初回再発部位

析が報告されています[3]。うち、13研究が化学放射線療法、5例が化学療法単独でした。術前治療後に再評価された959症例の切除率は65.3％で、R0切除率は57.4％でした。また切除例のMSTは21.1-30.7カ月と比較的良好な結果でした。この解析では治療方法に大きなばらつきがあるなどの問題点がありますが、BR膵癌に対する術前治療の有効性を示していると考えられます。

3. どのような術前治療がよいか

では、どのような治療法が術前治療として最適でしょうか？特に化学療法単独がよいのか、それとも放射線療法と組み合わせた方がよいのでしょうか？この点については全く結論が出ていないのが現状です。Occult metastasisに対する治療を優先するのであれば、化学療法単独がよいと考えられますが、治癒切除率の向上を優先するのであれば、放射線療法を組み合わせる必要があります。ただ、そのような場合でも全身への効果を狙って放射線治療単独ではなく、化学療法と組み合わせて行われることが多いことから、化学放射線療法を使用したレジメンの報告が最も多くみられます。そのようなレジメンでは高いR0率、強い組織学的効果、N0率の上昇が報告されているものの、生存期間では化学療法単独を利用した報告でも大きく見劣りするものではありません。

我々の施設では、全身への効果を優先し、化学療法単独による術前治療を主として行っています。その理由として、術後の予後が遠隔転移により決まってくる症例が多いことが挙げられます。2002-2013年に当施設において外科切除を行ったBRまたは切除不能（unresectable；UR）膵癌108例中、R1切除に終わった35例の初回再発部位を見当すると、局所再発が40％と高いものの、肝再発（34.3％）、腹膜再発（31.4％）もほぼ同等に高率に認めていました（再発部位の重複あり、図1）。

また、放射線療法により、組織の硬化など外科切除時に影響が出る可能性も否定できません。一方で、術前補助化学放射線療法後の高いR0率・N0率は魅力的であり、現時点ではどちらがより効果的かの判断はできず、今後の臨床研究の結果を待たなければなりません。

本稿では術前補助化学療法に絞って解説します。術前補助化学放射線療法は別稿（p.134 ～）を参照してください。

3 ゲムシタビン併用術前補助化学療法

1. GS療法

膵癌は長らく化学療法抵抗性の腫瘍として知られていましたが、ゲムシタビン（GEM）の導入後、本疾患の治療にも化学療法が取り入れられ、予後の改善に寄与してきました。しかし、GEM単剤で

図2… 代表的な動脈浸潤膵癌術前化学療法（GEM/S-1併用療法）後切除例

化学療法前　　　　　　　　　　　化学療法後　　　　　　　　　外科切除

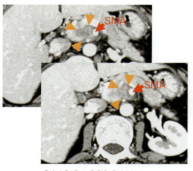
CA19-9：306.6 U/mL
腫瘍径：23×16mm

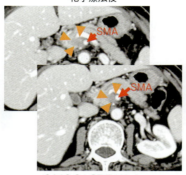
CA19-9：87.7 U/mL
腫瘍径：18×17mm

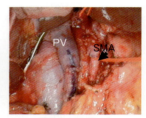
膵頭十二指腸切除
門脈合併切除術

58歳女性。上腸間膜静脈（SMA）に180°の接触を認める膵頭部癌。2.5カ月の化学療法（総投与量：GEM 8.4g、S-1 3.4g）後に外科切除を施行。門脈合併切除を伴う膵頭十二指腸切除術を施行。現在に至る術後5年間無再発、生存中。

は奏効率はせいぜい10％程度であり、BR膵癌の術前治療としてはパワー不足であることは否めません。そこで、我々はGEMとS-1の併用（GS）療法に着目しました。本治療法はUR膵癌に対するGEM単剤、S-1単剤、GS療法を比較する第Ⅲ相試験で29％と最も高い奏効率を示しています[4]。**図2**に典型例を示します。症例は58歳女性、膵鉤部を中心とした膵癌で、門脈浸潤とともに上腸間膜動脈への接触を認めます（オレンジ矢印）。本症例に対しGS療法を約2.5カ月施行後、腫瘍縮小を認め、また動脈への接触範囲も減少したため、この時点で膵頭十二指腸切除術、門脈合併切除再建術を施行しました。本症例は術後半年間のGS療法による補助療法を追加し、その後再発はなく、現在術後5年経過していますが無再発、生存中です。

現在、BRまたはUR膵癌を対象とした術前治療法としてのGS療法の有効性、安全性を検証する多施設共同第Ⅱ相試験を行っています（CAP-003：UMIN000005578）。中間解析の結果ではBR-PV（6例）/BR-A（22例）に対する切除率はそれぞれ83.3％/72.7％と、比較的高い切除率であり、今後、その予後の解析が待たれるところです。

広島大学から、BR-A膵癌に対するGS療法の後ろ向き研究が報告されています[5]。77例のBR-A膵癌が対象で、これらのうち52例に術前GS療法が導入されています。その結果、R0切除率はGS施行症例で有意に高く、また、MSTもGS療法症例で27.1カ月、外科切除先行例で11.6カ月と有意にGS療法症例で長いことが示されています。興味深いことに、GS療法は中央値で3サイクルが行われ、画像上の奏効率は19.2％とさほど高いものではありませんでしたが、R0率は70％と比較的良好な結果でした。

2．その他の併用療法

海外の報告も散見されます。GEMとオキサリプラチン併用（GemOx）療法によるBR、UR膵癌に対する術前補助療法の効果を検討する第Ⅱ相試験の結果が報告されています[6]。BR15例、UR18例の33例が対象であり、その切除率は39％、切除例におけるR0切除率は69％でした。UR例を半分以上含んでいるため、その切除率は低率ではありますが、切除例のMSTは22カ月と非切除例の12カ月に比較して有意に良好でした。また、64例のBR膵癌を対象としたGEMとドセタキセルの併用療法による術前治療の前向き観察研究では、切除率は48％とやや低いものの、非切除例も含めた全例のMSTが23.6カ月であり、切除例では観察期間中央値21.6カ月で81％の症例が生存しているという、

非常に良好な結果が報告されています[7]。

このように、GEMと他の薬剤を併用した化学療法はBR膵癌に対する術前補助化学療法として有用であることが示唆されます。

4 新規化学療法の術前化学療法への応用

膵癌に対する化学療法は近年、著しく進歩しています。このような新しいレジメンも集学的治療法に積極的に組み入れることにより、外科切除による治療効果をより増強できる可能性があります。

1. FOLFIRINOX療法

FOLFIRINOX療法は、2011年に第Ⅲ相試験で遠隔転移を有する膵癌においてGEM単剤療法に比べ有意に予後を改善することが示されました[8]。その奏効率は31.8％と高く、BR膵癌に対する術前治療として期待されるものであり、近年、その報告が見受けられます。BRおよびUR膵癌を対象とした術前FOLFIRINOX療法のメタ解析の結果が報告されています[9]。最終的に13の論文（うち9論文では放射線療法が加えられています）、253例をまとめていますが、BR膵癌に限った検討では切除率は68.5％、R0切除率が63.5％（切除例中では93％）であったとしています。また、有害事象を見てもグレード3または4の有害事象発生率は28.7-75％と報告により差があるものの、有害事象による死亡はありませんでした。多くの報告で観察期間が短いため、生存期間は3論文のみ報告されていますが、非切除例も含めた全症例のMSTでは13.7-24.2カ月と化学療法単独での生存期間の報告よりも良好である傾向が伺えます。ほとんどの報告で観察期間が短く、また後ろ向き研究であるので、効果についての結論は導けないものの、FOLFIRINOXによる術前治療は安全に施行可能で、加えて予後改善効果も期待できることが示唆される結果でした。

最近、米国カリフォルニア大サンフランシスコ校から、FOLFIRINOX療法に放射線療法を組み合わせる意義について検討した報告があります[10]。後ろ向き検討ですが、FOLFIRINOX療法後に外科切除を行ったBR膵癌を中心とした26例が対象であり、うち4例に放射線治療が加えられています。照射を行わなかった症例と行った症例で、R0切除率はそれぞれ90.9％と100％で有意な差を認めず、また無病生存期間・全生存期間でも両者に差を認めませんでした。このことから、FOLFIRINOX化学療法を用いれば局所制御を目的とした放射線療法を組み合わせる意義は明らかでないと結論付けています。このことから、FOLFIRINOXのような効果の強いレジメンを用いれば、化学療法のみでも有用な可能性があります。

2. GnP療法

一方、GEMとnab-パクリタキセルの併用（GnP）療法も遠隔転移を有するUR膵癌においてGEM療法を上回る効果を持つことが第Ⅲ相試験で示され、ここ数年、膵癌における利用が急速に広まっています[11]。GnP療法のBR膵癌術前補助療法としての有用性の報告は現時点では1つしか認めておらず、エビデンスレベルはまだまだ限定的です。報告ではBR膵癌11例中8例で切除が行われ、全例でR0切除となり、そのMSTは20カ月であったとしています[12]。我々も本治療に期待し、現在、BRおよびUR膵癌に対するdown staging化学療法としてのGnP療法の有効性安全性を検討する第Ⅱ相試験を開始しています（CAP-005試験：UMIN000022241）。今後、このような試験の最終結果が待たれます。

5 今後の課題

以上のようにBR膵癌に対しては術前補助療法による治療成績の改善が期待されるところですが、まだ解決すべき点が多く残っています。

まずは、術前化学療法をすべてのBR膵癌に導入すべきかどうかです。BR-A膵癌に対する報告は多いものの、BR-PV膵癌に対するエビデンスはま

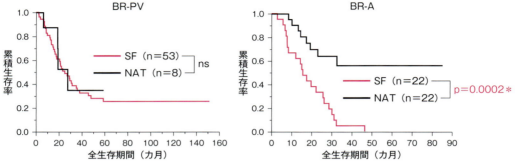

図3… BR-PV、BR-A 膵癌切除例における術前補助療法施行例と非施行例の全生存期間

当院にて2002-2014年に外科切除を施行したBR膵癌症例。SF：手術先行例、NAT：術前補助療法施行例、Kaplan-Meier法、有意差（p）：Log-rankテスト、ns：有意差なし

だ十分でないのが現状です。加えて、治癒切除が施行できれば門脈合併切除の有無は予後に影響しないとの報告も多数あることから、International Study Group of Pancreatic Surgery（ISGPS）のConsensus statement[13]では門脈系への浸潤例の術前補助療法は現時点でエビデンスがないとしています。

我々の施設での後ろ向き検討でもBR-PV膵癌において、術前補助療法による予後の改善は認めておらず、BR-A膵癌においてのみ有意に予後が改善されていました（図3）。しかし、この結果は術前補助療法のレジメンや期間も統一されていないことから、エビデンスが高いわけではありません。今後、新しい強力な化学療法が術前補助療法として導入されることで変化していくかもしれません。

また、外科切除を行うタイミングはどのような時期が最適でしょうか？ 術前補助療法による画像上の腫瘍縮小の有無は切除可能性や病理組織学的効果、予後とは関連を認めないとの報告が多く[14]、遠隔転移の出現を除けば、画像上で至適な手術時期を判断することは困難です。一方、CA19-9をはじめとした腫瘍マーカーの減少と切除後の予後に関連があるとの報告を複数認めています[15]。このことから、腫瘍マーカーの減少がBR膵癌患者において術前補助療法施行後の外科切除の可否に応用できる可能性があります。しかし、どの程度の低下が最も予後を反映するのか、また、ルイスA陰性者などCA19-9の測定ができない場合の代替のマーカーが存在するかなど、まだまだ解明するべき問題点が多く残っています。

6 おわりに

BR膵癌に対する術前化学療法について解説しました。術前補助化学療法の導入により、その成績は上向いている印象を受けるものの、まだまだ十分なエビデンスが存在していないのが現状です。今後、新しい化学療法の導入などによりその治療成績がより改善されることを期待します。

文献

1) Motoi F, et al. Influence of preoperative anti-cancer therapy on resectability and perioperative outcomes in patients with pancreatic cancer: project study by the Japanese Society of Hepato-Biliary-Pancreatic Surgery. J Hepatobiliary Pancreat Sci. 21, 2014, 148-58.
2) Katz MH, et al. Borderline resectable pancreatic cancer: the importance of this emerging stage of disease. J Am Coll Surg. 206, 2008, 833-46 ; discussion 846-8.
3) Tang K, et al. Neoadjuvant therapy for patients with borderline resectable pancreatic cancer: A systematic review and meta-analysis of response and resection percentages. Pancreatology. 16, 2016, 28-37.
4) Ueno H, et al. Randomized phase Ⅲ study of gemcitabine plus S-1, S-1 alone, or gemcitabine alone in patients with locally advanced and metastatic pancreatic cancer in

Japan and Taiwan: GEST study. J Clin Oncol. 31, 2013, 1640-8.
5) Murakami Y, et al. Survival impact of neoadjuvant gemcitabine plus S-1 chemotherapy for patients with borderline resectable pancreatic carcinoma with arterial contact. Cancer Chemother Pharmacol. 2016. [Epub ahead of print]
6) Sahora K, et al. NeoGemTax: gemcitabine and docetaxel as neoadjuvant treatment for locally advanced nonmetastasized pancreatic cancer. World J Surg. 35, 2011, 1580-9.
7) Rose JB, et al. Extended neoadjuvant chemotherapy for borderline resectable pancreatic cancer demonstrates promising postoperative outcomes and survival. Ann Surg Oncol. 21, 2014, 1530-7.
8) Conroy T, et al. FOLFIRINOX versus gemcitabine for metastatic pancreatic cancer. N Eng J Med. 364, 2011, 1817-25.
9) Petrelli F, et al. FOLFIRINOX-based neoadjuvant therapy in borderline resectable or unresectable pancreatic cancer: a meta-analytical review of published studies. Pancreas. 44, 2015, 515-21.
10) Kim SS, et al. Preoperative FOLFIRINOX for borderline resectable pancreatic cancer: Is radiation necessary in the modern era of chemotherapy? J Surg Oncol. 114, 2016, 587-96.
11) Von Hoff DD, et al. Increased survival in pancreatic cancer with nab-paclitaxel plus gemcitabine. N Eng J Med. 369, 2013, 1691-703.
12) Ielpo B, et al. Preoperative treatment with gemcitabine plus nab-paclitaxel is a safe and effective chemotherapy for pancreatic adenocarcinoma. Eur J Surg Oncol. 42, 2016, 1394-400.
13) Bockhorn M, et al. Borderline resectable pancreatic cancer: a consensus statement by the International Study Group of Pancreatic Surgery (ISGPS). Surgery. 155, 2014, 977-88.
14) Katz MH, et al. Response of borderline resectable pancreatic cancer to neoadjuvant therapy is not reflected by radiographic indicators. Cancer. 118, 2012, 5749-56.
15) Boone BA, et al. Serum CA 19-9 response to neoadjuvant therapy is associated with outcome in pancreatic adenocarcinoma. Ann Surg Oncol. 21, 2014, 4351-8.

4 切除境界膵癌に対する術前化学放射線療法

奈良県立医科大学 消化器・総合外科 教授 　庄　雅之　　同 助教 　長井美奈子

1　はじめに

膵癌に対する診断、治療において多くの新たな変化がみられています[1-3]。治療においては、今なお切除のみが唯一の根治の期待できる治療手段です。しかし、手術のみでは限界があることも周知の事実であり、手術プラスアルファの治療、すなわち集学的治療の実践が、予後向上あるいは治癒のためには必須です。特に最近、画像診断の進歩により、遠隔転移を有さない切除可能（resectable；R）膵癌においても、周囲血管に腫瘍の進展が及ばないR膵癌と、膵臓周囲の門脈や動脈系への進展が認められる切除可能境界（borderline resectable；BR）膵癌では、切除後の再発や予後が大きく異なることが明らかとなってきています[4]。特に切除後予後が不良なBR膵癌に対しては、術前治療の必要性が示唆されています[5-7]。

本稿では、特にBR膵癌に対する術前化学放射線治療（neoadjuvant chemoradiotherapy；NACRT）について、国内外の現状および期待される効果について概説します。また、NACRTを含めた今後の膵癌治療の課題についても考察を加えます。

2　BR膵癌の定義と予後

R膵癌においても、腫瘍局所進展の度合いによって術後予後が異なることが明らかとなり、細分化されることが一般的となりつつあります。米国の『NCCNガイドライン』においても、R膵癌とBR膵癌とに分類されています。BR膵癌はさらに、門脈および上腸間膜静脈等の静脈系への浸潤（BR-PV）のみが認められるものと、腹腔動脈・肝動脈・上腸間膜動脈等の動脈系への浸潤（BR-A）が認められるものに分類されます（図1）。しかし、この基準も確定したものではありません。実際『NCCN

図1… BR 膵癌

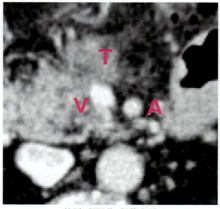

静脈（門脈）侵襲あり
静脈因子による切除境界型膵癌 BR-PV

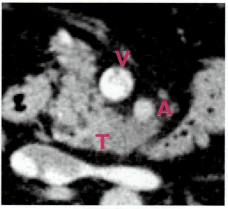

動脈侵襲あり
動脈因子による切除境界型膵癌 BR-A

T：腫瘍、V：静脈（門脈系）、A：動脈

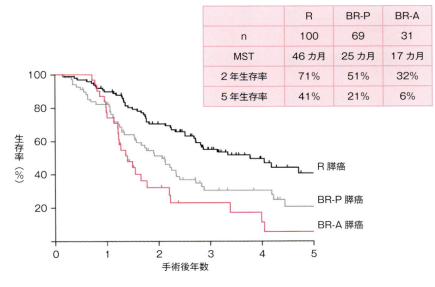

図2… Resectability 別の膵切除後予後 —奈良医大例—

	R	BR-P	BR-A
n	100	69	31
MST	46 カ月	25 カ月	17 カ月
2年生存率	71%	51%	32%
5年生存率	41%	21%	6%

ガイドライン』も頻繁に改訂されており、各国、各施設によっても一定した見解には至っていません。国内においては、2016年7月に発刊された『膵癌取扱い規約（第7版）』において、切除可能性分類が初めて定義されています。自験例でもR、BR-P、BR-Aの予後には、明確な差が認められました（**図2**）[4]。また、化学療法の進歩によって、局所進行切除不能膵癌において予後の改善も認められ、特にBR-A膵癌の予後との差が小さくなってきているため、切除の意義も改めて見直す必要も出てきています。

3 BR膵癌に対する術前化学放射線治療の期待

BR膵癌は、術後遠隔再発が高頻度にみられることに加えて、遺残腫瘍による術後局所再発が高率で、根治手術となる可能性が低いと考えられます。これに対して、術前治療にはいくつかの期待される臨床効果があります（**表1**）。第一に原発腫瘍の縮小に基づく手術の根治性、R0率の向上です。さらに、局所再発や不顕性遠隔転移の制御などの直接的な効果による予後向上が期待されます。そして

表1… BR膵癌に対する術前化学放射線治療に期待される効果

- 原発腫瘍の縮小、根治性（R0率）の向上
- 局所再発および不顕性遠隔転移の制御
- 化学療法感受性判定および症例選別
- リンパ節・神経郭清の省略
- 術後合併症（特に膵液瘻）の軽減

化学療法感受性の判定や、術前治療期間に遠隔転移の顕在化を診断することから、手術適応となる症例の的確な選別という間接的な効果も考えられます。また術前治療により、リンパ節転移や腫瘍周囲の神経浸潤を軽減させることができれば、リンパ節郭清および神経郭清を縮小できる可能性もあり、術後合併症の低下や術後補助化学療法の継続および完遂につながることも期待できます。特に放射線治療を行った場合には、実際に膵液瘻の頻度が減少するとの報告があります[8,9]。これは放射線治療が切離ラインにある膵臓に線維化を誘導して外分泌機能を低下させ、間接的に膵液瘻を減少させるのではないかと考えられます。

一方、NACRTを実施するには通常1-2カ月を要するため、切除時期を遅らせることになります。

図3… JASPAC 05 臨床試験

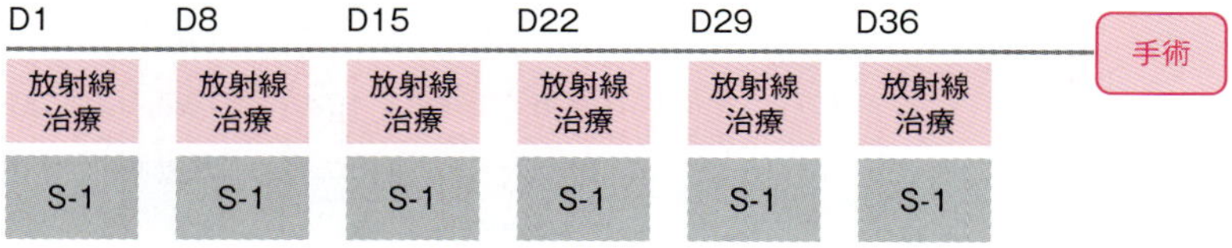

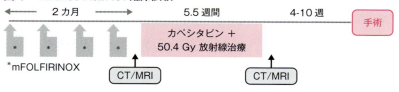

- 放射線治療：1.8 Gy/day 28 回、50.4 Gy
- S-1：80 mg/m^2、放射線照射日に 2 回分割

図4… Alliance A021101 臨床試験

- mFOLFIRINOX：4 サイクル
  （オキサリプラチン 85 mg/m^2、イリノテカン 180 mg/m^2、レボホリナート 400 mg/m^2、5-FU 2,400 mg/m^2）
- 放射線治療：1.8 Gy/day 28 回、50.4 Gy、カペシタビン 825 mg/m^2 2 回/day
- 術後化学療法：GEM 1,000 mg/m^2、2 サイクル

このことは、切除機会の喪失、根治性の逸失、あるいは遠隔転移の助長につながる可能性もあります。また場合によっては、術前治療が患者の栄養状態や免疫機能を悪化させ、術後晩期合併症の増加や術後化学療法の妨げとなるなどの悪影響を及ぼす可能性も危惧されます。

4 BR膵癌に対する術前化学放射線治療の実際

現在、BR膵癌に対するNACRTにおいて標準となるものは確立しておらず、臨床試験あるいは実臨床で行われているものは様々です。以下にそれらの実例を示します。

1. JASPAC05 臨床試験（図3）

国内において実施中のBR膵癌に対する術前S-1併用放射線療法の第Ⅱ相試験で、主要評価項目は根治切除割合（R0率）とされています。副次的評価項目として、生存期間、無再発（増悪）生存期間、画像診断による奏効率、組織学的奏効率、2年生存率、有害事象、手術合併症、中央画像診断によるR0率が設定されています。50例が予定されていますが、現時点では臨床試験の結果は公表されていません。JASPAC 05臨床試験のように、国内では放射線治療と併用する化学療法剤としてS-1が比較的多く用いられているようです。

2. Alliance A021101 臨床試験（図4）

米国にて実施中のBR膵癌に対する多施設前向き臨床試験[10]です。modified FOLFIRINOX療法2カ月施行後、カペシタビン併用放射線治療を行い、その後に膵切除術を施行し、術後はGEM 2カ月間投与が基本レジメンとされています。

最近の第一報では、生検で膵癌と確認された22例にFOLFIRINOXが術前治療として開始され、グレード3以上の有害事象発症率は14例（64%）であったと報告されています。また、15例（68%）が膵切除術を受け、12例（80%）が門脈等の血管合併切除を伴ったとされています。その結果、14例（93%）にR0切除が達成でき、病理学的には5例が95%以上の腫瘍消失、2例に完全な腫瘍消失が確認されたとされています。術後GEMの補助化学療法ま

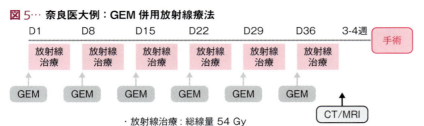

図5… 奈良医大例：GEM併用放射線療法

・放射線治療：総線量 54 Gy
・GEM：1,000 mg/m²/週

で終了したプロトコール治療完遂は9例（41%）であり、生存期間中央値（MST）は21.7カ月であったと報告されています。本試験は、BR膵癌を対象とした国外で施行されている強力なNACRTの代表的なものであり、今後の多数例での臨床試験の実施と結果が期待されています。

3. 自験例（図5）

奈良県立医科大学では、2008年より局所再発制御目的に、BR膵癌を含むすべての切除可能膵癌に対して、full-dose GEM併用の54Gy放射線治療を行っています[9]。術後は補助化学療法として、5-FU肝動注併用のGEMを3クール（計9回投与）と、その後にS-1の4クールを基本としています。これまでにBR膵癌55例に施行し、術前治療を行わなかった30例とR0率を比較した場合、BR-Pでは70-97%に、BR-Aでは58-81%に改善がみられています。またMSTはBR-Pで25カ月、BR-Aで17カ月との成績が得られています[4]。

5　BR膵癌に対する術前治療に関する課題

前項で紹介した治療成績からは、予後不良のBR膵癌に対するNACRTを含めた術前治療は、成績向上に向けて期待できると思われます。しかしながら、現時点では、術前治療に関する未解決の問題が数多く残されています（表2）。①術後成績ではなく、治療開始時点からの比較において、真の意味での予後改善効果があるか、②至適適応はR膵癌かBR膵癌か、さらにはBR-PかBR-A膵癌か、また最近増加している高齢者やPS不良例はどうか、

表2… 膵癌術前治療に関する解決すべき課題

① 真の意味での予後改善効果は？
② 至適適応は？　R膵癌かBR膵癌か
③ 化学療法か化学放射線療法か？
④ 至適な期間および標準レジメンは？
⑤ 適切な臨床効果の評価方法は？
⑥ 術前治療後の至適なリンパ節・神経郭清は？
⑦ 術後晩期合併症に及ぼす影響は？
⑧ 術後補助化学療法の実施に及ぼす影響は？

③化学療法か化学放射線療法のいずれがより適当か、特にBR膵癌においてはどうか、④至適術前治療期間およびレジメンは何か、⑤術前治療後の適切な画像あるいは組織学的評価方法は何か、⑥術前治療の効果に基づき、適切なリンパ節郭清、神経郭清は何か、⑦栄養・免疫面を含めた術後晩期合併症において影響を及ぼす問題はないか、⑧術後補助化学療法の実施、特に完遂に及ぼす影響はないか、などです。いずれにしろ、術後生存率の向上、予後の改善といった本来の目的を達成し得るかどうかについての明確なエビデンスはなく、それらの評価は慎重でなければなりません。

6　BR膵癌に対する集学的治療の重要性

膵癌の術後予後には、術後補助化学療法を完遂する重要性が認識されつつあります[11]。自験例においても、術後補助化学療法を導入あるいは完遂し得なかった理由として、術後早期の進行・再発によるもの以外に、患者の術後状態不良によるものが約30-40%含まれています[12]。また、術前治療

を実施した自験例においても、補助化学療法を完遂することは有意な独立予後因子となり、その重要性が改めて明らかとなっています。特に高侵襲となり得る膵切除後の補助化学療法の実施においては、術前治療による栄養状態の低下や状態改善の遅延が想定されます[9]。したがって、術前治療中を含めた周術期の運動あるいは栄養サポートなどを積極的に取り入れることによって、術後補助療法の完遂率の上昇、さらなる予後の改善につながる可能性があると思われます[13]。

UR膵癌に対する最近の治療成績向上の主たる要因は、より強力な新規化学療法の導入によるものと思われますが、一方で、多様な化学療法の実施は、時に患者のQOLの低下につながる可能性があります。薬剤性の肺炎、皮膚障害、口内炎等の各専門医の治療を要する有害事象がみられる場合も頻繁になりつつあります。術前および術後治療において、これらの新規化学療法が適応拡大され、導入されていくことは必定ですが、個々の患者においては、予後のみならずQOLや満足度の維持も含めた集学的治療の実践、および運動リハビリ・栄養サポート・心のケア等も含めたチーム医療の重要性がより一層増していくものと思われます。

7 おわりに

今後も、新たな薬剤、レジメンが術前あるいは術後治療において導入され、検証されていくと思われます。また、最近一部の癌種では、CTLA-4やPD-1抗体等の免疫治療の有効性が注目されています。膵癌治療においては、いまだその有用性が示されていませんが、PD-1 ligandと膵癌予後との関連も報告されており、従来の化学療法とは異なるものとして期待されます[14]。抗体治療の他、ワクチン等も含めた免疫療法が新たな膵癌補助療法として展開されていく可能性も少なくありません。しかし、最も治療困難な悪性疾患である癌において、膵切除は唯一の根治の得られる可能性がある貴重な治療手段です。術前治療を含めた集学的治療が、真の意味において、膵癌患者の予後向上に貢献し得るかどうかは、多方面からの慎重な検証が必要です。免疫治療や新規化学療法等を含めて、新たな治療の進歩を、よりよく膵癌切除成績の向上に結び付けられるよう、今後も多くの専門施設が謙虚に臨床データを解析するとともに、多施設共同臨床試験等を通じて弛まず努力していくことが、より一層求められているものと思われます。

● 文献

1) Paulson AS, et al. Therapeutic advances in pancreatic cancer. Gastroenterology. 144, 2013, 1316-26.
2) Conroy T, et al. Folfirinox versus gemcitabine for metastatic pancreatic cancer. N Engl J Med. 364, 2011, 1817-25.
3) Von Hoff DD, et al. Increased survival in pancreatic cancer with nab-paclitaxel plus gemcitabine. N Engl J Med. 369, 2013, 1691-703.
4) Sho M, et al. Importance of resectability status in neoadjuvant treatment for pancreatic cancer. J Hepatobiliary Pancreat Sci. 22, 2015, 563-70.
5) Rombouts SJ, et al. Systematic review of resection rates and clinical outcomes after folfirinox-based treatment in patients with locally advanced pancreatic cancer. Ann Surg Oncol. 23, 2016, 4352-60.
6) Kim SS, et al. Preoperative folfirinox for borderline resectable pancreatic cancer: Is radiation necessary in the modern era of chemotherapy? J Surg Oncol. 114, 2016, 587-96.
7) Hackert T, et al. Borderline resectable pancreatic cancer. Cancer Lett. 375, 2016, 231-7.
8) Takahashi H, et al. Preoperative chemoradiation reduces the risk of pancreatic fistula after distal pancreatectomy for pancreatic adenocarcinoma. Surgery. 150, 2011, 547-56.
9) Sho M, et al. Pathological and clinical impact of neoadjuvant chemoradiotherapy using full-dose gemcitabine and concurrent radiation for resectable pancreatic cancer. J Hepatobiliary Pancreat Sci. 20, 2013, 197-205.
10) Katz MH, et al. Preoperative modified FOLFIRINOX treatment followed by capecitabine-based chemoradiation for borderline resectable pancreatic cancer: Alliance for clinical trials in oncology trial A021101. JAMA Surg. 151, 2016, e161137.
11) Valle JW, et al. Optimal duration and timing of adjuvant chemotherapy after definitive surgery for ductal adeno-

carcinoma of the pancreas: Ongoing lessons from the espac-3 study. J Clin Oncol. 32, 2014, 504-12.
12) Akahori T, et al. Factors associated with failure to complete adjuvant chemotherapy in pancreatic cancer. Am J Surg. 211, 2016, 787-92.
13) Akahori T, et al. Prognostic significance of muscle attenuation in pancreatic cancer patients treated with neoadjuvant chemoradiotherapy. World J Surg. 39, 2015, 2975-82.
14) Nomi T, et al. Clinical significance and therapeutic potential of the programmed death-1 ligand/programmed death-1 pathway in human pancreatic cancer. Clin Cancer Res. 13, 2007, 2151-7.

4 術前治療

最新トピックス　術前化学放射線療法＋術後2チャンネル肝灌流化学療法

大阪国際がんセンター 消化器外科 副部長／膵がんセンター 外科系 部門長　**髙橋秀典**　　同 消化器外科 医長　**秋田裕史**

1　術前化学放射線療法＋術後2チャンネル肝灌流化学療法の取り組み

　膵癌は切除されたとしても、高率に再発を来す予後不良な疾患です。一見、完全切除されたと思われても、高率に潜在的な腫瘍細胞遺残（局所、遠隔臓器）が存在し、そこから再発を来すことに他なりません。図1に当センターにおける膵癌に対する外科切除単独治療後の再発形式について示します。肝と局所で再発部位の80％を占めます。治癒切除がなされたとしても高率に肝・局所に再発を来すという膵癌特有の病態生理に着目し、開発された集学的治療が「術前CRT（chemoradiation therapy）＋術後LPC（liver perfusion chemotherapy）」です（図2）[1]。進行膵癌切除後の治療成績の向上には、局所再発と肝再発の効果的な抑制が必須であることから、我々は膵切除に術前CRTと術後LPCの両方を組み合わせることによって膵癌切除後の治療成績向上を目指した取り組みを行っています。

1. 局所再発の抑制：術前settingによる術前CRT

　膵癌は局所進展傾向の強い腫瘍です。特に後腹膜結合組織・神経周囲への進展が著明で、局所再発の原因となります。我々は膵癌R0切除後であっても、28％の症例で術後ドレーン排液の細胞診が陽性となり、これらの症例は高率に（約80％）局所再発を来すことを報告してきました[2]。病理組織学的に断端・剥離面でnegativeが得られても、局所に潜在的な腫瘍細胞遺残を来していたためと考えられます。我々は、R0切除を達成し、さらには潜在的な局所の腫瘍細胞遺残も防ぐことを目的とした放射線照射プロトコールを開発しました（術前setting）。術前settingのプロトコールでは、主腫瘍に加えて後腹膜結合組織・大血管周囲神経組織といった手術施行に際して潜在的な遺残を来しやすい部位まで照射野を広げて、重点的に照射します。膵癌に対する術前CRTにおいては原則として術前settingの照射プロトコールを用いています[1]。術前CRTの目的は局所再発抑制であるため、主腫瘍ではなく局所再発好発部位により多くの線量が

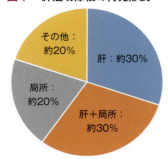

図1… 膵癌切除後の再発形式

局所再発と肝再発で約80％を占める。

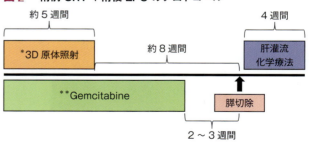

図2… 術前CRT＋術後LPCのプロトコール

約3カ月の術前CRTの後に膵切除を行い、手術直後より術後肝灌流化学療法を4週間施行する。

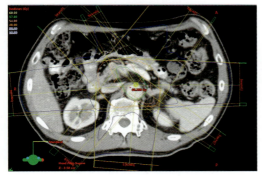

図3… 術前settingによる放射線照射野

術前CRTの目的は局所再発の抑制であるため、放射線照射野としては、主腫瘍に加えて、後腹膜結合組織・大血管周囲神経組織に照射野を広げ、特に局所再発好発部位である大血管周囲にはより高線量を照射するように設定する（8門照射）。

分布するように設定される点が特徴です（図3）。

2. 肝再発の抑制：術後LPC

肝再発の頻度の高さから、肉眼的（画像的）に肝転移を認めなくても、ほとんどの進行膵癌では潜在的な肝転移が存在するとも考えられます。肝転移は成立過程により、門脈系や肝動脈系から血液供給を受けることが知られており、我々は**肝転移の効率的な治療のために肝動脈と門脈の2ルート（動注＋門注）から抗癌剤を投与する2チャンネル肝灌流化学療法**を開発し、膵切除後に応用しています（図4）[3]。

2 術前CRT＋術後LPCの実際

1. ゲムシタビン併用術前CRT（図3）

3次元原体照射により、5門照射にて主腫瘍および後腹膜領域に50Gyの照射領域を設定し、特に局所再発を来しやすい腹腔動脈・上腸間膜動脈周囲には小線源3門によるブーストを追加して60Gyまで照射量を増量します（計8門照射、2.0Gy＋0.4Gy/25回：図3）。併用化学療法としてはゲムシタビン（GEM）をfull-dose（1,000mg/m²）で3投1休の標準的なサイクルで投与します。RT照射期間（約5週間）終了後もGEMによる維持化学療法は

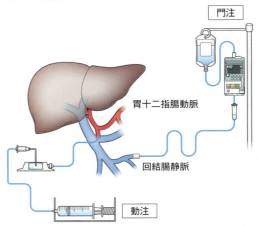

図4… 術後LPCのプロトコール

膵切除術中に胃十二指腸動脈より動注カテーテルを挿入し、また回結腸静脈より門注カテーテルを挿入します。それぞれのルートから5-FU（125mg/day、24時間持続投与）を手術当日から開始し、28日間継続する。

継続し計3サイクル投与します。GEMによる維持化学療法終了後に画像診断による再評価を行い、遠隔転移等の非切除因子を認めなかった症例に膵切除を行います[1]。

2. 術後LPC（図4）

膵切除術中に胃十二指腸動脈より動注カテーテルを挿入し、また回結腸静脈より門注カテーテルを挿入します。それぞれのルートから5-FU（125mg/day、24時間持続投与）を手術当日から開始し、28日間継続します[3]。変異右肝動脈等の動脈奇形のために動注ルートが1本化できない場合は、門脈ルートのみで術後LPCを施行します（門注5-FU：250mg/day）。カテーテルの閉塞予防のために、術直後からヘパリン投与を開始し、1,000単位/dayから状態に応じて最大7,500単位/dayまで増量します。

3 術前CRT＋術後LPCの治療成績

我々の施設では、画像的膵外浸潤陽性の進行膵癌を術前CRTの適応としています[1,4,5]。2002-2014年までに306例のresectable（R）およびborderline

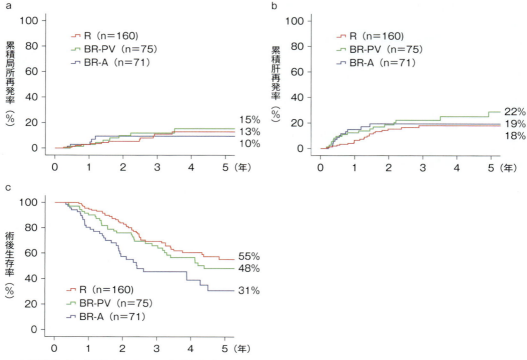

図5…R・BR膵癌に対する術前CRT＋術後LPCの治療成績

a. 局所再発。R・BR-PV・BR-Aの5年累積局所再発率は10-15%であり、各群間に有意差を認めなかった。
b. 肝再発。R・BR-PV・BR-Aの5年累積局所再発率は18-22%であり、各群間に有意差を認めなかった。
c. 生存曲線。R・BR-PV・BR-Aの5年生存率は、それぞれ55%・48%・31%であり、術前CRT＋術後LPCによって局所再発、肝再発が抑制され、良好な治療成績が得られている。

resectable（BR）膵癌に対し、術前CRT＋術後LPCを施行しました（R 160例・BR-PV 75例・BR-A 71例、『膵癌取扱い規約（第7版）』）。R0切除率はR 98%・BR-PV 100%・BR-A 99%であり、ほとんどの症例でR0切除を達成しました。各群の5年累積局所再発率はR 13%・BR-PV 15%・BR-A 10%であり、各群において局所再発は抑制されており、群間に有意差を認めませんでした（図5a）。肝再発についても5年累積肝再発率はR 18%・BR-PV 22%・BR-A 19%と、各群において減少しており、群間に有意差を認めませんでした（図5b）。術前CRT＋術後LPCによって、局所再発・肝再発の抑制が得られた結果、各群において良好な治療成績が得られています。術後5年生存率はR 55%・BR-PV 48%・BR-A 31%（R vs. BR-PV：$p = 0.293$、BR-PV vs. BR-A：$p < 0.023$、R vs. BR-A：$p < 0.001$、図5c）。

4　今後の展望

近年の化学療法の進歩により、FOLFIRINOXやGEM＋nab-パクリタキセルといったGEM単剤治療を凌駕する治療成績を示す多剤併用レジメンが開発されました[6,7]。また術後補助化学療法の進歩による治療成績の向上も得られてきています[8]。今後は術前CRT＋術後LPCによる治療戦略に、新たな多剤併用レジメンや効果的な術後補助化学療法を組み合わせることによって、さらなる治療成績の向上に向けた新たな集学的治療戦略の開発が試みられていくと考えられます[9]。

文献

1) Ohigashi H, et al. Feasibility and efficacy of combination therapy with preoperative full-dose gemcitabine, concurrent three-dimensional conformal radiation, surgery, and postoperative liver perfusion chemotherapy for T3-pancreatic cancer. Ann Surg. 250(1), 2009, 88-95.
2) Ishikawa O, et al. Postoperative cytology for drained fluid from the pancreatic bed after "curative" resection of pancreatic cancers: does it predict both the patient's prognosis and the site of cancer recurrence? Ann Surg. 238(1), 2003, 103-10.
3) Ishikawa O, et al. Liver perfusion chemotherapy via both the hepatic artery and portal vein to prevent hepatic metastasis after extended pancreatectomy for adenocarcinoma of the pancreas. Am J Surg. 168(4), 1994, 361-4.
4) Takahashi H, et al. Preoperative Gemcitabine-based Chemoradiation Therapy for Borderline Resectable Pancreatic Cancer: Impact of Venous and Arterial Involvement Status on Surgical Outcome and Pattern of Recurrence. Ann Surg. 264(6), 2016, 1091-7.
5) Takahashi H, et al. Preoperative gemcitabine-based chemoradiation therapy for resectable and borderline resectable pancreatic cancer. Ann Surg. 258(6), 2013, 1040-50.
6) Conroy T, et al. FOLFIRINOX versus gemcitabine for metastatic pancreatic cancer. N Engl J Med. 364(19), 2011, 1817-25.
7) Von Hoff DD, et al. Increased survival in pancreatic cancer with nab-paclitaxel plus gemcitabine. N Engl J Med. 369(18), 2013, 1691-703.
8) Uesaka K, et al. Adjuvant chemotherapy of S-1 versus gemcitabine for resected pancreatic cancer: a phase 3, open-label, randomised, non-inferiority trial (JASPAC 01). Lancet. 388(10041), 2016, 248-57.
9) Katz MH, et al. Preoperative Modified FOLFIRINOX Treatment Followed by Capecitabine-Based Chemoradiation for Borderline Resectable Pancreatic Cancer: Alliance for Clinical Trials in Oncology Trial A021101. JAMA Surg. 151(8), 2016, e161137.

5

手術

5 手術

1 膵癌に対する手術適応・手術手技

北海道大学大学院医学研究科 消化器外科学分野Ⅱ 助教 **中村 透** 同 教授 **平野 聡**

1 膵癌に対する手術適応

膵癌に対する手術適応を判断する上で重要なポイントは、外科手術が膵癌原発巣に対する最も効果的な局所治療であると認識することです。この局所治療効果を最大限にするためには、組織学的に癌遺残のない（R0）手術の達成が不可欠です。各種ガイドラインに記載される手術適応の判断要素は、安全にR0切除が達成できるかどうかを見極めるために必要な要素で構成されています。以下に、膵癌に対する手術適応を決めるために重要な項目を解説します。

1. 局所進展範囲

膵癌の局所進展範囲を正確に把握するためには、膵周囲の解剖学的な把握が欠かせません。特に静脈系〔門脈（PV）・上腸間膜静脈（SMV）〕と動脈系〔上腸間膜動脈（SMA）・総肝動脈（CHA）・腹腔動脈（CA）〕と腫瘍の位置関係は重要です。主に膵ダイナミックCT画像に基づいて局所進展範囲を把握します（p.59参照）。

『膵癌取扱い規約（第7版）』は、標準手術によりR0切除が可能かどうかという視点で、切除可能（resectable；R）、切除可能境界（borderline resectable；BR）、切除不能（unresectable；UR）に分類し、Rは標準的切除によってR0切除が達成可能なもの、BRは標準的切除ではR1切除（術後病理組織で癌遺残となるもの）となる可能性が高いもの、URは大血管浸潤を伴うため肉眼的に癌遺残のあるR2切除となる可能性が高いものと定義されています（p.93〜参照）。

Rに分類される症例は文字通り、切除の適応となります。SMV/PVへの浸潤が180°未満の場合は、門脈合併切除によりR0切除が達成されやすいことから、積極的な手術適応としています。BRに分類される症例は、門脈系への浸潤のみを有するBR-PVと、動脈系への浸潤を認めるBR-Aに分けられます。BR-PVは、Rにおける門脈系への浸潤例とBR-A症例との中間的な症例に位置しますが、門脈浸潤の範囲がより広くなり、門脈環状切除やグラフト再建を要するため、手術難易度が高くなります。さらにSMVの分岐に浸潤が及ぶと再建が複雑になり、末梢では枝も細くなるため、一般的に十二指腸下縁の高さが足側の切除限界の目安とされています（p.153〜参照）。こうしたRあるいはBR-PVに対する門脈系合併切除は標準手術としていますが、安全な合併切除再建が困難な施設では、手術適応としてはなりません。つまり、ここでいう手術適応は施設によるバイアスを含むことになります。

また、BR-A症例は180°未満の動脈浸潤症例ですが、多くの場合、動脈周囲神経叢を半周から全周郭清することでR0切除を目指した手術を行います。理論的には、巻き込まれた動脈（SMA、CHA、CA）を合併切除すればR0切除の可能性がより高くなりますが、こうした主要動脈合併切除を伴う膵癌手術は、安全性や予後のデータが蓄積されるまでは、膵癌を専門とする限られた施設で行うべきです。一方、SMA神経叢浸潤が180°以上となるような局所進行切除不能症例（UR-LA）に対しては、外科切除は生存に寄与せず、手術以外の全身治療が優先されます。

2. リンパ節転移

術前画像診断で膵癌の正確なリンパ節転移の範囲を把握することは困難です。小さなリンパ節であってもわずかに癌細胞の転移を認めるものもあ

図 1 ⋯ 膵癌に対する手術計画

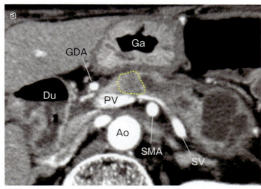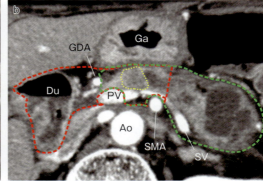

a. 点線（黄）で囲まれた部分が腫瘍の範囲。脾静脈の門脈合流部直上（膵頸部から膵体部）に位置する。
b. 点線（赤）は膵頭十二指腸切除の切除範囲。点線（緑）は尾側膵切除の切除範囲。実際には尾側膵切除を施行した。
Ao：大動脈、Du：十二指腸、Ga：胃、GDA：胃十二指腸動脈、PV：門脈、SMA：上腸間膜動脈、SV：脾静脈

る一方、膵炎や胆道ステントによる炎症で反応性に腫大するリンパ節も多くあります。しかし症例によっては、画像で明らかな転移を指摘できる場合があり、切除の適応を慎重にする必要があります。一般的にはリンパ節転移が領域リンパ節に留まる場合は手術適応としますが、それ以外のリンパ節（1, 2, 3, 4, 15, 16a1, 16a2, 16b1, 16b2など）に転移がある場合は遠隔転移（M1）として扱い、手術適応とはなりません。また術中迅速病理診断などでM1と判明した場合は試験開腹とし、早急に外科切除以外の治療法を開始するべきです。

3．腹膜転移

画像所見や審査腹腔鏡、あるいは開腹所見で腹膜播種が明らかな場合は手術適応とはなりません。明らかな播種病変を伴わず、腹水洗浄細胞診陽性のみの場合には、根治術を加えるべきか明らかではなく、現時点では各施設の判断に委ねられています。

4．遠隔転移

画像所見で遠隔転移を有する症例は、局所ならびに転移巣治療として外科切除を加える意義はありません。

5．患者背景因子

手術適応として年齢、performance status（PS）、認知症の有無、並存合併症の重症度など、膵癌根治術に耐術できるかを見極めることは重要です。一般的には年齢要素は低く、個人のPSによって適応を決めていると思いますが、患者本人が手術治療を望むという意思を確認することが大切です。我々の施設では、認知症がなく、2階まで自力で上がれる程度のPSがあれば、手術適応としています。

＊　＊　＊

上記1から5の項目を踏まえ、進展範囲を正確に把握し、どういった術式でR0切除が可能となるかを判断して手術計画を立て、局所治療として最大限の効果を発揮するために手術を実行します（**図1**）。さらに『膵癌診療ガイドライン2016年版』に記載されているように、R症例は手術先行治療と術後補助療法、BR症例は臨床試験を踏まえた術前補助療法を組み合わせ、R0切除率と術後生存率の向上を目指すことが重要です（p.128〜参照）。また近年、初診時にURと判断された症例に対し、手術以外の治療法が奏効し、一定期間を経過しR0切除が達成できると判断した場合は、予後改善が見込めるため手術適応となります（p.178〜参照）。

2 膵癌に対する手術手技

膵癌に対する標準切除を中心に術式の適応とポイントを解説します。

腫瘍占拠部位に応じて、膵頭部領域に対しては膵頭十二指腸切除、膵体尾部領域に対しては尾側膵切除を行い、全領域にまたがる場合は膵全摘術を行います。腫瘍占拠部位が膵頭体移行部（門脈左縁近傍）の場合は、膵頭十二指腸切除にするか、尾側膵切除にするかの明確な基準はありませんが、各切除術の切離線の限度を加味し、R0切除を達成できる術式を選択します。十二指腸温存や脾臓温存あるいは中央膵切除といった縮小手術は膵癌の術式とはなりません。

一方、R0切除に関係のない予防的なリンパ節郭清や神経叢郭清は、予後延長効果はみられず、むしろ周術期死亡率を増加させる危険性が高くなるため施行の意義はありません。また現在の膵臓外科手術では、静脈系への浸潤に関しては合併切除が比較的安全に施行できることから、R0切除のために必要である場合は積極的に施行されています。しかしSMAのような主要動脈の合併切除は、R0切除のために必要であっても、安全性の面から手術適応は限られます。膵臓手術を専門とする施設では、脾動脈や総肝動脈合併切除を伴う膵頭十二指腸切除や、腹腔動脈合併切除を伴う尾側膵切除が行われています（p.158～参照）。一般的に周術期死亡率が5％を超える術式は、手術を回避するか慎重な適応としなければなりません。

1. 膵頭十二指腸切除術

1. 術式

術式の詳細については各論に譲りますが、腫瘍占拠部位が膵頭部あるいは膵鉤部の場合に膵頭十二指腸切除術を施行します。胃の温存の程度により、幽門輪温存、亜全胃温存、胃切除（1/3程度）を伴う3種類に分類されますが、胃への直接浸潤がなければ、一般的に腫瘍進展範囲と関係なく、

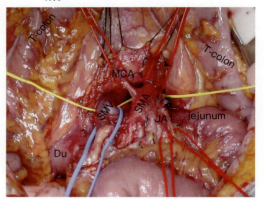

図2 … Mesenteric approachによる膵頭十二指腸切除

Du：十二指腸下行脚下縁、JA1：第一空腸動脈、jejunum：空腸起始部、MCA：中結腸動脈、SMA：上腸間膜動脈、SMV：上腸間膜静脈、T-colon：横隔膜脚

術後の胃内容排出遅延などの術後合併症を念頭に各施設の基準で選択されています[1, 2]。幽門輪温存もしくは亜全胃温存を選択する施設が多数を占めています。

膵頭十二指腸切除における膵切離線は、腫瘍進展範囲に応じて門脈直上からSMA直上の範囲に設定しますが、さらに尾側に腫瘍進展した場合は注意を要します。腫瘍が膵内で進展する場合は、膵切離線をさらに尾側に設定することでR0切除が可能となりますが、脾動脈浸潤を伴う場合は脾動脈合併切除とするか、膵全摘に切り替える必要があります。

2. アプローチ法

膵頭十二指腸切除における癌巣へのアプローチ方法はいくつかありますが、最近は、isolated pancreatectomyあるいはmesenteric approachといったアプローチ方法を行う施設が増えています[3, 4]。この術式は、最初にトライツ靱帯から十二指腸下行脚の下に向かって腸間膜根部に切開を加え、膵頭前面に位置する横行結腸間膜の根部とともに腸間膜を切除する方法で、良好な視野のもとSMVやSMAの周囲組織の剥離や切除が可能です（図2）。膵頭部癌が進展しやすいSMVや膵頭神経叢ならび

にSMA周囲神経叢への到達を手術の初期段階で行うため、切除可能性の判断が早めに行えます。SMV合併切除を加える場合は腸間膜とともにen-blocな切除が可能となり、門脈系の血行再建の際にも吻合部にテンションがかからずに施行できます。また下膵十二指腸動脈（IPDA）を介する膵頭部への血流を早い段階で遮断することで、術中出血量を減らせるメリットもあります。さらに十二指腸水平脚からトライツ靱帯周囲の外科解剖の理解が深まり、若手膵臓外科医の修練としても有用なアプローチ方法の1つです。

3. リンパ節・神経叢郭清

膵頭部癌におけるリンパ節郭清範囲並びに動脈周囲神経叢郭清に関しては、本邦のランダム化比較試験（RCT）の結果から、拡大郭清を行っても標準切除に比べて生存率は向上しないことが明らかとなりました[5]。この標準切除のリンパ節郭清範囲は、『膵癌取扱い規約』の領域リンパ節のうち、膵頭部前面と後面に位置するNo.17a、17b、13a、13bのみで、神経叢郭清は含みません[5]。したがって、現在の膵頭部の標準切除は領域リンパ節のすべてを郭清する必要はなく、膵頭部に付着したリンパ節とともに、肉眼的なR0切除が施行できれば十分です（p.172〜参照）。

2. 尾側膵切除術（DP）

1. 術式

腫瘍占拠部位が膵体部あるいは尾部の場合に尾側膵切除術（distal pancreatectomy；DP）を施行します。膵体尾部側からの膵切除の切離限界線は、画像上での胃十二指腸動脈付近です。膵体部の腫瘍がこれより膵頭部方向へ進展する場合は、膵頭十二指腸切除または膵全摘術による切除を考慮します。また、腹腔動脈や総肝動脈の周囲神経叢あるいは動脈壁に浸潤が疑われる場合は、IPDAから胃十二指腸動脈を介した膵頭アーケードを温存できれば、腹腔動脈や総肝動脈の合併切除（distal pancreatectomy with en-bloc celiac axis resection；DP-CAR）を考慮します[6-8]。膵体部癌は脾動脈と総肝動脈が腹腔動脈から分岐する位置に近接する場合が多く、癌を露出することなく脾動脈切離を行えるかどうかが、DPとDP-CARの術式選択に際して重要なポイントの1つとなります。脾動脈切離断端処理のマージンを取るため、術前画像診断で脾動脈根部から1cm以内に腫瘍が近接する場合はDP-CARを選択します（図3）。DP、DP-CARいずれの術式においても合併切除によりR0手術が可能と判断されれば、門脈浸潤、中結腸動脈浸潤、他臓器（胃・結腸・小腸）浸潤例は手術適応とします。

2. 手順

以下に尾側膵切除術の手順を示しますが、ここでは脈管処理と膵切離を先行し、その後に膵体尾部を左方に脱転しながら切離を行う方法（radical antegrade modular pancreatosplenectomy；RAMPS）を中心に述べます[9, 10]。この術式は腫瘍細胞の血流への揉み出しを防ぎ、腫瘍の後腹膜方向への浸潤の程度に応じて切離の深さを変えることができ、合理的な方法として広く普及しています（図4）。

上腹部正中切開が基本となりますが、脾臓周囲の操作は腹腔内で最も左側頭側のため、視野が悪い場合は左横切開を加えます。開腹後は微小肝転移や腹膜播種の検索を行い、洗浄腹水細胞診を採取します。大網の結腸付着部を剥離し網嚢腔全体を開放し、腫瘍の局在の把握と腹膜転移がないことを確認します。中結腸静脈や胃結腸静脈幹を深部にたどり、SMVの前面に到達し、膵頭部を腹側に持ち上げながら膵上縁近くまでSMVから門脈の剥離（トンネリング）を施行します。膵上縁でNo.8aリンパ節を総肝動脈神経叢から頭側に剥離し、この神経叢と膵実質の間を正確に背側に分け入り、すぐ背側の門脈前面に到達します。この門脈前面の層を保ちつつ総肝動脈を神経叢ごとテーピングし、先に膵上縁付近まで施行したトンネリングの層と連続します。超音波検査で腫瘍と1cm以上の距離を確保できれば、門脈直上を膵切離線に設定

図 3… 尾側膵切除術の後方組織浸潤の程度による切除範囲の設定

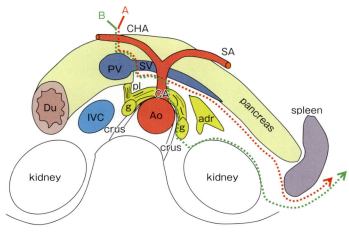

点線より腹側が切除範囲となる（文献6より引用改変）。
A. 膵後方組織浸潤が軽度な場合の切除範囲。
B. 膵後方組織浸潤が高度に疑われる場合の切除範囲。腹腔神経叢の左半周、左側腹腔神経節、左副腎を合併切除。
adr：副腎、Ao：大動脈、CA：腹腔動脈、CHA：総肝動脈、crus：横隔膜脚、Du：十二指腸、g：腹腔神経節、IVC：下大静脈、pl：腹腔神経叢、PV：門脈、SA：脾動脈、SV：脾静脈

図 4… 尾側膵切除術の膵尾側への展開

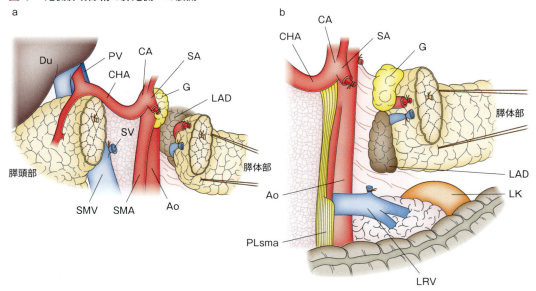

切除膵に支持糸をかけ左側に牽引し、膵体尾部を脱転すると、SMVの左側で神経叢に覆われたSMAを確認できる。SMA神経叢の左側を露出しながら大動脈左縁まで剥離を行い、副腎を温存する剥離層に入るか（a）、または左副腎を合併切除する深い剥離層に入るか（b）を調整し、膵体尾部の背側の剥離ラインを決定する。
Ao：大動脈、CA：腹腔動脈、CHA：総肝動脈、G：腹腔神経節、LAD：左副腎、LK：左腎、LRV：左腎静脈、Du：十二指腸、PV：門脈、PLsma：上腸間膜動脈神経叢、SA：脾動脈、SMA：上腸間膜動脈、SMV：上腸間膜静脈、SV：脾静脈

図5… 尾側膵切除術終了後の実際

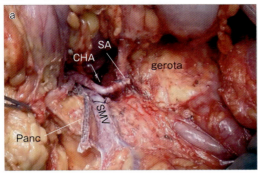
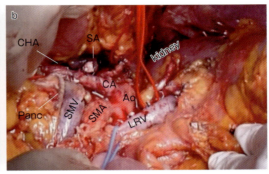

a. 膵後方組織浸潤が軽度な場合の切除後。
b. 膵後方組織浸潤が高度に疑われる場合の切除後。腹腔神経叢の左半周、左側腹腔神経節、左副腎を合併切除。
Ao：大動脈、CA：腹腔動脈、CHA：総肝動脈、gerota：腎前筋膜、kidney：腎、LRV：左腎静脈、Panc：膵断端、SA：脾動脈断端、SMA：上腸間膜動脈、SMV：上腸間膜静脈

します。腫瘍の右縁がさらに膵頭部側にあれば、切離線も門脈右側とします。膵切離は自動吻合器が多く用いられますが、メスや電気メス、超音波凝固切開装置、超音波外科吸引装置などのデバイスも適宜使用されます。施設によっては膵切離断端を術中迅速病理診断で確認しますが、自動吻合器で切離した場合は困難なため、今後の検討課題といえます。

膵切離断端の支持糸を左尾側方向に牽引しながら、No.8aおよびNo.9を剥離し、腹腔動脈、脾動脈を同定した後、脾動脈を根部で結紮切離します。次に門脈合流部の手前で脾静脈を結紮切離します。門脈浸潤が疑われる場合は合併切除を行いますが、多くは脾静脈合流部の楔状切除で対処できます。2cm以上の環状切除の場合は左腎静脈などの自家静脈グラフトによる間置再建が必要です。

膵体尾部をさらに左側に脱転し、SMVの左側で神経叢に覆われたSMAを確認します。この神経叢の左側を露出しながら大動脈左縁まで剥離を行います。左腎静脈の前面を露出し、左副腎静脈を確認します。腫瘍の後方進展が副腎に達していない場合は、副腎の腹側で膵背側の癒合筋膜とともに膵を剥離します（図4a）。後方進展が高度の場合は、大動脈左縁から垂直に背側に向かい左副腎を合併切除する層に入ります（図4b）。左腎静脈の前面を露出し、大動脈脚に沿って頭側まで剥離します。後腹膜組織を左腎周囲組織とともに膵体尾部を包み込むように切除すると後腹膜側のマージンを最大限に確保できます。胃脾間膜および後胃動静脈を切離し、切除を完了します（図5）。

3. リンパ節郭清

膵体尾部癌におけるリンパ節郭清に関しては、一般的には『膵癌取扱い規約』にある2群リンパ節（No.7, 8a, 8p, 9, 10, 11p, 11d, 14p, 14d, 15, 18）を郭清範囲としていますが、膵頭部癌のような拡大切除と標準切除を比較した研究がないため、エビデンスはありません。また膵尾部癌に関しても、膵体部癌と同様に膵切離線を門脈直上とするのが一般的ですが、腫瘍学的な根拠はありません。これらは今後の検討課題といえます。

3 おわりに

以上、膵癌の手術適応と手術手技を概説しました。①リンパ節の拡大郭清は行わず、②R0切除の達成に必要な場合、神経叢や血管合併切除ならびに後腹膜合併切除を許容するのが、現在の膵臓癌手術の要点です。

文献

1) Kawai M, et al. Pylorus ring resection reduces delayed gastric emptying in patients undergoing pancreatoduodenectomy: a prospective, randomized, controlled trial of pylorus-resecting versus pylorus-preserving pancreatoduodenectomy. Ann Surg. 253, 2011, 495-501.
2) Fujii T, et al. Preservation of the pyloric ring has little value in surgery for pancreatic head cancer: a comparative study comparing three surgical procedures. Ann Surg Oncol. 19, 2012, 176-83.
3) Nakao A, et al. Isolated pancreatectomy for pancreatic head carcinoma using catheter bypass of the portal vein. Hepatogastroenterology. 40, 1993, 426-9.
4) Nakao A. The Mesenteric Approach in Pancreatoduodenectomy. Dig Surg. 33, 2016, 308-13.
5) Nimura Y, et al. Standard versus extended lymphadenectomy in radical pancreatoduodenectomy for ductal adenocarcinoma of the head of the pancreas: long-term results of a Japanese multicenter randomized controlled trial. J Hepatobiliary Pancreat Sci. 19, 2012, 230-41.
6) Hirano S, et al. Distal pancreatectomy with en bloc celiac axis resection for locally advanced pancreatic body cancer: long-term results. Ann Surg. 246, 2007, 46-51.
7) Okada K, et al. Preservation of the left gastric artery on the basis of anatomical features in patients undergoing distal pancreatectomy with celiac axis en-bloc resection (DP-CAR). World J Surg. 38, 2014, 2980-5.
8) Nakamura T, et al. Distal Pancreatectomy with en Bloc Celiac Axis Resection (Modified Appleby Procedure) for Locally Advanced Pancreatic Body Cancer: A Single-Center Review of 80 Consecutive Patients. Ann Surg Oncol. 23, 2016, 969-75.
9) Strasberg SM, et al. Radical antegrade modular pancreatosplenectomy. Surgery. 133, 2003, 521-7.
10) Grossman JG, et al. Single institution results of radical antegrade modular pancreatosplenectomy for adenocarcinoma of the body and tail of pancreas in 78 patients. J Hepatobiliary Pancreat Sci. 23, 2016, 432-41.

5 手術

2 門脈浸潤例に対する手術適応・手術手技

名古屋大学大学院医学系研究科 消化器外科学 講師　山田　豪
富山大学大学院 医学薬学研究部 消化器・腫瘍・総合外科 教授　藤井　努

1　はじめに

　膵癌の大半が局所進行症例であり、腹腔内臓器の解剖学的理由により、膵頭部癌は上腸間膜静脈（superior mesenteric vein；SMV）や門脈（portal vein；PV）に浸潤を来していることが多いです。したがって、R0切除のためには門脈合併切除を伴う膵切除術が求められます。

　近年、膵癌に対する治療指針として、本邦からは『膵癌診療ガイドライン』[1]、米国からは『NCCN Clinical Practice Guidelines In Oncology（NCCN Guidelines® ）for Pancreatic Adenocarcinoma』[2]、ヨーロッパでは『ESMOガイドライン（ESMO-ESDO Clinical Practical Guidelines）』[3]がよく知られ、日常臨床に取り入れられています。そこで、本稿ではこれらのガイドラインに記載されている膵癌に対する門脈合併切除の手術適応につき概説し、当教室における手術成績と実際の手技について述べます。

2　門脈合併切除の手術適応

1. NCCN Guidelines® for Pancreatic Adenocarcinoma

　膵癌は画像所見によってresectable（切除可能；R）、borderline resectable（境界域切除可能；BR）、unresectable（切除不能；UR）の3群に分類がなされ、この分類に基づいた治療指針が示されています[2]。『NCCN Guidelines® for Pancreatic Adenocarcinoma V. 1. 2017』においては遠隔転移を認めないことを前提とした上で、SMV/PV系因子の基準として、「腫瘍による接触を認めない、もしくは、輪郭不整を伴わない180°以下の接触」をR、「近位側および遠位側は安全な切除と置換が可能な状態を維持しているが、180°をこえる腫瘍の接触、もしくは、輪郭不整や腫瘍栓を伴う180°以下の接触」をBR、「再建不能、もしくは、最も近位側の空腸静脈への接触」をUR、とそれぞれ定義しています（表1）[2]。ガイドラインには手術術式の原則が記載されていますが、切除断端陽性症例では長期生存率低下との関連が報告されていることより、R0切除の重要性が述べられています。したがって、R0切除を目指した門脈合併切除を併施することには議論はありません。

2. ESMOガイドライン

　本ガイドラインには門脈合併切除に関してあまり記されていません。「切除の可否に関しては、米国のNCCNガイドラインを参照すべきである」と記載され、「予後は不良であるものの、R0切除を企図した門脈合併切除は許容される」としています[3]。

3. 膵癌診療ガイドライン

　一方、本邦の『膵癌診療ガイドライン2016年版』においては、「膵癌に対する門脈合併切除は予後を改善するか？」というCQに関する記載がなされています[1]。門脈合併切除の有無において予後は同等との結果、非切除症例と比較して門脈合併膵頭十二指腸切除術の予後は良好であるとの結果から、門脈合併切除を肯定的と結論する報告が散見され[4-6]、合併症に関しては、門脈合併膵頭十二指腸切除術はより術後合併症が多いとする報告もあれば、合併症発生頻度は同等とする報告もあります[7,8]。以上より、膵癌に対する門脈合併切除は予後を改善するか明らかではないものの、R0手術が期待され

表 1 … 門脈系血管に関する NCCN ガイドラインの定義

Resectability status	Venous
Resectable	No tumor contact with the superior mesenteric vein (SMV) or portal vein (PV) or ≤180° contact without vein contour irregularity
Borderline Resectable	● Solid tumor contact with the SMV or PV of >180°, contact of ≤180° with contour irregularity of the vein or thrombosis of the vein but with suitable vessel proximal and distal to the site of involvement allowing for safe and complete resection and vein reconstruction. ● Solid tumor contact with the inferior vena cava (IVC).
Unresectable	Head/uncinate process ● Unreconstructible SMV/PV due to tumor involvement or occlusion (can be due to tumor or bland thrombus) ● Contact with most proximal draining jejunal branch into SMV Body and tail ● Unreconstructible SMV/PV due to tumor involvement or occlusion (can be due to tumor or bland thrombus)

Adapted with permission from the NCCN Clinical Practice Guidelines in Oncology (NCCN Guidelines®) for Pancreatic Adenocarcinoma V. 1. 2017. © 2017 National Comprehensive Cancer Network, Inc. All rights reserved. The NCCN Guidelines® and illustrations herein may not be reproduced in any form for any purpose without the express written permission of NCCN. To view the most recent and complete version of the NCCN Guidelines, go online to NCCN.org. The NCCN Guidelines are a work in progress that may be refined as often as new significant data becomes available.

表 2 … 門脈合併切除に関する膵癌診療ガイドラインの記載

RS 6　膵癌に対して門脈合併切除は予後を改善するか？

ステートメント
　膵癌に対する門脈合併切除は予後を改善するか、明らかではない。R0 手術が期待される場合に門脈合併切除を行うことを考慮してもよい。
（推奨の強さ：なし、エビデンスレベル：C、合意率：94.7%）

明日への提言
　門脈合併切除により予後が改善するという明確なエビデンスは、現時点では十分ではないといわざるを得ないが、今までの報告からは high volume center において R0 となることが期待される門脈合併切除は許容されると考えられる。

る場合に門脈合併切除を行うことを考慮してもよいと述べられています（**表 2**）。

　以上より、3 つの主要なガイドラインを総合的に判断すれば、膵癌における R0 切除を企図した門脈合併切除は十分に許容され、専門施設であれば標準術式として習熟しておくべき手技でもあると考えられます[9]。

3　当教室における門脈合併切除の成績

　2001 年 4 月から 2013 年 12 月までに、当教室にて手術を施行した術前未治療の膵癌 459 例（切除 347 例／非切除 112 例）を対象としました。術前 MDCT により NCCN 分類〔門脈浸潤陽性：PV（＋）、総肝動脈浸潤陽性：CHA（＋）、上腸間膜動脈浸潤陽性：SMA（＋）〕を試み、また、門脈浸潤に関しては我々の提唱してきた、Type A：浸潤なし、B：片側浸

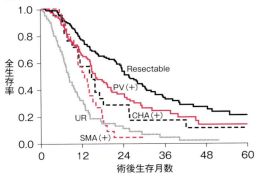

図1 … NCCN分類による生存成績

Resectable 183例/MST 25.6カ月、PV（＋）113例/MST 16.1カ月、CHA（＋）22例/MST 14.9カ月、SMA（＋）29例/MST 12.8カ月、Unresectable 112例/MST 8.2カ月

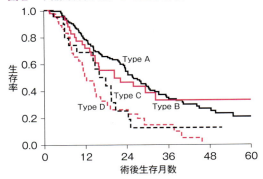

図2 … 門脈浸潤分類による生存成績

Type A 186例/MST 25.7カ月、Type B 51例/MST 22.2カ月、Type C 38例/MST 11.8カ月、Type D 21例/MST 16.1カ月

潤、C：両側浸潤、D：側副血行路を伴う完全閉塞と亜分類し[4, 10]、手術因子・短期および中期的成績について統計学的に解析しました。

NCCN分類別の生存期間中央値（MST）は、R：183例/25.6カ月、PV（＋）：113例/16.1カ月、CHA（＋）：22例/14.9カ月、SMA（＋）：29例/12.8カ月、UR：112例/8.2カ月でした（図1）。したがって、NCCNの規定するBR症例の中でも、門脈浸潤症例は比較的予後良好であるといえます。門脈浸潤分類によるType A/B/C/Dはそれぞれ186/51/38/21例で、平均手術時間は390/463/505/533分、平均出血量は890/1,016/1,852/1,769mL、また、Type B/C/Dにおける門脈再建時間は32/42/44分、門脈切除長は23/26/29mmで、これらの因子は門脈浸潤度と有意な相関を認めていました。Clavien-Dindo Ⅲ以上の術後合併症発生率は、Type B/C/Dでは18/29/33％でした。また、Type A/B/C/DのMSTは、25.7/22.2/11.8/16.1カ月で、片側浸潤であるType BはType Aに近い生存成績で、Type C/Dとの間には有意差を認めました（図2）[11]。

門脈再建症例において1年以内の中期的成績を検討すると、吻合部開存率≧80％/30-80％/≦30％は54/32/14％で、多変量解析では門脈切除長31mm以上は中期的高度門脈狭窄（開存率30％以下）

を予測する独立因子でした[12]。

4　門脈合併切除・再建の実際

膵癌手術においては原則的に、mesenteric approachにて手術を開始します。まず、トライツ靱帯上縁より十二指腸水平脚下縁、すなわち膵下縁より約4-5cm足側の腸間膜に横切開を入れ、上腸間膜動静脈以外の組織をすべて根部に向かって切除しつつ郭清を進めます。当教室では、癌浸潤のためにR0切除を企図する場合を除き、原則的に上腸間膜動脈神経叢（PLsma）を全周温存しています。中結腸動脈は通常切離し、結腸辺縁動脈のアーケードは温存します。さらに、この局面で上腸間膜動脈根部から分岐する空腸動脈第1枝（JA1）や下膵十二指腸動脈（IPDA）が露出されれば、結紮・切離しておきます。肝十二指腸間膜の郭清、胃・上部空腸・膵の切離に先行して、この上腸間膜動静脈周囲の操作はほぼ終了します。

当教室にて開発されたアンスロンカテーテルバイパスに関しては、現在では標準術式とはしていませんが、常に使用できるように手術室にスタンバイはしています[13]。通常、切除の最終局面において門脈を切離、標本を摘出し、そのまま門脈再

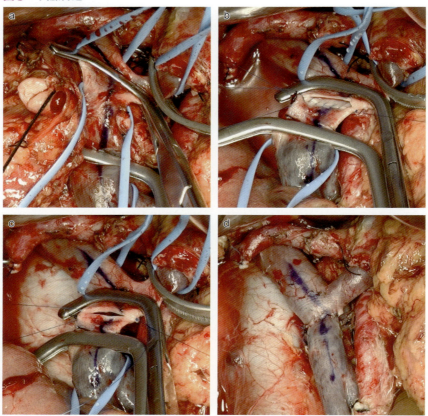

図 3 … 門脈再建

建に移行します。特に、Type D 症例のように高度門脈狭窄により側副血行路から易出血性である場合、血管グラフト再建などのために肝阻血時間が長時間に及ぶ場合は、本カテーテルバイパス法が非常に有用です。本法により時間的制約から解放され、門脈や肝動脈の切除・再建は安全に施行可能です[14]。

門脈系血管へは左胃静脈、下腸間膜静脈が流入しますが、術前画像にてそれらの走行を詳細に把握しておきます。腫瘍の門脈系血管への浸潤部位、血管系の走行形式から、門脈切除・再建方法を術前にシミュレーションしておくことが重要です。膵頭神経叢の郭清を終えて門脈系血管への浸潤部を残すのみとし、門脈前面にマーキングをした後に血行遮断を行い、門脈切除・標本を摘出します

(図3a)。門脈再建は5-0あるいは6-0ポリプロピレン糸を用い、端々吻合を2点支持・連続縫合にて施行します(図3b)。後壁intraluminal法〜前壁over and over法にて吻合しますが(図3c)、左壁〜右壁のover and over法により吻合する場合もあります。ヘパリン添加生理食塩水により血管内膜が乾かないよう保ち、結紮前に末梢側の遮断を解除して十分に吻合部を膨らませ、10-15mmのgrowth factorを置いています(図3d)。通常、門脈遮断時間は10-15分で、門脈吻合部に緊張がかかりそうな場合は、右半結腸を後腹膜から授動しています。Mesenteric approachによる門脈端々吻合は、通常グラフトを用いなくても容易に再建可能です。しかしながら、再建門脈の中期的開存性の検討より、門脈切除長が長い場合、たとえ術中に端々吻

合が可能であっても、術後の立位時などに吻合部の緊張がより大きくなり狭窄を来す可能性があります[12]。したがって、現在では門脈切除長が30mmを超え、tension-freeが疑わしい症例においては、左腎静脈や内頸静脈グラフトを用いた再建を行っています[15]。

5 おわりに

国内外の診療ガイドラインに記載された膵癌の門脈合併切除の適応について概説し、また、当教室の手術成績や実際の手技について述べました。R0切除を企図した門脈合併切除は許容されるものであり、膵癌を取り扱う専門施設においてはその手技を十分に習得しておく必要があります。

● 文献

1) 日本膵臓学会膵癌診療ガイドライン改訂委員会. 膵癌診療ガイドライン2016年版. 東京, 金原出版, 2016, 272p.
2) Referenced with permission from the NCCN Clinical Practice Guidelines in Oncology (NCCN Guidelines®) for Pancreatic Adenocarcinoma V. 1. 2017. © National Comprehensive Cancer Network, Inc. 2017. All rights reserved. Accessed March 10, 2017. To view the most recent and complete version of the guideline, go online to NCCN. org. NCCN makes no warranties of any kind whatsoever regarding their content, use or application and disclaims any responsibility for their application or use in any way.
3) Seufferlein T1, et al. ESMO Guidelines Working Group. Pancreatic adenocarcinoma: ESMO-ESDO Clinical Practice Guidelines for diagnosis, treatment and follow-up. Ann Oncol. 23, 2012, 33-40.
4) Nakao A, et al. Correlation between radiographic classification and pathological grade of portal vein wall invasion in pancreatic head cancer. Ann Surg. 255, 2012, 103-8.
5) Yekebas EF, et al. En bloc vascular resection for locally advanced pancreatic malignancies infiltrating major blood vessels: perioperative outcome and long-term survival in 136 patients. Ann Surg. 247, 2008, 300-9.
6) Martin RC 2nd, et al. Arterial and venous resection for pancreatic adenocarcinoma: operative and long-term outcomes. Arch Surg. 144, 2009, 154-9.
7) Gong Y, et al. Pancreaticoduodenectomy combined with vascular resection and reconstruction for patients with locally advanced pancreatic cancer: a multicenter, retrospective analysis. PLoS One. 8, 2013, e70340.
8) Chua TC, et al. Extended pancreaticoduodenectomy with vascular resection for pancreatic cancer: a systematic review. J Gastrointest Surg. 14, 2010, 1442-52.
9) 山田豪ほか. 膵癌診療ガイドライン-グローバル・スタンダードへの潮流-膵癌に対する門脈合併切除. 胆と膵. 36, 2015, 843-6.
10) Nakao A, et al. Clinical significance of portal invasion by pancreatic head carcinoma. Surgery. 117, 1995, 50-5.
11) Yamada S, et al. Aggressive surgery for borderline resectable pancreatic cancer: Evaluation of National Comprehensive Cancer Network Guidelines. Pancreas. 42, 2013, 1004-10.
12) Fujii T, et al. Vein resections >3cm during pancreatectomy are associated with poor 1-year patency rates. Surgery. 157, 2015, 708-15.
13) Nakao A, et al. Portal vein resection with a new antithrombogenic catheter. Surgery. 108, 1990, 913-8.
14) 藤井努ほか. 膵癌における高度門脈浸潤例の切除戦略. 胆と膵. 36, 2015, 247-51.
15) Miyazaki M, et al. Portal vein reconstruction at the hepatic hilus using a left renal vein graft. J Am Coll Surg. 180, 1995, 497-8.

3 動脈浸潤例に対する手術適応・手術手技

大阪市立大学大学院医学研究科 腫瘍外科学 講師 **天野良亮** 同 教授 **大平雅一**

1 はじめに

　膵臓癌患者は年々増加傾向であり本邦の悪性疾患別死亡者数では2013年より肺癌、大腸癌、胃癌に次ぐ第4位となり、その年間罹患者数は34,000人を超えています。一方で現在有効な検診法や治療法は開発されておらず、その予後は10年生存率4.9%と全癌腫中最悪であり[1]、早期発見に有効な検査法、治療法の確立が急務です。

　膵臓癌において外科切除が唯一治癒の可能性がある治療法ですが、診断時に切除可能症例は約30%程度です。またその切除成績も5年生存率は約20%であり、決して良好な予後とは言い難いのが現状です。そして膵臓の解剖学的特性から周囲の主要動脈に浸潤する症例も多く経験しますが、このような症例は技術的に切除可能であっても切除が予後に寄与するとは言い難く、多くの外科医がジレンマを感じてきたことと思われます。

　一方で近年の化学療法・放射線療法の進歩の中、これらの治療を含めた集学的外科治療により治療成績の向上を目指す試みが行われてきています。特に局所進行膵癌に対して術前治療を行っている施設は年々増加しており、新たな治療戦略として期待されています[2]。

　本稿では我々が行っている主要動脈浸潤、特に肝動脈浸潤を伴う技術的に切除可能な局所進行膵癌に対する術前治療後の手術適応・手術手技について解説します。

2 手術適応

1. 主要動脈接触・浸潤膵癌の切除可能性分類

　米国『NCCNガイドライン』[3]では腹腔動脈(CA)や総肝動脈(CHA)、上腸間膜動脈(SMA)などの膵周囲の主要動脈に接触・浸潤を来すが技術的に切除可能な症例は切除境界膵癌(borderline resectable pancreatic cancer；BRPC)として扱われ、その規定は本邦でも広く汎用されてきました。すなわち膵頭部・鉤部領域は①腹腔動脈幹に浸潤がなく総肝動脈に接している、あるいは肝動脈分岐部の切除と再建ができる、②上腸間膜動脈への接触が180°以下、膵体尾部領域はa.腹腔動脈幹の接触が180°以下・b.腹腔動脈幹の接触が180°を超えても大動脈や胃十二指腸動脈への浸潤を認めない、とされています。

　本邦においても2016年7月に改訂された『膵癌取扱い規約(第7版)』[4]では切除可能性分類が明記され、切除可能境界を門脈系と動脈系の浸潤により細分されるようになりました。すなわち、動脈浸潤症例は①上腸間膜動脈あるいは腹腔動脈に腫瘍との180°未満の接触・浸潤があるが狭窄・変形は認めないもの、②総肝動脈に腫瘍との接触・浸潤を認めるが固有肝動脈(PHA)や腹腔動脈への接触・浸潤を認めないものをBR-A膵癌(切除可能境界、動脈系への浸潤あり)としています。また切除不能症例も遠隔転移の有無により細分されており、①上腸間膜動脈あるいは腹腔動脈に180°以上の接触・浸潤を認める、②総肝動脈に接触・浸潤を認め、かつ固有肝動脈あるいは腹腔動脈に接触・浸潤が及ぶ、③大動脈に接触・浸潤を認めるものをUR-LA(局所進行切除不能)と定義しています。

一方で『NCCNガイドライン』や『膵癌取扱い規約』の規定が日常の膵癌診療において必ずしもマッチしているとは言い難いことがあります。例えば腹腔動脈幹の全周性浸潤に対するDP-CAR（distal panceatectomy with en bloc celiac axis resection）は本邦で確立したR0切除を目指した究極の局所外科治療で世界に誇るべき術式であり、その適応はBR-AからUR-LAまでに及んでいます[5, 6]。また近年、動脈合併拡大膵切除術の報告も散見され、日常臨床での切除可能性分類の基準は施設間で大きく異っています。

2. 当教室での手術適応

主要動脈浸潤を伴う局所進行膵癌に対して、以前は非切除としてきたが2012年より術前化学放射線療法を導入しており（図1）、以下に示す条件を切除適応としています。その中にはUR-LA症例も一部含まれており、また門脈浸潤の有無は問うていません。

①遠隔転移がない

②広範囲な肝動脈浸潤がない（左右肝動脈分岐までの浸潤）

③上腸間膜動脈については180°以下かつ広範囲進展（第二空腸動脈分岐部）がない

これらの条件を維持した症例については術前治療を行った後に切除を行っています。切除範囲の方針は上腸間膜動脈接触症例については神経叢切除、肝動脈・腹腔動脈接触・浸潤症例に対しては動脈合併切除を伴う拡大膵切除を行い必要に応じて動脈再建を行っています。すなわち術前に強力な局所制御を行った上で限界までの切除を行うことでR0切除を目指す方針であり、肝動脈合併切除を付加することでUR-LAの一部にも手術適応が拡大されることになります[7]。しかしながらこれらの治療戦略は標準療法ではなく、『膵癌診療ガイドライン2016年版』においても主要動脈浸潤症例の治療方針は明記されておらず、BR-Aについては今後さらなる治療成績を集積しエビデンスの構築が必要であるとしています[8]。また手術について

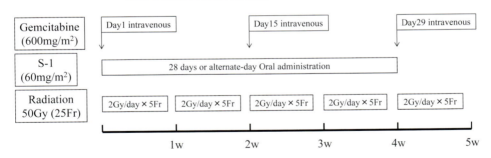

図1 … 当教室における局所進行膵癌に対する術前治療

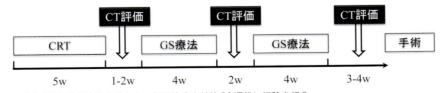

化学放射線療法後に化学療法を追加し、初回治療より約20週後に切除を行う。

も高い修練度が要求され、血管外科やIVR医との密な連携も必要です。よって主要動脈浸潤を伴う局所進行膵癌に対して集学的外科治療を行う場合は、昨今の社会医療情勢からも各施設の倫理委員会の承認を得ることは言うまでもありません。

3 術式の選択

我々は総肝動脈浸潤を伴う膵癌に対する術式として、他の動脈への浸潤程度により以下の術式を選択肢としています。なお、すべて術式において術前血流改変は必須としています[9]。血流改変は術前7～10日前に行い、術前1～3日前に必ず血管造影にて改変後の血流を確認しています。

1. 総肝動脈合併膵頭十二指腸切除術（Pancreaticoduodenectomy with common hepatic artery resection；PD-CHAR）

総肝動脈～固有肝動脈のみへの浸潤を伴う症例が対象となります。肝動脈再建が必要であり左胃動脈や空腸動脈を吻合血管として用います。術前には総肝動脈塞栓の血流改変を行っています。左胃動脈（LGA）から分岐する左肝動脈（LHA）を有する症例の場合は、総肝動脈＋胃十二指腸動脈塞栓の術前血流改変を行えば肝動脈再建は不要です。

2. 腹腔動脈合併膵全摘術（Total pancreatectomy with en bloc celiac axis resection；TP-CAR）

総肝動脈～腹腔動脈幹まで浸潤が及ぶ症例が対象となります。肝動脈再建は必須であり第二空腸動脈を吻合血管として用い、術前血流改変は腹腔動脈塞栓術を行っています。胃の血流は左下横隔動脈噴門枝のみとなるため亜全胃切除をする必要があります。

3. 腹腔動脈合併膵頭十二指腸切除術（Pancreaticoduodenectomy with en bloc celiac axis resection；PD-CAR）

主座が膵頭部領域であり総肝動脈～脾動脈浸潤を認め左胃動脈が温存可能な症例では、術前総肝動脈＋脾動脈塞栓による血流改変を行えば尾側膵・脾臓の血流は左胃動脈から胃壁を介した血流が発達するので尾側膵・脾臓の温存が可能です。肝動脈再建は原則必要ですが、右胃動脈の分岐位置が肝門部に近く温存可能な場合、術前に総肝動脈＋脾動脈を塞栓することで左胃動脈から右胃動脈を介した肝血流が確保され肝動脈再建は不要となります（図2）。左胃動脈浸潤例では通常は不可能な術式ですが、膵周囲の血管走行には様々なバリエーションがあり、その中には術前血流改変を駆使すればPD-CARが可能となる症例が存在します。図3に示す左胃動脈の浸潤例においても横行膵動脈や後膵動脈など上腸間膜動脈系からの血流が発達し温存可能な症例では、残膵・残胃の血流も担保されるためPD-CARが可能となります。PD-CARは膵機能が温存できることでTP-CAR症例と比較して術後QOLは良好です。

4 TP-CARの手術手技

TP-CARの手術手技はPD-CARとSMA前方アプローチによる膵頭十二指腸切除術のcollaborationであり、それら術式の手技を習熟しておく必要があります[10]。またこれらの症例は門脈切除再建・肝動脈切除再建が必要となりますので、いかに術中肝阻血時間を短縮できるかが本術式のポイントです。腹腔動脈幹の切離は術前に塞栓術を行っていますので確認でき次第切除可能ですが、門脈-上腸間膜静脈と第一空腸動脈（下膵十二指腸動脈）-固有肝動脈は可能な限り最後に切離を行うことが望ましいです。本項では腹腔動脈・門脈浸潤を認める膵頭体部癌（図4a）に対して行ったTP-CARの概

図2… 腹腔動脈合併膵頭十二指腸切除（PD-CAR）（左胃動脈温存）症例

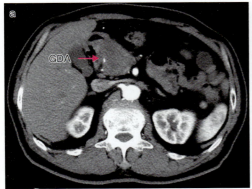
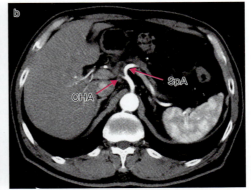
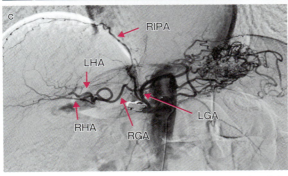
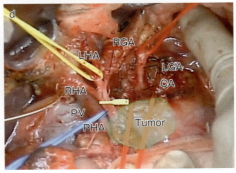

a．膵頭部に4cm大の主病巣を認め胃十二指腸動脈（GDA）の狭小化を認める。
b．総肝動脈（CHA）、脾動脈（SpA）への浸潤を認める。
c．血流改変後（CHA・SpA塞栓）7日目の血管造影：右横隔下動脈（RIPA）の発達を認め、左胃動脈（LGA）から右胃動脈（RGA）を介した左肝動脈（LHA）・右肝動脈（RHA）への血流が確認される。
d．術中所見：LGA・RGAの根部は温存可能であり肝動脈非再建とした。

要について述べます。

1．開腹～上腸間膜動脈周囲の郭清

逆T字切開で開腹後、トライツ靱帯を切離し腹部大動脈・下大静脈前面を露出しNo.16b1リンパ節をサンプリングします（図4b）。下大静脈前面の剥離は左腎静脈上縁まで行い、次に胃脾間膜を脾上極まで切離し、横行結腸を肝～脾弯曲部まで足側に十分授動しておきます。横行結腸間膜根部で横切開を加え上腸間膜動脈、上腸間膜静脈を同定後、中結腸動脈を切離しSMA根部に向かって郭清を進めます。本症例のようにPLsmaに浸潤がある場合はSMA神経叢の全周郭清を行っています（図4c）。化学放射線療法の影響で時に神経叢が高度に硬化している症例があり、SMA周囲剥離の際には動脈を損傷しないように注意する必要があります。上腸間膜動脈周囲の郭清後、Kocher授動を行いトライツ側から剥離した下大静脈前面と交通させ、膵頭部を後腹膜より十分に遊離しておきます。

2．胃切除～腹腔動脈切離

胃は幽門側4/5を切除します。左腎静脈を下縁とし左外側で左腎被膜に達して、頭側へ向かって腎上極の被膜を露出しながら腎筋膜、腎周囲脂肪組織の切離を進めます。その後内側方向へ左副腎を含めた後腹膜組織をen blocに切除を行い、腹腔動脈根部を確認しテーピングを行います（図4d）。腹腔動脈幹根部を切離すると腹部大動脈前面の視野展開が良好になります。横隔膜脚を露出し腹腔

図3…腹腔動脈合併膵頭十二指腸切除（PD-CAR）症例

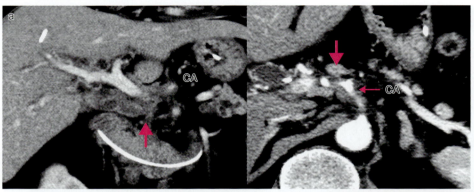
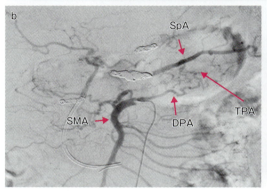
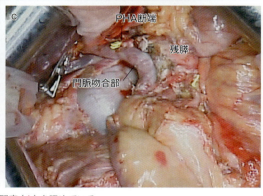

a. 腹腔動脈（CA）への全周性の浸潤を認め、門脈も浸潤性の閉塞（↑）を認めている。
b. 血流改変後（CHA・SpA・LGA・GDA塞栓）7日目の血管造影：上腸間膜動脈（SMA）から背膵動脈（DPA）→横行膵動脈（TPA）を介して尾側膵への血流を確認。さらに左胃大網動脈から胃への血流も確認された。
c. 術中所見：門脈再建後。残膵、残胃の血流は良好で肝動脈再建〔固有肝動脈（PHA）-第2空腸動脈吻合〕を行った。

神経節・神経叢の郭清を行い、右側方向にできる限り右腹腔神経節の郭清を進めておきます。

3. 肝十二指腸間膜郭清〜標本摘出

門脈閉塞症例では肝十二指腸間膜に発達した側副血行路を認め、剥離の際には出血コントロールが困難です。このような症例には肝血流維持、腸管うっ血防止のためアンスロンチューブ®を留置するようにしています。肝門部で固有肝動脈・門脈を同定し、総胆管を切離します。脈管以外のすべての組織を標本側へ付着させ膵頭部を左側へ脱転させます。右腹腔神経節の郭清を腹腔動脈断端右側から行った郭清部まで進め、膵頭体部を完全に後腹膜から遊離します。空腸を切離すると門脈-上腸間膜静脈と固有肝動脈-第一空腸動脈とのみ繋がった状態となります。まず第一空腸動脈を切離し、その後固有肝動脈を切離します（図4e）。続いて上腸間膜静脈、門脈の順で切離し標本を摘出します。

4. 血管吻合

門脈-上腸間膜静脈吻合は直接縫合が可能であれば5-0モノフィラメント非吸収糸を用い2点支持の後壁intraluminal suture methodで再建します（図4f）。端々吻合が不可能な場合は、左腎静脈グラフトを用いて再建を行っています。ついで肝動脈の再建を行います。挙上空腸の第二空腸動脈と肝動脈を顕微鏡下に形成外科医が行います。左胃動脈温存可能症例では左胃動脈を再建動脈として用いています。吻合後はドップラーエコーにて肝内血

図4… 腹腔動脈合併膵全摘術（TP-CAR）の手術手技

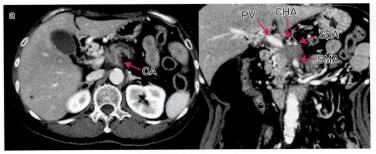
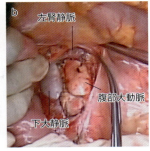
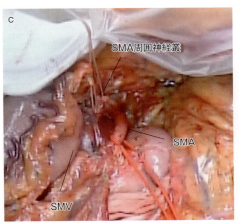
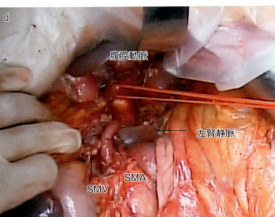
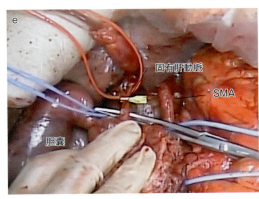
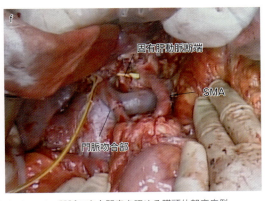

a．腹腔動脈の全周性encasement、上腸間膜動脈の180°のabutment、門脈の完全閉塞を認める膵頭体部癌症例。
b．No.16b1リンパ節のサンプリング
c．上腸間膜動脈周囲神経叢の郭清
d．腹腔動脈の同定・切離
e．固有肝動脈切離
f．標本摘出・門脈再建後

流を確認します。

5 おわりに

　主要動脈浸潤を伴う局所進行膵癌に対する集学的外科治療は有用な治療戦略となりえる可能性があり、これらのエビデンスを確立するために本邦の膵臓外科医らによる症例集積が必要です。しかしながら高度侵襲性を伴う治療であり、一旦重篤な合併症が起きると手術関連死に至ってしまうリスクがあります。これらの安全性を確保するためには修練された膵臓外科技術は言うまでもなく、腫瘍内科医・糖尿病内科医・消化器内科医・放射線治療医・IVR医や多くのパラメディカルと密な連携を取り職種横断的な医療チーム体制で治療にあたる必要があります。

文献

1) 国立がん研究センターがん情報サービス「がん登録・統計」
2) Amano R, et al. Pancreatectomy with major arterial resection after neoadjuvant chemoradiotherapy gemcitabine and S-1 and concurrent radiotherapy for locally advanced unresectable pancreatic cancer. Surg. 158, 2015, 191-200.
3) National Comprehensive Cancer network : NCCN Clinical Practice Guidelines in oncology. Pancreatic adenocarcinoma. Version 1. 2017（http://www.nccn.org/professionals/physician_gls/pdf/pancreatic.pdf）
4) 日本膵臓学会．膵癌取扱い規約第7版．東京, 金原出版, 2016.
5) Kondo S, et al. Results of radical distal pancreatectomy with en bloc resection of the celiac artery for locally advanced cancer of the pancreatic body. Langenbecks Arch Surg. 388, 2003, 101-6.
6) Hirano S, et al. Distal pancreatectomy with en bloc celiac axis resection for locally advanced pancreatic body cancer: long-term results. Ann Surg. 246, 2007, 46-51.
7) 天野良亮ほか．肝動脈合併切除・再建を伴う膵切除の意義．胆と膵．36(5), 2015, 481-5.
8) 日本膵臓学会膵癌診療ガイドライン改訂委員会．膵癌診療ガイドライン2016年版．東京, 金原出版, 2016, 272p.
9) 天野良亮ほか．化学放射線療法後の血流改変を伴う膵切除．胆と膵．37(5), 2016, 433-8.
10) 天野良亮ほか．肝動脈浸潤を伴う局所進行膵癌に対する化学放射線療法後の肝動脈合併膵切除術：腹腔動脈合併膵全摘術の手技について．手術．69(11), 2015, 1621-5.

4 膵頭神経叢郭清の手術適応と意義

がん研有明病院 肝胆膵外科 部長 齋浦明夫

1 はじめに

膵癌における手術の目的はR0切除ですが、膵癌は神経叢浸潤の頻度が高く、R1切除となりやすいことが知られています。膵癌の手術において神経叢郭清は必須の手技です。一方、過大な神経叢郭清は術後の難治性下痢を招き、QOL低下のみならず術後補助化学療法の遅れによる生存率の低下につながる恐れがあるので、適切な神経叢郭清が必要です。術前術後化学療法が広く行われるようになった現在、膵癌の手術に求められるのは術後療法に速やかにつなげられる早期の確実な回復を担保しつつR0切除を行うことです(表1)。両者において出血量の最小化は重要な要素であり、出血量を軽減できるSMA-firstアプローチはマスターすべき手技でしょう。術前画像診断で腫瘍進展範囲を予測することはいまだ困難であり、最近広く行われている術前治療を行った際は更に困難です。この問題はこの稿では論じませんが、メスを持った際は腫瘍を透視しながらピンポイントでの切離ラインを目指すのが優れた腫瘍外科医であり、術前診断が曖昧だからという理由で手術も曖昧にしてはなりません。

膵頭部癌において最も重要なのが上腸間膜動脈(SMA)周囲です。SMA周囲のマージンは重要な予後規定因子とされ、1mmでも多くのマージンを確保することが推奨されています[1,2]。本稿ではミリ単位の正確な膵頭神経叢郭清のための手術について当科の手技を中心にその適応と意義について述べます。

2 神経周囲浸潤

神経叢浸潤は膵頭部癌において重要な予後不良因子です[3]。術前治療が行われた場合は神経叢浸潤の頻度は減少しますが、その場合でも神経叢浸潤がある症例は予後不良です[4]。膵頭部領域癌の中でも神経周囲浸潤の頻度は浸潤性膵管癌72-80%と非常に高いです[3,5](表2)。切除例での検討では、膵頭部癌において神経浸潤はSMA方向に伸びることが多く、この部位の神経叢郭清が膵頭部癌の根治には不可欠です。

膵頭部においては、通常の臓器と同じように動脈に沿って伸びる神経線維の他に膵頭部特有の膵頭神経叢があります[6]。膵頭部はこの膵頭神経叢によってSMAおよび腹腔動脈と神経組織において固定されています。膵頭十二指腸切除の際はこの強固な神経束とその中を走行する血管・リンパ管を切離せねばならず、これが他の消化管手術と異なり難しい点です。海外では"mesopancreas"とい

表1 … 膵癌の手術に求められるものと対応策

1. R0切除
   出血量の最小化
   術前化学療法
2. 術後療法へ移行できる速やかな回復
   出血量の最小化
   合併症の回避、軽減
   ERAS
   過大な拡大切除の回避

表2 … 膵頭部領域癌における神経周囲浸潤の頻度

浸潤性膵管癌	72-80%
胆管癌	36-85%
Vater乳頭部癌	23-26%
十二指腸癌	38%

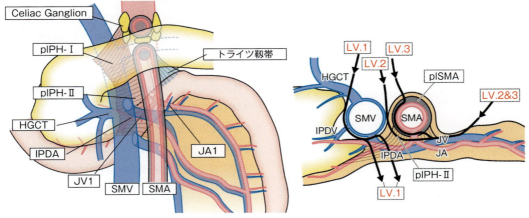

図 1… 膵頭部の解剖と 3 段階の神経叢郭清深度

JV；jejunal vein、JA；jejunal artery、LV.1；level 1、LV.2；level 2、LV.3；level 3

う概念で最近注目されていますが[7]、本邦では従来から膵頭神経叢第Ⅰ部（cephalic plexus of the pancreas Ⅰ：PLph Ⅰ）、Ⅱ部（PLph Ⅱ）と明確に認識しており、あえて曖昧な"mesopancreas"という概念を使わない方がよいでしょう。現在絶版となっていますが佐藤達夫先生の『リンパ系局所解剖カラーアトラス』には膵頭神経叢について詳細に記してあります[8]。膵頭神経叢の上部線維束は腹腔動脈右下方の神経叢から、下部線維束はSMA神経叢の右側縁に発し、膵頭部や膵鉤部につながっています。前者がPLph ⅠでありPLph Ⅱです。

この部分は、膵頭部癌の進展様式を考慮した場合に重要な部位であり、特にPLph Ⅱの中をIPDA（下膵十二指腸動脈）が走行するので最も重要です。また、固い神経叢は、柔らかい腸間膜とは全く異なる組織であり、その違いを認識して初めて真の膵臓外科医と言えるでしょう（**図1**）。

3 膵頭神経叢郭清の手術適応

神経叢浸潤は浸潤性膵管癌において特徴的な進展範囲です。膵頭神経叢浸潤の術前診断はCTにより行いますが、正診率は高くありません。術前治療のない症例では偽陰性や随伴性膵炎による偽陽性、術前治療奏効例では偽陽性が多くなります。このような因子と患者の年齢などの背景を考慮し、癌切離における適切なマージンを設定し手術に臨みます。術中の迅速診断も適宜行いますが、迅速診断の限界とすべての面をチェックすることはできないため過度の期待はできません。

4 当科におけるレベル別神経叢郭清

当科では疾患により膵外神経叢郭清の深度を3段階に分けています[9]（**図1**）。

レベル1

膵頭神経叢郭清は行いません。No.14リンパ節も不完全郭清となります。IPMNなどが対象となり、浸潤性膵管癌は対象となりません。

レベル2

膵頭神経叢第二部郭清を伴うが、SMA神経叢は温存します。切除可能浸潤性膵管癌に対する標準的術式です。膵外神経叢浸潤がある場合は次のレベル3を考慮します。

レベル3

膵頭神経叢第二部郭清に加えSMA神経叢右半周郭清を行います。BR-A膵癌が適応となるほか、膵頭神経叢第二部への膵外神経叢浸潤の懸念があ

図2… SMA-first アプローチの分類

前方アプローチ
・Mesenteric Approach　Nakao A 1993
・Uncinate Approach　Hackert 2010
・Supracolic Anterior Approach　Inoue Y 2015

後方アプローチ
・Left Posterior Approach　Ohigashi H 2004
・Right Posterior Approach　Pessaux 2006

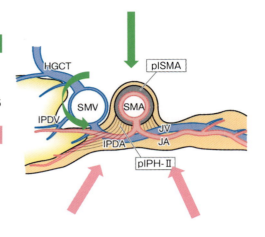

る場合は切除縁をかせぐ意味でレベル3を適応します。レベル3の多くは術後神経性下痢に対して、アヘンチンキの服用が必要となります。

5 正確な膵頭神経叢郭清に必要な"SMA-first アプローチ"

上記のように特にSMA右側から背側は膵頭部癌の神経叢浸潤が迫ってくる部位であり、R0切除を目指した場合の最重要部位です。ミリ単位での正確な神経叢郭清が要求されます。むやみに切除すると難治性下痢を招く恐れがある一方、十分な切除縁を確保しないと、R1切除になってしまいます。正確に切除するには①無血野で行う、②広く膜のように展開して膜に対して直角に切離する、ことが好ましいです。

無血野での膵頭神経叢郭清のためにはSMA-firstアプローチが推奨されます。従来のように最後にSMA周囲神経叢郭清を残した場合、しばしば鬱血を来し、左手で膵頭部を圧迫しながら素早く膵頭神経叢を処理することを余儀なくされます。それに対してSMA-firstアプローチでは鬱血を回避し、落ち着いて無血野で切離することができるので、より正確な切離ラインを描くことができます。これまで報告されているSMA-firstアプローチを**図2**に列挙します[9-13]。

大きく腹側からアプローチする前方アプローチ、背側からの後方アプローチに分類されます。すべてSMA-firstアプローチはIPDAを先行処理しますが、膵頭神経叢第二部も同時に切離するのは前方アプローチのみです。最初のSMA-firstアプローチはいわゆるmesenteric approachですが、当科ではこれを改変し結腸上より行うsupracolic mesenteric approachをほぼすべての膵頭十二指腸切除で行っています。この方法ではSMAとそれに連なるPL-phⅡが広く展開され、その面に直角に電気メスを入れることができます。膵頭部癌においては前述のレベル2/3神経叢郭清が適応となりますが、腫瘍の位置により、切離ラインは自由に調節可能です。

6 SMA神経叢郭清の実際

開腹からSMA周囲郭清完了までを記します[14]。

上中腹部正中切開で開腹、切除適応を確認後、膵頭十二指腸の授動（Kocher maneuver）を行い、16b1 interリンパ節をサンプリングするが、膵頭部背側に明らかな浸潤（Rp＋）が疑われる場合は、局所マージン確保という意味合いで、16b1を膵頭部に付ける層で剥離します。

続いて胃結腸間膜を横行結腸間膜前葉、結腸間

図 3… 前方アプローチの術中写真

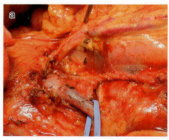
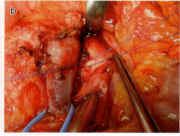
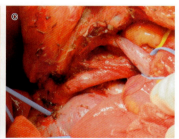

a. SMVテーピングによりSMAの走行を確認
b. IPDAを根部で切離
c. 切除後のSMA

膜の脂肪およびリンパ節を切除する層で剥離します。副右結腸静脈は早めに結紮切離しておき、展開・牽引による損傷を予防します。また、中結腸静脈も根部が腫瘍に近い場合は途中で切離します。中結腸動脈は根部が膵頭部と離れていることが多いため、これを見失わないように剥離を深めていくと、中結腸動脈の根部とSMAが見えます。膵頭部癌のほとんどで結腸上アプローチによる郭清が可能です。結腸間膜に明らかに浸潤を有する症例については、結腸間膜リンパ節への転移も考慮して、結腸下前方アプローチによる結腸間膜も含めたSMA周囲の一括郭清（mesenteric approach）を選択します[11]。

結腸間膜と十二指腸の間を剥離していき、十二指腸第3部直上のレベルで上腸間膜静脈（SMV）をテーピング。SMV浸潤があれば、腫瘍近辺のSMVは剥離・露出せず腫瘍からのマージンの確保が必要となります。先の中結腸動脈の根部から頭側に向け、No.15リンパ節を膵臓側に付けるように剥離していくと、SMA前面の輪郭が出てきます（**図3**）。剥離を膵下縁まで進め、SMA前面のリンパ節郭清が一段落し、結腸上前方アプローチによるSMA周囲郭清の下準備が完了です。レベル3郭清においてはSMA神経叢の腫瘍側半周郭清（通常4-10時方向）では、まずSMVをテープ牽引で右に展開し、SMAを視触診でその走行・深さを見極め、SMAの10時の方向からSMA外膜に向かって周囲神経

図 4… 結腸上前方アプローチの際のSMAの展開の仕方

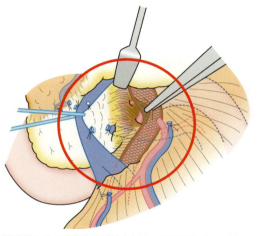

助手が右手で膵臓を脾静脈または下腸間膜静脈を頭側へ、左手の摂子でSMA神経叢をつまみ腹側やや外側へ牽引することでダイヤモンド型の術野を展開し、神経叢を少しずつ切離していくとIPDAが容易に確認できる。

を切り分けます。この際に頭側で脾静脈もしくは下腸間膜静脈の後壁を露出し、助手の右手で展開しつつ助手の左手でSMA神経叢の12時方向を腹側やや外側へ牽引するとダイヤモンド型の視野が作られ、その中の神経叢を剥離していくと容易にIPDAを確認できます（**図4**）。SMA周囲神経叢を縦に裂いていき、白いSMAの外膜に到達します。ここを手掛かりにSMA神経叢を反時計回りに剥がします。神経とSMA外膜の間の層は通常「疎」であり、剥離自体は容易です。第一助手は適宜搔

図5… SMA神経叢半周郭清（レベル3）

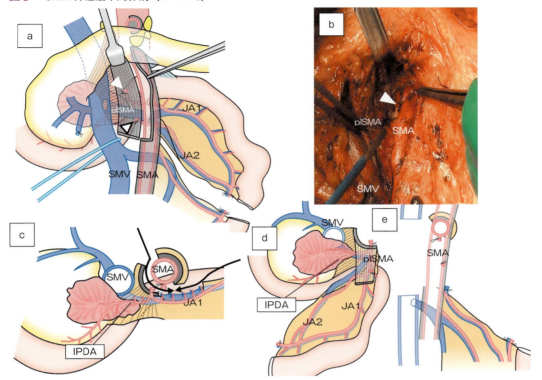

図6… レベル2/3の切除後のSMA

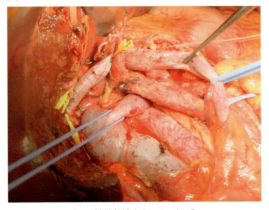
SMA神経郭清なし　レベル2

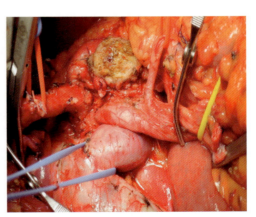
SMA神経半周郭清あり　レベル3

レベル2ではSMA神経叢が全周で残っているがレベル3では半周切除されている。出来上がりでは残った半周のSMA神経叢が縮まって、半周以上SMAの外膜が露出されている。

表3 … SMA周囲神経叢半周郭清の成績 (n=45) （文献15を一部改変）

手術時間（分）		460 (range, 341-780)
出血量（mL）		475 (range, 95-2400)
術後合併症		
膵液漏	GradeA/B/C	2/2/0
下痢あり		13 (28%)
	非オピオイド系止瀉薬	1
	オピオイド系止瀉薬	12
Clavien-Dindo分類		
	Grade0	15
	Grade1	8
	Grade2	19
	Grade3	3
	Grade4/5	0
BR-A (SMA接触あり)		13
合併切除		
	PV/SMV	32
	Others	2
病理学的切除		
	R0	35 (77%)

子でSMAの周囲結合織をソフトに把持し、SMAにcounter tractionをかけます。剥離が膵下縁レベルより頭側のレベルになると、助手は細い鈍角の筋鉤か、長いクーパーの先を脾静脈の裏に挿入して膵頸部を腹・頭側に牽引します。先ほどのダイヤモンド型の視野展開によってほぼ全例SMA根部付近まで前方アプローチで剥離が可能です。

剥離の途中でSMA背側の枝の根部が露出されます。ここでの目標はIPDAの処理です。約7割が空腸動脈（JA）と共通幹をなし、中にはやや左寄り（4-6時方向）から出ていることも多いですが、SMAをpinpoint rotationさせることで、右側から処理できます。太さに応じて吸収糸撚糸による単結紮＋非吸収モノフィラメントによる刺通結紮で2重結紮処理を行っています（図3b）。SMA神経叢の剥離を上記の展開のままSMA根部まで進めることも可能ですが、やや視野が深くなるため不測の出血などに対応しにくくなります。IPDAの処理が済んで、切除可否も判定できていれば、ここからSMA左側、近位空腸の処理に移り、SMA左側の郭清が完了してから、改めてSMA右側の視野に戻り、近位空腸を右に脱転すると、より良好な視野が得られ、SMA根部までの郭清が安全に可能です（図5）。レベル2郭清もほぼ同じですがSMA外膜を見ないのが異なる点です。出来上がりにおいてSMA周囲神経叢の有無が図6に示されています。

7 成績

当科では結腸間膜後葉に浸潤を認めるものは従来のmesenteric approachで行っていますが頻度は少なく、ほぼ全例をsupracolic anterior approachで行っています。レベル3の症例を含め手術関連死亡はなく、従来の方法と比較し出血量も少なくなりました。レベル3のR0率は77%であり、まだまだ改善の余地がありますが、今後術前化学療法を切除境界膵癌に対して行っていくことで改善し

たいと考えています(**表3**)。一方、SMA周囲は致死的合併症の起きうる場所です[15]。特にレベル3においてはSMA外膜を損傷すると、術中術後を通してSMA動脈解離による出血および腸管壊死を来す恐れがあるので手技的な完成度を高めなければいけません。

8 まとめ

膵頭部癌の膵頭神経叢切離について述べました。この部位を制するものが膵頭部癌を制するといっても過言ではありません。今後、術前治療が増加し、個々の症例での最適な切離ラインは検討されると考えられますが、個々の症例において過不足ない手術のために執刀医は常にミリ単位の正確な手術を心掛けましょう。

文献

1) Esposito I, et al. Most pancreatic cancer resections are R1 resections. Ann Surg Oncol. 15, 2008, 1651-60.
2) Buchler MW, et al. R0 in pancreatic cancer surgery: surgery, pathology, biology, or definition matters? Ann Surg. 251, 2010, 1011-2.
3) van Roest MH, et al. Results of pancreaticoduodenectomy in patients with periampullary adenocarcinoma: perineural growth more important prognostic factor than tumor localization. Ann Surg. 248, 2008, 97-103.
4) Chatterjee D, et al. Perineural and intraneural invasion in posttherapy pancreaticoduodenectomy specimens predicts poor prognosis in patients with pancreatic ductal adenocarcinoma. Am J Surg Pathol. 36, 2012, 409-17.
5) Nagakawa T, et al. Perineural invasion of carcinoma of the pancreas and biliary tract. Br J Surg. 80, 1993, 619-21.
6) Yoshioka H, et al. Treatment of pain in chronic pancreatltis by neurotomy of the head of the pancreas; new technic & its results. Lyon Chir. 53, 1957, 836-45.
7) Gockel I, et al. Resection of the mesopancreas (RMP): a new surgical classification of a known anatomical space. World J Surg Oncol. 5, 2007, 44.
8) 佐藤達夫. リンパ系局所解剖カラーアトラス：癌手術の解剖学的基盤. 東京, 南江堂, 1997, 33-49.
9) Inoue Y, et al. Pancreatoduodenectomy With Systematic Mesopancreas Dissection Using a Supracolic Anterior Artery-first Approach. Ann Surg. 262, 2015, 1092-101.
10) Hackert T, et al. Uncinate process first: a novel approach for pancreatic head resection. Langenbecks Arch Surg. 395, 2010, 1161-4.
11) Nakao A, et al. Isolated pancreatectomy for pancreatic head carcinoma using catheter bypass of the portal vein. Hepatogastroenterology. 40, 1993, 426-9.
12) Ohigashi H, et al. Early ligation of the inferior pancreaticoduodenal artery to reduce blood loss during pancreaticoduodenectomy. Hepatogastroenterology. 51, 2004, 4-5.
13) Pessaux P, et al. Pancreaticoduodenectomy: superior mesenteric artery first approach. J Gastrointest Surg. 10, 2006, 607-11.
14) Inoue Y, et al. Technical Details of an Anterior Approach to the Superior Mesenteric Artery During Pancreaticoduodenectomy. J Gastrointest Surg. 20, 2016, 1769-77.
15) Jang JY, et al. A prospective randomized controlled study comparing outcomes of standard resection and extended resection, including dissection of the nerve plexus and various lymph nodes, in patients with pancreatic head cancer. Ann Surg. 259, 2014, 656-64.

5 手術

5 拡大郭清の手術適応と意義

静岡県立静岡がんセンター 肝胆膵外科 医長　杉浦禎一

1 はじめに

　膵癌は消化器癌の中でも最も予後が不良である悪性腫瘍の1つです。膵癌では生物学的悪性度が高いにもかかわらず、臨床症状は進行期にならないと現れないため多くの患者は高度に進行した状態で発見され、手術不能です。したがって膵癌全体の生存率は5％以下ときわめて低いです。根治切除術が施行できた症例においても5年生存率は10-20％であり、また補助化学療法を受けることで生存率は飛躍的に向上したとはいえ40％台[1]と、他の癌種に大きく差をつけられています。化学療法・放射線療法・分子標的治療・免疫療法など様々な補助療法も試みられてきましたが、外科的治療が未だ根治を得られる唯一の方法です。

　癌に対する手術の主な目的は肉眼的に癌を取り除くことです。膵癌は一旦発生すると容易に周辺組織への浸潤や遠隔転移を起こします。特に膵頭部癌では肝動脈や上腸間膜動脈周囲の神経組織、門脈・上腸間膜静脈へ浸潤を来しやすく、リンパ節転移も高率に起こります。このため、肉眼的に癌を完全に取り除くためにはリンパ節を含めた膵周囲の組織、特に肝動脈や上腸間膜動脈周囲の神経叢を広範に郭清するいわゆる拡大郭清手術が必要と考えられてきました（**図1-3**）。

　拡大郭清手術は1973年Fortner[2]、本邦では1977年永川ら[3]によって導入され、以後特に本邦で拡

図2… 膵切離終了後

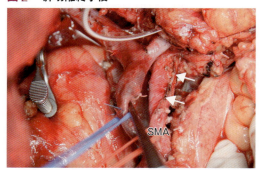

上腸間膜動脈周囲神経叢は右1/2～2/3周切離されている（↑）。
SMA：上腸間膜動脈

図1… Mesenteric approachで上腸間膜動脈を確保

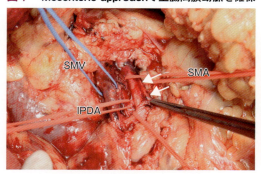

上腸間膜動脈周囲神経叢を前面で切開し観音開きにしている（↑）。
SMA：上腸間膜動脈、SMV：上腸間膜静脈、IPDA：下膵十二指腸動脈

図3… 傍大動脈周囲リンパ節郭清

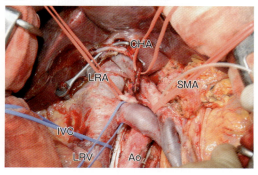

リンパ節は脊椎前面の前縦靱帯が見えるところまで郭清をしてある。
Ao：大動脈、IVC：下大静脈、LRA：左腎動脈、LRV：左腎静脈、CHA：総肝動脈、SMA：上腸間膜動脈

大郭清手術術式が系統化され推進されてきました。拡大郭清手術の目的と意義は、高い治癒切除率を得ることにあります。このため、リンパ節を含めた膵周囲結合組織の広範囲切除、上腸間膜動脈・腹腔神経叢の全切除が行われ、予後向上が期待されました。本邦では1980年代後半から、拡大郭清手術を支持する論文が相次いで報告されました[4]。一方これらの論文と相反して、拡大郭清に否定的な論文が1990年代後半から報告されるようになりました[5]。このように、膵癌に対し拡大郭清を行うかどうかについては意見が分かれ混沌としていました。

しかし、これら論文の根本的な問題点はいずれの報告も全て症例集積研究でありランダム化比較試験（randomized controlled trial；RCT）ではなかったことです。このような経緯より1990年代に入り膵癌に対する標準郭清と拡大郭清のRCTが開始されました。まずイタリア（多施設共同研究）[6]で、続いて米国の2施設（ジョンズホプキンス大学[7]とメーヨークリニック[8]それぞれ単施設）でRCTが施行され、その結果が2000年代前半に報告されました。その後、本邦でも二村ら[9]が同様のRCTを厚生労働省「共通プロトコールに基づく膵がん外科的療法の評価に関する研究班」により開始し2012年に発表しました。2014年になると、さらに韓国のJangら[10]がRCTの成績を報告しました。

これらRCTの結果は、いずれの報告も両群間の生存期間に差を認めず、拡大郭清群において術後合併症が多く、術後QOLが不良という結果でした。さらに、全4本の論文のメタアナリシスでも膵癌に対する拡大郭清は生存率の向上に寄与せず、逆に合併症を増やすとの結論に至っています[11]。これらの結果をふまえ、『膵癌診療ガイドライン』[12]でもCQ「RS7膵癌に対して拡大リンパ節・神経叢郭清の意義はあるか？」で「膵癌に対する拡大リンパ節・神経叢郭清が生存率向上に寄与することはなく、画一的には行わないことを推奨する（推奨の強さ：1、エビデンスレベル：B）」となっていま

す。

本稿では、これまでに行われた膵癌に対する拡大郭清の是非を検討した代表的な5つのRCTの内容を詳細に紹介します（表1）。

2 イタリアのRCT[6]

拡大郭清と標準郭清とを比較するために世界で初めて行われたRCTです。対象は膵頭十二指腸切除術で切除可能な膵頭部癌で、症例数は81例（標準リンパ節郭清群40例、拡大リンパ節郭清群41例）でした（表1）。標準郭清群では膵頭部に付属するリンパ節のみを切除しました。一方、拡大郭清群ではこれに加え肝十二指腸間膜と大動脈周囲リンパ節の郭清、腹腔動脈および上腸間膜動脈周囲の全周性郭清を行いました。門脈合併切除の有無については不明です。

手術時間の平均値は標準郭清群が372分であるのに対して拡大郭清群では397分とわずか25分しか差がなく、両群間で有意差を認めませんでした。またリンパ節郭清個数の平均値は標準郭清群が13.3個、拡大郭清群が19.8個と有意差はあるものの（p＜0.03）、6個程度しか差がありません。手術時間・郭清リンパ節数を見ると本当に拡大郭清が行われたのかという疑問が残ります。そのほか輸血量・術後合併症発生率・手術関連死亡率のいずれも両群間で差がなく、特に拡大郭清で予測される術後の下痢も発生しなかったと述べられている点でも拡大郭清の程度に信憑性が欠けていると思わざるを得ません。また術後はいずれの群においても補助療法を施行しませんでしたが、一部の症例では術中放射線照射を施行しているという問題点もあります。

術後生存率は、全体の1・2・3・4年生存率がそれぞれ50.6％・22.2％・8.6％・7.4％で両群間に差はありませんでした。平均生存期間は標準郭清群が552日、拡大郭清群が589日でこれも有意差がありませんでした。なおサブグループ解析で、リン

表1 … 5つのランダム化比較試験（RCT）

実施国 施設	イタリア 多施設		米国 ジョンズホプキンス 大学		米国 メイヨークリニック		日本 多施設		韓国 多施設	
対象疾患	切除可能膵頭部癌		乳頭部周囲癌		切除可能膵頭部癌		切除可能膵頭部癌		切除可能膵頭部癌	
登録期間	1991-1994		1996-2001		1997-2003		2000-2003		2006-2009	
発表年	1998		2002		2005		2012		2014	
	標準	拡大	標準	拡大	標準	拡大	標準	拡大	標準	拡大
症例数	40	41	146	148	40	39	51	50	83	86
郭清範囲										
肝十二指腸間膜	×	○	○	○	○	○	×	○	×	○
大動脈周囲リンパ節	×	○	×	○	×	○	×	○	×	○
腹腔動脈幹周囲	×	全周	×	○	×	全周	×	右半周	×	右半周
上腸間膜動脈周囲	×	全周	右半周	右半周	右半周	全周	×	全周	×	右半周
手術時間	372 min	397 min	5.9h	6.4h	6.2h	7.6h	426 min	547 min	356 min	420 min
出血量	—	—	740 mL	800 mL	—	—	1,118 mL	1,680 mL	372 mL	563 mL
輸血	1.95	2.07	0.5	0.5	22%	44%	2.1	2.4	0.1	0.25
PD/PPPD/SSPPD	20/20/0	18/23/0	0/125/21	148/0/0	40/0/0	39/0/0	13/19/19	21/23/16	62/21	60/26
門脈切除	—	—	3%	3%	23%	21%	47%	48%	21%	27%
リンパ節郭清個数	13.3	19.8	17	28.5	15	36	13.3	40.1	17.3	33.7
リンパ節転移陽性率	60%	59%	73%	74%	55%	68%	37%	40%	69%	66%
術後在院日数	22.7	19.3	11.3	14.3	13	6	43.8	42.4	19.7	22.8
合併症率	45%	34%	29%	43%	—	—	19.6%	22%	32.5%	43%
下痢	0%	0%	—	—	8%	42%	0%	48%	10%	13%
死亡率	5%	5%	4%	2%	0%	3%	0%	2%	0%	2%
術中照射	一部	一部	—	—	—	—	—	—	—	—
術後補助化学療法	—	—	CRT (78%)	CRT (78%)	CRT	CRT	—	—	一部に CTx	一部に CTx
予後	有意差なし (p=0.65)		有意差なし		有意差なし		有意差なし		有意差なし (p=0.401)	
1/3/5年生存率	—	—	80%/44%/23%	77%/44%/29%	82%/41%/16%	71%/25%/17%	78%/28%/16%	54%/18%/6%	44.5%*	35.7%*
生存期間中央値	11.2 カ月	16.7 カ月	30 カ月	28 カ月	26 カ月	18.8 カ月	19.9 カ月	13.8 カ月	18.8 カ月	16.5 カ月

*2年生存率

パ節転移陽性例の生存成績では拡大郭清を行った方が予後は良好な傾向（p＜0.05）でした。

3　ジョンズホプキンス大学のRCT[7]

　イタリアのスタディに続いて報告されたのは米国ジョンズホプキンス大学で行われたRCTです（表1）。症例数は標準リンパ節郭清群が146例、拡大リンパ節郭清群が148例でした。全体の症例数は多いがこのうち膵癌は167例（57％）のみで、残りは乳頭部癌63例（21％）、下部胆管癌51例（17％）、十二指腸癌9例（3％）、膵管内乳頭粘液腫瘍由来浸潤癌4例（1％）が含まれており、純粋な膵癌に対するRCTではないことに注意が必要です。
　結果では標準郭清群と拡大郭清群で輸血使用量に差はありませんでしたが、手術時間（5.9時間 vs.

6.4時間、p = 0.002)、郭清リンパ節個数(17.0個 vs. 28.5個、p = 0.001)と拡大郭清群で有意に高いという結果でした。手術関連死亡率は両群間で有意差を認めませんでしたが、術後合併症発生率は標準郭清群が29%であるのに対し拡大郭清群が43%とより高率であり、特に胃排出能遅延・膵液瘻の発生率が拡大郭清群でより高率でした。なお、このスタディではいずれの群においても上腸間膜動脈周囲神経叢は全周性ではなく右側半分のみを郭清しているため下痢の発生は認められませんでした。

生存率は、イタリアのスタディ同様に両群間で差はなく、1・3・5年生存率は標準郭清群が80%・44%・23%、拡大郭清群が77%・44%・29%でした(p = 0.79)。リンパ節転移陽性の症例に限った検討ではイタリアのように両群間で生存率に差を認めることはなく(p = 0.98)、またリンパ節転移陰性群も同様に有意差を認めませんでした(p = 0.73)。また膵頭部癌に限った検討では1・3・5年生存率は標準郭清群で77%・36%・10%、拡大郭清群で74%・38%・25%と有意差を認めませんでした(p = 0.57)。

このRCTの問題点は、多くの症例において様々なプロトコールで術後化学放射線療法が施行されていることです。昨今では膵癌に対する術後補助療法の有効性を示した報告を散見することができますが[1, 13]、こうした術後補助療法が各群の予後にどのように影響したかは無視し得ないと思われます。

4 メイヨークリニックのRCT[8]

膵頭部癌に対する拡大リンパ節郭清の意義を検討した3つ目のRCTです(表1)。対象は切除可能な膵頭部癌で、症例数は79例でした(標準郭清群40例、拡大郭清群39例)。標準郭清群では膵に付属するいわゆる1群リンパ節のみを郭清するD1切除を、拡大郭清群では肝十二指腸間膜・総肝動脈・上腸間膜動脈に至るいわゆる2群リンパ節を郭清するD2切除と腹腔動脈幹・腹部大動脈周囲を含めた郭清を行いました。

手術成績は標準郭清群と拡大郭清群で手術時間(6.2時間 vs. 7.6時間、p = 0.0001)、輸血率(22% vs. 44%、p < 0.05)、郭清リンパ節個数(15個 vs. 36個、p < 0.001)のいずれも拡大郭清群で有意に高いという結果でした。このことから、拡大郭清群において適確な拡大郭清が施行されていると推測されます。両群間で術後合併症発生頻度、手術関連死亡率に差はみられず、術後平均在院日数も差がありませんでした。しかし、術後の下痢症状は42%と高率であったのに対し、標準郭清群では8%であり両群間に有意差を認めました(p = 0.01)。

生存率ではこれまで発表された2つのRCTと同様に両群間で有意差はなく、1・3・5年生存率は標準郭清群が82%・41%・16%、拡大郭清群が71%・25%・17%でした(p = 0.320)。特筆すべきは、中間解析では拡大郭清群のほうが予後不良である傾向にあったことです。この時点で拡大郭清群の標準郭清群に対する予後改善効果は望めない(2%)との結果となり、以後の患者登録が中止されました。リンパ節転移あり・なしのサブグループ解析では標準郭清群と拡大郭清群でリンパ節陰性患者のみ(MST42カ月 vs. 42カ月、p = 0.527)やリンパ節転移陽性患者(MST19カ月 vs. 17カ月、p = 0.464)といずれも生存率に差はみられませんでした。

また、問題点としてはジョンズホプキンス大学のスタディと同様に術後多くの症例に化学放射線療法が施行された点があげられます。

5 日本からのRCT[9]

日本でも厚生労働省「共通プロトコールに基づく膵がんの外科的療法の評価に関する研究班」において膵頭部癌に対する標準郭清と拡大郭清を比較したRCTが施行されました。

このRCTでは2000年から2003年まで登録が行

われ、症例数は101例（標準郭清群51例、拡大郭清群50例）でした。また門脈浸潤疑い症例ではいずれの群においても門脈合併切除を許容しました。標準郭清群ではD1郭清（13a，13b，17a，17b）、神経叢郭清は施行しないこととしました。拡大郭清群ではD3郭清（6，8a，8p，12a2，12b2，12p2，12c，13ab，17ab，14a，14b，14c，14d，14v，16a2，16b1）とし、神経叢は上腸間膜動脈と総肝動脈神経叢の全周性郭清、腹腔動脈神経叢の右半周郭清としました。

手術成績は標準郭清群と拡大郭清群で手術時間（426分 vs. 547分、p＜0.0001）、出血量（1,118mL vs. 1,680mL、p＜0.005）、郭清リンパ節個数（13.3個 vs. 40.1個、p＜0.0001）といずれも拡大郭清群で有意に高値であり、各群で適切な手術が行われたことが示唆されます。両群間で術後在院日数に差はありませんでしたが、標準郭清群では合併症として下痢の発生がみられなかったのに対し、拡大郭清群では24例・48％と高率にみられ、メイヨークリニックの結果と似たものになっています。

生存率についてもこれまで行われたRCT同様、1・3・5年生存率は標準郭清群が78％・28％・16％、拡大郭清群は54％・18％・6％と両群間で生存率に有意差はないもののむしろ拡大郭清群で不良な傾向にありました（p＝0.119）。さらにサブグループ解析では、リンパ節転移が陰性であった症例（標準19例・拡大20例）、リンパ節転移が陽性であった症例（標準32例・拡大30例）、門脈合併切除を必要としなかった症例（標準27例・拡大26例）、門脈合併切除を必要とした症例（標準24例・拡大24例）、いずれのグループでも両群間に差は認めませんでした。また、死亡時の再発形式の検討では、いずれの再発形式にも両群間に有意差を認めませんでした。なかでも肝転移〔標準52％（23/44）・拡大55％（26/47）〕が最多であり、腹膜播種〔標準45％（20/44）・拡大43％（20/47）〕が続くことは、膵癌はやはり全身疾患であるという思いを改めて強くします。また、リンパ節再発率が両群間で差を認めない〔標準9％（4/44）・拡大9％（4/47）〕ことは拡大郭清の意義に疑問を呈する結果です。このように本邦で行われたRCTの結果でも、これまでに行われてきたRCTと同様に拡大郭清は生存率向上に寄与しないという結論が導かれました。これらの結果より拡大手術の傾向が強い本邦においても広範な後腹膜郭清は下火となりました。

6　韓国からのRCT[10]

2014年に韓国からも標準郭清と拡大郭清のRCTの結果が報告されました。症例数は169例（標準郭清群83例、拡大郭清群86例）でした。

リンパ節郭清範囲は概ね日本のRCTと同様ですが標準郭清群で膵周囲のリンパ節（13，17）に追加して胆管および胆嚢管周囲リンパ節（12b，12c）の郭清が規定されています。また、上腸間膜動脈周囲神経叢は全温存としています。

手術成績は標準郭清群と拡大郭清群で手術時間（356分 vs. 420分、p＝0.001）、郭清リンパ節個数（17.3個 vs. 33.7個、p＜0.001）と日本のRCT同様にしっかりとした拡大郭清が行われていることが推察されます。

予後については2年生存率ですが、標準郭清群で44.5％、拡大郭清群で35.7％と有意差を認めませんでした（p＝0.401）。

また、補助化学療法の有無の解析では標準郭清群において補助化学療法なし群の2年生存率が25.0％であったのに対し、補助化学療法あり群では50.7％と有意に良好でした（p＝0.009）。一方、拡大郭清群においては補助化学療法なし群の2年生存率が32.0％であったのに対し、補助化学療法あり群では37.3％と両群間に有意差を認めませんでした（p＝0.629）。この様に、標準郭清群で認めた補助化学療法の効果が拡大郭清群で認めなかったという事実は、今後の我々の目指す方向性を示していると思われます。

7 おわりに

　ここで紹介した各RCTではいずれも拡大郭清手術に予後を改善する効果はなく、むしろ術後の合併症が多い傾向にあり、拡大郭清手術の意義はほぼ否定されたといってよいです。したがって、できるだけ合併症が起こらないような慎重かつ過不足のない手術を行い、その後の補助療法に予後改善効果を期待したほうがよいでしょう。

　ただ最近、化学療法の進歩によりborderline resectable膵癌やinitially unresectable膵癌（局所進行や転移性膵癌）に対する術前化学（放射線）療法後の手術も行われ、比較的良好な成績も示されています[14, 15]。このような症例にどこまで郭清を行うべきなのかは今後の検討を要します。

文献

1) Uesaka K, et al. Adjuvant chemotherapy of S-1 versus gemcitabine for resected pancreatic cancer: a phase 3, open-label, randomised, non-inferiority trial (JASPAC 01). Lancet. 388 (10041), 2016, 248-57.
2) Fortner JG. Regional resection of cancer of the pancreas: a new surgical approach. Surgery. 73 (2), 1973, 307-20.
3) 永川宅和ほか. 膵癌手術における後腹膜郭清法：Translateral retroperitonealapproach. 医のあゆみ. 111, 1979, 339-41.
4) Ishikawa O, et al. Practical usefulness of lymphatic and connective tissue clearance for the carcinoma of the pancreas head. Ann Surg. 208 (2), 1988, 215-20.
5) Mukaiya M, et al. Lack of survival benefit of extended lymph node dissection for ductal adenocarcinoma of the head of the pancreas: retrospective multi-institutional analysis in Japan. World J Surg. 22 (3), 1998, 248-52; discussion 243-52.
6) Pedrazzoli S, et al. Standard versus extended lymphadenectomy associated with pancreatoduodenectomy in the surgical treatment of adenocarcinoma of the head of the pancreas: a multicenter, prospective, randomized study. Lymphadenectomy Study Group. Ann Surg. 228 (4), 1998, 508-17.
7) Yeo CJ, et al. Pancreaticoduodenectomy with or without distal gastrectomy and extended retroperitoneal lymphadenectomy for periampullary adenocarcinoma, part 2: randomized controlled trial evaluating survival, morbidity, and mortality. Ann Surg. 236 (3), 2002, 355-66; discussion 358-66.
8) Farnell MB, et al. A prospective randomized trial comparing standard pancreatoduodenectomy with pancreatoduodenectomy with extended lymphadenectomy in resectable pancreatic head adenocarcinoma. Surgery. 138 (4), 2005, 618-28; discussion 628-30.
9) Nimura Y, et al. Standard versus extended lymphadenectomy in radical pancreatoduodenectomy for ductal adenocarcinoma of the head of the pancreas: long-term results of a Japanese multicenter randomized controlled trial. J Hepatobiliary Pancreat Sci. 19 (3), 2012, 230-41.
10) Jang JY, et al. A prospective randomized controlled study comparing outcomes of standard resection and extended resection, including dissection of the nerve plexus and various lymph nodes, in patients with pancreatic head cancer. Ann Surg. 259 (4), 2014, 656-64.
11) Michalski CW, et al. Systematic review and meta-analysis of standard and extended lymphadenectomy in pancreaticoduodenectomy for pancreatic cancer. BRIT J SURG. 94 (3), 2007, 265-73.
12) 日本膵臓学会膵癌診療ガイドライン改訂委員会. 膵癌診療ガイドライン2016年版. 東京, 金原出版, 2016, 272p.
13) Oettle H, et al. Adjuvant chemotherapy with gemcitabine vs observation in patients undergoing curative-intent resection of pancreatic cancer: a randomized controlled trial. Jama. 297 (3), 2007, 267-77.
14) Takahashi H, et al. Preoperative Gemcitabine-based Chemoradiation Therapy for Borderline Resectable Pancreatic Cancer: Impact of Venous and Arterial Involvement Status on Surgical Outcome and Pattern of Recurrence. Ann Surg. 264 (6), 2016, 1091-7.
15) Satoi S, et al. Role of adjuvant surgery for patients with initially unresectable pancreatic cancer with a long-term favorable response to non-surgical anti-cancer treatments: results of a project study for pancreatic surgery by the Japanese Society of Hepato-Biliary-Pancreatic Surgery. J Hepatobiliary Pancreat Sci. 20 (6), 2013, 590-600.

5 手術

6 切除不能膵癌に対するconversion surgery

関西医科大学 外科学講座 准教授　**里井壯平**　同 講師　**柳本泰明**

1 はじめに

　浸潤性膵管癌（以下、膵癌）の年間罹患者数と死亡者数はおよそ30,000人とほぼ同数であり、多くの患者の生命予後が1年に及ばず、致死的疾患と位置付けられています。膵癌診断時にはその70-80％が切除不能であることがその理由の1つであり、最近の化学療法の進歩にもかかわらず、生存期間中央値（MST）は8-12カ月程度にすぎず[1-3]、膵癌全体の治療成績に負の影響を与えています。

　膵癌患者の最大多数を占める切除不能膵癌の治療成績は依然不良ですが、高い腫瘍縮小効果を示す化学療法剤の登場により切除可能となり、conversion surgeryを施行し得る患者が増加してきています。本稿では、切除不能膵癌に対する集学的治療の一環としての外科切除をconversion surgeryと定義して記述しています。これらの患者の特徴として、高い病理学的根治切除率（約80％）ならびにリンパ節転移陰性率（約80％）を通して、30-52カ月というMSTが報告されています[4-6]。しかしながら、現状ではまとまった報告が少なく、エビデンスに乏しい領域です。

　今回我々は、切除不能膵癌の治療成績を改善する可能性のあるconversion surgeryについて、患者背景・切除術の妥当性・手術適応・手術成績を考察し、将来展望について概説します。

2 Conversion surgeryの患者背景

　切除不能膵癌は、遠隔転移膵癌と膵周囲の主要動脈などへの浸潤を有する局所進行膵癌に分類されます。NCCNのresectability statusや『膵癌取扱い規約（第7版）』の切除可能性分類[7]が診断の基準になります。**表1**が示すように、FOLFIRINOXやゲムシタビン（GEM）+ nab-パクリタキセル治療の登場以前は、conversion surgeryは局所進行膵癌のおよそ10-15％の患者に行われてきました[4-6]。自験例では、局所進行膵癌130名の内15名にconversion surgeryが施行され、全体の11.5％に相当していました[8]。

　一方で、FOLFIRINOXやGEM + nab-パクリタキセル治療の導入以降は、その高い腫瘍縮小効果を反映して局所進行膵癌のみならず遠隔転移膵癌に対してもconversion surgeryが行われてきています[9-12]。NYからはTNMステージⅢの局所進行膵癌患者101名に対してFOLFIRINOX治療を行い30名にconversion surgeryが行われたこと[9]、局所進行膵癌患者に対するFOLFIRINOX治療のレビューでは全体で28％にconversion surgeryが行われ、74％にR0切除を達成し、そのMSTは24.2カ月に到達したことが報告されています[10]。Heidelberg groupからは画像上局所進行膵癌に対して、開腹後に同定された遠隔転移（47.2％）を含んだ125名に対してFOLFIRINOX治療を行い、61％に切除が行われ（R2切除0％）、16カ月のMSTが得られたことが報告されています[11]。また最近米国から遠隔転移膵癌に対してFOLFIRINOXやGEM-based regimenを用いた先行治療を中央値9.7カ月施行して切除可能であった23名のMSTが34カ月であったことが報告されています[12]。さらにGEM + nab-パクリタキセルを投与した局所進行膵癌42名の後ろ向き研究では、19％の切除率が得られたことが報告されています[13]。

　これら最新の化学療法は高い腫瘍縮小効果と切除率を有しています。しかしながら、有害事象発

表1 … Conversion surgery の報告論文のまとめ

文献番号/発行年	対象	レジメン	患者数	放射線治療(%)	切除率(%)	血管合併切除率(%)	R0率(%)	N0率(%)	生存期間中央値(月)
文献6/2011	LA (stageⅢ*)	多種	41	22	34	6	86	86	52
文献5/2012	LA (stageⅢ*)	多種	36	58	36	19	83	83	30
文献4/2013	LA/mets	多種	58	45	58	69	83	89	40
文献10/2016	LA (stageⅢ*)	FOLFIRINOX	315	57	57	−	74	−	24
文献11/2016	LA/mets	FOLFIRINOX	125	4.8	61	−	41	50	16
		GEM+RT	322	100	47	−	31	58	14.5
文献12/2016	mets (stageⅣ*)	FOLFIRINOX GEM-based	23	0	−	13	−	61	34

LA : locally advanced pancreatic ductal adenocarcinoma　　mets : distant organ metastasis
GEM : gemsitabine　　RT : adiation therapy　　*stageはUICC TNM分類に準拠して分類した。

生率も高く、奏効率を維持して持続可能性の高い用量設定が模索されているのが現状です。

3　先行治療：化学療法か化学放射線療法か

　Conversion surgeryを行った多くの患者は、病理学的腫瘍縮小効果を認めており、先行治療の抗腫瘍効果が反映されています。対象疾患に局所進行膵癌を含んだGEST studyにおける奏効率はGEM 13％、S-1 21％、GEM＋S-1 29％であり[1]、一方で遠隔転移膵癌に対するFOLFIRINOX治療は32％[2]、GEM＋nab-パクリタキセル治療は23％[3]と報告されています。特にFOLFIRINOX治療は切除率が高率であることもさることながら、Hackertら[11]は76名中4名に病理学的完全奏効を確認しており、その抗腫瘍効果がうかがえます。

　また、放射線治療の追加により根治切除率とR0切除率が高率となり、生存期間が延長することが報告されています[9]。自験例において、放射線治療を付加してconversion surgeryを施行した9名と付加しなかった13名の比較において、放射線治療患者では、50％以上の腫瘍細胞変性壊死率（7/9 vs. 5/13, p = 0.06）、リンパ節転移陰性化率（9/9 vs. 4/13, p = 0.0002）、ステージⅠにダウンステージした割合（5/9 vs. 1/13, p = 0.011）が高率であり、局所制御効果に優れていることが示されました。今後、もとより高い抗腫瘍効果を有するFOLFIRINOXやGEM＋nab-パクリタキセル治療における放射線治療の有効性についてはさらに検討する必要があります。

4　Conversion surgeryの手術適応と周術期管理

1. 腫瘍因子と宿主因子

　Conversion surgeryを施行するには、腫瘍因子と患者因子を考慮する必要があります。切除不能膵癌が対象であることから、腫瘍因子として化学（放射線）療法による腫瘍縮小が必須となります。さらに先行治療は比較的長期に渡るため、耐術可能な全身ならびに栄養状態であること、併発している基礎疾患が安定していることが必要条件となります。一般的なconversion surgeryの手術適応は、①画像上resectable/borderline resectableへの腫瘍縮小、②腫瘍マーカー低下、③良好な全身

図1 ゲムシタビン＋S-1併用放射線治療ならびにゲムシタビン＋S-1治療前後の造影CT検査

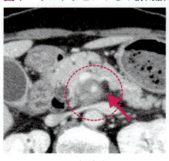
a. 初診時

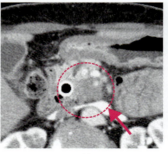
b. RT終了時

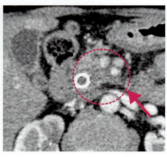
c. 手術前

a. 膵鉤部に26mm径の腫瘍が存在し上腸間膜動脈の全周性に、門脈の半周性に接触を認める。
b. 放射線化学療法後に腫瘍マーカーは基準範囲内に低下するも腫瘍のサイズに変化はない。
c. 維持化学療法後に、腫瘍の上腸間膜動脈との接触は半周強、門脈との接触は1/4周性となり、著明に縮小した。

状態が挙げられていますが[4-6]、conversion surgery患者の経験の蓄積により特に放射線治療が付記された場合には、病理学的に腫瘍縮小が見られたとしても、CT上では随伴性の炎症などによる線維化が低吸収域として残存するためにCTによる腫瘍縮小範囲の正確な診断は困難であるとされています[11, 12]。

1. 症例報告

61歳女性で、上腹部痛・食欲低下を認め近医で膵腫瘍を指摘され当科に紹介となりました。EUS-FNAで腺癌の診断を得ましたが、造影CT検査で膵鉤部から進展し、上腸間膜動脈を全周性に接触するおよそ26mm径の腫瘍性病変を認めました（**図1a**）。切除不能局所進行膵癌の診断の下、審査腹腔鏡検査で微小遠隔転移がないことを確認した上でGEM＋S-1＋放射線治療を行いました。化学放射線治療前のDupan Ⅱ（480U/mL）は、化学放射線治療後に基準範囲内に低下するも腫瘍サイズに変化なく（**図1b**）、維持療法としてGEM＋S-1療法を継続しました。治療開始から8カ月後のCTでは腫瘍は縮小し、上腸間膜動脈との接触範囲がおよそ半周強となったため（**図1c**）、治療開始後9カ月目に膵頭十二指腸切除＋神経叢全周郭清を施行しました。病理学的所見として腫瘍の著明な縮小（3mm×3mm, invasive ductal carcinoma, poorly diff. adenocarcinoma, Scirrhous type, INFγ, ly1, v0, ne0, Evans, pCH-, pDU-, pS-, pRP-, pPL-, n0）を認め、ステージⅠの最終診断となりました。初回治療開始後4年で腹膜再発となるも、4年半が経過した現在生存しています。

本治療経過から、画像上明確な神経叢浸潤を認めながらも、病理学的に腫瘍は3mmのみで神経叢浸潤は陰性であり、画像と病理所見に乖離がみられていることがわかります。我々は今まで3名の上腸間膜動脈全周性接触を有する患者のconversion surgeryを行い、本患者を含む2名にR0切除を施行し、1名はR1切除となった経験があります。R0切除を施行した2名はCT画像では低吸収域が残存しているものの、病理学的には数mmの腫瘍残存となっており、両名とも長期生存しています。最近の報告からは、CTによる腫瘍縮小効果だけで判断せず、開腹しての総合判断が重要であることが示唆されています[11]。Hackertら[11]は、画像上腫瘍縮小が確認されなくてもCA19-9が低下した患者に積極的に切除を行い、61％の切除率でR2切除はなく、その生存期間は非切除例と比較して良好であったことを報告しています。今後、病理所見をより正確に反映する画像診断法の開発とともに、手術適応の拡大が期待されます。

2. 切除時期

切除不能膵癌に対して化学（放射線）治療を開始してからどの段階で切除するかを明確に提示した

研究はありません。日本肝胆膵外科学会の膵01プロジェクト研究[4]では、初回治療開始から6カ月以降の時点で、画像上腫瘍縮小を認めてconversion surgeryが施行された58名のデータが後ろ向きに集積されました。切除時期別の生存期間の解析において、初回治療開始後8-12カ月に切除した25名のMSTは41カ月、12カ月以降の12名ではMSTに到達せず、6-8カ月で切除した21名ならびに非切除101名のMST 20カ月と比較して有意に生存期間が延長していました（$p<0.05$）。本研究は選択バイアスの関与は否定しえないものの、現時点では他に信頼に足る研究が欠如しており、切除時期に関して参考となりうるデータと考えられます。今後、前向き試験で妥当な切除時期を探索する研究が必要と考えられます。

3. 切除範囲と手術方法

これまでの報告から、conversion surgeryにおける切除範囲に関して推奨できる研究はありません。初回評価時のCT検査に準拠して切除範囲を決定すべきという意見と、化学（放射線）治療後のCTによる評価に基づいて切除範囲を決定すべきという意見があります。いくつかの研究からは血管合併切除率に大きな差があり、切除範囲において前者を支持する研究は血管合併切除率が69%[4]と高率であるものの、後者を支持するグループは6-19%[5,6]と低率となっています。しかしながら、両グループのMSTを比較すると前者は40カ月[4]、後者は30-52カ月[5,6]とほぼ同等であり、手術直前のCT画像に基づいた切除範囲の設定は許容されるかもしれません。しかし、CTで明確に腫瘍縮小が同定されない場合にはその限りではなく、病理学的根治切除を企図して動脈合併切除などの拡大切除を考慮する必要があり、できる限り経験豊富な施設での治療が望まれます。

4. 術後合併症

経験豊富な施設で行う限りconversion surgery後に在院死亡率や術後合併症率が増加するという報告はありません[4-6]。手術適応において全身状態が不良な患者は除外されていること、慎重な手術が行われていること、随伴性膵炎に伴う膵実質の硬化がみられる患者が多いことなどがその要因と考えられます。一方で、長期間の化学（放射線）療法による骨髄機能低下、肝・腎機能低下が顕性ならびに不顕性に存在していることが容易に推測されるため、十分な配慮と注意をもって切除患者の選択と周術期管理を行うことが肝要です。

5 腹膜転移膵癌に対するconversion surgery

難治癌である膵癌の中でも腹膜転移の存在は、重大な予後規定因子の1つであると同時に、腹水貯留・腹満・腸閉塞症状など多彩な癌随伴症状を呈することが特徴です。経口や静脈からの抗癌剤の投与では、腹膜病変に対する有効濃度が維持されないことが判明しています。

我々は腹膜転移膵癌の治療成績を改善するために、対象として画像上局所進行膵癌に対する腹腔鏡検査や開腹手術で他臓器転移のない腹膜転移と診断された患者33名に対して、S-1＋パクリタキセル経静脈腹腔内併用療法に関する多施設共同Phase Ⅱ studyを行いました[14]。奏効率36%、疾患制御率81%、腹腔洗浄細胞診陰転化率55%、MSTは16カ月、1年全生存率62%に到達し、遠隔転移膵癌に対する標準治療であるGEM＋nab-パクリタキセルのMST8.5カ月を大きく上回ることを確認しました。さらにconversion surgeryを8名（24%）に施行し、そのMSTは28カ月と非切除群の14カ月に比較して極めて良好であり、当該治療が腹膜転移のみならず原発巣にも奏効したことが示されています。本試験の重要な点として、切除不能膵癌の遠隔転移部位別に病態に適した治療法を用いて、単一のレジメンによる良好な切除率が示されたことから、今後切除不能膵癌という大きな概念から離れて、遠隔転移部位別に個別の治療体制が確立される可能性があるかもしれません。

6 まとめと将来展望

　上述のごとく、conversion surgeryの治療成績は切除可能膵癌に匹敵し、長期生存が期待されます。しかしながら現時点でそのデータの稀薄性からどのような患者に、どのような治療を、どのくらいの期間施行すべきか、という臨床的疑問に適切な解答は与えられていません。Conversion surgeryは切除不能膵癌のsurrogate factorとなる可能性があり、レジメンの治療効果を示す指標としての役割も増加してくると思われます。今後レジメン間での切除率の比較を行い、どの治療が適切であるかを明確にする作業が求められます。

　現在本邦では、膵癌術前治療研究会でPREP-04試験（初診時切除不能で、非手術療法が一定期間奏効した膵癌に対する切除術の施行可能性・安全性・有効性の前向き観察研究）が進行中であり、前向きにconversion surgeryを企図した患者の登録作業を行っています。欧米ではFOLFIRINOXやGEM＋nab-パクリタキセル治療が切除不能局所進行膵癌においても導入され、単一レジメンでのconversions surgery率が報告されてきています。さらにconversion surgeryを主要評価項目とした臨床試験が進行中であり、この分野は世界的に注目されています。

　今後、conversion surgeryに効果的で持続可能な化学療法レジメンや客観的な手術適応基準の確立、ならびに治療成績を反映したsurrogate markerの同定が必要と考えられます。

● 文献

1) Ueno H, et al. Randomized phase Ⅲ study of gemcitabine plus S-1, S-1 alone, or gemcitabine alone in patients with locally advanced and metastatic pancreatic cancer in Japan and Taiwan: GEST study. J Clin Oncol. 31, 2013, 1640-8.
2) Conroy T, et al. FOLFIRINOX versus gemcitabine for metastatic pancreatic cancer. N Engl J Med. 364, 2011, 1817-25.
3) Von Hoff DD, et al. Increased survival in pancreatic cancer with nab-paclitaxel plus gemcitabine. N Engl J Med. 369, 2013, 1691-703.
4) Satoi S, et al. Role of adjuvant surgery for patients with initially unresectable pancreatic cancer with a long-term favorable response to non-surgical anti-cancer treatments: results of a project study for pancreatic surgery by the Japanese Society of Hepato-Biliary-Pancreatic Surgery. J Hepatobiliary Pancreat Sci. 20, 2013, 590-600.
5) Bickenbach KA, et al. Downstaging in pancreatic cancer: a matched analysis of patients resected following systemic treatment of initially locally unresectable disease. Ann Surg Oncol. 19, 2012, 1663-9.
6) Donahue TR, et al. Downstaging Chemotherapy and Alteration in the Classic Computed Tomography/Magnetic Resonance Imaging Signs of Vascular Involvement in Patients With Pancreaticobiliary Malignant Tumors. Influence on Patient Selection for Surgery. Arch Surg. 146, 2011, 836-43.
7) 日本膵臓学会．膵癌取扱い規約第7版．東京, 金原出版, 2016.
8) Opendro SS, et al. Role of adjuvant surgery in initially unresectable pancreatic cancer after long-term chemotherapy or chemoradiation therapy: survival benefit? J Hepatobiliary Pancreat Sci. 21, 2014, 695-702.
9) Sadot E, et al. FOLFIRINOX Induction Therapy for Stage 3 Pancreatic Adenocarcinoma. Ann Surg Oncol. 22, 2015, 3512-21.
10) Suker M, et al. FOLFIRINOX for locally advanced pancreatic cancer: a systematic review and patient-level meta-analysis. Lancet Oncol. 17, 2016, 801-10.
11) Hackert T, et al. Locally advanced pancreatic cancer: neoadjuvant therapy with Folfirinox results in resectability in 60％ of the patients. Ann Surg. 264, 2016, 457-63.
12) Wright GP, et al. Primary tumor resection following favorable response to systemic chemotherapy in stage Ⅳ pancreatic adenocarcinoma with synchronous metastases: a bi-institutional Analysis. J Gastrointest Surg. 20, 2016, 1830-5.
13) Dean AP, et al. Nab-paclitaxel plus gemcitabine followed by radiotherapy with concurrent 5-fu in locally advanced unresectable pancreatic cancer: a Western Australian experience. Poster presented at the ASCO 2016 Annual Meeting [abstract 430].
14) Satoi S, et al. Multi-center phase Ⅱ study of intravenous and intraperitoneal paclitaxel with S-1 for pancreatic ductal adenocarcinoma patients with peritoneal metastasis. Ann Surg. 2016 in press.

7 膵癌に対する低侵襲手術

国立病院機構長崎医療センター 外科 部長　黒木　保

1 はじめに

　近年の外科手術において目覚ましく発展した分野の1つに低侵襲手術（腹腔鏡下・ロボット支援下手術）があります。腹腔鏡下膵切除術は2012年に膵体部癌切除術、2016年に膵頭十二指腸切除術が相次いで保険収載されました。保険収載に際しては各々施設基準が設けられており、慎重な術式導入が進められています。腹腔鏡下膵体尾部切除術は良性・低悪性度病変に対する低侵襲手術として定着しており、今後膵癌に対してもさらなる発展・普及が期待されています。一方、腹腔鏡下膵頭十二指腸切除術は良性・低悪性度病変に適応が限局され、その後の適応拡大が期待されています。世界に目を向けてみると、膵癌においても腹腔鏡下膵切除術が開腹手術と比較して術後成績に遜色がないとする報告が相次いで発表されており、本邦と諸外国との差はさらに広がりつつあり、このような状況を危惧しています[1-3]。

　ロボット支援下膵切除術は本邦における保険収載はなされておらず、限られた施設でのみ施行されているのが現状です。世界の動向を見てみると既に膵癌に対するロボット支援下膵切除術の有用性の報告も発表されています[4]。本稿においては膵癌に対する腹腔鏡下手術を中心に現状と将来展望について概説します。

2 手術適応

　手術適応に関しては関連学会から示されているガイドライン等を踏まえることが重要と考えます。

1. 腹腔鏡下膵体尾部切除術

　臓器再建を要しない膵体尾部切除術は鏡視下手術に適した術式といえます。定型的なリンパ節郭清において切除される範囲（結腸間膜、左副腎等）で治癒切除となる症例が適応とされています。周辺臓器および脈管（腹腔動脈、上腸間膜動脈、門脈等）の合併切除を伴うものは適応外とされていますが、症例の蓄積と技術、デバイスの進歩により適応は拡大されていく可能性があります[5]。現時点では、腫瘍が膵内に限局している症例を原則的に適応とし、術前画像診断で累々としたリンパ節腫大を認める症例は適応外とするなどの症例選択は必要です。

2. 腹腔鏡下膵頭十二指腸切除術

　本邦における現時点での本術式の適応は、膵頭部の良性あるいはリンパ節郭清を要しない低悪性度病変です。今後、段階的に膵癌に対しても適応が拡大されていくと思われます。膵癌では、随伴性膵炎の有無などにより手術の難易度に大きな差を認めるため症例ごとに適応を検討し、より症例を厳選する必要があると思います。

3 手術手技

1. 腹腔鏡下膵体尾部切除術

1. 体位とトロッカーの位置

　体位は閉脚仰臥位、やや頭高位としています。術者・カメラ助手は患者右側に立ち、助手は患者左側に立ちます。モニターは患者頭側左右に2台設置します。トロッカーの位置は図のごとくです（図1）。臍よりカメラを挿入し、右側の2本を術者、左側の2本を助手用としています。臍左側のトロッカーは膵実質切離を行うための自動縫合器を通

図1…腹腔鏡下膵体尾部切除術ポート配置

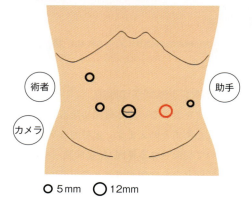

臍部からカメラを挿入する。赤丸のポートは自動縫合器を挿入するため12mmとしている。

図2…胃挙上による術野展開

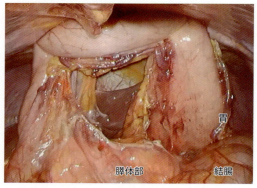

絹糸を用いて胃を2カ所で挙上し腹壁に固定する。

図3…膵トンネリング

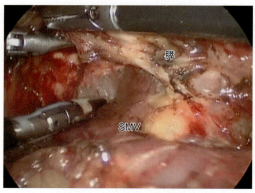

上腸間膜静脈（SMV）の剥離露出しながら膵の背面との間を剥離する。鏡視下手術特有の尾側から見上げる視野と拡大視効果が有用で安全に剥離ができる。

す必要があるため12mmとしています。体位、トロッカーの位置は各施設の鏡視下手術の歴史を反映するものですので、各施設の流儀を基本とすることが重要です。

2. 網嚢腔の開放・胃挙上による術野展開

胃結腸間膜を切開し網嚢腔を開放し膵体尾部を広く露出します。次に膵前面に位置する胃を挙上することで良好な術野を確保します。胃をトンネリングした絹糸をEndoclose®で体外に誘導し、胃を腹壁に固定します（図2）。胃幽門部と体部の2カ所で台形状に吊り上げるとより効果的です。腹腔内を十分に観察し、洗浄細胞診も必ず行います。

3. 膵下縁の剥離・膵トンネリング

腫瘍学の観点から常にno-touch isolation techniqueを心掛けてください。すなわち腫瘍の流入・流出血管をいち早く遮断するために腫瘍を授動する前に膵実質切離を先行させ、脾動静脈の切離をなるべく早い段階で行うようにします。膵実質切離を先行することで切離する血管と郭清すべき神経叢が観音開きの状態となり安全確実に手術操作が行えます。また腫瘍とその近傍の組織を鉗子で直接把持することは厳禁です。

まず膵下縁の後腹膜を切離します。上腸間膜静脈（SMV）を露出しながら膵の背面との間を剥離します。疎な結合織に入れば剥離は容易で、無出血で鈍的に気持ちよく剥離できます。脾静脈もこの剥離操作で同定できます。鏡視下手術特有の尾側から見上げる視野と拡大視効果が非常に有用で安全に剥離が行えます（図3）。

4. 膵のテーピング

総肝動脈ならびに脾動脈を確認し、それぞれの動脈をテーピングしておきます。総肝動脈をテーピングすることで巻き込みなどによる損傷を防ぎます。あり得ないと思われるかもしれませんが、総肝動脈と脾動脈を取り違える可能性もあります

図4… 膵のテーピング

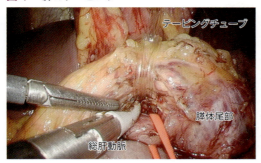

膵実質をテーピングする。総肝動脈は剥離、テーピングしておく。

図6… 腹腔神経叢の郭清

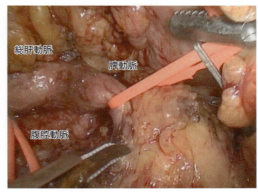

総肝動脈、脾動脈、腹腔動脈をそれぞれ剥離する。

図5… 膵切離

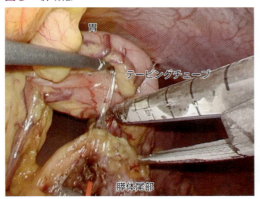

膵切離は自動縫合器で行う。

図7… 脾動脈切離

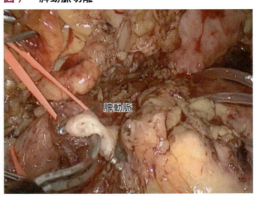

早い段階で脾動脈の結紮のみ行っておく場合もある。

ので、十分な注意が必要です。ナイロンチューブなど腰のしっかりしたもので膵実質のテーピングを行います（図4）。

5. 膵切離

膵切離は自動縫合器で行います（図5）。鏡視下超音波検査で腫瘍から十分に離れた位置を膵切離線とします。自動縫合器のカートリッジは通常、最も縫合高の高いもの（当院ではエシュロン黒カートリッジ）を選択しています。自動縫合器には自動のものやフェルト付きのものなど各メーカーから販売されていますが、それぞれの特徴をよく理解して使用するようにしましょう。膵実質の切

離後、腹腔神経叢を郭清し、脾動静脈をそれぞれ根部近くでクリッピング後切離します（図6, 7）。脾静脈は自動縫合器で切離する場合もあります。

6. 後腹膜からの剥離・遊離

膵癌浸潤度により膵神経叢の剥離層と後腹膜切離の深さを決定します。助手は切除側の膵を直接把持せず、膵断端近傍にかけたテープを把持し、術者が剥離する方向に合わせて牽引する方向と緊張を調整するようにします（図8）。助手と術者の協調運動が手術の出来を左右します。上腸間膜動脈（SMA）の全面が観音開きの状態となっており、R0手術の肝である上腸間膜動脈周囲神経叢郭清

図8… 後腹膜からの剥離

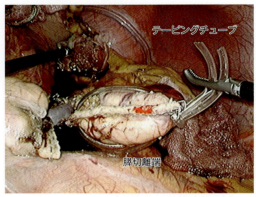

膵断端近傍にかけたテープを把持し、適切なカウンタートラクションをかける。

図9… 上腸間膜動脈周囲神経叢の郭清

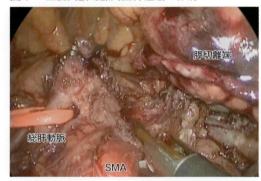

上腸間膜動脈(SMA)を確認しつつ、良好な術野のもと過不足ない神経叢郭清を行う。

図10… 腹腔鏡下膵頭十二指腸切除術ポート配置

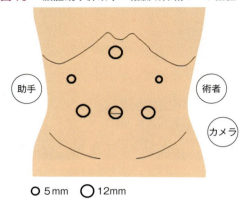

と膵後面結合織の剥離が安全・確実に行えます(**図9**)。副腎の腹側に剥離層を追求するかあるいは副腎の背側へ回り込むかは腫瘍浸潤の程度によりen-blocに切除できる層で剥離を進めます。この際、左腎静脈を早々に同定しておくとよいメルクマールとなり安心して剥離が遂行できます。最後に脾臓を後腹膜から剥離して切除は完了します。どの剥離層で手術を遂行するかは術前画像診断で十分に検討し決定しておく必要があります。

7. 標本回収とドレーン留置

切除標本は標本回収用袋に入れて、延長した臍部の創から回収し、膵切離断端近傍に閉鎖式ドレーンを留置します。

2. 腹腔鏡下膵頭十二指腸切除術

前項と重複しますのでポイントのみ述べます。

1. トロッカーの位置

術者・カメラ助手は患者左側に立ち、助手は患者右側に立ちます。トロッカーの位置は図のごとくです(**図10**)。

2. Kocher授動

胃(十二指腸)を自動縫合器で切離後、Kocher授動を行います。十二指腸水平脚の剥離を行いトライツ靭帯を広く切離・開放しておくことが重要です(**図11**)。こうすることで切離の最終段階である上腸間膜動静脈右側の切離が容易となります。

3. 肝十二指腸間膜処理

総肝動脈を同定剥離し、血管テープでテーピングし、さらに固有肝動脈、左右中肝動脈、門脈も剥離、テーピングし、直接血管を把持しないようにします(**図12**)。胃十二指腸動脈と右胃動脈は起始部でクリッピング後切離します。血管周囲は超音波駆動メスを用いてショートピッチで剥離を進めることで精緻なリンパ節郭清が行えます(**図13**)。胆嚢遊離後に胆管を症例に応じた高さで切離します。胆汁漏出を防ぐため胆管切離は自動縫合器で行うようにしています。

図11… トライツ靱帯の開放

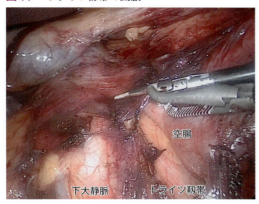

十二指腸水平脚の剥離を行い、トライツ靱帯を広く切離・開放しておく。

図13… 肝十二指腸間膜の郭清

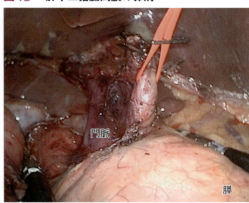

図12… 動脈周囲の剥離

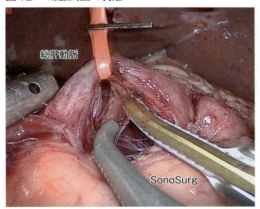

郭清のための動脈周囲の剥離には超音波駆動メスをショートピッチで用いる。主要血管はテーピングし直接把持しないようにする。

図14… 膵切離

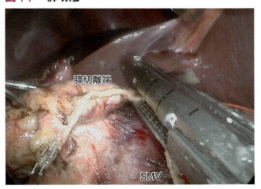

膵切離は膵液の漏出・散布を防ぐために自動縫合器で切離する。膵液には癌細胞が浮遊していると考える。手術中もミクロの癌細胞を相手にしていることを忘れてはいけない。

4. 膵切離

　上腸間膜静脈直上で膵のトンネリングを行います。十分に後腹膜から膵下縁を剥離・授動しておくことが重要です。足側から見上げる術野展開により安全にトンネリングできます。膵切離は腫瘍細胞播種の可能性がある膵液の漏出・散布を防ぐために自動縫合器で切離します（図14）。

5. 膵頭部−上腸間膜動静脈の切離

　空腸をトライツ靱帯から10cmの位置にて切離し右側へ引き抜きます。膵頭十二指腸を右側へ牽引し膵頭部と上腸間膜動静脈の間を切離していきますが、同部位の術野展開と膵頭部鬱血に伴う出血コントロールを目的にPancreas-hanging maneuver[6]を行っています（図15）。Pancreas-hanging maneuverは膵頭部と十二指腸を一括テーピングし右側へ牽引する簡便な方法です。SMA周囲神経叢の郭清は症例に応じた過不足ない郭清が肝要です。この症例では、SMAは露出せず、確実にR0となるように右側の神経叢を郭清しています（図16）。

図15… Pancreas-hanging maneuver

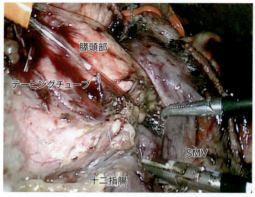

出血予防と術野展開が同時にできる一石二鳥の方法である。

図16… 切除完了

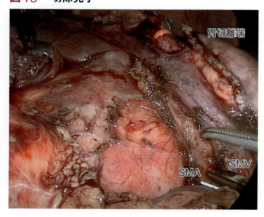

6. 再建術

　上腹部に5-8cmの正中切開を置いて標本を摘出します。その創をウンドリトラクター®とオムニトラクト®を用いてmoving windowの要領で展開することが重要です。再建は、通常開腹手術と同様の手技をすべて直視下に行っています。膵消化管吻合を含めた再建を腹腔鏡下に行うことは可能ですが、開腹手術より少しでも質の低下が危惧される場合には直視下での再建を推奨したいと思います。今後、導入が進んでいくと思われるロボット手術が膵消化管吻合において直視下手術の技術を凌駕する可能性もあると思います。

4 手術成績・長期予後

1. 腹腔鏡下膵体尾部切除術

　主に良性疾患を対象とした開腹手術と腹腔鏡下手術の比較研究が日本肝胆膵外科学会と日本膵臓内視鏡外科研究会による多施設共同研究が行われました[7]。この研究は2,010例を対象としpropensity score-matched analysisの手法を用いて質の高い論文となりました。腹腔鏡下膵体尾部切除術は開腹手術と比較して、出血量・輸血量・在院日数のみならず合併症発生率に関しても優れていることが示されました。

　先行している欧米からは膵癌を対象とした多数例の報告も散見されます。Sharpeら[8]は米国National Cancer Databaseを用いて腹腔鏡下145例と開腹手術625例でリンパ節郭清個数・再入院率・死亡率で差がなく、在院日数が腹腔鏡下手術で短いと報告しています。Sulpiceら[1]はフランスHealthcare Databaseを用いて腹腔鏡下347例と開腹手術2,406例で短期成績のみならず生存率も腹腔鏡下手術が良好であったと報告しています。しかしながらこの研究においてもランダム化比較試験ではなく、長期予後に関して真の優劣の評価は定まっていません。

2. 腹腔鏡下膵頭十二指腸切除術

　主立った良悪性を混じた後ろ向き研究による報告では、膵液瘻を含む合併症発生頻度に腹腔鏡下と開腹手術に差はなく、出血量・輸血量・在院日数で腹腔鏡下手術が優れていました[9-11]。また、膵頭十二指腸切除術の開腹での経験が豊富な術者では、10例の腹腔鏡下膵頭十二指腸切除術を経験すればlearning curveはプラトーに達し、術式として安定すると報告されています[12]。

　膵癌を対象とした研究は、やはり欧米が先行しています。Croomeら[13]は腹腔鏡下108例と開腹手術214例で補助化学療法の導入が遅れるか導入できなかった症例が開腹手術で多く、無増悪生存

期間が腹腔鏡下手術で良好であったと報告しています。この研究は、開腹手術と比較して低侵襲である腹腔鏡下手術の膵癌治療に果たす役割を示唆する論文と思います。つまり、術後の立ち上がりがよく、免疫力低下を最小限に留める腹腔鏡下手術と補助化学療法の組み合わせが、膵癌の予後を改善するポテンシャルを持っていると思います。

5 今後の展望

　近年の内視鏡手術の進歩により腹腔鏡下膵体尾部切除術の手術手技は良性・低悪性度腫瘍に対しては確立されました。しかし、膵癌に対しては手術の定型化はなされておらず、適応に関してもコンセンサスは得られていません。内視鏡手術の拡大視効果と出血が少ないといった特徴により開腹手術より精緻なリンパ節郭清が可能であり、内視鏡手術が不得手な再建術を要しない膵体尾部切除術は、腹腔鏡下手術の強みが十分に発揮できる術式と思います。

　一方、本邦において腹腔鏡下膵頭十二指腸切除術は、症例の蓄積も少なく、術式の定型化は全くなされていない状況です。まずは、手術の経験を重ね術式の定型化、標準化を目指す必要があると思います。腹腔鏡下膵手術の技術的困難性はロボット支援下手術の導入がブレイクスルーとなる可能性は大きいと思います。しかしながら、ロボット支援下手術の費用対効果が問題視されることは間違いがなく、今後の課題と思われます。

文献

1) Sulpice L, et al. Laparoscopic distal pancreatectomy for pancreatic ductal adenocarcinoma. Time for a randomized controlled trial? Results of an all-inclusive national observational study. Ann Surg. 262, 2015, 865-74.
2) Shin SH, et al. A comparative study of laparoscopic vs. open distal pancreatectomy for left-sided ductal adenocarcinoma: a propensity score-matched analysis. J Am Coll Surg. 220, 2015, 177-85.
3) Sharpe SM, et al. Early national experience with laparoscopic pancreaticoduodenectomy for ductal adenocarcinoma: A comparison of laparoscopic pancreaticoduodenectomy and open pancreaticoduodenectomy from the national cancer data base. J Am Coll Surg. 221, 2015, 175-84.
4) Zureikat AH, et al. A multi-institutional comparison of perioperative outcomes of robotic and open pancreaticoduodenectomy. Ann Surg. 264, 2016, 640-9.
5) Kuroki T, et al. Laparoscopic distal pancreatosplenectomy for pancreatic ductal adenocarcinoma. Surg Today. 45, 2015, 808-12.
6) Kuroki T, et al. Pancreas-hanging maneuver in laparoscopic pancreaticoduodenectomy: a new technique for the safe resection of the pancreas head. Surg Endosc. 24, 2010, 1781-3.
7) Nakamura M, et al. Multicenter comparative study of laparoscopic and open distal pancreatectomy using propensity score-matching. J Hepatobiliary Pancreat Sci. 22, 2015, 731-6.
8) Sharpe SM, et al. The laparoscopic approach to distal pancreatectomy for ductal adenocarcinoma results in shorter lengths of stay without compromising oncologic outcomes. Am J Surg. 209, 2015, 557-63.
9) Nakamura M, et al. Laparoscopic distal pancreatectomy and pancreatoduodenectomy: is it worthwhile? A meta-analysis of laparoscopic pancreatectomy. J Hepatobiliary Pancreat Sci. 20, 2013, 421-8.
10) Asbun HJ, et al. Laparoscopic vs open pancreaticoduodenectomy: Overall outcomes and severity of complications using the accordion severity grading system. J Am Coll Surg. 215, 2012, 810-9.
11) Dokmak S, et al. Laparoscopic pancreaticoduodenectomy should not be routine for resection of periampullary tumors. J Am Coll Surg. 220, 2015, 831-8.
12) Kuroki T, et al. Learning curve for laparoscopic pancreaticoduodenectomy: A single surgeon's experience with consecutive patients. Heatogastroenterology. 61, 2014, 838-41.
13) Croome KP, et al. Total laparoscopic pancreaticoduodenectomy for pancreatic ductal adenocarcinoma: oncologic advantages over open approaches? Ann Surg. 260, 2014, 633-8.

5 手術

8 膵消化管吻合

聖マリアンナ医科大学 消化器・一般外科 講師　小林慎二郎　　同 教授　大坪毅人

1 はじめに

膵切除後の膵再建法には膵頭十二指腸切除術（pancreatoduodenectomy：PD）などで行う膵空腸吻合や膵胃吻合、十二指腸温存膵頭切除術で行う膵十二指腸吻合、膵中央切除で行う膵膵吻合などがありますが[1]、本稿では膵切除術の代表術式であるPDにおける膵消化管吻合について解説します。

膵消化管吻合は膵切除術における要の手技と言えます。なぜなら膵消化管吻合部に発生する（縫合不全を含む）膵液瘻が、術後の最も重篤な合併症の1つだからです。膵液瘻が重篤化すると致命的となる可能性もあるので避けたい合併症ですが、本邦のNational Clinical Database（NCD）によるPD 8,575例の集計によると、膵液瘻は13.2%と高い発生率となっています[2]。膵液瘻を予防するために多くの施設で様々な工夫が行われていますが、いまだ膵液瘻を完全に防止する吻合法は確立されていないのが現状です。『膵癌診療ガイドライン』でも手術症例数の多い施設（high volume center）で治療（手術）を行うことは推奨されていますが、術式や再建法については具体的な記載はありません。

2 膵消化管吻合の種類

膵消化管吻合には膵空腸吻合と膵胃吻合があります。どちらもPD以外に膵中央切除後の尾側膵断端や、施設によっては尾側膵切除後の膵断端にも行っています。

また、膵空腸吻合と膵胃吻合のそれぞれに陥入法と吻合法の2種類があり、さらに吻合法には様々

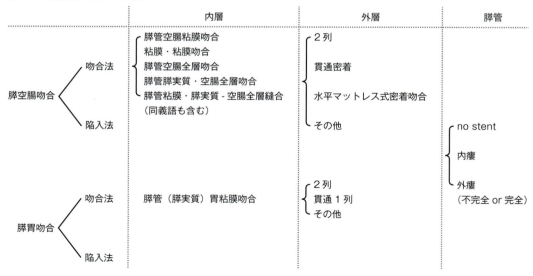

図1… 膵消化管吻合の種類

な術式があります（**図1**）。陥入法は膵切離断端全体を空腸または胃の内腔に陥入させる方法です。膵管の縫合がないので手技は容易ですが、消化管の吻合口が大きいので縫合不全が起こった場合には重篤化する可能性が危惧されます。また、主膵管の開存性が低いことも問題点の1つです。

吻合法では一般的に膵管と空腸（胃）を縫合する内層と、膵実質と空腸（胃）の漿膜筋層を縫合する外層の2層で吻合を行います。膵空腸吻合の内層吻合には①膵管空腸粘膜吻合、②粘膜・粘膜吻合、③膵管空腸全層吻合、④膵管膵実質・空腸全層吻合、⑤膵管粘膜・膵実質-空腸全層縫合などの方法・用語がありますが[3]、膵管壁は脆弱で裂けやすいので本邦では膵実質を含んだ主膵管と空腸全層を吻合する方法（④膵管膵実質・空腸全層吻合；Duct and parenchyma-to-whole layer of jejunum anastomosis または⑤膵管粘膜・膵実質-空腸全層縫合；Anastmosis of the pancreatic duct and parenchyma and all layers of the jejunal wall）を行っている施設が多いです。膵胃吻合の内層は一般的に膵管胃粘膜吻合を行いますが、やはり実際には膵管だけでなく膵実質にも運針し膵管膵実質胃粘膜吻合をしていることが多いようです。膵実質・空腸漿膜筋層吻合の外層吻合にも様々な手技があり、本邦では主に2列吻合、貫通密着吻合、水平マットレス式密着吻合の3種類が行われています。ただし、それぞれの吻合は完全に画一化されているわけではなく、多くの場合施設ごとに工夫を凝らした"変法"で行っています。

また、膵胃吻合か膵空腸吻合か、陥入法か吻合法かにかかわらず、膵液を膵管から体外まで誘導するためのチューブを挿入する外瘻と、膵管と消化管の吻合部に膵液の圧がかからないように短冊状のチューブを挿入する内瘻、さらに吻合部にチューブを挿入しない（no stent）方法もあります。外瘻、内瘻またはno stentについてはいくつもランダム化比較試験（RCT）があり、その多くはno stentよりチューブが入っている方がよいという結果ですが、外瘻と内瘻についてはどちらがよい方法かは未解決です[4]。

3　膵空腸吻合 vs. 膵胃吻合

胃壁は厚くて丈夫なので運針が安全に行え、胃は空腸より血流豊富なので吻合後の生着が良好であり、胃内にはエンテロキナーゼが存在しないために膵液が活性化されにくいことなどから、膵胃吻合は膵液瘻が少ないと言われています。実際、これまでのメタアナリシスによる膵胃吻合と膵空腸吻合との比較では、膵胃吻合の方が有意に膵液瘻発生率が少ないと報告されてきました[5]。しかし、2016年の大規模なRCTでは膵空腸吻合と膵胃吻合では膵液瘻の発生に差がないという結果であり[6]、膵空腸吻合と膵胃吻合のどちらが本当によい術式なのかはまだ結論は出ていません。

本邦では歴史的に膵空腸吻合の方が古くから行われてきた経緯に加え、膵胃吻合は膵空腸吻合と比べて胃内容排泄遅延（DGE）の発生が多いのではないか、また膵胃吻合の方が膵管の長期的な開存性が悪いのではないかということなどを理由に膵空腸吻合を行っている施設が多く、膵胃吻合を行っている施設はおよそ15％です[7]。

4　膵空腸吻合

ここでは外層の膵実質・空腸漿膜筋層吻合の違いについて解説します。本邦では主に①2列吻合、②貫通密着吻合、③水平マットレス式密着吻合の3つの吻合法が行われていますが、前述したように同じ名称で呼ばれていても実際は施設ごとに細部は異なっていますので、それぞれの吻合法における代表的な文献を参考に概略を示します。

1．2列吻合

外層の膵実質・空腸漿膜筋層吻合を前列と後列に分けて、それぞれを縫合結紮する方法です[8]。まず、外層後列の膵実質と空腸漿膜筋層を結節縫

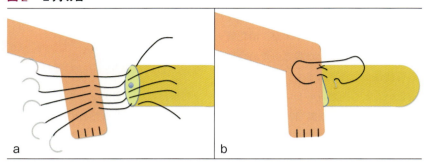

図2… 2列吻合

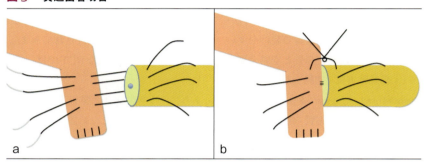

図3… 貫通密着吻合

合します（図2a）。次に内層吻合を行い、その後外層前列の膵実質・空腸漿膜筋層吻合を結節、または連続縫合で行います（図2b）。2列吻合は外層後列→内層→外層前列と順次縫合結紮していくので、膵断端と空腸を過不足なく密着させやすいですが、他の吻合法よりも外層で拾う膵実質が少ないので膵が裂けないように運針と結紮をより注意深く行う必要があります。

2. 貫通密着吻合

外層の膵実質と空腸漿膜筋層をそれぞれ貫通させて縫合する方法で、柿田法[9]としてよく知られていますが、多くの場合"柿田変法"として外層吻合だけの名称として使用されていることが多いです。まず、膵の前壁から後壁に向かって真っすぐに針糸を膵実質に貫通させます。続いてその針糸を空腸漿膜筋層の後方から前方に向かって運針します（図3a）。この際、1本1本において膵の厚みに応じたバイト（幅）で運針することが肝要です。

原法では内層は膵管空腸粘膜吻合を行い、膵管は完全外瘻としています。内層吻合の後、先程運針しておいた膵前面から出ている糸と空腸前壁から出ている糸を結紮します（図3b）。この方法は使用する針糸数が少なく、簡便な手技と思われます。

3. 水平マットレス式密着吻合

膵実質を貫通させた糸を空腸側においては膵の後面にあたる部分と前面にあたる部分に分けて運針する方法で[10]、Blumgart変法と呼称される吻合法です。この方法では結紮した糸の力が空腸漿膜上にかかるので結紮による膵の損傷を減らすことができます。まず外層として、膵実質を前壁から後壁に向かって貫通させた針糸で空腸漿膜筋層を腸の長軸方向に拾った後、再び膵実質の後壁から前壁に貫通させます。これを主膵管の頭側と尾側に1針ずつ、さらに主膵管をまたぐように1針かけて計3針行います（図4a）。内層吻合の後、先ほどの膵前壁から出ている膵実質・空腸漿膜筋層吻合

図4 … 水平マットレス式密着吻合

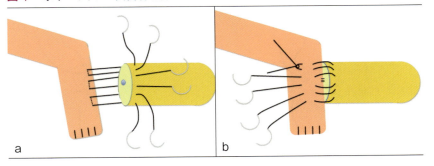

の糸を空腸漿膜筋層の短軸方向に拾って、結紮し外層吻合を終了します（図4b）。

5 膵断端圧迫吻合

当院で行っている膵断端圧迫吻合；COMpressed PAncreatic Stump（COMPAS）Anastomosisを紹介します。他の膵空腸吻合法と同様に、膵実質・空腸漿膜筋層吻合の外層吻合と、膵管膵実質・空腸全層吻合の内層吻合からなる2層吻合です。コンセプトは膵断端を空腸で包み込むように密着させ、さらに膵組織を糸や結紮力で損傷しないように軽く圧迫することで分枝膵管断端から漏出する膵液を最小限にするというものです。また、主膵管をまたぐ運針は行いません。

まず、膵実質・空腸漿膜筋層吻合の"外層の後ろ部分"を行います。4-0両端針非吸収糸を膵実質の前後壁に貫通させた後、膵断端の後面に当たる部分の空腸漿膜筋層に水平マットレスの運針を行います。拾う空腸のバイト（幅）は5mm程度とし、あまり長くとらないようにします。ここで水平マットレスを行う理由は、結紮時の糸の緊張が空腸の全層でクッションされ膵に負担をかけにくいと考えているからです。空腸漿膜筋層に水平マットレスでかけた糸を、今度は膵実質の後壁から前壁に再び貫通させて糸を把持しておきます。これを主膵管の頭側および足側に1針ずつ計2針行い、"外層の後ろ部分"が終わります（図5a）。

続いて膵管膵実質・空腸全層（内層）吻合を行います。先ほどの"外層の後ろ部分"の糸をゆっくりと引っ張るとともに空腸を膵に寄せて一旦膵と空腸を密着させ（図5b）、吻合部となる部分を十分に確認してから空腸に小孔を作ります（図5c）。

次に、基本的に5-0の吸収糸を用いて正三角形をイメージして0時は膵管側のみ運針し、これを支持糸として4時と8時に結紮部が吻合外になるように膵管膵実質と空腸全層に糸をかけます（図5d）。

その後、膵管の径に応じて0時、4時、8時の間を埋めるように追加していきます。膵管径が3〜4mmであれば間に1針ずつで計6針にします。膵管が拡張（5〜6mm）している場合には間に2針ずつで計9針にすることもありますし、2mm前後と細い場合には間に糸は入れず計3針にすることもあります。要するにピッチ（糸の間隔）が2-3mmくらいになるようにします。

Hard pancreasや膵管が拡張している場合には内瘻チューブを挿入し、soft pancreasや膵管が細い場合には不完全外瘻としており、基本的に当院ではno stentにすることはありません。結紮する力加減は強すぎると容易に膵管が裂けてしまうので、膵管と空腸が"ピタッ"と合う程度にとどめ、それ以上締め込まないことです。内層吻合からの膵液の漏出は高い確率で重篤な膵液瘻になるので非常に重要なポイントです。

内層吻合の結紮終了後、先ほど膵実質・空腸漿膜筋層吻合の"外層の後ろ部分"を行っておいた

図 5… 膵断端圧迫吻合

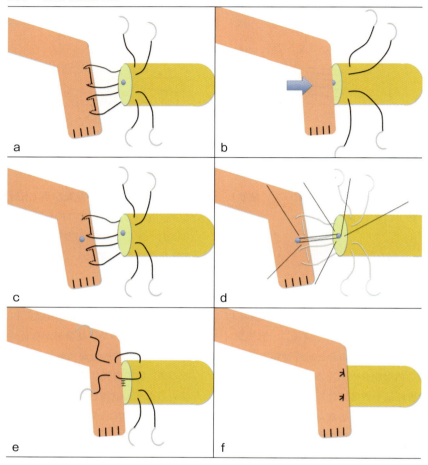

4-0非吸収糸両端針をそれぞれ膵前壁に相当する空腸漿膜筋層に短軸方向に運針して"外層の前部分"を終了し（図5e）、膵断端（の分枝膵管）を膵の前後壁にあたる空腸で圧迫するように結紮します（図5f）。膵の硬度に合わせて分枝膵管が潰れるくらいまでの力加減で結紮し、決して強くは締めません。出来上がりを断面で見ると膵の断端は空腸の漿膜で包まれるようになります（図6）。

表1に当院のCOMPAS吻合での膵液瘻発生率をISGPF分類[11]に準じて示します。Grade Aの膵液瘻は多いですが、ある程度の（分枝膵管からの）膵液の漏出があっても感染を併発しなければ重篤な膵液瘻にはならないと我々は考えています。

図 6… 吻合断面図

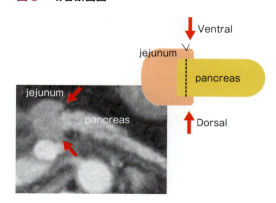

表1 COMpressed PAncreatic Stump (COMPAS) Anastomosis での膵液瘻発生率

	膵癌 n=41	非膵癌 n=59	全体 n=100
GradeA	3 (7.3%)	32 (54.2%)	35 (35.0%)
GradeB	0	1 (1.7%)	1 (1.0%)
GradeC	1 (2.4%)	0	1 (1.0%)
GradeB/C	1 (2.4%)	1 (1.7%)	2 (2.0%)

(聖マリアンナ医科大学：2012年12月〜2016年1月)

6 膵消化管吻合における gold standardとは？

Hard pancreasで膵管が拡張している場合には膵液瘻の懸念は少ないですが、soft pancreasの膵実質は運針や縫合に際して裂けやすく、さらに膵管径が2mm前後と細くなれば膵管への運針も困難で、適切に縫合できないと膵液瘻が高率に発生します。本邦で行った大規模な検討でもsoft pancreasは膵液瘻の発生危険因子の1つと報告されています[12]。PDにおける膵液瘻は①膵空腸（胃）吻合部の縫合不全、②膵断端の分枝膵管からの膵液の漏出、③結紮時の膵被膜損傷による膵液の漏出、④残膵炎、などの発生過程が考えられます。膵空腸（胃）吻合部の縫合不全が発生した場合には高率にGrade B以上の膵液瘻になります。

科学的な根拠のない私見ですが、膵断端の分枝膵管からの膵液の漏出や、結紮時の膵被膜損傷による膵液の漏出、および残膵炎がGrade Aの膵液瘻（ドレーン排液アミラーゼが高値）になり、これらに感染が併発した場合にもGrade B以上の膵液瘻になるのではないかと考えられます。

手技の習熟によって膵空腸（胃）吻合部の縫合不全は大幅に軽減できます。膵実質・空腸（胃）漿膜筋層吻合の結紮を強くすると膵断端の分枝膵管からの膵液の漏出は少なくなりますが、結紮時の膵被膜損傷や残膵炎は増えます。逆に膵実質・空腸（胃）漿膜筋層吻合の結紮力を弱くすると膵被膜損傷や残膵炎は減りますが、分枝膵管からの膵液の漏出は増える可能性があると思います。個々の症例に応じた適切な結紮の力加減によって膵液の漏出を最小限にし、重篤な膵液瘻の発生を予防できる可能性があります。

膵断端から膵液が1滴も漏れないということはありませんので、膵消化管吻合にはgold standardな方法はありません。膵液瘻を減らすためには、膵に対する一貫した愛護的な操作を心がける必要があり、吻合に際しては膵液を消化管へ確実にドレナージするために膵実質の損傷や膵管の損傷・狭窄が生じないような運針・結紮手技を習熟することが肝要です[13]。膵臓の特性を知り、膵臓を愛護的に扱い、手技を習熟して自分に合った方法を確立していくことが膵液瘻発生の軽減につながります。

文献

1) 日本膵臓学会. 膵癌取扱い規約. 第7版. 東京, 金原出版, 2016.
2) Kimura W, et al. A Pancreaticoduodenectomy Risk Model Derived From 8575 Cases From a National Single-Race Population (Japanese) Using a Web-Based Data Entry System. Ann Surg. 259(4), 2014, 773-80.
3) 日本膵切研究会膵切用語検討委員会. 膵切る用語解説集. 第1版. 東京, 金原出版, 2014.
4) Xiong JJ, et al. Systematic review and meta-analysis of outcomes after intraoperative pancreatic duct stent placement during pancreaticoduodenectomy. British Journal of Surgery. 99(8), 2012, 1050-61.
5) Menahem B, et al. Pancreaticogastrostomy is superior to pancreaticojejunostomy for prevention of pancreatic fistula after pancreaticoduodenectomy: an updated metaanalysis of randomized controlled trials. Ann Surg. 261(5), 2015, 882-7.
6) Keck T, et al. Pancreatogastrostomy Versus Pancreatojejunostomy for RECOnstruction After PANCreatoduodenectomy. Ann Surg. 263(3), 2016, 440-9.
7) Abe H, et al. The selection of pancreatic reconstruction techniques gives rise to higher incidences of morbidity: results of the 30th Japan Pancreatic Surgery Questionnaire Survey on pancreatoduodenectomy in Japan. J Hepatobiliary Pancreat Surg. 12(2), 2005, 109-15.
8) Hatori T. Pancreaticojejunostomy without stent (with video). J Hepatobiliary Pancreat Sci. 19(2), 2012, 125-30.
9) Kakita A, et al. A simpler and more reliable technique of

pancreatojejunal anastomosis. Surg Today. 26(7), 1996, 532-5.
10) Fujii T, et al. Modified Blumgart Anastomosis for Pancreaticojejunostomy: Technical Improvement in Matched Historical Control Study. J Gastrointest Surg. 18(6), 2014, 1108-15.
11) Bassi C, et al. International Study Group on Pancreatic Fistula Definition. Postoperative pancreatic fistula: an international study group (ISGPF) definition. Surgery. 138(1), 2005, 8-13.
12) Kawai M, et al. Predictive risk factors for clinically relevant pancreatic fistula analyzed in 1,239 patients with pancreaticoduodenectomy: multicenter data collection as a project study of pancreatic surgery by the Japanese Society of Hepato-Biliary-Pancreatic Surgery. J Hepatobiliary Pancreat Sci. 18(4), 2011, 601-8.
13) 今泉俊秀ほか. 膵再建術をめぐる提言. 膵臓. 22, 2007, 609-19.

5 手術

9 膵癌外科切除後の術後合併症対策とドレーン管理

和歌山県立医科大学 第2外科 講師 **廣野誠子**　同 教授 **山上裕機**

1　膵切除術における合併症

膵切除術後の主な合併症としては、膵液瘻、胃排泄遅延、腹腔内膿瘍、腹腔内出血などが挙げられます。膵液瘻は、腹腔内膿瘍による敗血症や腹腔内出血といった重篤な合併症を引き起こす可能性のある膵切除術（膵全摘術は除く）において最も重要な合併症です。胃排泄遅延は、膵液瘻のような重篤な合併症は引き起こさないものの、長期絶食や胃管チューブの長期留置、さらには長期入院が必要な場合が多く、患者にとって強いストレスとなり、早期の術後補助療法導入が難しくなることで生存期間が短縮する危険性も生じます。

本稿では、膵癌における膵切除術の合併症として重要な膵液瘻と胃排泄遅延の頻度低下を目指して行った、当教室の前向き臨床試験の結果を紹介し、ドレーン管理について最近のトピックスをふまえ検討します。

2　膵液瘻と胃排泄遅延の定義とグレード

1. 膵液瘻

膵液瘻の定義とグレードは、International study group of postoperative pancreatic fistula (ISGPF) definitionが世界中で用いられており[1]、これに沿ったグレード分類を行う必要があります。膵液瘻は、術後3日目の排液アミラーゼ値が、正常上限血清アミラーゼ値の3倍以上と定義されています。この定義を満たしていても臨床状態は全く問題なく、何の治療も必要としない膵液瘻はグレードAとされ、重篤な状態ではないが膵液瘻に対して何かしらの治療が必要なものはグレードB、敗血症や腹腔内出血といった重篤な状態が生じ、侵襲の大きな治療が必要な膵液瘻はグレードCとグレード分類されています（**表**1）。ISGPFの定義を用いることで、各施設間の膵液瘻の定義に関するバイアスが小さくなり、施設間での膵液瘻の頻度が比較できるようになりました。

2. 胃排泄遅延

胃排泄遅延もまた膵液瘻と同様に、International

表1… International Study Groupによる術後膵液瘻のグレード分類

グレード	A	B	C
患者状態	よい	ほぼよい	悪い
特異的治療	なし	あり／なし	あり
US/CTにて膵周囲のfluid collection	なし	なし／あり	あり
術後3週間以上のドレーン留置	なし	たいていあり	あり
再手術	なし	なし	あり
膵液瘻関連死	なし	なし	あり
感染兆候	なし	あり	あり
セプシス	なし	なし	あり
再入院	なし	あり／なし	あり／なし

表2… International Study Group of Pancreatic Surgeryにおける胃排泄遅延のグレード分類

グレード	胃管の必要性	固形物摂取不能期間	嘔吐/胃拡張	胃運動促進剤使用
A	術後4-7日または 術後4日目以降の再挿入	術後7日間	あり/なし	あり/なし
B	術後8-14日または 術後8日目以降の再挿入	術後14日間	あり	あり
C	術15日以上 術後15日目以降の再挿入	術後21日間	あり	あり

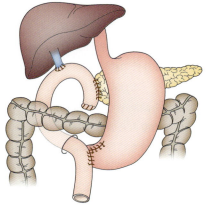

図1… 膵頭十二指腸切除術におけるⅡ型再建と膵腸吻合単独ルート再建の比較
a. Ⅱ型再建　　b. Ⅳ型再建（膵腸吻合単独ルート）

Br J Surg. 101, 2014, 1084-91. から引用

study group of pancreatic surgery（ISGPS）により定義されており[2]、世界で統一化されています。そのグレード分類は、mild・moderate・severeに分類され、それぞれグレードA・B・Cと定義されています。グレードAは胃管留置が術後4-7日まで必要あるいは術後4日以降の再挿入、あるいは固形食の開始が術後8日目以降、グレードBは胃管留置が術後8-14日間必要あるいは術後8日目以降の再挿入、あるいは固形食の開始が術後15日目以降、グレードCは胃管留置が術後15日以上必要あるいは術後15日目以降の再挿入、あるいは固形食の開始が術後22日目以降と定義されています（表2）。

3　膵液瘻予防を目的とした前向き臨床試験

重要な合併症である膵液瘻の予防を目指し、当教室で行ってきた前向き試験を紹介します。

1. 膵頭十二指腸切除術

1. 再建方法：膵腸吻合単独ルート vs. Ⅱ型再建

膵液中の不活性型タンパク融解酵素であるトリプシノーゲンが、エンテロキナーゼ活性を有する腸液や胆汁の存在下で活性化トリプシンとなり、他のタンパク融解酵素を活性化し、さらに自己消化により周囲組織障害を引き起こします。このことから、当教室では、膵腸吻合を、胆管空腸吻合・胃空腸吻合の別ルートで再建をすることで、重篤な膵液瘻の頻度が低下するのではないかと仮説を

立てました。そこで、図1に示すⅡ型再建をコントロール群とし、膵腸吻合を単独ルートで再建するⅣ型再建群のランダム化比較試験（RCT）を施行しました。153例の膵頭十二指腸切除術症例を対象とし、コントロール群76例と膵腸吻合単独ルート群77例の術後成績を比較しました[3]。

その結果、全ての合併症率ならびに短期成績に差は認めないという結果でした。膵腸吻合単独ルート法では、Ⅱ型再建に比べ空腸の端側吻合の吻合が多い分、手術時間の延長につながりますので、術後成績に差がないのであれば、Ⅱ型再建の方がシンプルでbetterという結論に達しました。

2. 膵管チューブ：ロストチューブ vs. 体外チューブ

膵頭十二指腸切除術において膵液瘻予防を目的として、膵腸吻合における膵管空腸粘膜吻合内にステントを挿入することが多くの施設で行われ、当教室でもステントを挿入してきました。ステントには体外ステントとロストステントの2つのタイプがあります。体外ステントは瘻孔ができた後に抜去する必要がありますが、ロストステントは膵腸吻合からロストすると排便とともに体外へ出ますので、体外ステントで起こりうるチューブトラブルがなく、早期の術後回復が望めるのではないかという仮説を立て、体外ステント vs. ロストステントのRCT（n = 100）を行いました。両群で膵液瘻を含む合併症に差を認めず、在院日数のみロストチューブ群の方が短かったという結果でした（ロストチューブ21日 vs. 体外チューブ24日、p = 0.016）[4]。

この結果から、ロストチューブは体外チューブと比べ短期成績に差はなく、入院期間を短縮できるため、膵頭十二指腸切除術における膵腸吻合では、ロストチューブを使用する方が術後の早期回復が期待できることが分かりました。

3. 膵腸吻合法

上記の2つの臨床試験では、残念ながら膵液瘻の頻度を低下できる術式を解明できませんでした。

そのため現在、当教室では膵液瘻の低下を目指し、膵腸吻合法におけるRCTを施行しています。近年、膵消化管吻合におけるマットレス縫合の有効性が報告されていますが[5]、本当に膵液瘻の予防に有効か否かのエビデンスは未だありません。これを証明するため、膵実質と空腸漿膜筋層の縫合において、水平マットレス縫合 vs. 結節縫合のRCTを施行しています。その結果は近い将来、改めて報告させていただきます。

2. 膵体尾部切除術

膵体尾部切除術における膵切離は、ヨーロッパの大規模RCT、DISPACT試験によりステープラを使用した切離法の非劣性が証明され[6]、それ以降、多くの施設でステープラを用いた膵切離が行われています（p.221〜参照）。しかしながら、術後の膵液瘻の頻度は16-35％と非常に高いため、我々は、膵切離断端と空腸をduct-to-mucosa法による膵腸吻合を行うことで膵液瘻の予防に有効ではないかという仮説を立てました。膵腸吻合を行うことで膵切離断端の空腸によるpatchのみならず、膵管内の膵液の減圧が期待され、当教室を含めた多施設共同研究により123例のRCTを施行しました（図2）[7]。

その結果、膵液瘻を含めた短期成績において両群に差は認めませんでしたが、膵液瘻の独立危険因子である厚い膵臓（厚さ＞12mm）では[8]、ステープラ群でグレードBあるいはCの頻度は22.2％・吻合群で6.2％と、有意差はなかったものの吻合群で良好な成績でした[7]。本RCTでは、膵体尾部切除術における膵腸吻合の有効性は証明できませんでしたが、厚い膵臓に対しては膵腸吻合を行うことで膵液瘻を予防できる可能性が示唆できました。

4 胃排泄遅延予防を目的とした前向き臨床試験

胃排泄遅延予防を目指し、当教室では2つの前向き臨床試験を行い、膵頭十二指腸切除術における胃排泄遅延の頻度を低下させる術式を同定しま

図2… 膵体尾部切除術におけるステープラ法と膵腸吻合の比較

a. ステープラ法

b. 膵腸吻合

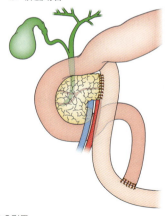

Ann Surg. 199, 2015, 759-64. から引用

1. 胃空腸吻合ルート：結腸前 vs. 結腸後

　膵頭十二指腸切除術における胃空腸吻合を、結腸前で行うのがよいのか結腸後で行うのがよいのかを証明する目的で、116例のRCTを開始しました。しかしながら、40例の登録が終了した中間解析の時点で、有意差をもって結腸後再建の方が胃排泄遅延の頻度が高いことが分かりました（結腸前5% vs. 結腸後50%）。これ以上、研究を継続することは倫理的に問題ありと判断し、中間解析の時点で研究を終了し、膵頭十二指腸切除術における胃空腸吻合は結腸前で行うことで、胃排泄遅延を予防できることを報告しました[9]。

2. 幽門輪切除（PrPD）vs. 幽門輪温存膵頭十二指腸切除術（PpPD）

　膵頭十二指腸切除術では、胃の幽門輪を支配する迷走神経や血管が切離されます。したがって、全胃を温存する膵頭十二指腸切除術において、幽門輪の働きが悪く胃排泄遅延の原因になるのではないか考え、胃の幽門輪のみを切除することで胃排泄遅延を予防できないかと仮説を立てました。そこで、幽門輪のみを切除するPrPD（pylorus-resecting pancreaticoduodenectomy）という術式を提唱し、従来のPpPD（pylorus-preserving pancreaticoduodenectomy）と比較する130例のRCT（PrPD 66例、PpPD 64例）を施行しました[10]。

　その結果、胃排泄遅延の頻度はPrPD群で有意に低く（PrPD 4.5% vs. PpPD 17.2%、p = 0.0244）、PrPDが有効な術式であることを証明しました[11]。さらに、長期成績においてもPrPDとPpPDで差がないことを証明し、短期成績の良好なPrPDの方がPpPDよりも有用であることを報告しました。

5　膵切除術におけるドレーン管理

　膵切除術におけるドレーンの役割で最も重要なことは、術後出血・膵液瘻・胆汁漏・腹腔内膿瘍といった重篤な合併症の早期診断に役立つことです。一方、ドレーンを挿入することで、逆行性感染やドレーンによる腹腔内臓器の損傷などが生じる可能性もあり、上部・下部消化管や肝切除術後ではドレーンを挿入しない施設も多いです。そこで膵切除術における至適ドレーン管理について、すなわち、ドレーンを挿入した場合の抜去時期、ドレーンを挿入するべきか否かの検討が行われてきました。これまで、膵頭十二指腸切除術におけるドレーン管理に関して行われた重要な前向き臨床試験4つの結果を紹介します。

1. ドレーン抜去時期に関する前向き臨床試験

1. 当教室の前向き臨床試験

まず、2006年にAnn Surgに報告した当教室の前向き臨床試験を紹介します[12]。この臨床試験が報告されるまで、当教室を含めた多くの施設で、膵頭十二指腸切除術後のドレーンは、術後1週間以上経過した後に抜去していました。また、抜去前に膵液瘻による腹腔内感染が生じ、ドレーンから腹腔内洗浄を行い、長期的にドレーンを留置する症例も多かったことと思います。そこでドレーンを長期留置することで腹腔内感染が生じ、二次的に膵液を活性化し膵液瘻を起こすのではないかという仮説を立て、術後4日目にドレーンを抜去する前向き臨床試験を行いました。術後4日目にドレーンを抜去した52例を早期ドレーン抜去群とし、コントロール群として術後8日目にドレーン抜去していた本試験の前に膵頭十二指腸切除術を施行した52例を対象としました。

その結果、コントロール群に比べ、早期ドレーン抜去群で、膵液瘻の頻度と腹腔内膿瘍・感染の頻度は有意に低かったことを報告しました（膵液瘻：23% vs. 3.6%、p＜0.05、腹腔内膿瘍・感染：38% vs. 7.7%、p＜0.05）。さらに、腹腔内膿瘍・感染の危険因子を多変量解析したところ、ドレーンの抜去時期のみが独立した危険因子として検出しました。この結果から、膵頭十二指腸切除術後にドレーンを長期留置することは腹腔内感染を招き、膵液瘻などのさらなる合併症を生じうることが証明され、膵頭十二指腸切除術後のドレーンは早期抜去が望ましいと結論付けています。この結果はこれまでの常識を覆す画期的なものでしたので、イタリアのVerona大学で次に紹介するRCTが行われました。

2. Verona大学のRCT

Verona大学で行われたドレーン抜去に関するRCTは、術後1日目のドレーン排液アミラーゼが5,000U/L以下の114例を対象としています。術後3日目にドレーンを抜去する早期ドレーン抜去群と、術後5日以上経過してからドレーンを抜去するコントロール群で術後成績を比較した臨床試験です。その結果、コントロール群に比べ、ドレーン早期抜去群は、膵液瘻（p＜0.05）、腹部合併症（p＜0.05）、呼吸器合併症（p＜0.05）の頻度が有意に低かったと報告されました。さらに在院日数は短く（p＝0.01）、医療費も有意に低かった（p＝0.02）という結果でした[13]。またドレーンの抜去時期は、膵液瘻の独立危険因子であったことも報告されました。本臨床試験により、術後1日目の排液アミラーゼが低い症例に対しては、術後3日目にドレーンを抜去することが望ましいということが証明されました。

3. 今後の課題

上記の2つの臨床試験において、ドレーンを早期抜去することにより膵液瘻や腹腔内膿瘍のような合併症を予防できることが分かりました。2つの臨床試験の研究デザインが違うため、術後4日目に抜去するのがよいのか3日目がよいのか、また全症例に対して早期抜去がよいのか、排液アミラーゼが高いものは早期抜去しない方がよいのか、そのエビデンスはありません。そのため、ドレーン留置至適期間や排液アミラーゼ高値症例のドレーン至適抜去日などの検討が、今後の課題になります。

2. ドレーン挿入の有無に関する前向き臨床試験

次に、ドレーンは挿入した方がよいのか、挿入しなくてよいのか、あるいは挿入しない方がよいのかという疑問が生じます。これまで、いくつかの後ろ向き研究において、膵切除術後ドレーンを挿入しなくても合併症の頻度は上昇しないという報告がされました。

1. 米国のRCT

そこで、米国の多施設共同研究でドレーン挿入の有無に関するRCTが行われました。膵頭十二指腸切除術症例と膵体尾部切除術症例、それぞれに対し376例ずつを対象とする研究デザインで、膵

体尾部切除術に関しては現在も継続中でまだ結果はでていません。ここでは、膵頭十二指腸切除術に対するドレーン挿入の有無のRCT結果を紹介します[14]。

376例中137例の登録が終了した時点で、ドレーンを挿入しなかった群（ドレーン非挿入群）の90日以内の死亡症例が12%と、許容範囲3%の4倍の死亡症例が出現したため、倫理的な問題にて本研究は打ち切りとなりました。一方、ドレーン挿入群の死亡症例は3%で、有意差はありませんでした。ドレーン非挿入群で90日以内に死亡した8例のうち、6例は膵液瘻によるセプシス・多臓器不全による死亡、1例は総肝動脈からの出血による死亡、1例は原病死でした。経皮的ドレーン挿入が必要であった症例は、ドレーン挿入群で9%・非挿入群で23%（p = 0.02）、胃排泄遅延はドレーン挿入群で24%・非挿入群で42%（p = 0.02）、腹腔内膿瘍はドレーン挿入群で12%・非挿入群で26%（p = 0.03）、Clavian-Dindoグレード2以上の合併症はドレーン挿入群で52%・非挿入群で68%（p = 0.04）と有意に、ドレーン非挿入群で不良な成績でした。本RCTの結果から、膵頭十二指腸切除術において予防的ドレーン挿入は必要であるという結論に至っています。

2. ドイツの大規模RCT

もう1つの重要な研究は、2016年にドイツから報告された最も新しい大規模RCTです[15]。膵頭十二指腸切除術施行症例395例を対象とし、ドレーン挿入群202例・ドレーン非挿入群193例に割り付けられました。しかしながら、ドレーン挿入群のうち2例は意図的にドレーンを挿入されず、またドレーン非挿入群のうち40例は意図的にドレーンを挿入されています。理由は、担当外科医の判断と記されていますが、このことにより本RCTのクオリティは低いと判断されるかもしれません。Intention-to-treat解析の結果、グレードBまたはCの膵液瘻頻度はドレーン挿入群11.9%・非挿入群5.7%（p = 0.03）で、膵液瘻関連合併症の頻度はドレーン挿入群26.4%・非挿入群13.0%（p < 0.01）と、ドレーン挿入群の方が不良な成績であったと報告されました。よって、膵頭十二指腸切除術におけるドレーン非挿入の非劣性が証明され、膵頭十二指腸切除術後、ルーチンにドレーンを挿入する必要はないと結論付けています。

3. 結論

これら2つのRCTは正反対の結果を報告しており、現段階で、膵頭十二指腸切除術後のドレーンの必要性についての結論は出ていません。さらなる大規模なRCTが期待されます。

文献

1) Bassi C, et al. Postoperative pancreatic fistula: an international study group (ISGPS) definition. Surgery. 138, 2005, 8-13.
2) Wente MN, et al. Delayed gastric emptying (DGE) after pancreatic surgery: a suggested definition by the International Study Group of Pancreatic Surgery (ISGPS). Surgery. 142, 2007, 761-8.
3) Tani M, et al. Randomized clinical trial of isolated Roux-en-Y versus conventional reconstruction after pancreaticoduodenectomy. Br J Surg. 101, 2014, 1084-91.
4) Tani M, et al. A prospective randomized controlled trial of internal versus external drainage with pancreaticojejunostomy for pancreaticoduodenectomy. Am J Surg. 199, 2010, 759-64.
5) Fujii T, et al. Modified Blumgart anastomosis for pancreaticojejunostomy: technical improvement in matched historical control study. J Gastrointest Surg. 18, 2014, 1108-15.
6) Diener MK, et al. Efficacy of stapler versus hand-sewn closure after distal pancreatectomy (DISPACT): a randomized controlled multicenter trial. Lancet. 377, 2011, 1514-22.
7) Kawai M, et al. Randomized controlled trial of pancreaticojejunostomy versus stapler closure of the pancreatic stump during distal pancreatectomy to reduce pancreatic fistula. Ann Surg. 159, 2016, 1333-41.
8) Kawai M, et al. Stump closure of a thick pancreas using stapler closure increases pancreatic fistula after distal pancreatectomy. Am J Surg. 206, 2013, 352-9.
9) Tani M, et al. Improvement of delayed gastric emptying in pylorus-preserving pancreaticoduodenectomy. Results of a prospective, randomized, controlled trial. Ann Surg. 243, 2006, 316-20.
10) Kawai M, et al. Pylorus ring resection reduces delayed

11) Kawai M, et al. Pylorus-resecting pancreaticoduodenectomy offers long-term outcomes similar to those of pyrolus-preserving pancreaticoduodenectomy: results of a prospective study. World J Surg. 38, 2014, 1476-83.

12) Kawai M, et al. Early removal of prophylactic drains reduces the risk of intra-abdominal infections in patients with pancreatic head resection: prospective study for 104 consecutive patients. Ann Surg. 244, 2006, 1-7.

13) Bassi C, et al. Early versus late drain removal after standard pancreatic resections: results of a prospective randomized trial. Ann Surg. 255, 2010, 207-14.

14) Buren GV, et al. A randomized prospective multicenter trial of pancreaticoduodenectomy with and without routine intraperioneal drainage. Ann Surg. 259, 2014, 605-12.

15) Witzigmann H, et al. No need for routine drainage after pancreatic head resection: The dual-center, randomized, controlled PANDRA Trial. Ann Surg. 264, 2016, 528-37.

(Note: text at top-left is continuation: "gastric emptying in patients undergoing pancreatoduodenectomy. A prospective, randomized, controlled trial of pylorus-resecting versus pylorus-preserving pancreatoduodenectomy. Ann Surg. 253, 2011, 495-501.")

10 動脈出血時の intervention therapy

愛知医科大学 放射線科 准教授　鈴木耕次郎

1 膵癌術後の動脈出血

膵癌の周術期では、手術手技と集中治療の進歩により死亡率は低下傾向にあるものの、術後動脈出血は現在でも致死率が高い重篤な術後合併症の1つです。近年のhigh volume centerからの報告では、膵癌術後の3-7%で動脈出血が生じ、致死率は3-14%と報告されています[1-3]。

膵癌の術後出血は、術後24時間以内に生ずる早期出血と、24時間以降に生ずる遅発性出血とに分けられます。早期出血は主に手術時の止血操作が不十分であることが原因で、再開腹による外科的な止血処置が必要になります。一方、遅発性出血は主に膵液瘻・膵縫合不全・胆管縫合不全・腹腔内膿瘍などによる動脈壁の脆弱化に起因し、ドレーンが動脈に接触する直接刺激も動脈破綻の一因となります[4, 5]。遅発性出血の治療では、外科的な開腹止血術は術後の高度癒着や組織脆弱性の影響で困難な場合が多いです。よって、診断目的に施行される血管造影に続いて施行可能で、より低侵襲なinterventional radiology (IVR) が治療の第一選択となることが一般的です。外科的止血術はIVRで止血困難な症例に行われます。IVRと開腹止血術とを比較したメタアナリシスでは、止血成功率はIVR 76-80%・開腹止血術73-76%と両群に差はないものの、致死率はIVR 20-22%・開腹止血術43-47%でIVRの方が優れていると報告されています[6, 7]。

2 動脈出血の診断

膵癌の術後出血の責任動脈に関して、膵周囲の動脈はいずれも出血の原因になり得ますが、膵頭十二指腸切除後の胃十二指腸動脈断端部の頻度が最も高く約半数を占めています[7]。総肝動脈と固有肝動脈がそれに次いで多く、腹腔動脈・膵内動脈・膵十二指腸アーケード・上腸間膜動脈・脾動脈・胃動脈などが出血源の場合もあります。

術後の大量出血が起きる前には、予兆出血（sentinel bleeding）が73-89%で生ずると報告されています[8, 9]。Sentinel bleedingは間欠的な軽度の腹腔内出血か消化管出血であり、これを認めたら積極的に出血源を検索して止血処置を行うことが必要です。出血源が同定できれば大量出血を生ずる前に治療することが可能であり、出血源の早期発見と適切な治療が周術期死亡率を下げるために重要です。術後出血が消化管出血の場合はまず内視鏡検査が行われ、出血の原因が判明すればそのまま内視鏡的に治療されます。一方、腹腔内出血の場合や消化管出血で内視鏡では出血源が不明な場合には、多相造影CTと血管造影を行います[6]。

血管造影を行う前に多相造影CTを施行しておくと、出血部位の診断とIVRに必要な多くの情報を得ることができます。多相造影CTでは、①活動性出血の有無、②仮性動脈瘤の有無、③出血したドレーンに近接する動脈、④血管解剖、⑤門脈の開存、などを評価します。Pottierらは、膵癌術後の初回出血時に活動性出血をCTで39%・血管造影で30%に認め、出血の責任動脈の同定率はCTで68%・血管造影で83%であったと報告しています[10]。活動性出血の診断はCTの方が優れるものの、微細な動脈からの出血ではCTで責任動脈の同定が困難です。血管造影は微細な動脈の評価も可能であり、CTは血管造影に補完的な役割を果たしています。

図1 … 膵頭十二指腸切除後のドレーン出血

a. 腹腔動脈造影　　b. 固有肝動脈から総肝動脈をコイル塞栓した後の腹腔動脈造影　　c. 塞栓後の上腸間膜動脈造影

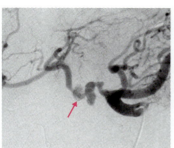

a. 総肝動脈が数珠状に拡張し仮性動脈瘤（↑）を認める。
b. 仮性動脈瘤の描出は見られず、左肝動脈は胃動脈からの側副血行路を介して造影されている。
c. 右肝動脈は挙上空腸からの側副血行路を介して造影されている。肝動脈塞栓後に肝虚血の合併症は生じなかった。

CTと血管造影で仮性動脈瘤や活動性出血を認めない場合では、ドレーンと動脈が接している部位が出血源でドレーンの圧迫により一時的に出血が止まっている場合があります。ドレーンを少し引き抜いて血管造影をすると、出血が明らかになることがあります[11]。また、微細な動脈からの出血では、腹腔動脈や上腸間膜動脈からの造影では出血源が不明な場合があります。そのような場合でも、CTで責任動脈として疑わしい部位の近くまでマイクロカテーテルを挿入して超選択的に造影すると、活動性出血を確認できる場合があります。

3 Interventional radiology (IVR)

血管造影で活動性出血もしくは仮性動脈瘤を認めた場合は、引き続き止血処置を行います。IVRによる止血処置には動脈塞栓術とステントグラフト内挿術があります。動脈塞栓術は、肝動脈や脾動脈などの比較的太い内臓動脈から膵内の微細な動脈まで様々な部位の出血を治療可能です。しかしながら塞栓部位より末梢側に側副血行路が発達しなければ、末梢臓器に虚血性変化や梗塞を生じます。ステントグラフトはデリバリーシステム挿入の点から使用できる部位が限られますが、破綻した動脈の血流を温存したまま止血処置が可能であり、重要臓器につながる動脈からの出血に威力を発揮します。

1. 動脈塞栓術
1. コイル塞栓

動脈塞栓術では、コイルを用いて動脈破綻部や仮性動脈瘤の遠位側から近位側を塞栓するisolation法が基本となります（図1）。出血部が終動脈であれば近位側のみの塞栓でも止血可能ですが、膵周囲の動脈は側副血行路が発達しやすく、近位側塞栓のみでは側副血行路を介した遠位側からの逆行性血流が残存して完全な止血効果が得られません。また仮性動脈瘤には正常な血管壁がないため、仮性動脈瘤内にコイルを充填する方法は適切ではありません。仮性動脈瘤内にコイルが充填されても破綻動脈の完全な血栓化は得られず、仮性動脈瘤は増大して再出血を来します。正常血管壁の部分で塞栓することが重要です。

使用するコイルに関して、肝動脈や脾動脈の塞栓であれば始めの数本は血管径よりも2-3mm（1.2-1.5倍程度）大きい離脱式のコイルを使用して、コイルが末梢側に流れないようにアンカーを作成することが重要です。アンカーを作成しないと、コイルが血管内で固定されずに血流に押されて末梢

図2… 膵頭十二指腸切除後の消化管出血

a. CT　　　　　　　　b. NBCA注入時の血管造影

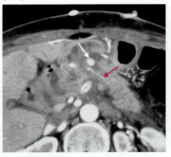 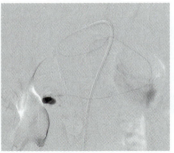

a. 膵空腸吻合部に仮性動脈瘤(⇧)を認め、横行膵動脈(↑)が責任動脈として疑われる。
b. 脾動脈経由で横行膵動脈にマイクロカテーテルを進め、仮性動脈瘤と流入動脈をNBCAで塞栓した。塞栓後に消化管出血は消失した。

側に移動する危険性があります。また1-2mmの細い動脈のコイル塞栓では、コイルが血管内で上手く巻かずに伸びて留置されることがあるので注意が必要です。塞栓部位の近傍に温存したい分枝動脈がある場合や短区域で塞栓を行いたい場合では、離脱式コイルを使用することでコイルの位置調整が可能となり、より密に塞栓することもできます。

2. NBCA塞栓

出血の責任動脈が非常に細い場合や屈曲蛇行している場合では、マイクロカテーテルを出血部位の近位側までしか進められないこともあります。そのような状況では、カテーテルからの血管内投与は適応外使用になりますが、液体塞栓物質であるNBCA（N-butyl-2-cyanoacrylate）による塞栓が有用な場合があります（図2）。NBCAは油性造影剤であるリピオドール®と混合し（混合比は1:1〜1:4程度）、混合液をマイクロカテーテルから緩徐に注入して出血部の遠位側から近位側を鋳型状に塞栓します。NBCAはリピオドールの混合比により重合時間が異なり、混合比が濃いと血管内で瞬時に重合して動脈は閉塞し、薄いと末梢まで流れてから重合します。混合比は、血管径・血流速度・目的部位までの距離を勘案して決定する必要があり、塞栓範囲をコントロールするにはある

程度の経験が必要となります。

3. 動脈塞栓術の注意点

動脈塞栓術では、塞栓部位の末梢側に十分な側副血行路が発達しなければ、臓器虚血が生じます。膵頭十二指腸切除後の胃十二指腸動脈断端部からの出血で肝動脈塞栓を施行した場合、下横隔動脈・肝胃間膜・胆管空腸吻合部などから肝内肝動脈への側副血行路が発達します。肝動脈塞栓後に全く肝虚血の合併症を認めない症例もありますが、側副血行路の発達が不十分な場合は肝梗塞・胆管炎・肝膿瘍などを生じます。肝梗塞が広範囲に生ずると、肝不全から死に至る危険性もあります。Gwonらは、肝動脈塞栓を行った20例で5%が肝不全で死亡し、35%で肝梗塞を生じたと報告しています[14]。肝動脈塞栓を行った際に肝虚血が生じるか否かは、膵切除術の方法、転位肝動脈や左右胃動脈の有無、手術から塞栓までの期間などにも影響されます。膵頭十二指腸切除後でなければ、肝動脈塞栓を施行しても重篤な肝障害を生じる可能性は低いですが、膵頭十二指腸切除後の肝動脈塞栓では、肝動脈塞栓前に肝虚血の範囲と程度を予測することは難しいです。

コイルで膵十二指腸アーケードや膵内動脈を塞栓しても、側副血行路の発達により膵壊死や急性膵炎・十二指腸壊死などの虚血合併症を生じるこ

図3…膵頭十二指腸切除後のドレーン出血

a. 腹腔動脈造影

b. ステントグラフト（自己拡張型）を固有肝動脈から総肝動脈に留置した後の腹腔動脈造影

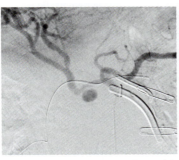
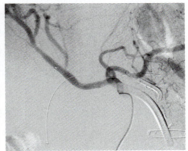

a. 胃十二指腸動脈断端部に仮性動脈瘤を認める。
b. 肝動脈の血流は温存したまま仮性動脈瘤は消失している。

とは通常ありません。一方、NBCAで膵十二指腸アーケードや膵内動脈を塞栓する場合では、NBCAが微細な膵動脈に流入して急性膵炎や膵壊死を生ずる危険性があります。膵周囲の動脈でNBCAを使用する際は、NBCAを圧入しないことが重要です。

動脈塞栓術で困るのが、上腸間膜動脈本幹からの出血です。上腸間膜動脈は血流を温存する必要があり、コイル塞栓術を行うと広範囲の腸管虚血・腸壊死が必発です。動脈塞栓術の適応とはいえません。

2. ステントグラフト内挿術

膵癌術後出血に対して、近年は解剖学的にステントグラフト治療が可能であれば、コイル塞栓術に代わる第一選択としてステントグラフトを推奨する報告が多くなされています[11-14]。ステントグラフトの利点は、肝や腸管など重要臓器への動脈血流を温存したまま止血処置が可能なことです（図3）。ステントグラフトは主に、胃十二指腸動脈断端部や総肝・固有肝動脈からの出血で総肝・固有肝動脈に留置する場合と、上腸間膜動脈からの出血で上腸間膜動脈に留置する場合とで使用されます。

末梢血管用のステントグラフトとしてバルーン拡張型と自己拡張型が海外では使用されています

図4…Viabahn® ステントグラフト

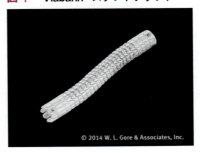

が、本邦では2016年12月に自己拡張型のViabahn®（Gore製）が医原性動脈損傷の緊急止血用として初めて保険収載されました（図4）。それ以前は、主に冠動脈用ステントグラフトもしくはePTFEで覆われた胆管用カバードステントが適応外で使用されていました。

1. 治療方法

ステントグラフトのサイズ選択に関して、自己拡張型ステントグラフトは元のサイズより大きくならないので、血管径よりも5-20%大きいステントグラフトを使用します。Viabahnのサイズラインナップは径5mmからあり、径4mm以上の動脈が治療対象となります（表1）。長さは2.5cmか5cmを使用すれば肝動脈、上腸間膜動脈の出血部位を

表1… 医原性血管損傷治療用のステントグラフト

ステントグラフト		血管径 (mm)	シース (Fr)	ガイドワイヤー (inch)
直径 (mm)	長さ (cm)			
5	2.5, 5, 10, 15	4.0-4.7	6	0.014 / 0.018
6	2.5, 5, 10, 15	4.8-5.5	6	0.014 / 0.018
7	2.5, 5, 10, 15	5.6-6.5	7	0.014 / 0.018
8	2.5, 5, 10, 15	6.6-7.5	7	0.014 / 0.018
9	5, 10, 15	7.6-8.5	9	0.035
10	5, 10, 15	8.6-9.5	11	0.035
11	5, 10	9.6-10.5	11	0.035
13	5, 10	10.6-12.0	12	0.035

覆うことが可能です。

ステントグラフトでは、動脈の屈曲が高度な場合はデリバリーシステムの挿入が難しい場合があります。挿入に際しては硬性タイプのガイドワイヤーを使用し、ガイディングシースも用いてバックアップを確保すると挿入し易くなります。腹腔動脈や上腸間膜動脈が大動脈から下向きに急峻な角度で分岐する場合では、大腿動脈経由からのルートではシステム挿入が困難な場合があります。そのような場合は上腕動脈経由にすることで、挿入可能となる場合があります。ステントグラフト留置後は、バルーンカテーテルを用いて後拡張を行い、ステントグラフトを動脈壁に圧着させます。

ステントグラフトの手技的成功率は88-100%、臨床的成功率は82-100%と報告されています[12-14]。しかしステントグラフトにも難点があり、動脈の屈曲蛇行が高度な場合ではステントグラフトを動脈破綻部まで挿入できないことがあります。また、ステントグラフトが緊急に入手できない場合やステントグラフトのサイズが動脈径に合わない場合も適応から外れます。

2. ステントグラフト内挿術の注意点

ステントグラフト内挿術では、動脈塞栓術と異なる注意が必要です。ステントグラフトは適切なサイズを選択する必要があり、正常血管部分でのランディングゾーンの確保も必要です。サイズ選択では、CTもしくは血管撮影で留置部の血管径と長さの計測が必要となります。ステントグラフトが長すぎると、側枝を閉塞してしまう点にも注意が必要です。

ステントグラフトを動脈破綻部に上手く留置できても、動脈壁とステントグラフトの間に隙間があるとエンドリークが生じて出血が持続します。後拡張を充分して動脈壁に圧着させるか、ステントグラフトを追加留置して対処します。ステントグラフト留置で急性期の術後出血と臓器血流の温存を確保できたとしても、慢性期ではステントグラフトの狭窄や閉塞の可能性があります。

4 まとめ

膵癌術後の遅発性動脈出血の対策として、sentinel bleedingを認めたらCTと血管造影で早急に原因を検索することが重要です。CTと血管造影で仮性動脈瘤や造影剤の血管外漏出を認めたら、動脈塞栓術もしくはステントグラフト内挿術で止血処置を行い、大量出血を生ずる前に対処することで術後合併症による死亡率を下げることが可能となります。またIVRによる止血が困難な場合では、躊躇なく開腹手術に移行する判断も必要です。

● 文献

1) Correa-Gallego C, et al. Contemporary experience with postpancreatectomy hemorrhage: results of 1,122 patients resected between 2006 and 2011. J Am Coll Surg. 215, 2012, 616-21.
2) Wellner UF, et al. Postpancreatectomy hemorrhage--incidence, treatment, and risk factors in over 1,000 pancreatic resections. J Gastrointest Surg. 18, 2014, 464-75.
3) Yekebas EF, et al. Postpancreatectomy hemorrhage: diagnosis and treatment: an analysis in 1669 consecutive pancreatic resections. Ann Surg. 246, 2007, 269-80.
4) Wente MN, et al. Postpancreatectomy hemorrhage (PPH): an International Study Group of Pancreatic Surgery (ISGPS) definition. Surgery. 142, 2007, 20-5.
5) Otah E, et al. Visceral artery pseudoaneurysms following pancreatoduodenectomy. Arch Surg. 137, 2002, 55-9.
6) Limongelli P, et al. Management of delayed postoperative hemorrhage after pancreaticoduodenectomy: a meta-analysis. Arch Surg. 143, 2008, 1001-7.
7) Roulin D, et al. Systematic review of delayed postoperative hemorrhage after pancreatic resection. J Gastrointest Surg. 15, 2011, 1055-62.
8) de Castro SM, et al. Delayed massive hemorrhage after pancreatic and biliary surgery: embolization or surgery? Ann Surg. 241, 2005, 85-91.
9) Treckmann J, et al. Sentinel bleeding after pancreaticoduodenectomy: a disregarded sign. J Gastrointest Surg. 12, 2008, 313-8.
10) Pottier E, et al. Endovascular management of delayed post-pancreatectomy haemorrhage. Eur Radiol. 2016 Jan 26. [Epub ahead of print]
11) Suzuki K, et al. Stent-graft treatment for bleeding superior mesenteric artery pseudoaneurysm after pancreaticoduodenectomy. Cardiovasc Intervent Radiol. 32, 2009, 762-6.
12) Lim SJ, et al. Stent graft placement for postsurgical hemorrhage from the hepatic artery: clinical outcome and CT findings. J Vasc Interv Radiol. 25, 2014, 1539-48.
13) Bellemann N, et al. Hepatic artery stent-grafts for the emergency treatment of acute bleeding. Eur J Radiol. 83, 2014, 1799-803.
14) Gwon DI, et al. Endovascular management of extrahepatic artery hemorrhage after pancreatobiliary surgery: clinical features and outcomes of transcatheter arterial embolization and stent-graft placement. AJR Am J Roentgenol. 196, 2011, W627-34.

5 手術

最新トピックス　腹腔鏡下膵頭十二指腸切除術

がん・感染症センター都立駒込病院 外科 部長　本田五郎

1　腹腔鏡下膵頭十二指腸切除術が保険診療になったことの意義

　腹腔鏡下膵頭十二指腸切除術（Lap-PD）は、1994年にGagnerら[1]によってはじめて報告されました。しかし、腹腔鏡下胃切除術や結腸切除術と比較して症例数が少ない上に手術難度が高く致命的合併症のリスクも低くないため、いまだに広く普及しているとは言えません。そのような中、本邦では2016年度より「原則として脈管の合併切除及びリンパ節郭清切除を伴わないもの」という条件付きで保険診療としての実施が可能となりました。ただし、実施する施設は**表1**のような施設基準を満たしたうえで地方厚生局等への届け出が必要です。さらに、**表1**（7）に示される「関連学会と連携」の具体的な手順として、実施施設によるNational Clinical Database（NCD）への全例術前登録（前向き登録）が求められています。この項目を遵守せずにLap-PDを施行したことが発覚した場合には、何らかの罰則が適用される可能性があります。しかし、これらの項目にはもっと重要な意義が込められています。それは、臨床専門家のギルドである関連学会が主体となってLap-PDという新しい手術手技の安全管理を行う、というこれまでにない管理モデルを誘導している点です。このような管理モデルがうまく機能すれば、国民に安全で良質な医療を提供するための理想的なシステムになるだけでなく、学会の存在意義も自ずと高まります。Lap-PDを企図する外科医はこのことを慎重に考えて取り組む必要があります。

2　膵頭十二指腸切除術におけるリンパ節郭清

　近年、手術ビデオの撮影や編集が比較的容易になったこともあり、学会では質の高いビデオプレゼンテーションを見る機会が増えてきました。予想されたことではありますが、そのようなビデオを見ていると、開腹・腹腔鏡を問わず同じリンパ節郭清でも外科医によって手技や徹底度は様々で同一ではないことがよく分かります。本邦で近年盛んに行われている上腸間膜動脈（SMA）周囲をskeletonizeするような郭清手技は、海外に目を向

表1…腹腔鏡下膵頭十二指腸切除術を施行するために必要な施設基準

(1) 当該保険医療機関で膵臓に係る手術を年間50例以上施行しており、そのうち膵頭十二指腸切除術を年間20例以上施行していること。
(2) 当該保険医療機関において腹腔鏡手術を年間100例以上、かつ、胆嚢摘出術を除く腹腔鏡下上腹部手術を年間20例以上実施していること。
(3) 腹腔鏡下膵頭十二指腸切除術又は腹腔鏡下膵体尾部切除術を術者として20例以上実施した経験を有する常勤医師が配置されていること。
(4) 外科又は消化器外科、消化器内科、放射線科及び麻酔科を標榜している保険医療機関であること。
(5) 病理部門が設置され、病理医が配属されていること。
(6) 外科又は消化器外科において常勤の医師が5名以上配置されており、そのうち1名以上が消化器外科について15年以上の経験を有していること。
(7) 当該手術を実施する患者について、関連学会と連携の上、手術適応等の治療方針の決定及び術後の管理等を行っていること。

けてみると、これを標準化して行っている外科医は非常に稀です。しかし、国内の膵臓外科医の間でも、実はその手技や徹底度は異なっており均一ではありません。どの程度までskeletonizeすると保険診療上で定義される"リンパ節郭清切除を伴うPD"になるのかは、実際には外科医によって判断基準に差があり、一定の線引きはできていないのが現状です。

　リンパ節郭清の有効性に関する議論には元来このような危うい背景が存在するのですが、それにもかかわらず、本邦の多くの肝胆膵外科医が系統的リンパ節郭清は有効であると考えています。その結果として、膵癌に対するPDはすなわち"リンパ節郭清を伴うPD"であるべきだと認識されていますが、PDにおける系統的リンパ節郭清が膵癌を含む悪性腫瘍の患者の予後を改善するという明確なエビデンスは得られていません[2]。膵癌に関しては、むしろリンパ節郭清の有用性を否定したエビデンスレベルの比較的高い報告さえあります[3,4]。

3　膵癌に対する腹腔鏡下膵頭十二指腸切除術はfeasibleなのか？

　ここまでに述べたような現状を踏まえて再考すると、膵癌に対しては、より早期に術後補助化学療法を開始することを目指して、リンパ節郭清を伴わないLap-PDを実施するのは1つの理想的な治療戦略のようにも思えます。しかしながら、実際には膵頭部癌はしばしば門脈や上腸間膜静脈(SMV)を巻き込んでおり、神経浸潤によって上腸間膜動脈(SMA)や肝動脈、腹腔動脈の周囲までしみ込むように広がっています。また、閉塞性膵炎や閉塞性胆管炎に伴う膵周囲の線維化によって血管剥離の難度が高くなるだけでなく、癌浸潤による組織硬化との区別が難しくなることも少なくありません。このような状態の中で腹腔鏡下に安全かつ適切に手術を進めるには高い技術と忍耐力、そしてかなり長めの手術時間が必要です。つまり、本邦で手術の対象となっている膵癌症例の大多数においては、Lap-PDはfeasibleではないと考えるべきだと思います。

4　都立駒込病院のLap-PD

　都立駒込病院では、一部の相対的適応症例および意図的に2群郭清を試行した2例を除いて、本邦でリンパ節郭清を伴わないPDの対象としてコンセンサスの得られている範囲の疾患を対象にLap-PDを行ってきましたので、SMA周囲の郭清手技を中

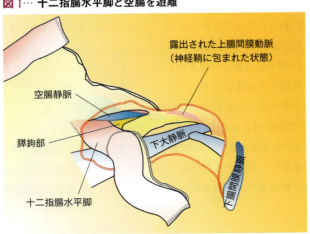

図1… 十二指腸水平脚と空腸を遊離

心に紹介します[5, 6)]。

1. SMA周囲の郭清手技

いわゆる14番リンパ節の郭清は最小限にとどめますが、SMAと膵鉤部の間は近接していますので結果的に膵癌手術と同様にSMA周囲の神経鞘を露出する層での切離になります。はじめに右側からSMV・空腸静脈の背側面と膵鉤部・十二指腸水平脚の腹側面との間をできる限り剥離しておきます。この部位の剥離は右側から行う方が組織の歪みが少ないため、大小の静脈枝を誤って損傷する危険性が低くなります。

次にトライツ部から10cm程の空腸を離断した後に空腸間膜を空腸沿いに切離します。空腸起始部とSMA起始部との間の結合織（トライツ靱帯）を切離し、可及的にSMA周囲の神経鞘の左～背側面を露出しておきます。また、十二指腸水平脚と空腸を周囲から完全に遊離すると、対側から剥離しておいた空腸静脈の背側面を見ることができます（図1）。この空腸静脈の左側で膵鉤部とSMA背側がつながっていますので、これ（膵頭神経叢第Ⅱ部）をある程度離断しておきます。下膵十二指腸動脈（IPDA）を離断できる場合もありますが、切離をあまり頭側まで進めると組織の歪みが強くなり、SMVに流入する静脈枝の損傷リスクが高くなるので注意が必要です。

再び右側に戻って、術者の左手で引き出した空腸とともに膵頭部を持ち上げます。膵頸部は最後まで離断せず、膵頸部に掛けたテープを助手が腹側に持ち上げます。これによって、膵頭部はSMVとSMAから放射状に引き離される形で保持されますので、歪みの少ない状態での剥離が可能になります。腹腔鏡特有のやや背側からの術野を活用して、SMAと膵鉤部との間の切離を先行しながら、尾側から頭側に向かって切離を進めます。SMVから門脈までの右側縁が連続して露出すると切離が完了し、膵頭部は胆管と膵頸部のみでつながった状態となります。

2. 成績

2011年8月にLap-PDを導入し、2016年10月までに62例を経験しました。月に1例程度のペースで、開腹手術を含めた全PD症例の1/4～1/3の割合になります。術前診断はIPMN32例、乳頭部癌14例、膵癌4例（T2膵癌2例、T3膵癌2例）、十二指腸癌4例、PNET3例、十二指腸NET、胆管NET、SPT、RCC膵転移、胆管癌が各1例でした。術前にオッディ括約筋以深の乳頭部癌と診断した1例とT3膵癌と診断した1例の計2例に2群リンパ節郭清を行いましたが、その他の60例では基本的に肝十二指腸間膜やSMA周囲のリンパ節郭清は行いませんでした。開腹移行なく腹腔鏡下切除を完遂したのは58例で、そのうち腹腔鏡下再建（膵空腸・胆管空腸吻合）は52例に行いました。再建を開腹下に行った理由は、腫瘍が大きく摘出に約15cmの正中切開を要したのが2例、膵断端陽性が2回続いた、腹腔鏡下再建を予定していなかった（初回例）、膵全摘に移行が各1例でした。平均手術時間は521（312-778）分、平均出血量243（0-1,890）g、切除途中での開腹移行は4例（SMV出血2例、PV損傷1例、膵癌門脈浸潤1例）で、他の6例（腫瘍摘出創より膵空腸吻合が可能4例、膵癌膵断端陽性で開腹追加切除1例、初回例1例）において小開腹創より直視下膵空腸吻合を行いました。腹腔鏡下再建を行った52例中7例（13.5％）に術後膵瘻グレードBを認め、2例に晩期胆道狭窄、1例に胆汁瘻を認めました。在院死亡例は有りませんでした。

5 腹腔鏡下膵頭十二指腸切除術の今後の課題

このように、当院ではリンパ節郭清を伴わないPDの対象となるような疾患を中心にLap-PDを導入して継続して施行してきた結果、開腹手術と比較して極端に問題のある成績ではありませんでした。しかし、患者の視点、病院経営上の視点に立つといくつかの問題点があります。最大のポイントは手術時間が長いことです。リンパ節郭清を伴

わないPDを開腹で施行した場合、当院での手術時間は3.5-5時間ですので、Lap-PDはほぼ倍の時間を要します。術者の疲労等を考慮すると、特に高い集中力を要する後半の再建手技の精度が落ちることが懸念されます。また、Lap-PDの手術手技に対する診療報酬は開腹PDのほぼ倍額に設定されていますが、手術に関わる医師や看護師の人件費や麻酔・手術に要する材料費を手術にかかる原価として合算すると、一般的に手術時間が倍になると原価は倍以上になりますので、Lap-PDは必ずしも病院の増収にはつながりません。このような状況ですので、Lap-PDの本当のbenefitが何なのかを、今後明らかにしていく必要があります。

文献

1) Gagner M, et al. Laparoscopic Whipple procedure: review of the literature. J Hepatobiliary Pancreat Surg. 16(6), 2009, 726-30.
2) 本田五郎ほか. 下部胆道癌（下部胆管癌・十二指腸乳頭部癌）に対する腹腔鏡下手術. 胆道. 28(1), 2014, 66-72.
3) Jang JY, et al. A prospective randomized controlled study comparing outcomes of standard resection and extended resection, including dissection of the nerve plexus and various lymph nodes, in patients with pancreatic head cancer. Ann Surg. 259(4), 2014, 656-64.
4) Nimura Y, et al. Standard versus extended lymphadenectomy in radical pancreatoduodenectomy for ductal adenocarcinoma of the head of the pancreas: long-term results of a Japanese multicenter randomized controlled trial. J Hepatobiliary Pancreat Sci. 19(3), 2012, 230-41.
5) Honda G, et al. Novel device for pancreaticojejunostomy via a pure laparoscopic approach. J Am Coll Surg. 216(6), 2013, e73-76.
6) Honda G, et al. Laparoscopic pancreaticoduodenectomy taking advantage of the unique view from the caudal side. J Am Coll Surg. 217(6), 2013, e45-e49.

5 手術

最新トピックス　ナノナイフ

国際医療福祉大学 教授／山王病院 がん局所療法センター センター長　森安史典
山王病院 がん局所療法センター 消化器内科　佐野隆友

1　はじめに

　電極針を使った膵癌の局所治療は、ラジオ波焼灼療法（RFA）に代表されるthermal ablation法と、ナノナイフ治療（IRE）に代表されるnon-thermal ablation法に分けられます。膵癌に対するRFAは、脈管や消化管の熱的な損傷による有害事象の頻度と程度が高いため用いられなくなりました[1]。

　一方、ナノナイフ治療は、irreversible electroporation（IRE；不可逆電気穿孔法）と呼ばれるように、臓器を構成する膠原線維などの蛋白質からなる線維成分を障害することなく、通電領域にある

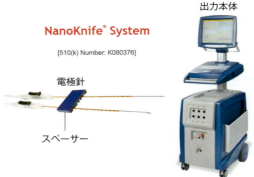

図1… IREのシステム NanoKnife®

AngioDynamics 社の資料より
針を平行に穿刺するように、プラスチック製のスペーサーが使われることがある。

図2… IREの原理

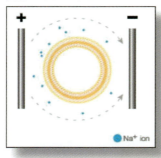 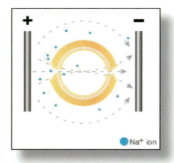 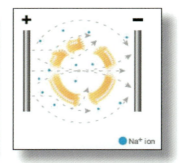

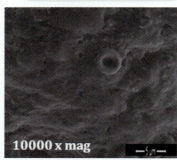

J Vasc Interv Radiol. 23, 2012, 107-13.

高電圧の直流電流によって細胞膜にナノサイズの小孔が開き、細胞はホメオスターシスが保てなくなりアポトーシスにより細胞死する。

図3…術前シミュレーション

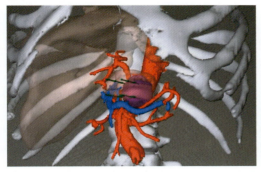

術前に3D-CTのデータを使いシミュレーションを行う。緑色の4本の針を、血管を避けて紫色の腫瘍に穿刺している。これらの針の位置情報（ボリュームデータ）を超音波診断装置に転送してナビゲーションに使用する。

図4…CT-超音波のFusionイメージを使った穿刺風景

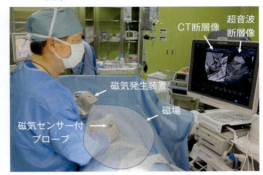

磁気発生装置によって作られた磁場空間の軸に、CTと超音波の軸を合わせることによって、CTと超音波の一致した断面がリアルタイムにモニター上に表示される。

図5…Fusionイメージによる穿刺ガイド

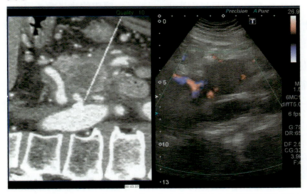

CT断面（左）には、シミュレーションされた針の1本が表示されている。このシミュレーションされた針に沿って、超音波画像ガイド下（右）に針を進めていく。

細胞にのみアポトーシスによる細胞死を惹起せしめる治療法であり、脈管や消化管が密集する肝臓や膵臓の癌治療に適すると期待されています[2, 3]。

NanoKnife®（AngioDynamics 社、Latham, NY, USA）は、2008年に米国の医療器承認と、欧州のCEマークを取得し、軟部組織の腫瘍性疾患の治療を目的として臨床応用が進んできました（図1）。特に膵癌では、他に代替となる治療法がないため、積極的に臨床研究が行われています。現在米国では、およそ50の施設がナノナイフ治療器を導入して臨床応用しています。

2　ナノナイフ治療の原理

ナノナイフ治療は、複数本の電極針を腫瘍内ないし腫瘍周囲を取り囲むように刺入し、針先の電極間に3,000Vの高電圧で直流のパルス電流を流すことにより、電極針で囲まれた領域内の細胞にナノサイズの小孔を開け（electroporation）、アポトーシスを誘導する治療法です。細胞膜に不可逆性の小孔を開けることにより、細胞はホメオスターシスが保てなくなり細胞死が惹起されます（図2）。

しかし、通電が100μ秒ときわめて短いため、電極ないしその近傍の組織の温度上昇がありません。したがって蛋白質で構成される線維性構造物は変性を来さず、血管、脈管、神経線維、消化管などの臓器の構造は保たれます[4]。この非熱的なアブレーションがラジオ波焼灼療法と異なる点です[2-4]。欧米では、当初肝癌を対象とする研究が行われ、その後前立腺癌、膵癌へと拡がりを見せています[5,6]。

3 ナノナイフ治療の実際

1. 前処置（腸管洗浄）

経皮的穿刺では、横行結腸や胃を穿通して電極針を膵臓に進めることがあります。前日に大腸カメラの前処置として使う腸管洗浄剤（下剤）によって腸洗浄を行います。

2. 全身麻酔と心電図同期

1. 全身麻酔と筋弛緩

ナノナイフ治療は、全身麻酔下で筋弛緩剤を投与して行われます[7]。また、心室性の不整脈を予防する目的で、心電図同期を用いて不整脈の不応期にトリガーを掛けて通電します[8]。したがって、およそ1心拍に1回のパルス電流を流すことになります。

2. 通電条件[9]

NanoKnife®の電極針は19ゲージの太さで、長さは15cmと25cmがあります。先端の電極の長さを、腫瘍サイズに合わせて1-2cmの範囲で調節して使用します。針電極を、腫瘍を取り囲むように刺入し、1,500V/cm（針間の距離）の高電圧を印加し、70-100μ秒の短いパルス電流を流します。針と針の間隔は2cm以下でなるべく広くし、safety marginを取って腫瘍を囲むようにアブレーションの領域を調節します。

膵癌で4本針を使った場合、6通りの通電路がありますが、1通電路あたり100-200パルス通電し、全体で600-1,200パルス通電します。

3. 開腹下と経皮的アプローチ

ナノナイフ治療は、開腹下で行われる場合と、画像ガイド下に経皮的に穿刺して行われる場合があります[10-12]。

1. 開腹下ナノナイフ治療

外科医による膵癌の切除を前提としたナノナイフ治療です。切除不能局所進行膵癌および切除境界膵癌が対象となります。

上腸間膜動脈（SMA）、腹腔動脈（CA）を挟み込むように電極を刺し通電することによって、動脈の血管構造を破壊することなく血管壁に浸潤した癌細胞を死滅することができます。SMAやCAの剥離が容易になり、R0手術の率が向上するとされます[10]。

2. 経皮的ナノナイフ治療

CTや超音波画像を穿刺ガイドにして、経皮的に電極針を進めていく方法です[11,12]。CTガイド下では、CT画像がリアルタイムでないため、呼吸性に移動する膵癌を正確に追尾することが難しいこと、また膵周囲の動脈・門脈の損傷を避けるための十分な空間分解能がないことなどが障害となります。一方、超音波は時間分解能、空間分解能ともにCTに勝りますが、消化管のガスや骨により視野が妨げられるという欠点があります。

CTと超音波の両者の欠点を補うため、CTと超音波のFusionイメージングが実用化されています（図3-5）。さらに磁気センサーを穿刺針の付け根に装着することによって、針の刺入方向や針先位置を3Dデータ内に位置付け、Fusionイメージ上に表示する針ナビゲーションのシステムも加わっています[13]。

4 膵癌ナノナイフ治療の適応と禁忌

1. 適応

膵癌のナノナイフ治療の適応は、切除不能な局所進行膵癌ステージIVaとされています。

2. 禁忌

1. 心疾患、特に不整脈

ナノナイフ治療のパルス電流によって、心室細動を代表とする重篤な不整脈が起こる可能性が高いため禁忌とされています[8]。

2. 心臓ペースメーカー

ナノナイフ治療のパルス電流がペースメーカーを壊すことが危惧されるため禁忌となっています。

3. 金属ステント

多くの電流がステントを流れることによって、胆管、十二指腸、周囲の組織などが障害される危険があるため禁忌とされています[14]。

5 有効性

切除不能な局所進行膵癌に対するナノナイフ治療に期待される効果は、①切除不能局所進行膵癌が切除可能になるダウンステージング効果と、②化学療法と併用することによる長期延命効果の2つです。

1. ダウンステージング

前述したように、外科医による膵癌切除手術時に一期的にナノナイフ治療と切除を行う margin accentuation。特に180°以上、SMA周囲に浸潤した癌細胞を死滅せしめR0の切除率を上げるという、外科切除向上の補助的治療手段としての有効性が期待されています[1、10、15]。

2. 長期延命効果

ナノナイフ治療による局所制御能は高く、局所再発率は3％とされています[10]。膵癌は線維増殖を伴い浸潤増大していくため、局所治療後の腫瘍縮小効果は緩徐であり、ナノナイフ治療3カ月後のCTで見られることが多いです（図6）。最終的な治療効果は、診断時から死亡までの全生存期間で評価されます。局所進行膵癌のナノナイフ治療の全生存期間は25-27カ月とされ、化学療法単独に比べより長い延命効果が得られます[10、11]。

現在米国肝胆膵学会（AHPBA）に、欧米、アジア・オセアニア各国から膵癌のナノナイフ治療のデータ登録を行う前向き試験が進行中です。

6 安全性

1. 手術中に起きる合併症

①不整脈
②血圧上昇
③出血

2. 治療後に起きる合併症

1. 疼痛

程度の差はあるものの、約半数の患者が治療直後から心窩部痛を訴えます。この疼痛は後遺症を起こすことなく、翌日には軽快します。

2. 急性膵炎

通電範囲に正常膵がある場合、ナノナイフ治療後膵炎が起こりやすいとされます。高アミラーゼ血症、CRPの増加、CTで後腹膜の脂肪織信号強度の増強などの所見が見られますが、限局的な膵炎のためか、腹膜炎としての所見は軽いことが多いです。絶食や十分な輸液、膵炎の治療薬など通常の急性膵炎としての治療を行います。

3. 門脈血栓

膵頭部癌や体部癌では、上腸間膜静脈、脾静脈、門脈本管に狭窄や閉塞が起きることが多く、腫瘍周辺の門脈の血流が停滞していることが多いです。これらの血管に、ナノナイフ治療後に血栓形成を見ることがあります。血管内皮細胞は2日ほどで再生するとされ、血栓が認められた場合は、数日間、血栓溶解薬による治療を行います。

4. 仮性動脈瘤

晩期性の合併症として、膵臓内あるいはその周囲の動脈に仮性動脈瘤が形成され、膵管や十二指腸に出血することが報告されています。

5. 貯留膵嚢胞

晩期の合併症として治療部位の近傍に嚢胞が形成されることがあります。非腫瘍部の微小な分岐

図6 ナノナイフ治療前後のCT(門脈相の前額面断層像)

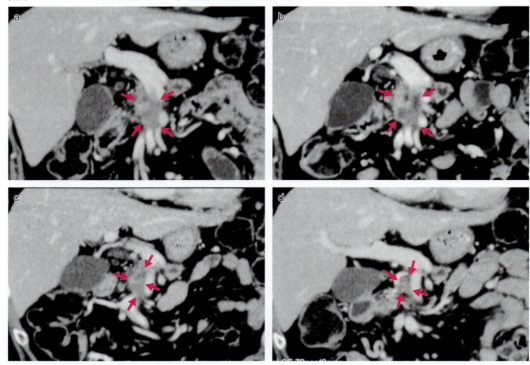

a. 治療前。境界不明瞭なやや造影効果の少ない腫瘍が、SMVを浸潤している。
b. 治療1週後。治療域は造影効果を受けない領域として示される。
c (4カ月後)、d (7カ月後)。3-7カ月後にかけて腫瘍が縮小しSMVの浸潤が軽減している。

膵管の破綻によるものと考えます。症状は軽微で保存的に経過観察します。

6. 感染(膿瘍)

膵癌の腫瘍部の壊死巣に腸内細菌が感染するもので、十二指腸や胃に癌が浸潤している場合に起こりやすいです。消化管の管腔と壊死巣に瘻孔が形成され膿瘍化します。内視鏡的なドレナージ術が必要になる場合もあります。

3. 合併症の頻度

上記のような諸種の合併症のグレード3(入院が必要であるか、あるいは入院期間が延びる合併症)以上の頻度は10-20%とされます[10-12]。

7 臨床的位置付け

ナノナイフ治療の、局所進行膵癌治療の位置付けを図7に示します。ステージⅣaの局所進行膵癌では、まず化学療法ないし化学放射線療法を行い、切除可能性が出れば術中ナノナイフ治療でmargin accentuationを行いR0の切除を目指します。術後はadjuvantの化学療法を行います。

化学療法あるいは化学放射線療法を行っても切除可能性が出ない場合は、ナノナイフ治療を行い、その後もadjuvantの化学療法を行います。

化学療法あるいは化学放射線療法を行っても、ステージが進行するものに対しては、局所治療をせずに、セカンドラインの化学療法を行います。

8 まとめ

近年、膵癌のナノナイフ治療に関する臨床研究の報告が増えています。それらに共通する結論は

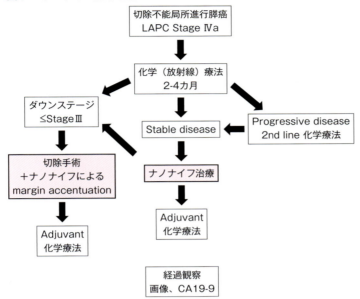

図7… ナノナイフ治療を軸とした、局所進行膵癌治療の decision tree

以下のようなものです。
・膵癌の局所治療としてのナノナイフ治療は、他の臓器の局所療法に比べてやや有害事象は多いものの、切除不能の局所進行膵癌を切除可能にするダウンステージの効果が期待される。また切除不能膵癌において、ナノナイフ治療と化学療法を併用することにより、生存期間の延長が期待される。
・術者の習熟度の向上とともに、画像ガイド穿刺の新技術の開発により、更なる有効性の向上と有害事象の低減が期待される。

　ナノナイフ治療が、比較的近い将来、膵癌の標準的な治療法の1つとして広く使われるようになると思われます。そのためには、前向きのランダム化比較試験（RCT）によって、有効性と安全性が証明されることが必要です。

● 文献
1) Linecker M, et al. Ablation strategies for locally advanced pancreatic cancer. Dig Surg. 33, 2016, 351-9.
2) 藤原寛康ほか. Ablationの現状と未来：6. 不可逆電気穿孔法. IVR会誌. 28, 2014, 172-8.
3) 森安史典ほか. 膵癌のIRE (Irreversible electroporation) 治療. 膵臓. 30(2), 2015, 210-8.
4) Gonzales-Beicos A, et al. Irreversible electroporation of hepatic and pancreatic malignancies: Radiologic-pathologic correlation. Tech Vasc Interv Radiol. 18(3), 2015, 176-82.
5) Valerio M, et al. Initial assessment of safety and clinical feasibility of irreversible electroporation in the focal treatment of prostate cancer. Prostate Cancer Prostatic Dis. 17(4), 2014, 343-7.
6) Charpentier KP. Irreversible electroporation for the ablation of liver tumors: are we there yet? Arch Surg. 147(11), 2012, 1053-61.
7) Nielsen K, et al. Anaesthetic management during open and percutaneous irreversible electroporation. British Journal of Anaesthesia. 113(6), 2014, 985-92.
8) Deodhar A, et al. Irreversible electroporation near the heart: ventricular arrhythmias can be prevented with ECG synchronization. Am J Roentgenol. 196(3), 2011, W330-5.
9) Martin R, et al. Irreversible electroporation in locally advanced pancreatic cancer: A call for standardization of energy delivery. J Surg Oncol. 114(7), 2016, 865-71.
10) Martin R, et al. Treatment of 200 locally advanced (stage Ⅲ) pancreatic adenocarcinoma patients with irreversible electroporation. Safety and efficacy. Ann Surg. 262, 2015, 486-94.
11) Scheffer H, et al. Ablation of locally advanced pancreat-

ic cancer with percutaneous irreversible electroporation: Results of the phase I / II PANFIRE Study. Radiology. 282(2), 2017, 585-97.
12) Narayanan G, et al. Percutaneous image-guided irreversible electroporation for the treatment of unresectable, locally advanced pancreatic adenocarcinoma. J Vasc Interv Radiol. 2016. DOI: 10.1016/j.jvir.2016.10.023. [Epub ahead of print]
13) Bond L, et al. Intra-operative navigation of a 3-dimensional needle localization system for precision of irreversible electroporation needles in locally advanced pancreatic cancer. Eur J Surg Oncol. 43(2), 2017, 337-43.
14) Månsson C, et al. Severe complications with irreversible electroporation of the pancreas in the presence of a metallic stent: a warning of a procedure that never should be performed. Acta Radiol Short Rep. 3(11), 2014, DOI: 10.1177/2047981614556409.
15) Narayanan G, et al. Percutaneous irreversible electroporation for downstaging and control of unresectable pancreatic adenocarcinoma. J Vasc Interv Radiol. 23(12), 2012, 1613-21.

5 手術

最新トピックス　膵体尾部切除術の断端処理

札幌医科大学医学部 消化器・総合、乳腺・内分泌外科学講座 准教授　木村康利　同 教授　竹政伊知朗

1　はじめに

　膵体尾部切除術後における膵断端処理の適否は、術後合併症の1つとなる膵液瘻(post-operative pancreatic fistula；POPF)の発生に直結し、術後患者のアウトカムを大きく左右します。これまで様々な膵切離法やデバイスが開発されてきましたが、POPFの発生率は20-50％と未だ高率であり、臨床上問題となるグレードB/C POPFの解決には至っていません。

　本稿では、最新のエビデンスによる膵断端処理法を紹介し、現時点におけるベストプラクティスを模索します。なお、紙面と文献数が限られるため、代表的な網羅的レビュー、メタ解析、ランダム化比較試験(RCT)、コホート研究を厳選して参照しました。表1にそれら介入研究の一覧とその結果を示します。

2　膵断端の液体貯留と膵液瘻

　膵体尾部切除、あるいは尾側膵切除後の膵切離断端近傍には高頻度に液体が貯留していたことが報告され[1,2]、その頻度は43％[1]・72.3％[2]でした。POPFの大半はこういった膵切離断端の液体貯留症例に生じ、その頻度は全手術症例の24％・27.3％と報告されていました。膵断端液体貯留症例においてその後に治療介入(抗菌薬投与、ドレーン長期留置、内視を含むインターベンション治療、再手術など)を要した頻度は9％・11.1％と一定頻度以下であり、液体貯留そのものが術後合併症に直結するわけではありません。しかし、液体貯留のみられなかった症例にも膵液瘻が6％程度に生じたり、手術時に留置した膵切離断端のドレーンが術後も膵断端に位置していた頻度が12.5％と思いのほか低率であったことは興味深く、留意しなければなりません[2]。また、これらの文献における手術法(開腹 vs. 腹腔鏡)、膵断端処理法(手縫い、ステープラ、補強有無など)は様々でした。

3　膵切離法

　従来から用いられている膵切離法にメスによる切離があり、その場合は切離後の膵断端を結節マットレス縫合にて閉鎖することが多いようです。それ以外の切離法として、超音波破砕装置(CUSA®)や超音波凝固切開装置、バイポーラー鋏、ラジオ波によるdissector (TissueLink®)、LigaSure®、ソフト凝固などによる切離について有用性が報告されていますが、科学的根拠は十分とはいえません。

1. ステープラによる膵断端処理

　前述のメスによる膵切離・断端手縫いに加え、ステープラによる膵の切離と断端閉鎖(stapler closure)は現時点での代表的な膵断端処理法といえます。後者は、近年のデバイスの急速な進化と腹腔鏡手術の発展により、利用が拡大しています。Stapler closureの利点は、シンプルで素早く、そして安定した手技であり、術者の技量に依存しにくい点が挙げられます。

2. Stapler closure のエビデンス

　ステープラを用いた膵切離・断端処理について代表的なエビデンスを紹介します。

　DISPACT試験[3]では、ヨーロッパの21施設が参加し、450名の症例をステープラ群(221例)と手縫い群(229例)に割り付けました。それらのPOPF発生率は32％と28％であり、stapler closureの手

表1 … 膵断端処理の介入研究一覧とその結果

著者	発表年	膵断端処理法	コメント	研究種別	文献番号
Diener MK	2011	Stapler vs. hand-sewn closure	Staplerの優位性なし	RCT	3
Probst P	2015	Stapler vs. hand-sewn closure	Staplerの優位性なし	Meta analysis	4
Zhang H	2015	Stapler vs. hand-sewn closure	Staplerの優位性あり	Meta analysis	5
Nakamura M	2011	Peri-firing compression with stapler	PFC群でPFが低率	Cohort (retrospective)	11
Hamilton NA	2012	Stapler＋mesh reinforcement vs. stapler	Stapler＋meshの優位性あり	RCT	12
Hüttner FJ	2016	Stapler＋Tachosil® vs. stapler	Tachosil®貼付Staplerの優位性あり	Meta analysis	14
Weniger M	2016	＋Autologous patches/Tachosil® vs. −	生体材料パッチ閉鎖の優位性あり	Meta analysis	15
Jang JY	2016	Stapler＋PGA mesh vs. Stapler	PGA mesh膵断端貼付の優位性あり	RCT	13
Kawai M	2016	Pancreaticojejunostomy vs. Stapler	膵空腸吻合の優位性なし(≥12mmであり)	RCT	16
Fujii T	2016	Modified Blumgart with jejunal seromuscular suturing vs. hand-sewn closure	膵断端被覆の優位性あり	Cohort (retrospective, propensity score-matched)	17

縫いに対する優越性は示されませんでした。その後、2編のメタ解析が報告され、両者のPOPF発生率は同程度と結論するもの[4]や、stapler closureが手縫いに対して有意にPOPF発生率が低いとするもの[5]があります。特に後者のメタ解析では出版バイアスが想定されることに注意を要します。少なくとも現時点では、stapler closureは汎用性の高い優れた方法ではありますが、他の方法を凌駕すると科学的に言い切ることはできません。

3. Stapler closureの手技

ステープラを用いた膵切離を実施する上では、以下の点に留意することが必要となります。

1. 膵の厚さ

膵は扁平で細長い臓器であり、その厚みは部位や個人差がありますが1-2cm程です。膵切離箇所の厚みと膵液瘻発生には相関があり、その基準が27mm[6]・12mm[7]・16mm[8]と報告されたことから、実臨床での膵液瘻発生高リスクは15mm前後以上と想定されています。一般的に、厚い膵実質にはステープル高の高いものがよくフィットするので、状況に合わせた合理的なカートリッジ選択を心掛けたいものです。

2. カートリッジの選択

現在使用可能なカートリッジには、Echelon™ 60 Endoscopic Linear Cutter ReloadsのGoldカートリッジ（ステープル高1.8mm）、Greenカートリッジ（同2.0mm）、Blackカートリッジ（同2.3mm、Ethicon Endo-Surgery, Johnson & Johnson, USA）、EndoGIA™ Tristapler™ Purpleカートリッジ（同1.5-2.25mm）、Blackカートリッジ（同2.25-3.0mm、Medtronic, USA）があります。膵体尾部切除術施行時の膵の厚さとカートリッジのステープル高を解析した研究[9]では、厚さ12mm未満の膵臓にはGoldカートリッジが最適で、より厚い膵臓にはよりステープル高の高いカートリッジを選択するのがよい、としていました。しかし、この研究では17mm以上の膵の厚みを有する症例での膵液瘻発生頻度が68-86％と異常に高く、このような症例にはstapler closureが適さないというほかないかもしれません。

3. 脾動静脈の処理

膵体尾部切除術においては、当然のことながら脾動脈・脾静脈・膵実質を切離することとなります。従来の膵臓外科では、脾動脈はもちろん、膵実質から脾静脈を剝離した後に個別に処理するこ

とが一般的とされてきました。その理由は、膵液瘻の高率さと、それに惹起する腹腔内出血を予防するためでした。確かに、脾静脈合流部近辺での脾静脈剥離操作は容易であるため、それぞれの血管を剥離し切断し、膵実質も個別に切離が可能です。

しかし、それより膵尾側では脾静脈は膵実質内に潜り込むように存在していることが多く、易出血性の小分枝を処理しながら剥離操作を行うことは非常に困難で、大量出血を惹起する危険も有しています。さらに、脾静脈を剥離し膵後筋膜をあえて除去することが、膵皮膜のない状態での安全なstapler closureといえるのか断言できません。2015年に京都で開催された第7回膵臓内視鏡外科研究会において、膵体尾部切除における脾静脈・膵実質同時切断の脾静脈個別切除に対する非劣性の議論がありましたが、結論には至りませんでした。したがって、門脈近辺での膵切離時には動静脈個別処理が原則と考えられるものの、それより左側での膵切離においては、動脈は可能な限り個別処理が望ましいものの、脾静脈についてはその限りではありません。現在、COSMOS-DP trial[10]がこの問題を解決すべく進捗しているところです。

4. 緩徐な膵実質圧挫と打針（firing）

ステープラによる膵断端処理において最も重要なことは、針の整然とした並び（alignment）と膵皮膜の保持です。このコンセプトを体現する上で有用な方法としてperi-firing compression（PFC）[11]を紹介します。膵に対してステープラを直交するよう挿入し、そのまま膵の離断予定部位をゆっくり圧挫します。ステープラを数分かけてロックし圧挫した後に3分間把持し十分な膵の圧縮を行い、打針時の膵被膜や実質損傷を予防します。この操作には、腸鉗子による圧挫も有用です。その後、緩徐に打針を行い最終段階まで打針し、そのまま1分間把持した後に開放し切離を完了します。ステープラの除去後に切離・縫合線を確認し、出血の有無や針の並び具合を確認します。膵硬化などによる切離ラインの亀裂や皮膜断裂・損傷が生じた際は、stapler closureを断念し、他の安全な方法を検討することが賢明です。

4. 補強を加えた膵断端処理

前述のように、ステープラによる膵断端処理には限界があり、膵液瘻克服を目的とした様々な工夫がなされています。Polyglycolic acid mesh（Neoveil®）、absorbable lactomer（Polysorb®）の補強材を交えたstapler closure、縫合部へのfibrin sealant patch（TachoSil®）やNeoveil®の貼付、手縫いに際してのPolyglactin 910（VICRYL® Mesh）や肝円索、漿膜筋層による断端被覆が報告されています。

Neoveil®等の生体吸収性補強材を交えたstapling[12]や、ステープル断端の被覆[13]は膵液瘻防止に有用となる可能性がある一方で、TachoSil®による断端被覆は、メタ解析において有用性が示されたもの[14]と、示されなかったもの[15]がありました。また、膵切離断端と空腸との吻合、あるいは膵断端を空腸漿膜筋層にて被覆する方法（空腸漿膜筋層パッチ）は期待の持てる方法として注目されています。なかでも尾側膵管空腸吻合は、特に厚さ12mm以上の膵断端において、stapler closureに対して有意に膵液瘻が低減した[16]、あるいはBlumgart法を応用した挙上空腸漿膜筋層パッチにおいて、メスによる通常の断端処理に比較して膵液瘻が低率であった[17]、ことが報告されています。このような膵切離断端への追加処置に関するメタ解析では、血流を有する組織、例えば胃や空腸の漿膜筋層による被覆や、肝円索・大網による被覆については、臨床的に問題となるグレードB-Cの膵液瘻を低減させる可能性が示唆されました[15]。

4 自施設における膵断端処理法

我々の教室では、2001年よりステープラによる断端処理法の導入を開始し、2005年よりNeoveil®

図1… 膵管内乳頭粘液性腫瘍に対する膵体尾部切除

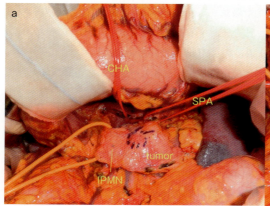
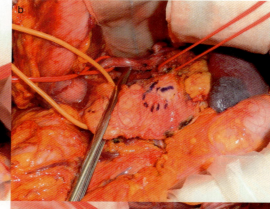

a. 膵切離準備状態。周囲脈管の確保を終え、膵のトンネリングが完了し、ステープラを挿入しうる十分な剥離を終えている。
b. Peri-firing compressionとして無外傷性腸鉗子により膵を圧挫する（5分程度）。この際、ゆっくり柔らかく膵を切離箇所で圧挫していく。
c. ステープル後。
CHA：腹腔動脈、SPA：脾動脈

を交えたstapler closureを標準としています。カートリッジの選択については、膵の厚さが1.5cm以下であればGreenを、それ以上であればBlackを用いています。

　膵切離準備終了状態としては、周囲脈管の処理や確保を終え、膵のトンネリングが完了し、ステープラを挿入しうる十分な剥離を終えていることが重要です（図1a）。前述のPFCとして、無外傷性腸鉗子を用い、ゆっくり柔らかく膵を切離箇所で圧挫していきます（図1b）。腸鉗子による圧挫を5分程行いますが、その間にステープラを準備します。主に2mm高のステープラを用い、チューブタイプのネオベール®を装着します（図2a）。腸鉗子を外し、同部位にアプライします。ここからステープラをロックしていくわけですが、レバーをとてもゆっくり（約5分かけて）と締めていきます。Firing（打針）においても同様に、とてもゆっくり（約10分かけて）レバーを締めていきます。打針が完了しても2-3分そのままにしておき、馴染ませます。仮縫い糸を引き抜いて伸縮性ニットを分離し引き抜き、最後にレバーを開放しステープラを開放します。通常、PGA不織布が先端でつながった状態となるので、ここを剪刀で切り離します。最後に、切離・縫合線の状態を慎重に確認します（図1c、2c）。ただし、過度な翻転などは同箇所へのストレスとなりますので、標本側を精査することにしています。

図2 … 膵体部癌に対する腹腔動脈合併切除を伴う膵体尾部切除

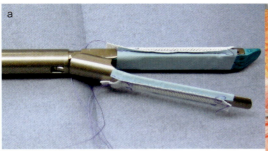
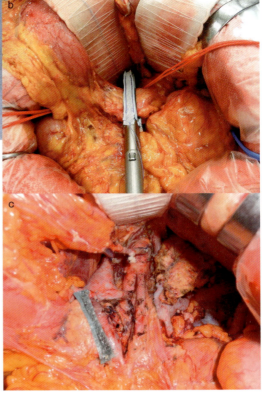

a. ステープラの準備。ここではGreenカートリッジ（2mm高）を用い、チューブタイプのネオベール®を装着する。
b. 膵切離部位にステープラをアプライする。ステープラのロックにおいては、レバーをとてもゆっくり（約5分かけて）締め、firing（打針）においても約10分かけてレバーを締めていく。打針が完了しても2-3分そのままにしておき、ステープラを馴染ませる。ネオベール®の仮縫い糸を引き抜いて伸縮性ニットを分離し引き抜く。最後にレバーを開放しステープラを開放するが、PGA不織布が先端でつながった状態となるので、ここを剪刀で切り離す。
c. ステープル後。

5 おわりに

　膵体尾部切除における膵断端処理について、最新の知見と我々の手技を紹介しました。比較的薄い膵臓にはstaple closureがgold standardとなる日が近く、厚めの膵臓には、まだまだ工夫が必要です。患者アウトカムを最良なものとすべく、すばらしい膵断端処理が行われるよう願っています。

文献

1) Tjaden C, et al. Fluid collection after distal pancreatectomy: a frequent finding. HPB (Oxford). 18, 2016, 35-40.
2) Chang YR, et al. The natural course of pancreatic fistula and fluid collection after distal pancreatectomy: is drain insertion needed? Ann Surg Treat Res. 91, 2016, 247-53.
3) Diener MK, et al. Efficacy of stapler versus hand-sewn closure after distal pancreatectomy (DISPACT): a randomised, controlled multicentre trial. Lancet. 377, 2011, 1514-22.
4) Probst P, et al. Stapler versus scalpel resection followed by hand-sewn closure of the pancreatic remnant for distal pancreatectomy. Cochrane Database Syst Rev. 2015 Nov 6;(11):CD008688.
5) Zhang H, et al. Systematic review and meta-analysis comparing three techniques for pancreatic remnant closure following distal pancreatectomy. Br J Surg. 102, 2015, 4-15.
6) Nakamura M, et al. Prediction of pancreatic fistula by preoperatively assessable factors; retrospective review of unified operations by single surgeon. Hepatogastroenterology. 61, 2014, 834-7.
7) Kawai M, et al. Stump closure of a thick pancreas using stapler closure increases pancreatic fistula after distal pancreatectomy. Am J Surg. 206, 2013, 352-9.

8) Okano K, et al. Pancreatic thickness as a predictive factor for postoperative pancreatic fistula after distal pancreatectomy using an endopath stapler. Surg Today. 43, 2013, 141-7.
9) Kim H, et al. Optimal stapler cartridge selection according to the thickness of the pancreas in distal pancreatectomy. Medicine (Baltimore). 95, 2016, e4441.
10) 膵体尾部切除での膵実質切断における脾静脈剥離-個別処理と脾静脈同時切断の多施設共同無作為化比較第Ⅲ相試験 (COSMOS-DP trial, UMIN000023237, ClinicalTrials.gov; NCT02871804).
11) Nakamura M, et al. Prolonged peri-firing compression with a linear stapler prevents pancreatic fistula in laparoscopic distal pancreatectomy. Surg Endosc. 25, 2011, 867-71.
12) Hamilton NA, et al. Mesh reinforcement of pancreatic transection decreases incidence of pancreatic occlusion failure for left pancreatectomy: a single-blinded, randomized controlled trial. Ann Surg. 255, 2012, 1037-42.
13) Jang JY, et al. Effect of Polyglycolic Acid Mesh for Prevention of Pancreatic Fistula Following Distal Pancreatectomy: A Randomized Clinical Trial. JAMA Surg. 2016 Oct 26. [Epub ahead of print].
14) Hüttner FJ, et al. Effectiveness of Tachosil® in the prevention of postoperative pancreatic fistula after distal pancreatectomy: a systematic review and meta analysis. Langenbecks Arch Surg. 401, 2016, 151-9.
15) Weniger M, et al. Autologous but not Fibrin Sealant Patches for Stump Coverage Reduce Clinically Relevant Pancreatic Fistula in Distal Pancreatectomy: A Systematic Review and Meta-analysis. World J Surg. 40, 2016, 2771-81.
16) Kawai M, et al. Randomized Controlled Trial of Pancreaticojejunostomy versus Stapler Closure of the Pancreatic Stump During Distal Pancreatectomy to Reduce Pancreatic Fistula. Ann Surg. 264, 2016, 180-7.
17) Fujii T, et al. Modified Blumgart Suturing Technique for Remnant Closure After Distal Pancreatectomy: a Propensity Score-Matched Analysis. J Gastrointest Surg. 20, 2016, 374-84.

6

化学療法

6 化学療法

1 遠隔転移を有する切除不能膵癌に対する化学療法

杏林大学医学部 内科学腫瘍科 助教　**岡野尚弘**　　同 教授　**古瀬純司**

1 はじめに

　切除不能膵癌に対する治療はゲムシタビン（GEM）が保険収載されたことに始まります。その後、新規治療薬を用いた数々の臨床試験が行われてきましたが、GEM＋エルロチニブ併用療法（GE療法）の有効性が証明されるまで約10年に渡り、GEM単剤を上回る効果を示した治療薬の登場がない暗黒の時代が続きました。GE療法が初めてGEM単剤を上回る有効性を示しましたが、GE療法もそれほど大きな予後の向上が認められないわりに間質性肺炎など重篤な有害事象の発生割合が高く、薬剤費も高いことから、GEMに取って代わる標準治療にはなり得ませんでした。

　近年、FOLFIRINOX療法、GEM＋nab-パクリタキセル併用療法（GnP療法）の有効性が証明され、相次いで保険収載されました。海外ではGEM耐性の二次治療でナノリポソーマル型イリノテカンの有効性が証明され、本邦でも治験が行われています。治療選択肢が増え、『膵癌診療ガイドライン2016年版』には個々の患者の状態によって治療レジメンを選択することが明記されており、膵癌診療に関わる医師は各治療レジメンの特徴を深く理解することが求められる時代になりました。

2 一次化学療法（表1）

　『膵癌診療ガイドライン2016年版』には遠隔転移を有する膵癌に対する治療選択肢として、FOLFIRINOX療法、GnP療法、GEM単剤療法、GE療法、S-1単剤療法、GEM＋S-1併用療法（GS療法）が挙げられています。FOLFIRINOX療法とGnP療法が適応となる患者には、まず2つの治療のどちらかを行うことが推奨されます。全身状態（performance status；PS）など個々の患者の状態によって、前述の2つの治療を行うことが適さない患者には、GEM単剤療法、GE療法、S-1単剤療法を行うことが推奨され、GS療法を考慮してもよいとされています。

1. FOLFIRINOX療法（p.244〜参照）

　フランスで遠隔転移例を対象に行われた、GEMに対するFOLFIRINOX療法〔フルオロウラシル（5-FU）＋レボホリナート＋イリノテカン＋オキサリプラチン〕の有効性を検証するランダム化第Ⅲ相試験（ACCORD11試験）の結果、FOLFIRINOX療法の優越性が示されました[1]。国内でも治験が実施され、同等の治療成績が得られたため[2]（**表2**）、2013年12月に本邦で保険収載となりました。

　本レジメンは大腸癌の標準治療であるFOLFOXとFOLFIRIを併せた強力なレジメンであり、そのため適切な患者選択と副作用管理が重要となります。原則65歳以下、PSが良好、減黄が十分、感染症のリスクがない、中等量以上の腹水を有さないなどの症例が対象となります。また、イリノテカンの代謝に影響を与える*UGT1A1*の遺伝子多型を調べることが必須であり、*6あるいは*28のホモ接合体あるいは両方がヘテロ接合体（ダブルヘテロ）の場合は適応を避けるのが妥当です。

1. ガイドライン＋α（表2）

　FOLFIRINOX原法はその効果はさることながら、非常に毒性の強いレジメンでした。その後、米国の主要施設から使用経験が発表されましたが、同様に毒性が強かったことから、各薬剤を減量もしくはbolus 5-FUを省略するmodifiedレジメンが広く使われるようになりました。本邦でもFOL-

表1… 切除不能膵癌に対する一次化学療法の主なランダム化第Ⅲ相試験の治療成績

報告者（年）	試験名	進行度	レジメン	n	奏効割合	無増悪生存期間中央値	全生存期間中央値	ハザード比（95%信頼区間）	p値
Conroy (2011)[1]	ACCORD11試験	遠隔転移	GEM	171	9.4%	3.3カ月	6.8カ月	0.57 (0.45-0.73)	<0.001
			FOLFIRINOX	171	31.6%	6.4カ月	11.1カ月		
Von Hoff (2013)[4]	MPACT試験	遠隔転移	GEM	430	7%	3.7カ月	6.7カ月	0.72 (0.62-0.83)	<0.001
			GEM＋nab-パクリタキセル	431	23%	5.5カ月	8.5カ月		
Burris (1997)[6]	—	局所進行＋遠隔転移	5-FU	63	0%	0.9カ月[*1]	4.4カ月		0.0025
			GEM	63	5.4%	2.3カ月[*1]	5.7カ月		
Moore (2007)[7]	PA.3試験	局所進行＋遠隔転移	GEM＋プラセボ	284	6.9%	3.6カ月	5.9カ月	0.82 (0.69-0.99)	0.038
			GEM＋エルロチニブ	285	8.2%	3.8カ月	6.2カ月		
Ueno (2013)[8]	GEST試験	局所進行＋遠隔転移	GEM	277	13.3%	4.1カ月	8.8カ月	—	—
			S-1	280	21.0%	3.8カ月	9.7カ月	0.96 (0.78-1.18)[*2]	<0.001[*3]
			GEM＋S-1	275	29.3%	5.7カ月	10.1カ月	0.88 (0.71-1.08)[*2]	0.15

＊1：無増悪期間中央値、＊2：97.5%信頼区間、＊3：非劣性

表2… 日本人におけるFOLFIRINOX療法とGnP療法の有効性と安全性の比較

	FOLFIRINOX原法 (n＝36)[2]	modified FOLFIRINOX (n＝69)[3]	GnP療法 (n＝34)[5]
全生存期間中央値	10.7カ月	11.2カ月	13.5カ月
無増悪生存期間中央値	5.6カ月	5.5カ月	6.5カ月
奏効割合	38.9%	37.7%	58.8%
病勢制御割合	69.4%	78.3%	94.1%
グレード3/4 好中球減少	77.8%	46.4%	70.6%
発熱性好中球減少症	22.2%	8.7%	5.9%

FIRINOX原法の有効性・安全性を確認するために単アーム第Ⅱ相試験が行われ、有効性が確認されています[2]。しかし、発熱性好中球減少症が22.2%に認められ、ACCORD11試験よりもさらに強い毒性が示され、有害事象のコントロールが問題となっています。国内外のデータよりFOLFIRINOX原法は有効性が高いものの有害事象管理に難渋する可能性が考えられ、FOLFIRINOX療法の本邦での普及のためには有効性を保ちつつ、より安全な治療法の開発が望まれていました。

国内第Ⅱ相試験ではbolus 5-FUとイリノテカン（CPT-11）の相対用量強度中央値がそれぞれ15.9%・69.6%と他の薬剤と比べて低かったため、bolus 5-FUの省略、CPT-11 150mg/m^2（大腸癌でのFOLFIRIと同量）に減量したmodified FOLFIRINOXの単アーム第Ⅱ相試験が行われました。2016年の米国臨床腫瘍学会で結果が報告され、FOLFIRINOX原法と同等の効果が得られ、毒性も改善したため[3]、国内ではmodified FOLFIRINOXが標準治療になっていくものと考えられます。

2. ゲムシタビン＋nab-パクリタキセル併用療法（GnP療法）(p.253〜参照)

nab-パクリタキセルはパクリタキセルにアルブミンを結合させた130nmのナノ粒子製剤です。パクリタキセルと異なり生理食塩水に懸濁できるため、アレルギーのリスクが少なく、抗ヒスタミン薬などの前投薬の必要がなく、投与時間の短縮などの利便性が高い薬剤です。

欧米を中心に遠隔転移例を対象としたGEMとGnP療法のランダム化比較第Ⅲ相試験（MPACT試験）が行われ、GnP療法で有意に生存期間の延長が認められました[4]。主な有害事象は骨髄抑制、下痢、末梢神経障害、脱毛、筋肉痛・関節痛で、高い忍容性が得られています。本邦でも治験の結果、忍容性が確認され、良好な治療成績が得られたため[5]（表2）、2014年12月に保険収載となりました。

今後は、日本人におけるFOLFIRINOX療法とGnP療法を直接比較する前向き臨床試験の実施が期待されています。

3. ゲムシタビン単剤療法

1997年に遠隔転移例と局所進行例を含めた切除不能膵癌に対するGEMと5-FUとのランダム化比較試験の結果、主要評価項目である症状緩和効果はGEM群23.8％、5-FU群4.8％に認め、GEM群で有意に良好であることが報告されました。さらに副次評価項目である全生存期間中央値（median overall survival；mOS）はGEM群で有意に良好でした[6]。以上の結果を受けて、日本人での安全性と有効性を確認するため第Ⅰ相試験が実施され、忍容性が得られ、効果も同等であったことから、本邦で2001年に保険収載となっています。

現在も併用療法が適応とならない高齢者やPSが不良な患者に対して欠かせない第一選択の治療レジメンです。

4. ゲムシタビン＋エルロチニブ併用療法（GE療法）

エルロチニブは上皮成長因子受容体（EGFR）のチロシンキナーゼを選択的に阻害する分子標的薬です。GEMとGE療法を比較したランダム化第Ⅲ相試験（PA.3試験）では切除不能膵癌を対象に行われ、mOSはGE療法群で有意に良好でした[7]。この結果を受けて国内第Ⅱ相試験が実施され、日本人での安全性が確認されたため、2011年に膵癌に対して保険収載となっています。

『膵癌診療ガイドライン2016年版』ではFOLFIRINOX療法、GnP療法が適応とならない患者に対して、GEMと並んで選択可能な治療オプションとして位置付けられていますが、GE療法はGEMに比べて生存期間の改善がそれほど大きくなく、間質性肺疾患のリスクが高いことから、ほとんど使われていません。PA.3試験では、全体で有効性が確認されましたが、サブグループ解析では遠隔転移例でより良好な効果が得られており、局所進行例を対象とした海外の試験では、エルロチニブの上乗せ効果は認められませんでした。以上のことからGE療法は遠隔転移例に限って適応することが適切と考えられています。

間質性肺疾患は国内第Ⅱ相試験で106例中9例（8.5％）の患者に認められ、その全例に喫煙歴が認められました。そのため、喫煙歴のない患者がGE療法の適応として推奨されています。

5. S-1単剤療法

切除不能膵癌を対象として、GEMに対するS-1およびGEM＋S-1療法（GS療法）の有効性を検証した第Ⅲ相試験（GEST試験）が日本と台湾で実施されました。その結果、mOSでS-1の非劣性が確認され、選択肢の1つとなりました[8]。間質性肺炎などにより、GEMが使用できない患者に対する治療薬として考慮されます。しかし、S-1は下痢・口内炎などの有害事象が強く出る可能性があり、注意を要します。さらに腎機能低下例では、5-FUの代謝を阻害する作用を持ったギメラシルの腎排泄が低下し、5-FUの血中濃度が上昇するため、一層の注意を要します。特に高齢者では数値には表れない腎機能低下があること、下痢や口内炎による

食事・水分摂取の低下で容易に腎機能低下を引き起こすことから適応を慎重に判断するべきです。

6. ゲムシタビン＋S-1併用療法（GS療法）

GEST試験ではGEMに対するGS療法の優越性の検証が行われましたが、局所進行例と遠隔転移例を合わせた全対象例で、GS療法の生存期間はGEMと比較して有意差を認めませんでした。サブグループ解析では、遠隔転移例においてGEMとの差はほとんどありませんでした[8]。『膵癌診療ガイドライン2013年版』ではGEST試験の結果を受けて、GS療法は推奨から外れましたが、『膵癌診療ガイドライン2016年版』では推奨はされないながらも考慮される治療としてステートメントに記載されています。この記載はガイドライン作成委員による多数決によって選出されましたが、続いて実施された合意投票での合意率は74.4％にとどまり、遠隔転移を有する膵癌に対する一次治療としてGS療法は推奨されているわけではありません。

3 二次化学療法（表3）

遠隔転移を有する膵癌に対しての一次治療は、治療効果の高いFOLFIRINOX療法やGnP療法が確立しましたが、膵癌は依然として難治癌であり、病状の増悪は必発です。そこで、有効な二次化学療法が必要となりますが、標準的な二次化学療法は確立していません。『膵癌診療ガイドライン2016年版』では、国内ではS-1が保険収載されていることから、一次治療がGEMベースであればS-1を中心としたフッ化ピリミジン系薬の治療を行い、一次治療がFOLFIRINOX療法のようにフッ化ピリミジン系薬ベースであればGEMベースの治療を行うことが適当であると考えられています。

1. フッ化ピリミジン系薬

1. S-1

前述のように本邦では保険診療上の理由からGEM耐性膵癌に対する実質的な標準治療となっています。支持療法との比較試験はありませんが、二次治療としてS-1が使用可能となった2005年以降の治療成績は、それ以前に比較し良好であったことからS-1の有用性を間接的に示した観察研究があります。

さらにGEST試験のデータを参考にすると、二次治療がGEM群66.4％・S-1群66.1％・GS療法群62.5％と高率に実施され、二次治療のレジメンとしてはGEM群では50.5％でS-1を用いた治療が行われ、逆にS-1群では57.9％でGEMが用いられていました[8]。GEMとS-1のクロスオーバーにより、これまで海外で実施された単剤による臨床試験と比べ良好な成績が得られたと考えられていることからも、二次治療としてのS-1の有用性が間接的に示されています。

2. S-1＋α

本邦においてはS-1単剤が実質的な二次治療の標準治療となっているため、S-1単剤を対照アームとしたランダム化比較試験が行われています。

a｜S-1＋オキサリプラチン併用療法（SOX療法）

オキサリプラチンの上乗せ効果をみたランダム化第Ⅱ相試験では、奏効割合ではSOX療法の優越性を認めましたが、primary endpointである無増悪生存期間中央値（median progression free survival；mPFS）では有意差は認めず、mOSにおいても同様でした[9]。

b｜S-1＋イリノテカン療法（IRIS療法）

イリノテカンを併用したランダム化第Ⅱ相試験では、奏効割合ではIRIS療法の優越性を認め、primary endpointであるmPFSはIRIS群で良好な成績が示唆されたものの、有意差は認めず、生存期間の改善も得られていません[10]。

c｜S-1＋ロイコボリン併用療法（SL療法）

S-1単剤とSL療法を比較したランダム化比較試験では、primary endpointであるmPFSにおいてSL療法で有意な延長を認めました[11]。この結果を受けて、日本と韓国でS-1とTAS118（S-1＋ロイコボリン合剤）を比較するランダム化第Ⅲ相試験が行われており、現在、症例集積が終了し、結果

表3… 切除不能膵癌に対する二次化学療法の主なランダム化比較試験の治療成績

報告者（年）	レジメン	n	奏効割合	無増悪生存期間中央値	全生存期間中央値	ハザード比（95％信頼区間）	p値
Ohkawa[9]（2015）	S-1	135	11.5%	2.8カ月	6.9カ月	1.03（0.79-1.34）	0.82
	SOX	136	20.9%	3.0カ月	7.4カ月		
Mizuno[10]（2013）	S-1	67	6.0%	1.9カ月	5.8カ月	0.75（0.51-1.09）	0.13
	IRIS	60	18.3%	3.5カ月	6.8カ月		
Ueno[11]（2015）	S-1	71	19.7%	2.7カ月	6.1カ月	0.82（0.54-1.22）	0.463
	SL	69	27.5%	3.8カ月	6.3カ月		
Oettle[12]（2014）	FF	84	—	2.4カ月	3.3カ月	0.66（0.48-0.91）	0.01
	OFF	76		2.9カ月	5.9カ月		
Gill[13]（2016）	5-FU/LV	54	8.5%	2.9カ月	9.9カ月	1.78（1.08-2.93）	0.24
	mFOLFOX 6	54	13.2%	3.1カ月	6.1カ月		
Yoo[14]（2009）	mFOLFIRI 3	31	0%	2.1カ月	4.2カ月	—	—
	mFOLFOX 6	30	7%	1.5カ月	3.7カ月		
Wang-Gillam[15]（2015）	5-FU/LV	149	1%	1.5カ月	4.2カ月	—	—
	MM-398単剤	151	6%	2.7カ月	4.9カ月	0.99（0.77-1.28）	0.94
	MM-398＋5-FU/LV	117	16%	3.1カ月	6.1カ月	0.67（0.49-0.92）	0.012
Hurwitz[16]（2015）	Cape＋プラセボ	63	1.6%	1.5カ月	4.3カ月	0.79（0.53-1.18）	0.25
	Cape＋ルキソリチニブ	64	7.8%	1.7カ月	4.5カ月		

SOX：S-1＋オキサリプラチン、IRIS：S-1＋イリノテカン、SL：S-1＋ロイコボリン、5-FU/LV：フルオロウラシル＋レボホリナート、OFF：オキサリプラチン＋フルオロウラシル＋レボホリナート
mFOLFOX 6：modified FOLFOX 6、mFOLFIRI 3：modified FOLFIRI 3、Cape：カペシタビン

が期待されています。

3. フルオロウラシル、カペシタビン（Cape）

欧米ではS-1が保険収載されておらず、後述するようにPSが良好な患者ではbest supportive care（BSC）が許容し難いことから、5-FU＋レボホリナート療法もしくはCape単剤が実質的な標準治療とされています。5-FU＋レボホリナート療法は5-FU 2,000mg/m^2、レボホリナート200mg/m^{2}を1週毎に4週間投与し、2週休薬する6週を1サイクルとしたレジメン（FF療法）が広く用いられています。

2. オキサリプラチン

オキサリプラチン併用の効果をみる比較試験が前述のSOX療法を含め、実施されています。しかし、オキサリプラチンの上乗せ効果を検証した2つの第Ⅲ相試験で相反する結果を示したため、二次治療でのオキサリプラチン併用療法が標準治療であるというコンセンサスは得られていません[12, 13]。

1. オキサリプラチン＋フルオロウラシル＋レボホリナート療法（OFF療法）

ドイツでOFF療法の有効性を検証した試験が行われました。BSCとOFF療法を比較したランダム化比較試験では、PS良好な患者においてはBSCが許容し難いことから各群23名の46名で登録が打ち切られ小規模な試験となりましたが、mOSはOFF療法群で有意な延長を認めています。

その後、対照アームをFF療法に設定し、OFF

療法の有効性を検証したランダム化第Ⅲ相試験（CONKO-003試験）が実施されました。Primary endpointであるmOSでOFF療法の優越性が示され、mPFSにおいても有意差を認めています[12]。

2. modified FOLFOX6（mFOLFOX6）療法

フルオロウラシルを急速静注と持続静注の組み合わせで2週毎に投与するという大腸癌で一般的に用いられるレジメン（5-FU/LV療法）とmFOLFOX 6を比較したランダム化第Ⅲ相試験（PANCREOX試験）では、primary endpointであるmPFSは両群で差を認めませんでしたが、mOSはmFOLFOX 6群で明らかに不良でした。サブグループ解析では70歳未満でmFOLFOX 6群のPFSが不良な傾向にあり（ハザード比1.37：95％信頼区間0.82-2.30）、OSは不良でした（ハザード比2.86：95％信頼区間1.52-5.40）。後治療の移行率が5-FU/LV療法群23％、mFOLFOX 6群7％（p = 0.015）と5-FU/LV群で有意に高率であったことが、mPFSで差がつかず、mOSで差がついた原因の1つと考察されています[13]。

3. イリノテカン

5-FU/LVの上乗せにオキサリプラチン、イリノテカンのどちらがよいかを探索したランダム化比較第Ⅱ相試験では、primary endpointである6カ月生存率において、modified FOLFIRI 3群27％、mFOLFOX 6群30％と有効性に関して明らかな傾向は認められず、両群ともに忍容性が良好であったと報告されています[14]。

4. 最新の話題

1. ナノリポソーマル型イリノテカン（MM-398）

イリノテカンは生体内で活性代謝物SN-38に変換され、SN-38はDNAの転写と複製に関与する必須の酵素Ⅰ型トポイソメラーゼを阻害し、細胞死を促進します。MM-398は遊離型イリノテカンと比べて血液中での循環が増すことが臨床で証明されている薬剤です。

GEM耐性の転移を有する膵癌を対象として、5-FU/LV療法、MM-398単剤、MM-398＋5-FU/LV併用療法を比較したランダム化第Ⅲ相試験（NAPOLI-1試験）が行われ、OSおよびPFSの両方でMM-398＋5-FU/LV併用療法の優越性が証明されました。当初、5-FU/LV療法とMM-398単剤を比較する試験として開始されましたが、5-FU/LV群30例、MM-398群33例を登録後にプロトコールが改訂され、MM-398＋5-FU/LV併用療法を追加した3群での比較試験となっています。MM-398＋5-FU/LV併用療法群の主な有害事象は好中球減少、下痢、嘔気・嘔吐、疲労で、5-FU/LV群よりも多く認めましたが、有害事象中止は5-FU/LV群7％、MM-398群12％、MM-398＋5-FU/LV併用療法群11％と忍容性は良好でした[15]。

NAPOLI-1試験は欧米・台湾・オーストラリア・南米などが参加した国際共同試験として実施され、この試験の結果を受けて、2015年10月FDAに承認されました。日本は参加していなかったため本邦においても治験が開始され、症例集積が終了しています。

2. ルキソリチニブ＋カペシタビン併用療法

悪性腫瘍において全身の炎症がnegativeな予後規定因子であることが知られていて、その際にTNF-αやIL-6などの炎症性サイトカインが上昇しており、これらが消耗性の全身症状の原因であると考えられています。特に膵癌の発病と病状進行には炎症性サイトカインが重要であり、膵癌患者の多くは全身性の炎症を伴い、体重減少・筋肉量低下・PS低下の原因となっています。これらのサイトカインのシグナル伝達にはJanusキナーゼ（JAK：ヤヌスキナーゼ）1の関与が示唆されています。ルキソリチニブはJAK1およびJAK2に選択性を有するJAK阻害剤であり、炎症性サイトカインを阻害し、骨髄線維症において炎症性サイトカインを減少させることにより全身症状と生存期間を改善することが示されています。

GEM耐性の転移を有する膵癌を対象として、プ

ラセボ+カペシタビン（Cape）とルキソリチニブ+Capeを比較するランダム化第Ⅱ相試験が実施されました。この試験の特徴はルキソリチニブの炎症に対する仮説を証明するために、CRP、アルブミン値、PSによるサブグループ解析が事前に計画された点です。Primary endpointであるmOSでは有意差は認めませんでしたが、modified Glasgow Prognostic Score（mGPS）による検討ではmGPS0の患者では生存期間に差を認めなかったものの、mGPS1または2の患者におけるmOSのハザード比は0.60（95％信頼区間0.35-1.03、p＝0.063）とルキソリチニブ群で有意な傾向を認めました[16]。この第Ⅱ相試験の結果からmGPS1または2の症例を対象として、ルキソリチニブの上乗せ効果を検証するランダム化第Ⅲ相試験が行われましたが、中間解析で無効中止となったことが米国臨床腫瘍学会消化器癌シンポジウム2017で発表されました。

3. ゲムシタビン+nab-パクリタキセル併用療法（GnP療法）

切除不能大腸癌ではkey drugである5-FU、オキサリプラチン、イリノテカンを使い切ることが生存期間の延長に寄与することが示されています。前述のように切除不能膵癌においてもGEST試験の結果からは、GEM、S-1を使い切ることが生存期間の延長につながるといえそうです。FOLFIRINOX療法とGnP療法が一次治療として使用されますが、2つの治療法はともに強力であり、末梢神経障害が必発であるなど、遂次的に使うことの有効性や安全性は明らかになっていません。

フランスでFOLFIRINOX療法耐性後の二次治療としてのGnP療法の有効性、安全性をみる前向きコホート研究が実施されました。登録期間中にFOLFIRINOX療法に耐性となった110例のうち、77例にGnP療法が施行されました。そのうち、転移を認めなかった症例とPS＞2の20例を除外した57例に関してGnP療法の効果が検討され、奏効割合17.5％、mPFS 5.1カ月、mOS 8.8カ月と良好な成績が得られました。安全性に関してはグレード3/4の毒性が38％に認められましたが、治療関連死はなく、忍容性は良好であったと報告されています。この前向きコホート研究でのグレード3/4の毒性の発現率はMPACT試験と比較すると低い傾向にあり、早期のnab-パクリタキセルの減量・中止が要因として考察されています[17]。FOLFIRINOX療法は強力な治療であり、耐性となった状況では骨髄抑制や末梢神経障害が残存していることが予想されます。二次治療でのGnP療法の効果を最大限に引き出すためには、一次治療でのGnP療法の時よりも意識して、早期の用量調整・減量を行う必要があると考えられます。

4 おわりに

転移を有する膵癌に対する一次化学療法はこの数年で相次いで新たな治療法が登場してきており、効果が高い一方で毒性も強いことから、個々の患者に応じて最適な治療レジメンを選択し、適切な副作用対策を行うことが求められます。そして二次化学療法でも新規治療薬の開発が進んでいます。これからの膵癌診療に携わる私達は、一次治療の選択はもちろんのこと、二次治療を含めた治療戦略を構築し、膵癌の予後を改善させていくことが期待されます。

文献

1) Conroy T, et al. FOLFIRINOX versus gemcitabine for metastatic pancreatic cancer. N Engl J Med. 364, 2011, 1817-25.
2) Okusaka T, et al. Phase Ⅱ study of FOLFIRINOX for chemotherapy-naive Japanese patients with metastatic pancreatic cancer. Cancer Sci. 105, 2014, 1321-6.
3) Ueno M, et al. Phase Ⅱ study of modified FOLFIRINOX for chemotherapy-naïve patients with metastatic pancreatic cancer. J Clin Oncol. 34 suppl, 2016, abstr #4111.
4) Von Hoff DD, et al. Increased survival in pancreatic cancer with nab-paclitaxel plus gemcitabine. N Engl J Med. 369, 2013, 1691-703.
5) Ueno H, et al. Phase Ⅰ/Ⅱ study of nab-paclitaxel plus gemcitabine for chemotherapy-naive Japanese patients

with metastatic pancreatic cancer. Cancer Chemother Pharmacol. 77, 2016, 595-603.

6) Burris HA, 3rd, et al. Improvements in survival and clinical benefit with gemcitabine as first-line therapy for patients with advanced pancreas cancer: a randomized trial. J Clin Oncol. 15, 1997, 2403-13.

7) Moore MJ, et al. Erlotinib plus gemcitabine compared with gemcitabine alone in patients with advanced pancreatic cancer: a phase III trial of the National Cancer Institute of Canada Clinical Trials Group. J Clin Oncol. 25, 2007, 1960-6.

8) Ueno H, et al. Randomized phase III study of gemcitabine plus S-1, S-1 alone, or gemcitabine alone in patients with locally advanced and metastatic pancreatic cancer in Japan and Taiwan: GEST study. J Clin Oncol. 31, 2013, 1640-8.

9) Ohkawa S, et al. Randomised phase II trial of S-1 plus oxaliplatin vs S-1 in patients with gemcitabine-refractory pancreatic cancer. Br J Cancer. 112, 2015, 1428-34.

10) Ioka T, et al. Randamised phase II trial of irinotecan plus S-1 in patients with gemcitabine-refractory pancreatic cancer. Br J Cancer. 2017 [Epub ahead of print].

11) Ueno M, et al. A randomized phase II study of S-1 plus oral leucovorin versus S-1 monotherapy in patients with gemcitabine-refractory advanced pancreatic cancer. Ann Oncol. 27, 2016, 502-8.

12) Oettle H, et al. Second-line oxaliplatin, folinic acid, and fluorouracil versus folinic acid and fluorouracil alone for gemcitabine-refractory pancreatic cancer: outcomes from the CONKO-003 trial. J Clin Oncol. 32, 2014, 2423-9.

13) Gill S, et al. PANCREOX: A Randomized Phase III Study of 5-Fluorouracil/Leucovorin With or Without Oxaliplatin for Second-Line Advanced Pancreatic Cancer in Patients Who Have Received Gemcitabine-Based Chemotherapy. J Clin Oncol. 34, 2016, 3914-20.

14) Yoo C, et al. A randomised phase II study of modified FOLFIRI.3 vs modified FOLFOX as second-line therapy in patients with gemcitabine-refractory advanced pancreatic cancer. Br J Cancer. 101, 2009, 1658-63.

15) Wang-Gillam A, et al. Nanoliposomal irinotecan with fluorouracil and folinic acid in metastatic pancreatic cancer after previous gemcitabine-based therapy (NAPOLI-1): a global, randomised, open-label, phase 3 trial. Lancet. 387, 2016, 545-57.

16) Hurwitz HI, et al. Randomized, Double-Blind, Phase II Study of Ruxolitinib or Placebo in Combination With Capecitabine in Patients With Metastatic Pancreatic Cancer for Whom Therapy With Gemcitabine Has Failed. J Clin Oncol. 33, 2015, 4039-47.

17) Portal A, et al. Nab-paclitaxel plus gemcitabine for metastatic pancreatic adenocarcinoma after Folfirinox failure: an AGEO prospective multicentre cohort. Br J Cancer. 113, 2015, 989-95.

2 局所進行膵癌に対する化学療法

国立がん研究センター中央病院 肝胆膵内科 がん専門修練医　**大場彬博**　同医員　**森実千種**

1 はじめに

局所進行膵癌の治療は、膵癌の治療において現在最も複雑な領域の1つといえます。本稿では、化学療法を中心に最新のエビデンスやガイドライン、日常診療の実態を踏まえつつ局所進行膵癌の治療について概説します。

2 何が局所進行膵癌の治療を難しくしているのか

局所進行膵癌の治療を複雑にしている要因としてまず挙げられるのは、治療戦略が複数存在しているということです。具体的には、①化学療法、②化学放射線療法が現在の主流な治療戦略として存在し、さらに近年では導入化学療法を行い、その治療効果に応じて①②のいずれかの治療を行う治療戦略も提唱されています。

また、エビデンスがある治療とガイドライン推奨治療、日常診療で行われる治療にやや乖離がある点もこの領域をさらに難しくしている原因です。がん治療においては臨床試験から得られたエビデンスを基にガイドラインが作成され、日常診療における治療選択が行われるため、これらは通常一致しています。一方、臨床試験においては適格規準が定められており、適格規準に局所進行膵癌を含み、十分な数の局所進行膵癌が登録された場合にその臨床試験の結果を局所進行膵癌に対するエビデンスとみなすことができます。近年、膵癌の化学療法においてはFOLFIRINOX療法（FFX療法）やゲムシタビン（GEM）＋nab-パクリタキセル療法（GnP療法）の登場がありましたが、実はこれらの有用性が示された臨床試験の適格規準にはいずれも局所進行膵癌は含まれておらず、遠隔転移を有する膵癌のみが対象となっていました。すなわち、これらの治療は局所進行膵癌に対しエビデンスがある治療とはいえません。しかし、局所進行膵癌が適格規準に含まれないのは治療開発戦略が異なるためであり、化学療法の有効性の観点からは遠隔転移を有する膵癌のみに対し行われた臨床試験結果も局所進行膵癌に外挿可能であるという考えもあります。これらの考えなどから、本邦のガイドラインではGnP療法やFFX療法も局所進行膵癌に対する推奨治療に含まれており、日常診療でも広く用いられていると考えられます。このような局所進行膵癌という領域の特殊性を理解することは重要な点の1つです。

3 ガイドライン推奨治療

次に、国内外のガイドラインで局所進行膵癌に対し推奨されている治療をみていきます（表1）。本邦の『膵癌診療ガイドライン2016年版』[1]では、化学放射線療法または化学療法が推奨されています。このうち化学療法としては、GEM療法、S-1療法、FFX療法、GnP療法が推奨されています。一方、米国臨床腫瘍学会（ASCO）のガイドラインでは、6カ月間の多剤併用導入化学療法が推奨されており、この治療で①奏効または安定：化学療法継続または化学放射線療法、②局所進行：化学放射線療法、③遠隔転移出現：化学療法、といった治療方針が提示されています。欧州臨床腫瘍学会（ESMO）のガイドラインでは、6カ月間のGEM療法が推奨されています。National Comprehensive Cancer Network（NCCN）のガイドライン（Ver.1, 2017）では化学放射線療法または、導入化

表1 ⋯ 局所進行膵癌に対するガイドライン推奨治療

ガイドライン	推奨治療
膵癌診療ガイドライン 2016年版	● 化学放射線療法または化学療法 　（推奨の強さ：1、エビデンスレベル：B） ● 化学療法としては、GEM療法、S-1療法、FFX療法、GnP療法 　（推奨の強さ：2、エビデンスレベル：GEM療法とS-1療法はB、FFX療法とGnP療法はC）
ASCOガイドライン	6カ月間の多剤併用導入化学療法
ESMOガイドライン	6カ月間のGEM療法
NCCNガイドライン (Ver.1、2017)	● 化学療法または、導入化学療法＋化学放射線療法（もしくはSBRT）、化学放射線療法（もしくはSBRT） ● 化学療法としては、FFX療法、GnP療法、GE療法、GEM＋カペシタビン療法、GEM＋シスプラチン療法、GEM療法、など

学療法＋化学放射線療法（もしくはSBRT）、化学放射線療法（もしくはSBRT）が推奨されており、化学療法としてはFFX療法やGnP療法を含め多くの治療レジメンが記載されています。

このように、ガイドライン間でも定まった標準治療が示されていないという現状があります。

4 化学療法か化学放射線療法か

化学放射線療法の詳細は、「7章3 局所進行切除不能膵癌に対する化学放射線療法（p.287〜）」に譲りますが、ここでは局所進行膵癌に対する化学療法の位置付けを明らかにするために、開発の歴史について概観します。

1. 化学放射線療法と放射線療法単独

化学放射線療法は当初、放射線療法単独との比較試験により発展してきました。1969年に報告された米国のMoertelらの試験では、局所進行膵癌64例を含む局所進行消化器癌187例を対象として、化学放射線療法（5-FU併用化学放射線療法）と放射線療法単独が比較されました。同試験では、化学放射線療法群の全生存期間が放射線療法単独群に比べて有意に長いという結果が得られました。その後、米国のGastrointestinal Tumor Study Group（GITSG）は局所進行膵癌に対して、同様に5-FU併用化学放射線療法と放射線療法単独を比較する試験を行い、化学放射線療法群の全生存期間が有意に良好であることを1981年に報告しています。一方、米国のEastern Cooperative Oncology Group（ECOG）は局所進行膵癌に対し、5-FU＋マイトマイシンC（MMC）併用化学放射線療法と放射線療法単独を比較する試験を行いましたが、この試験では両群間に全生存期間における有意な差がなかったことが2005年に報告されています。この試験では、併用した化学療法が2剤併用であり、有害事象の発現割合が高かったことが全生存期間における有用性に結び付かなかった可能性が指摘されています。

以上のことから化学放射線療法は放射線療法単独に比べれば有効な治療であると考えられています。

2. 化学放射線療法と化学療法単独

一方で、化学放射線療法が化学療法単独よりも有効な治療であるかについては現在までに定まった見解は得られていません。米国のECOGは5-FU併用化学放射線療法と5-FU療法を比較する試験を行い、両群間に全生存期間における有意差がなかったことを1985年に報告しています。一方、米国のGITSGは5-FU併用化学放射線療法とストレプトゾシン＋MMC＋5-FU療法を比較する試験を行い、化学放射線療法群の全生存期間が有意に良好であったことを1988年に報告しています。次に、

フランスで行われた5-FU＋シスプラチン併用化学放射線療法とGEM療法を比較した試験では、逆に化学療法群の全生存期間が有意に良好であることが2008年に報告されています。一方、米国のECOGはGEM併用化学放射線療法とGEM療法を比較する試験を行い、化学放射線療法群の全生存期間が有意に良好であることを2011年に報告しています。

このように、化学放射線療法と化学療法の比較では現在までに相反する結果が報告されています。主に化学放射線療法の結果が良好であった米国では化学放射線療法が、化学放射線療法の有効性が示されなかった欧州では化学療法が標準治療と考えられる傾向はあったものの、本邦を含めて今日までに一定のコンセンサスは得られていません。そのため、現時点では局所進行膵癌において化学療法、化学放射線療法ともに標準治療であると考えられます。

5　導入化学療法の意義は

化学療法、化学放射線療法と並んで近年検討されてきた治療戦略に導入化学療法という概念があります。これは、局所進行膵癌の中には短期間のうちに遠隔転移出現を来したり、早期に死亡する集団が認められることから、予め化学療法（導入化学療法）を行ってその間に病勢進行を認めない場合にのみ化学放射線療法を行うことで各患者により適した治療を選択しよう、という発想に基づいています。2007年にHuguetらによって報告された後方視的な検討では、導入化学療法で病勢を認めない局所進行膵癌に対して、化学放射線療法と化学療法の継続を比較した結果、化学放射線療法群における全生存期間が有意に長かったことから導入化学療法の有用性が示唆されました[2]。

このような背景から、導入化学療法の意義を検証するフランスを中心とした国際共同第Ⅲ相試験（LAP07試験）が行われました。この試験では、4カ月間の導入化学療法としてまずGEM療法群とGEM＋エルロチニブ療法（GE療法）群にランダム割付を行いました。これらの導入化学療法で病勢制御が得られた集団をさらにカペシタビン併用化学放射線療法群と化学療法継続群へランダム割付を行っています。すなわちこの試験では、①局所進行膵癌における導入化学療法の意義、②局所進行膵癌におけるGEM療法に対するエルロチニブの上乗せの意義、の2点が検討されていました。①については導入化学療法後に化学放射線療法を行った群は化学療法継続群に対し全生存期間における有意差は示されず、同試験における導入化学療法の有用性は否定されたと考えられます。②についてもGE療法群はGEM療法群に対し全生存期間における有意差は認められなかったこと、全生存期間中央値（MST）の点推定値ではむしろGEM療法群が良好な傾向があったこと、GE療法群では皮疹などの有害事象が多いことから、局所進行膵癌におけるGEM療法に対するエルロチニブの上乗せの意義も否定されたと考えられます（2016年報告）[3]。

また、本邦のJapan Clinical Oncology Group（JCOG）では、「局所進行膵癌に対するS-1併用放射線療法における導入化学療法の意義に関するランダム化第Ⅱ相試験」（JCOG1106試験）が行われました。同試験では、S-1併用化学放射線療法群と3カ月間のGEM療法による導入化学療法を行った後S-1併用化学放射線療法を行う群にランダム割付を行いました。長期生存期間の解析がESMO 2016で報告され、2年生存割合では導入化学療法なしの群が良好な傾向であり、少なくともGEM療法による導入化学療法は有望ではないと結論付けています[4]。

以上より現在までの臨床試験の結果からは、局所進行膵癌における導入化学療法の意義は否定的と考えられます。一方で、導入化学療法としてはGEM療法またはGE療法が検討されてきたのみであり、近年登場したFFX療法やGnP療法でも同様の結論が導けるかは不明である点にも注意が必要と思われます。

表 2 … 進行膵癌（遠隔転移を有する膵癌＋局所進行膵癌）または局所進行膵癌を対象とした化学療法の主な臨床試験

対象	進行膵癌				局所進行膵癌
試験	Burrisら		PA.3		JCOG0506
群	5-FU	GEM	GEM	GE	GEM
n	63	63	285	284	50
有効性					
RR（％）	0	5.4	8.0	8.6	―
OS（月）	4.4	5.7	5.9	6.2	15.0
（HR）	―		(0.82)		―
有害事象（グレード3以上）（％）					
好中球減少	5	26	27	24	62
貧血	0	10	―	―	12
血小板減少	2	10	11	10	18
発熱性好中球減少症	―	―	―	―	0
疲労	―	―	15	15	12
嘔吐	0	3	―	―	4
下痢	5	2	2	6	4

6 局所進行膵癌における化学療法

ここまできてやっと本題である化学療法の話に移ることができます（それだけ局所進行膵癌の治療は複雑であるともいえます）。まずは、エビデンスのある化学療法とは一体どのような治療を指すのでしょうか。ここで、「2 何が局所進行膵癌の治療を難しくしているのか」で述べた、臨床試験における適格規準の話が重要になってきます。近年までの化学療法の臨床試験は、局所進行膵癌と遠隔転移を有する膵癌の両者（併せて進行膵癌と呼びます）を対象に行われてきました。一方で、最近の臨床試験では、局所進行膵癌に対してはこれまでに述べた化学放射線療法や導入化学療法といった別の治療戦略もあることから、遠隔転移を有する膵癌のみを対象に行われるものが多くなってきています。すなわち、現在膵癌において有用性が示されている化学療法には、①局所進行膵癌も含めた進行膵癌全体に対してエビデンスがあるもの、②遠隔転移を有する膵癌に対してのみエビデンスがあるもの、が混在していることになります。ここでは、2つに分けて紹介します。

1. 局所進行膵癌も含めた進行膵癌全体に対してエビデンスがあるもの（表2）

1990年代にBurrisらは進行膵癌126例を対象として、5-FU療法とGEM療法を比較する第Ⅲ相試験を行いました[5]。GEM療法群の全生存期間は5-FU療法群に比して有意に長く（MST 5.7カ月 vs. 4.4カ月、p = 0.0025）、GEM療法が進行膵癌の第1選択として位置付けられることになります。本邦では、前述した米国の試験結果などから局所進行膵癌の標準治療は5-FU併用化学放射線療法とする考えが優勢でしたが、Burrisらの報告などからGEM療法の有用性に対する期待が高まったため、局所進行膵癌に対するGEM療法の意義を検討する臨床

表3 遠隔転移を有する膵癌のみを対象とした化学療法の主な臨床試験

試験	ACCORD 11		国内Ⅱ相	国内Ⅱ相	MPACT		国内Ⅰ/Ⅱ相
群	GEM	FFX	FFX	mFFX	GEM	GnP	GnP
n	171	171	36	69	430	431	34
有効性							
RR（%）	9.4	31.6	38.9	37.7	7.2	23.0	58.8
OS（月）	6.8	11.1	10.7	11.2	6.7	8.5	13.5
（HR）	(0.57)		―	―	(0.72)		―
有害事象（グレード3以上）（%）							
好中球減少	21	46	78	46	27	38	71
貧血	6	8	11	4	12	13	15
血小板減少	4	9	11	1	9	13	15
発熱性好中球減少症	1	5	22	9	1	3	6
疲労	18	24	―	6	7	17	0
嘔吐	8	15	―	0	―	―	―
下痢	2	13	6	10	1	6	6
末梢神経障害	0	9	6	4	1	17	12

試験が行われています。「局所進行膵管癌に対する塩酸ゲムシタビンによる全身性化学療法の第Ⅱ相試験」（JCOG0506試験）ではMSTが15カ月、1年生存割合64.0%と過去の局所進行膵癌に対する5-FU併用化学放射線療法の臨床試験結果と比べても良好な結果が報告されています[6]。同試験以降は本邦でも局所進行膵癌に対しGEM療法は標準治療の1つと認識され、広く用いられています。

Burrisらの試験以降は、GEM療法を対照とした比較試験が多数実施されてきましたが、現在までに局所進行膵癌も含めた進行膵癌を対象とした第Ⅲ相試験においてGEM療法に対して全生存期間における優越性が示されたのは、GE療法のみです。GE療法は、進行膵癌596例（うち局所進行膵癌138例）を対象とした第Ⅲ相試験（PA.3試験）[7]においてGEM療法に対し全生存期間が有意に長かった〔MST 6.2カ月 vs. 5.9カ月、ハザード比（HR）0.82｛95%信頼区間（CI）0.69-0.99｝、p＝0.038〕ものの、延命効果がわずかであったこと、皮疹などの有害事象が増加することから、毒性や費用増加に見合った延命効果とは認識されず、進行膵癌全体に対しても標準治療としての十分なコンセンサスは得られませんでした。さらに前述のLAP07試験では、局所進行膵癌におけるGEM療法に対するエルロチニブの上乗せの意義も否定されているため、特に局所進行膵癌ではGE療法は治療選択肢の1つとしてもみなすことはできないと考えられます。以上のことから、局所進行膵癌に対しエビデンスのある化学療法は引き続きGEM療法です。

その他、進行膵癌においてGEM療法に対して非劣性を示したものにS-1療法があります。S-1療法は、本邦と台湾で行われた進行膵癌834例（うち局所進行膵癌202例）を対象とした第Ⅲ相試験（GEST試験）において、GEM療法に対する全生存期間における非劣性が示されています[8]。すなわち、S-1療法も局所進行膵癌に対しエビデンスのある化学療法の1つといえます。

2. 遠隔転移を有する膵癌に対してのみエビデンスがあるもの（表3）

次に、局所進行膵癌に対してのエビデンスはないものの、国内外のガイドラインにも登場し、日常診療でも多用されていると考えられる化学療法について述べていきます。これらは、FFX療法およびGnP療法が該当します。

1. FFX療法

遠隔転移を有する膵癌324例を対象としてGEM療法とFFX療法を比較した第Ⅱ/Ⅲ相試験（ACCORD 11試験）では、FFX療法群の全生存期間はGEM療法群に比して有意に長くなっていました〔MST 11.1カ月 vs. 6.8カ月、HR 0.57（95% CI 0.45-0.73）、$p<0.001$〕[9]。本邦でも国内第Ⅱ相試験が行われ、FFX療法のMST 10.7カ月と海外の試験と遜色ない結果が報告されています[10]。ただし、ACCORD 11試験でのグレード3以上の好中球減少が45.7%、発熱性好中球減少症が5.4%、国内第Ⅱ相試験でのグレード3以上の好中球減少が77.8%、発熱性好中球減少症が22.2%と強い毒性が報告されている点から、現在では特に全身状態が良好な患者に限って用いられていると考えられます。

2. GnP療法

遠隔転移を有する膵癌861例を対象としてGEM療法とGnP療法を比較した第Ⅲ相試験（MPACT試験）では、GnP療法群の全生存期間はGEM療法群に比して有意に長くなっていました〔MST 8.5カ月 vs. 6.7カ月、HR 0.72（95% CI 0.62-0.83）、$p<0.001$〕[11]。本邦でも国内第Ⅰ/Ⅱ相試験が行われ、GnP療法のMSTは13.5カ月と良好であり、忍容性も示されています[12]。

3. 日常診療では

1および2から、FFX療法とGnP療法は遠隔転移を有する膵癌に対してはエビデンスがある化学療法である一方で、局所進行膵癌に対してはエビデンスがない化学療法という位置付けになります。

では、日常診療におけるこれらの化学療法の扱いはどうなっているでしょうか。「3 ガイドライン推奨治療」で示しましたように、これらの化学療法はすでに本邦の『膵癌診療ガイドライン2016年版』においても、NCCNのガイドライン（Ver.1、2017）においても、局所進行膵癌に対する化学療法の推奨レジメンとして採用されており、多くの施設でも日常診療で用いられているものと推測されます。これには、「2 何が局所進行膵癌の治療を難しくしているのか」で述べた、遠隔転移を有する膵癌のみに対し行われた臨床試験結果も局所進行膵癌に外挿可能であるという考え方があるからです。さらに、いずれの化学療法も「治癒切除不能な膵癌」に対して保険適用となっており、これらを区別せず使用可能であるという背景もあります。FFX療法については2016年の局所進行膵癌に対するシステマティックレビューがあり、GEM療法時代に比して良好なMSTも報告されています[13]。筆者も日常診療では局所進行膵癌に対してもこれらの化学療法を行っており、患者の状態によって積極的に使用を考慮すべきという立場でいます。

7 遠隔転移を有する膵癌で得られた化学療法のエビデンスは局所進行膵癌にも外挿可能か

ここでは、一歩足を止めて化学療法の有効性の観点において局所進行膵癌と遠隔転移を有する膵癌は同様に扱ってよいのか、本当に遠隔転移を有する膵癌の臨床試験結果は局所進行膵癌に外挿可能なのかを考えてみます。

まず、一般に局所進行膵癌は遠隔転移を有する膵癌に比べればMSTは長い集団であり、これは複数の臨床試験を含む結果から示されています。

次に局所進行膵癌における増悪形式についてのデータを示します。前述した局所進行膵癌を対象としたJCOG1106試験では、主たる解析の時点で確認された主な増悪部位は、局所増悪が34%、腹膜転移が33%、肝転移が24%、肺転移が9%、リンパ節転移が8%（重複あり）でした。この結果からは、局所進行膵癌においても増悪時には遠隔転

移を有している割合がかなり高いことが分かります。同様に根治切除された膵癌の再発様式についてもみてみると、本邦にて行われた JASPAC 01「膵癌切除後の補助化学療法におけるゲムシタビン(GEM)療法とS-1療法の第Ⅲ相比較試験」では、S-1療法群で全患者のうち局所再発が19％、肝転移が19％、腹膜転移が12％、肺転移が12％、リンパ節転移が12％(重複あり)となっており[14]、切除可能膵癌においても再発時には遠隔転移を有している割合がかなり高いといえます。これらの結果からは、切除可能膵癌も含めて局所進行膵癌と遠隔転移を有する膵癌も多くは一連の病態であり、どの段階においても遠隔転移のポテンシャルは高いことが想定されます。よって、大多数においては異なった進展様式を持つような別の疾患ではなく一連の病態であるから、臨床試験結果などについても外挿可能であるという考え方ができるといえそうです。

　一方で、残りのわずかな集団では遠隔転移のポテンシャルが低く局所進行のみを主な進展様式とする可能性も否定はできません。そういった観点からは、より適切な導入化学療法により、化学放射線療法でメリットを得られる患者集団の抽出精度を高める開発には意義があるかもしれません。

8　現在の開発状況

　現在JCOGでは、「局所進行膵癌を対象とした modified FOLFIRINOX療法とゲムシタビン+ナブパクリタキセル併用療法のランダム化第Ⅱ相試験」(JCOG1407試験)を実施中です。この試験は近年遠隔転移を有する膵癌の新しい標準治療として登場したGnP療法とFFX療法のうち、局所進行膵癌の化学療法として有望な治療を選択するセレクションデザインを採用しています。ここで選択された化学療法は次期試験において化学放射線療法や化学療法同士での比較が検討されています。同試験におけるFFX療法としてはmodified FOL-

表4… 本稿で取り上げた化学療法の投与方法

- GEM療法(4週毎)
  - GEM：1,000mg/m^2、day1, 8, 15
- S-1療法(6週毎)
  - S-1：80mg/m^2/day、day1-28
- FFX療法(2週毎)
  - L-OHP：85mg/m^2、day1
  - l-LV：200mg/m^2、day1
  - CPT-11：180mg/m^2、day1
  - 5-FU急速静注：400mg/m^2、day1
  - 5-FU持続静注：2,400mg/m^2、day1-3 (46時間)
- mFFX療法(2週毎)
  - L-OHP：85mg/m^2、day1
  - l-LV：200mg/m^2、day1
  - CPT-11：150mg/m^2、day1
  - 5-FU持続静注：2,400mg/m^2、day1-3 (46時間)
- GnP療法(4週毎)
  - nab-PTX：125mg/m^2、day1, 8, 15
  - GEM：1,000mg/m^2、day1, 8, 15

FIRINOX療法(mFFX療法)が採用されていますが、これは本邦で行われた「化学療法未治療の遠隔転移を有する膵癌に対するmFFX療法の第Ⅱ相試験」の結果に基づいています。この試験では、FFX療法のイリノテカンを150mg/m^{2}に減量、5-FU急速静注を省略した治療が用いられ(p.245参照)、その結果からはmFFX療法のコンセプトである「FFX療法の有効性を損なわずに毒性を減弱すること」が確認されました[15] (**表3**)。これらJCOG1407試験とその次期試験からは、局所進行膵癌における現在の課題に対する一定の答えが得られることが期待されており、化学放射線療法を含めた局所進行膵癌に対する最適治療が明らかにされる可能性があります。

9　まとめ

　ここまで化学療法を中心に局所進行膵癌の治療開発の歴史と現状を概観してきました(**表4**)。局所進行膵癌の治療は非常に複雑な領域ですが、単に化学療法を行う場合でもこれらの理解は必要不可欠と考えられます。現時点でエビデンスの観点か

らは不十分な部分があるものの、筆者は局所進行膵癌に対し化学療法を行う場合、患者の状態によって mFFX 療法（または FFX 療法）もしくは GnP 療法を行うことを考慮すべきと考えています。これらの化学療法が適応とならない場合は、GEM 療法もしくは S-1 療法が考慮されます。これらの化学療法で一定期間遠隔転移が認められない場合は、化学放射線療法も検討されうると考えます。当然ながらこれらの治療戦略は今後の臨床試験結果によって検証される必要があり、局所進行膵癌の治療を行う場合はそのような進行中や新規の臨床試験にも精通することが求められます。

以上のように、局所進行膵癌は未だ不完全な部分が多い領域ですが、一方で治療医の知識や能力が治療結果に大きく影響する分野であるともいえます。本稿が、読者の方々の診療の一助となることを期待しています。

● 文献

1) 日本膵臓学会膵癌診療ガイドライン改訂委員会．膵癌診療ガイドライン 2016 年版．東京，金原出版，2016，272p.
2) Huguet F, et al. Impact of chemoradiotherapy after disease control with chemotherapy in locally advanced pancreatic adenocarcinoma in GERCOR phase II and III studies. J Clin Oncol. 25(3), 2007, 326-31.
3) Hammel P, et al. Effect of Chemoradiotherapy vs Chemotherapy on Survival in Patients With Locally Advanced Pancreatic Cancer Controlled After 4 Months of Gemcitabine With or Without Erlotinib: The LAP07 Randomized Clinical Trial. JAMA. 315(17), 2016, 1844-53.
4) Ioka T, et al. Randomized phase II study of S-1 and concurrent radiotherapy with versus without induction chemotherapy of gemcitabine for locally advanced pancreatic cancer (LAPC): Final analysis of JCOG1106. Ann Oncol. 27(suppl_6), 2016, 621PD.
5) Burris HA, et al. Improvements in survival and clinical benefit with gemcitabine as first-line therapy for patients with advanced pancreas cancer: a randomized trial. J Clin Oncol. 15(6), 1997, 2403-13.
6) Ishii H, et al. Phase II study of gemcitabine chemotherapy alone for locally advanced pancreatic carcinoma: JCOG 0506. Jpn J Clin Oncol. 40(6), 2010, 573-9.
7) Moore MJ, et al. Erlotinib plus gemcitabine compared with gemcitabine alone in patients with advanced pancreatic cancer: a phase III trial of the National Cancer Institute of Canada Clinical Trials Group. J Clin Oncol. 25(15), 2007, 1960-6.
8) Ueno H, et al. Randomized phase III study of gemcitabine plus S-1, S-1 alone, or gemcitabine alone in patients with locally advanced and metastatic pancreatic cancer in Japan and Taiwan: GEST study. J Clin Oncol. 31(13), 2013, 1640-8.
9) Conroy T, et al. FOLFIRINOX versus gemcitabine for metastatic pancreatic cancer. N Engl J Med. 364(19), 2011, 1817-25.
10) Okusaka T, et al. Phase II study of FOLFIRINOX for chemotherapy-naïve Japanese patients with metastatic pancreatic cancer. Cancer Sci. 105(10), 2014, 1321-6.
11) Hoff Von DD, et al. Increased survival in pancreatic cancer with nab-paclitaxel plus gemcitabine. N Engl J Med. 369(18), 2013, 1691-703.
12) Ueno H, et al. Phase III study of nab-paclitaxel plus gemcitabine for chemotherapy-naive Japanese patients with metastatic pancreatic cancer. Cancer Chemother Pharmacol. 77(3), 2016, 595-603.
13) Suker M, et al. FOLFIRINOX for locally advanced pancreatic cancer: a systematic review and patient-level meta-analysis. Lancet Oncol. 17(6), 2016, 801-10.
14) Uesaka K, et al. Adjuvant chemotherapy of S-1 versus gemcitabine for resected pancreatic cancer: a phase 3, open-label, randomised, non-inferiority trial (JASPAC 01). Lancet. 388(10041), 2016, 248-57.
15) Ueno M, et al. Phase II study of modified FOLFIRINOX for chemotherapy-naïve patients with metastatic pancreatic cancer. J Clin Oncol. 34 (suppl; abstr 4111), 2016.

6 化学療法

3 膵癌における FOLFIRINOX 療法

静岡県立静岡がんセンター 消化器内科 医長　福冨　晃

1 FOLFIRINOX療法

　FOLFIRINOX療法はオキサリプラチン、イリノテカン、フルオロウラシル（5-FU）、ホリナートカルシウム（国内ではレボホリナートカルシウム）の併用療法です。フランスで実施された第Ⅱ/Ⅲ相試験（Prodige4-ACCORD11試験[1]）により、ゲムシタビン（GEM）単独療法を有意に上回る延命効果が報告され、国内第Ⅱ相試験[2]においてもProdige4-ACCORD11試験と遜色ない治療成績が示されたことから、2013年12月に「治癒切除不能な膵癌」に対して薬事承認されました。しかし、強い血液毒性や消化器毒性が懸念されたため、副作用への対応や、この治療を適用する患者の選択に関して注意喚起がなされています[3]。また、国内での有害事象の発現状況を把握する目的で、承認後1年間の使用実態を調査した観察研究（JASPAC06試験[4,5]）も実施され、国内27施設でFOLFIRINOX療法を受けた399症例のデータが報告されています。実際の臨床現場や国内外の臨床試験では、強い毒性に配慮して、一部の薬剤が減量や割愛されて用いられることも少なくなく、このようなmodifiedレジメンの有効性や安全性を検討した第Ⅱ相試験[6]も報告されています。

　本稿では、これらの試験結果を踏まえて、本邦におけるFOLFIRINOX療法について述べます。

2 膵癌診療ガイドラインでの位置付け

　FOLFIRINOX療法は、『膵癌診療ガイドライン2016年版』[7]では、遠隔転移を有する膵癌に対する一次治療として、GEM＋nab-パクリタキセル併用療法（GnP療法）とともに第一に推奨されています。一方、局所進行膵癌に対しては、GnP療法、GEM単独療法、S-1単独療法と並ぶ治療選択肢の1つとして提案されています。これは、Prodige4-ACCORD11試験[1]が遠隔転移例のみを対象としていたためであり、局所進行例に対するFOLFIRINOX療法の延命効果は検証されていないからです。しかし従来、膵癌に対する全身化学療法の治療開発は、遠隔転移例と局所進行例の両者を対象として行われてきた経緯があり、遠隔転移例で示された有効性はそのまま局所進行例にも外挿してよいであろうとする考えもあることや、近年、局所進行例に対しても有望な成績が報告されつつある[8,9]ことから、NCCNのガイドライン[10]においても局所進行膵癌に対する治療選択肢の1つと位置付けられています。JASPAC06試験[5]では、FOLFIRINOX療法が行われた399例のうち78例（20％）が局所進行例であったことからも、国内の実臨床において遠隔転移例と局所進行例の両者に用いられています。

3 投与レジメン

　Prodige4-ACCORD11試験[1]で用いられた投与レジメン（オリジナルレジメン）を図1に示します。一方、国内外の臨床試験で採用されているmodifiedレジメンには様々なものがありますが、大部分は5-FUの急速静注を割愛しており、さらにイリノテカンを150mg/m^{2}や165mg/m^{2}へ減量しているものも多くあります。本邦で実施されたmodified FOLFIRINOXの第Ⅱ相試験[6]では、5-FU急速静注を割愛し、イリノテカンを150mg/m^{2}へ減量したレジメンが用いられました（図1）。

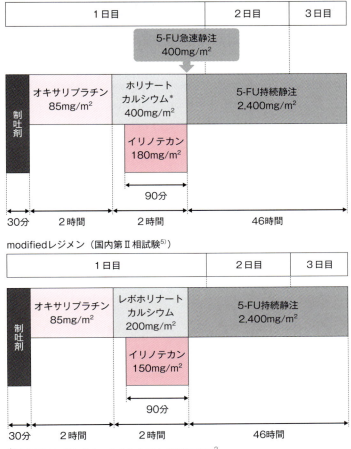

図1 … FOLFIRINOXの投与レジメン

＊国内ではレボホリナートカルシウム 200mg/m²

　JASPAC06試験[5]ではオリジナルレジメンを用いた症例は32％にとどまり、残りの68％は治療開始時より、いずれか1剤以上の薬剤が減量されていました。このうちの約2割は"PS不良"や"高齢"といった理由で減量されていましたが、残りの約8割は明確な理由もなく減量にて治療開始されていたことから、実臨床においてはmodifiedレジメンも頻用されていると考えられます。

4 FOLFIRINOX療法の有効性

　これまでに臨床試験で報告されたFOLFIRINOX療法の有効性のデータを表1に示します。Prodige4-ACCORD11試験[1]により、FOLFIRINOX療法は、全生存期間、無増悪生存期間、奏効割合のすべてにおいて有意にGEM単独療法を上回ることが示されており、国内第Ⅱ相試験[2]においても、同様の良好な成績が報告されています。一方で、modifiedレジメンを検討した国内第Ⅱ相試験[6]ではオリジナルと遜色ない治療成績が報告されており、modifiedレジメンを用いても有効性が保たれることが示唆されています。また、遠隔転移例だけでなく、局所進行例に対しても有望な治療成績が報告されています[5,8,9]。

表1 … FOLFIRINOXの有効性

	海外第Ⅱ/Ⅲ相[1] (PRODIGE 4/ACCORD 11)		国内第Ⅱ相[2]	国内第Ⅱ相[6]	国内観察研究[5] (JASPAC06)	海外観察研究[8]	メタアナリシス[9]
	GEM (n=171)	FOLFIRINOX (n=171)	FOLFIRINOX (n=36)	FOLFIRINOX (n=69)	FOLFIRINOX (n=180)	FOLFIRINOX (n=66)	FOLFIRINOX (n=77)	FOLFIRINOX (n=315)
レジメン	—	original	original	modified	original 32%	original	original 9試験 modified 2試験
対象	遠隔転移	遠隔転移	遠隔転移	遠隔転移	遠隔転移	局所進行	局所進行	局所進行
生存期間中央値	6.8カ月	11.1カ月	10.7カ月	11.2カ月	11.0カ月	18.5カ月	22カ月	24.2カ月
1年生存割合	20.6%	48.4%	41.5%	—	—	—	—	79.5%
GEMに対するハザード比	—	0.57	—	—	—	—	—	—
無増悪生存期間中央値	3.3カ月	6.4カ月	5.6カ月	5.5カ月	4.8カ月	7.6カ月	13カ月	15.0カ月
GEMに対するハザード比	—	0.47	—	—	—	—	—	—
奏効割合	9.4%	31.6%	38.9%	37.7%	23%	—	28%	—
病態制御割合	50.9%	70.2%	69.4%	78.3%	68%	—	84%	—

5 FOLFIRINOX療法の副作用

FOLFIRINOX療法の臨床試験でみられたグレード3以上の有害事象を表2に示します。Prodige4-ACCORD11試験[1]の結果、GEM単独療法と比べ、血液毒性や消化器毒性がより高い頻度で発現することが報告されており、国内試験[2]では、好中球数減少や発熱性好中球減少症といった血液毒性関連の有害事象がさらに高頻度に発現していました。これに対し、modifiedレジメンを用いた場合はオリジナルより血液毒性が軽減されることが示唆されています[6](ただし消化器毒性は軽減されておらず、同様の注意が必要です)。JASPAC06試験[4,5]によれば、実臨床では適宜、減量して治療開始されていることもあり、オリジナルレジメン使用時[2]と比べて毒性の発現はややマイルドに抑えられていました。また、治療関連死が否定できない症例は2例(0.5%)にとどまっていた[4]ことからも、実臨床において比較的安全に実施されていると考えられます。

6 投与レジメンの選択

投与レジメンとしては、本来であればGEM単独療法を上回る延命効果が証明されたオリジナルレジメンを用いるべきです。しかし、副作用の項で述べたように、国内では海外よりも強い毒性が懸念されており、オリジナルレジメンを用いた国内第Ⅱ相試験[2]では、33例中22例(67%)において初回投与後の有害事象のために2回目の投与量を減らす必要があったことから、忍容性は良好とは言い難いです。一方、modifiedレジメンは国内第Ⅱ相試験[6]により、有効性を落とすことなく血液毒性の軽減が得られることが示唆されており、すでに実臨床において頻用されている[4,5]ことからも、modifiedレジメンの選択は妥当であると認識されています。

7 FOLFIRINOX療法の適正使用

どのような患者にFOLFIRINOX療法を適用すべきかについては、日本膵臓学会監修の「適正使用

表2 … FOLFIRINOXの有害事象（Grade 3以上）の割合（％）

	海外第Ⅱ/Ⅲ相[1] (PRODIGE 4/ACCORD 11)		国内第Ⅱ相[2]	国内第Ⅱ相[6]	国内観察研究[5] (JASPAC06)	海外観察研究[8]	メタアナリシス[9]
	GEM (n=171)	FOLFIRINOX (n=171)	FOLFIRINOX (n=36)	FOLFIRINOX (n=69)	FOLFIRINOX (n=399)	FOLFIRINOX (n=77)	FOLFIRINOX (n=490)
レジメン	−	original	original	modified	original 32%	original	original 8試験 modified 2試験
対象	遠隔転移	遠隔転移	遠隔転移	遠隔転移	遠隔転移60% 局所進行20% 術後再発20%	局所進行	局所進行
白血球減少	−	−	44.4	26.1	31	−	1
好中球数減少	21	45.7	77.8	46.4	64	12	27
血小板数減少	3.6	9.1	11.1	1.4	4	0	7
貧血	6	7.8	11.1	4.3	10	1	5
発熱性好中球減少症	1.2	5.4	22.2	8.7	13	−	5
疲労	17.8	23.6	−	5.8	4	6	14
食欲不振	−	−	11.1	15.9	14	−	<1
嘔吐	8.3	14.5	−	−	−	}9	8
悪心	−	−	8.3	8.7	4		4
下痢	1.8	12.7	8.3	10.1	7	6	10
末梢性感覚ニューロパチー	0	9	5.6	4.3	−	4	6

情報」[3]が発行されており、「適正使用の目安」としてPS、年齢、骨髄機能、黄疸や下痢などの条件が示されています(表3)。

PSは0か1、年齢は65歳未満が適正使用とされています。65歳以上が慎重投与とされた理由は「発熱性好中球減少症の発症リスクが65歳以上で高い[11]」と報告されているためであり、「65歳以上でFOLFIRINOX療法の副作用が強く発現する」といったデータがあるわけではありません。JASPAC06試験に登録された399例の年齢の内訳は65歳未満61%、65歳以上75歳未満37%、75歳以上2%でした。75歳以上にはほとんど用いられていませんが、65歳以上であっても全身状態がよければFOLFIRINOX療法は適用してよいと考えられます。

好中球数や血小板数の目安としては、それぞれ2,000/mm^{3}以上、10万/mm^{3}以上と設定されています。FOLFIRINOX療法は好中球数減少や発熱性好中球減少症の発現頻度が高いことから、他の治療法より好中球数が高めに設定されています。

イリノテカンは肝代謝・胆汁排泄型の薬剤であるため、肝機能の低下や胆汁排泄障害により副作用が増強される可能性があります。そのため、肝転移のある患者、膵頭部癌の患者、胆道ドレナージを有する患者で、ビリルビン値が基準値を超えている場合はFOLFIRINOX療法の適用に注意が必要です。また、イリノテカンの代謝物は胆汁から腸管内へ移動して糞便排泄されますが、活性代謝物(SN-38)は腸管粘膜傷害を起こして重篤な下痢が発現する可能性があるため、治療開始前から下痢がある場合も注意が必要となります。反対に、腸管内に便が停滞するとSN-38の再吸収(腸肝循環)が進んで副作用が増強する可能性があるため、腸管麻痺や腸閉塞は禁忌となっており、ひどい便秘や腹水、腹膜播種がある場合にも注意が必要です。

UGT1A1はイリノテカンの代謝に関わる酵素で

表3… 適正使用の目安 （文献３より一部改変）

項目	適正使用	慎重投与	投与禁忌
ECOG PS	0-1	―	2以上（全身状態が悪化している患者）
年齢	65歳未満	65歳以上	―
好中球数	2,000/mm^{3}以上	―	2,000/mm^{3}未満
血小板数	10万/mm^{3}以上	―	10万/mm^{3}未満
総ビリルビン値／黄疸	ULN以下 かつ 黄疸を認めない	ULN超〜ULN×1.5以下 かつ 黄疸を認めない	ULN×1.5超 黄疸を認める
下痢（水様便を含む）	認めない	―	認める
UGT1A1遺伝子多型； ホモ接合体（UGT1A1*6/*6、*28/*28） またはダブルヘテロ接合体（UGT1A1*6/*28）	もたない	もつ	―
その他	―	―	腸管麻痺、腸閉塞 多量の腹水・胸水 等

ULN：施設基準上限

す。この遺伝子多型としてホモ接合体（UGT1A1*6/*6、*28/*28）、あるいはダブルヘテロ接合体（UGT1A1*6/*28）接合体を有する場合は、イリノテカンの代謝遅延により重篤な副作用（特に好中球減少）が発現する可能性が高くなると報告されているため、イリノテカンのさらなる減量が必要と考えられます。しかし、国内臨床試験[2]ではこれらの患者は除外されており、現時点では適切な投与量や安全性は確認されていません。ですから、FOLFIRINOX療法の適用を考える際には、事前にUGT1A1遺伝子多型について検査しておくことが推奨されており、該当する患者に対しては、FOLFIRINOX療法の適用の判断や投与量の調整、副作用への対処など慎重に対応する必要があります。

8 減量基準

発現した副作用の種類と程度によって、その後の薬剤の減量が必要となる場合がありますが、オキサリプラチン、イリノテカン、5-FU急速静注、5-FU持続静注の中から何をどう減量するかを判断しなくてはなりません。「適正使用情報」[3]には、国内外の臨床試験で用いられた治療変更基準を参考にして、減量基準や減量時の投与量が示されていますので参考にしてください（表4、5）。

9 副作用に対する対処

FOLFIRINOX療法を行う上で、特に注意が必要となる副作用についてまとめます。

1. 骨髄機能抑制、発熱性好中球減少症

発現頻度が高く、重篤な感染を引き起こす危険性もあることから、最も注意すべき有害事象です。このため、投与する条件として好中球数1,500/mm^{3}以上、血小板数75,000/mm^{3}以上が目安とされています[3]。特に初回投与時の発現頻度が高く、オリジナルレジメンの国内第Ⅱ相試験[2]では、グレード4の好中球数減少は15日目を中心として10-19日目に、発熱性好中球減少症は13日目を中心として11-15日目に発現していました。よって、特に初回投与時

表4 … **減量基準と減量方法**（文献3より）

副作用[注1]	程度		減量方法			
			CPT-11	L-OHP	5-FU（急速）	5-FU（持続）
好中球減少	以下のいずれかの条件を満たす場合 1)「2サイクル目以降の投与可能条件」を満たさず投与を延期 2) 500/mm³ 未満が7日以上持続 3) 感染症又は下痢を併発し、かつ1,000/mm³ 未満 4) 発熱性好中球減少症	⇒	●CPT-11を優先的に減量 ●CPT-11の投与レベルがL-OHPの投与レベルより低い場合は、CPT-11と同じ投与レベルになるまでL-OHPを減量する。 ●投与レベルがLevel-3に達した場合、当該薬剤は投与を中止すること。	中止		
下痢	発熱（38℃以上）を伴う	⇒				
	Grade 3以上[注2]	⇒				減量
血小板減少	以下のいずれかの条件を満たす場合 1)「2サイクル目以降の投与可能条件」を満たさず投与を延期 2) 50,000/mm³ 未満の場合	⇒	●L-OHPを優先的に減量 ●L-OHPの投与レベルがCPT-11の投与レベルより低い場合は、L-OHPと同じ投与レベルになるまでCPT-11を減量する。 ●投与レベルがLevel-3に達した場合、当該薬剤は投与を中止すること。	中止		
総ビリルビン上昇[注3]	2.0mg/dL 超 3.0mg/dL 以下	⇒	減量 （120mg/m²）			
	3.0mg/dL 超	⇒	減量 （90mg/m²）			
粘膜炎 手足症候群	Grade 3以上	⇒				減量
末梢神経症状	投与当日の程度がGrade 2	⇒		減量 （65mg/m²）		
	投与当日の程度がGrade 3	⇒		休薬[注4] （回復後65mg/m²に減量）		
	Grade 4			中止		

注1）複数の副作用が発現した場合は、薬剤毎に減量が最大となる基準を適用してください。
　　例：CPT-11・L-OHPが同じ投与レベルの時に、上記の程度に該当する好中球減少及び血小板減少が発現した場合は、CPT-11及びL-OHPの両方の投与レベルを1Level減量する。
　　例：CPT-11が180mg/m²の時に上記の程度に該当する好中球減少及び総ビリルビン上昇（2.5mg/dL）が発現した場合は、CPT-11を120mg/m²に減量する。
注2）Grade 3以上の下痢が発現した場合は、患者の状態に応じてCPT-11の減量を考慮してください。
注3）総ビリルビン上昇の病態や回復の状況を考慮し、CPT-11の減量又は本療法の中止を検討してください。
注4）L-OHPを休薬し、本療法を継続することができます。Grade 2以下へ回復後、65mg/m²に減量の上、L-OHP投与を再開してください。

表 5 ⋯ **抗癌剤の減量レベル**（文献 3 より）

投与レベル	L-OHP	CPT-11[注1]	5-FU 急速静注	5-FU 持続静注	l-LV[注2]
Level 0（初回投与量）	85mg/m²	180mg/m²	400mg/m²	2,400mg/m²	200mg/m²
Level-1	65mg/m²	150mg/m²	中止	1,800mg/m²	
Level-2	50mg/m²	120mg/m²		1,200mg/m²	
Level-3	中止	中止		中止	

注1）前サイクルの投与後に、総ビリルビン値3.0mg/dL超を認めた場合は、減量基準に従いCPT-11を90mg/m²に減量してください。
注2）l-LVは減量しないでください。ただし、5-FUの急速静注と持続静注のいずれも中止となった場合には、l-LVも中止してください。

には血液検査を1週間に2回程度実施するのが望ましいとされています。

またオリジナルレジメンの国内第Ⅱ相試験[2]では、発熱性好中球減少症が22.2％と高率に発現したため、G-CSFの一次予防的投与を行うべきかについて議論になります[12]。しかし、FOLFIRINOX療法は、予後の限られた切除不能膵癌に対する緩和的な化学療法として行われており、治療強度の低下が予後を悪化するといったデータも示されていません[11]。さらにmodifiedレジメンを用いれば、発熱性好中球減少症の頻度は8.7％に抑えられることもあり[6]、一般的にはG-CSFの一次予防的投与は用いられず、減量やスケジュール変更が優先されています。

2. 悪心・嘔吐、食欲不振

FOLFIRINOX療法は、オリジナルレジメンであってもmodifiedレジメンであっても消化器毒性が強く発現する可能性があり、高度催吐性リスク（high emetic risk；HEC）に分類されています[13]。よって、NK1受容体拮抗薬、5-HT3受容体拮抗薬、ステロイドの3剤併用による予防投与が推奨されます。ただし、膵癌患者では特に、ステロイドの投与により高血糖状態になる可能性があるため注意が必要です。

3. 下痢、腸炎

抗癌剤投与中あるいは投与後、数時間以内に出現する「早発性下痢」は、消化管の副交感神経が刺激され、蠕動運動が亢進することによるコリン作動性の下痢と考えられます。多くは一過性のものであり、抗コリン薬の投与により軽減されます。

抗癌剤投与後、数日以降に出現する「遅発性下痢」は、腸管粘膜障害が主な機序です。症状が軽度であれば、経過観察、あるいはロペラミドや抗コリン薬などの止痢剤の投与により、多くは1週間以内に回復します。しかし、高度な下痢が持続した場合は、脱水や電解質異常を来しショックに至る危険性もありますので、水分・電解質バランスに十分注意しながら適切な補液を行う必要があります。また、粘膜防御機構が破綻して感染症を併発する可能性もあり、骨髄抑制の時期と重なってしまうと感染が重症化してしまう危険性もありますので、抗生剤の投与やG-CSFの投与など感染症に対する十分な対策をとる必要があります。

4. 感染症（胆管炎、敗血症）

FOLFIRINOX療法は、好中球減少や発熱性好中球減少症の発現頻度が高いために、重篤な感染症を引き起こす危険性があります。特に、膵頭部癌の患者や胆道ドレナージを有する患者では胆汁排泄障害により胆管炎や肝膿瘍を発症することが

あります。PSや骨髄抑制の状況によっては、重症化して敗血症から致命的な転帰をたどる可能性もありますので、発熱等の異常が認められたら、速やかに抗生剤の投与や胆道ドレナージ不良に対する処置を行うことが重要です。膵癌患者では疼痛コントロール目的でNSAIDs（非ステロイド性抗炎症薬）を併用していることも多く、症状による発見が遅れる可能性があるため、注意が必要です。

5．末梢神経障害

オキサリプラチンによる末梢神経障害は、急性のものと持続性のものがあります。

急性末梢神経障害とは、オキサリプラチンの投与直後から1-2日以内に生じる一過性の症状であり、寒さや冷たさによって誘発・悪化される手足や口腔の知覚異常や、咽頭・喉頭の知覚異常（呼吸困難感、絞扼感）があります。事前に、これらの症状についての情報提供を十分に行い、寒冷刺激を避けるよう指導することが大切です。

持続性末梢神経障害とは、オキサリプラチンの投与回数や累積投与量が増えるに従って発現する持続性の手足のしびれ症状であり、悪化すると感覚性の機能障害（ボタンが留めにくい、文字が書きにくい、歩きにくい、つまずくことが多い等）が現れます。オキサリプラチンの減量・休薬により改善するといわれていますが、難治性のものも多く経験されます。

予防薬としては、牛車腎気丸などの漢方薬、ビタミン類（B、Eなど）、カルシウム-マグネシウム製剤などが検討されてきましたが確立されたものはありません。神経障害性疼痛に対する治療薬としてはプレガバリンやデュロキセチンなどが試みられていますが、効果は限定的であり、即効性はなく、眠気やふらつくなどの副作用を生じることもあります。現時点では、治療による抗腫瘍効果と神経症状のバランスをみながら、個々の患者ごとに減量・休薬・中止の判断を適切に行うことが大切です。

6．アレルギー反応

オキサリプラチンの投与回数が増えてくると、アレルギー反応が出現することがあります。オキサリプラチン投与中に発赤や皮疹（蕁麻疹）、掻痒感、冷汗、発熱などの症状が出現した場合は、その程度に応じて、投与の中断、抗ヒスタミン薬やステロイドの投与、再開時の点滴速度の低下などの対応をとります。咽頭・喉頭の絞扼感や酸素飽和度の低下を伴わない呼吸困難感は急性末梢神経障害なのか軽度のアレルギー症状なのかの判断が難しく、同様の対応をとることがあります。

酸素飽和度の低下を伴う呼吸困難や血圧低下などの重篤な症状（アナフィラキシー）が出現した場合は、オキサリプラチンの投与を直ちに中止し、気道確保、酸素投与、エピネフリン筋注、補液、昇圧剤投与、抗ヒスタミン薬やステロイドの投与などの早急な対応が必要となります。特に投与開始直後は患者の状態を十分に観察し、アレルギー反応に備えて、必要な薬剤や装置を事前に準備しておくことが大切です。

7．コリン作動性症候群

イリノテカンの投与中あるいは投与直後に、腹痛（腹部不快感）、下痢、発汗、唾液分泌過多、縮瞳、徐脈、呼吸困難、構語障害（ろれつが回らない）、咽頭知覚不全等の症状が出現することがあります。イリノテカンのカルバミル基がアセチルコリンエステラーゼ阻害作用を示し、過剰となったアセチルコリンがムスカリン受容体を刺激してコリン様作用を示すといった機序が考えられており、コリン作動性症候群と呼ばれます。症状が出現した場合は患者の状態を十分に観察し、必要に応じて抗コリン薬を投与します。また、いったんコリン作動性症候群を認めた場合は、以降のイリノテカンの投与前に抗コリン薬の予防投与が推奨されます。

10　今後の課題

FOLFIRINOX療法と同様に、GEM単独療法を

上回る延命効果を示したGnP療法との優劣については、まだ明らかにされていません。また、どちらの治療法も、局所進行膵癌に対する治療効果は十分には検証されていません。現在、JCOG肝胆膵グループでは局所進行膵癌を対象として、modified FOLFIRINOX療法とGnP療法のどちらが有望かを検討するランダム化第Ⅱ相試験（JCOG1407試験）を開始しています。また現在、遠隔転移例を対象とした第Ⅲ相試験も計画中です。

2016年7月に改訂された『膵癌取扱い規約（第7版）』[14]では、新たに切除境界膵癌が定義されました。「外科的切除のみでは組織学的に癌遺残となる可能性が高い膵癌」であり、これらの多剤併用療法による術前治療の開発も期待されています。

● 文献

1) Conroy T, et al. FOLFIRINOX versus gemcitabine for metastatic pancreatic cancer. N Engl J Med. 364(19), 2011, 1817-25.
2) Okusaka T, et al. Phase Ⅱ study of FOLFIRINOX for chemotherapy-naïve Japanese patients with metastatic pancreatic cancer. Cancer Sci. 105(10), 2014, 1321-6.
3) 日本膵臓学会. FOLFIRINOX療法（治癒切除不能な膵癌）適正使用情報. 2013.
https://www.medicallibrary-dsc.info/safety/topotecin/folfirinox/pdf/TOP7AT1601.pdf
4) Ozaka M, et al. JASPAC 06: Observational study of FOLFIRINOX therapy for unresectable and recurrent pancreatic cancer—Preliminary report on serious adverse events. J Clin Oncol. 34, 2016(suppl 4S; abstr 407).
5) Mizuno N, et al. Observational study of FOLFIRINOX (FFX) for unresectable/recurrent pancreatic cancer (PC) in Japanese patients (pts) (JASPAC 06): final results. Ann Oncol. 27, 2016(suppl_6): 678p.
6) Ueno M, et al. Phase Ⅱ study of modified FOLFIRINOX for chemotherapy-naïve patients with metastatic pancreatic cancer. J Clin Oncol. 34, 2016(suppl; abstr 4111).
7) 日本膵臓学会膵癌診療ガイドライン改訂委員会. 膵癌診療ガイドライン2016年版. 東京, 金原出版, 2016, 272p.
8) Marthey L, et al. FOLFIRINOX for locally advanced pancreatic adenocarcinoma: results of an AGEO multicenter prospective observational cohort. Ann Surg Oncol. 22(1), 2015, 295-301.
9) Suker M, et al. FOLFIRINOX for locally advanced pancreatic cancer: a systematic review and patient-level meta-analysis. Lancet Oncol. 17(6), 2016, 801-10.
10) Pancreatic Adenocarcinoma. NCCN Clinical Practice Guidelines in Oncology Version 1. 2017.
11) 日本癌治療学会. G-CSF適正使用ガイドライン2013年版 Ver.2. 東京, 金原出版, 2015, 100p.
12) 日本臨床腫瘍学会. 発熱性好中球減少症（FN）診療ガイドライン. 東京, 南江堂, 2012, 88p.
13) 日本癌治療学会. 制吐薬適正使用ガイドライン2015年10月 第2版. 東京, 金原出版, 2015, 112p.
14) 日本膵臓学会. 膵癌取扱い規約 第7版. 東京, 金原出版, 2016, 122p.

4 膵癌における GnP 療法

和歌山県立医科大学 第2外科 講師 岡田健一　同 教授 山上裕機

1 はじめに

　転移性膵癌や局所進行切除不能膵癌などの治癒切除不能な膵癌に対し、2013年12月にFOLFIRINOX療法、2014年12月に「ゲムシタビン（GEM）＋nab-パクリタキセル併用療法」（GnP療法）が順次保険収載となり、本邦でも膵癌の治療選択肢が広がり、治療成績の向上が期待されています。強力な抗がん剤治療レジメンは、生存期間の延長と腫瘍縮小効果が期待できる一方で、より繊細な副作用の管理が必要となり、施行医が責任をもってその治療効果を評価することが求められます。

　本稿では、GnP療法について日本人のエビデンスを含め、その効果と安全性、本治療の今後の位置付けについて解説します。

2 nab-パクリタキセル

　Nab-パクリタキセル（アブラキサン®）は、アルブミンに1963年米国で太平洋イチイより抽出されたパクリタキセルを結合させた130nmのナノ粒子製剤です。タキサン系薬剤が細胞内微小管のβ-tubulinサブユニットに結合し、脱重合を阻害することで抗腫瘍効果を示すとされます。ヒト血清アルブミンとの結合により凍結乾燥製剤化が実現し、溶媒が不要となり生理食塩水での懸濁、投与が可能となりました。現時点ではマウス実験でしか証明されていませんが、血液中で崩壊したnab-パクリタキセルはより速やかに効率よく組織移行し、パクリタキセルの腫瘍内濃度が高まり[1]、GnP療法では、nab-パクリタキセルがGEMの腫瘍内代謝を抑制することで、GEMの腫瘍内濃度を上昇させるとされています[2]。したがって、その理論に基づき、GnP療法ではnab-パクリタキセルを先行投与しますが、ヒトにおけるエビデンスは証明されていません。

3 施行方法

　上記のようにパクリタキセル製剤の溶媒が不要なため、過敏症予防のためのステロイド剤や抗ヒスタミン剤の前投薬は必須ではなくなり、アルコール過敏症患者への投与も可能となりました。本邦では2014年12月に治癒切除不能な膵癌に保険収載となりました。したがって、その適応に遠隔転移の有無は問いません。nab-パクリタキセル1日1回125mg/m^{2}を30分間で点滴静注し、GEM 1,000mg/m^{2}と併用します。週1回の投与を3週間連続し、4週目は休薬するという1コースを、病勢増悪が確認されるまで繰り返します。副作用として好中球減少や血小板減少、発熱性好中球減少の他、ほぼ全患者に脱毛が生じること、末梢神経障害の具体的な症状、nab-パクリタキセルがヒト血液由来成分を含有し感染症リスクがあることを、治療開始前に説明し、同意を得ておく必要があります。

4 MPACT試験

　遠隔転移を有する膵癌を対象に、GEM単独療法に対するGnP療法の優越性を検証する目的で、第Ⅲ相試験（MPACT試験）が行われました[3]。GEMを標準療法として、GnP療法を試験治療として1:1に割り付けを行う優越性試験で国際的に861例が登録された試験ですが、本邦は参加していません。

表1 … MPACT試験（n = 861）（文献3より改変引用）

	GnP療法	GEM単独療法
全生存期間 生存期間中央値	ハザード比0.72（95%信頼区間0.62-0.83） 8.5カ月	6.7カ月
無再発生存期間	ハザード比0.69（95%信頼区間0.58-0.82） 5.5カ月	3.7カ月

主要評価項目の全生存期間では、GnP療法がGEM単独療法に対しハザード比0.72（95%信頼区間0.62-0.83）と統計学的有意に良好な成績であり、生存期間中央値はGnP療法8.5カ月、GEM単独療法6.7カ月でした[3]。また副次評価項目の無再発生存期間についても、前者が5.5カ月、後者が3.7カ月で、ハザード比0.69（95%信頼区間0.58-0.82）と統計学的有意にGnP療法が優れていました（表1）[3]。

本試験の有害事象は、グレード3以上の好中球減少が、GEM単独療法で27％、GnP療法で38％〔NCI-CTCAE（ver.3.0）〕に認めました。発熱性好中球減少はGEM単独療法で1％、GnP療法で3％に認められました。注意すべき有害事象としては、グレード3以上の倦怠感をGEM単独療法で7％に認めたのに対し、GnP療法では17％と比較的高率に認めているほか、グレード3以上の末梢神経障害もGEM単独療法で1％に認めたのに対し、GnP療法では17％に認めました（表2）。これらは、患者のQOLに直接影響を及ぼす有害事象であり、適切な対応や治療前説明が必要であることは言うまでもありませんが、治療そのものによる生存期間の延長効果から、いつまで治療を継続できるかという臨床治療上の問題も生じうる点が、今後の課題とされています。いずれにせよ、GnP療法でも生命に関わる重篤な有害事象は稀であることから、治癒切除不能な膵癌の標準療法の選択肢の1つとなりました。

5　日本人のエビデンス（本邦における単アーム第I／II相試験から見えてきたもの）

日本人におけるGnP療法の安全性と有効性を検証するために、単アーム第I／II相試験が施行され[4]、MPACT試験と同様の選択基準・除外基準・投与方法が適用されました。有害事象を認めた場合の減量方法は、nab-パクリタキセルが、初回投与量125mg/m^2、レベル-1が100mg/m^2、レベル-2が75mg/m^{2}に減量され、GEMは初回投与量1,000mg/m^2、レベル-1が800mg/m^2、レベル-2が600mg/m^{2}に減量されました。本試験の結果で注目すべきは、主要評価項目である抗腫瘍評価において、部分奏効（partial response；PR）を20例（58.8％）に認めたほか、病勢コントロール率（disease control rate；DCR）も94.1％と高率であったことです。特に、膵臓外科医にとって魅力的な点は、GnP療法の最大腫瘍縮小率を表すWaterfall Spotsが示すように、遠隔転移病変（n = 33）において中央値マイナス47.00％（マイナス87.8 ± 24.4％）と縮小効果を認めたのみならず（図1a）、膵原発巣においても中央値マイナス44.15％（マイナス87.2 ± 37.1％）と著明な縮小を認めたことです（図1b）。すなわち、切除を企図した切除境界膵癌の術前治療として応用できる可能性や、局所進行切除不能膵癌のconversion surgery移行率の向上に寄与する可能性が期待されています。またFOLFIRINOX療法やそのmodifiedレジメンでは、胆道ドレナージの有無やUGT1A1遺伝子多型の結果により、その適応を慎重に検討すべきとされ[4,5]、入院治療などの治療

表2… MPACT試験（n＝861）有害事象

	GnP療法（n＝421）	GEM単独療法（n＝402）
グレード3以上の血液毒性		
好中球減少	38%	27%
白血球減少	31%	16%
血小板減少	13%	9%
貧血	13%	12%
発熱性好中球減少	3%	1%
グレード3以上の非血液毒性		
倦怠感	17%	7%
末梢神経障害	17%	1%
下痢	6%	1%

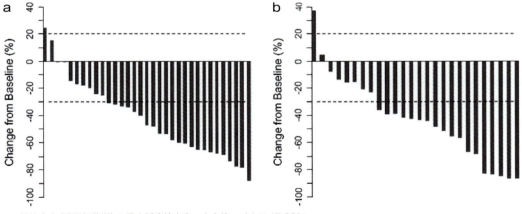

図1… GnP療法の最大腫瘍縮小率のWaterfall Spots

a．標的病変（遠隔転移巣）の最大腫瘍縮小率：中央値マイナス47.00%
b．膵原発巣の最大腫瘍縮小率：中央値マイナス44.15%
Ueno H, et al. Phase Ⅰ/Ⅱ study of nab-paclitaxel plus gemcitabine for chemotherapy-naive Japanese patients with metastatic pancreatic cancer. Cancer Chemother Pharmacol. 77, 2016, 595-603.

マネージメントを要する等やや煩雑な点もあるのに対し、GnP療法はより広い患者適応があり、治療マネージメントも比較的簡便です。筆者は、日本の膵癌診療の環境・現状からはGnP療法の方が利便性は高いと考えます。

本試験のFull Analysis Set解析対象集団（n＝34）における全生存期間は13.5カ月で、無増悪生存期間は6.5カ月であり、単純比較はできないものの、良好な成績が日本人のエビデンスとして報告されました（**表3**）。

一方、GnP療法の日本人における有害事象は、MPACT試験の結果より頻度が高く、グレード3以上の好中球減少を70.6%、血小板減少を14.7%、発熱性好中球減少を5.9%に認めたほか、グレード1以上の倦怠感を38.2%、末梢神経障害を82.4%、脱毛を91.2%に認めました（**表4**）。

6 注意すべき副作用

1. 末梢神経障害

　MPACT試験や国内第Ⅰ/Ⅱ相試験において報告されるように、比較的早期より末梢神経障害は出現しうるとされます。nab-パクリタキセル投与後にグレード3以上の高度な末梢神経障害が発現した場合には、適宜延期または減量を行い、グレード1以下〔症状がない；深部腱反射の低下または知覚異常（CTCAE Ver.4.0）〕への症状の軽快・回復を確認します。グレード2の場合にはnab-パクリタキセルのみ減量を行います。患者は"足の裏に獣の肉球が付いてきた感じ"や"つまずきやすくなった"などのエピソードを訴えることもあり、医療者サイドからも積極的に問診すべき観察項目です。筆者も、たった1回の投与でグレード3以上の末梢神経障害を認めた患者が転倒した症例を経験しています。その転倒が本当に末梢神経障害に起因したものであったかどうかは不明でしたが、特に筋力の低下した高齢者では、骨折や打撲などの二次的有害事象を引き起こす可能性が高くなることも予想され、本人や家族に注意喚起すべきです。

2. 間質性肺疾患

　MPACT試験での有害事象として、間質性肺疾患の発現状況はGnP療法群において全グレードで4%、グレード3以上を2%に認めました。初発症状として、発熱・乾性咳嗽・息切れ・呼吸困難等が現れます。間質性肺疾患が疑われた場合は、投与を中止し、胸部CT検査などの画像検査、臨床検査（血算・生化学検査、KL-6、SP-D、SP-A、DLSTなど）を実施して感染症の鑑別診断を行い、呼吸器専門医と連携し、パルス療法を含むステロイド剤の投与などの適切な処置を行います[6]。

表3… 国内第Ⅰ/Ⅱ相試験（n＝34）

（文献4より改変引用）

	GnP療法
全生存期間	13.5カ月
無増悪生存期間	6.5カ月

表4… 国内第Ⅰ/Ⅱ相試験（n＝34）有害事象

	GnP療法
グレード3以上の血液毒性	
好中球減少	70.6%
白血球減少	55.9%
血小板減少	14.7%
貧血	14.7%
発熱性好中球減少	5.9%
グレード1以上の非血液毒性	
脱毛	91.2%
末梢神経障害	82.4%
食欲不振	55.9%
倦怠感	38.2%
下痢	35.3%

7 おわりに

　本邦でも治癒切除不能な膵癌にFOLFIRINOX療法とGnP療法が相次いで保険収載となり、進行膵癌の治療選択肢が増えました。強力な抗がん剤治療は、患者のQOLを容易に脅かしやすいことを留意しつつ、より慎重な副作用管理が必要となります。一方、GnP療法は短期間に遠隔転移のみならず、膵原発巣においても縮小効果が強いことから、すべての医師がただ漫然と治療を継続するだけでなく、切除可能性を考慮しつつ、適宜治療効果判定を行い、外科的切除のチャンスを逃すことのないようにすることが重要です。施行医が治療効果を評価する責任も問われる時代に入ったことを肝に銘じるべきです。

● 文献

1) Desai N, et al. Increased antitumor activity, intratumor paclitaxel concentrations, and endothelial cell transport of cremophor-free, albumin-bound paclitaxel, ABI-007, compared with cremophor-based paclitaxel. Clin Cancer Res. 12, 2006, 1317-24.
2) Frese KK, et al. nab-Paclitaxel potentiates gemcitabine activity by reducing cytidine deaminase levels in a mouse model of pancreatic cancer. Cancer Discov. 2, 2012, 260-9.
3) Von Hoff DD, et al. Increased survival in pancreatic cancer with nab-paclitaxel plus gemcitabine. N Engl J Med. 369, 2013, 1691-703.
4) Ueno H, et al. Phase Ⅰ/Ⅱ study of nab-paclitaxel plus gemcitabine for chemotherapy-naive Japanese patients with metastatic pancreatic cancer. Cancer Chemother Pharmacol. 77, 2016, 595-603.
5) Okada K, et al. Impact of treatment duration of neoadjuvant FIRINOX in patients with borderline resectable pancreatic cancer: a pilot trial. Cancer Chemother Pharmacol. 78, 2016, 719-26.
6) 日本呼吸器学会薬剤性肺障害ガイドライン作成委員会. 薬剤性肺障害の評価, 治療についてのガイドライン (2006)

5 膵癌におけるゲムシタビン＋S-1併用療法

関西医科大学 外科学講座 講師　柳本泰明　　同 准教授　里井壯平

1 はじめに

切除不能膵癌に対する化学療法としてS-1（テガフール・ギメラシル・オテラシルカリウム配合）が保険収載されて以降、ゲムシタビン（GEM）＋S-1併用療法（GS療法）は2000年代前半からハイボリュームセンターを中心に臨床試験が開始され[1-4]、その後一般臨床で広く支持されてきました。特に膵臓外科医の間においては圧倒的な支持を得ることとなり、現在もなお支持され続けています。GS療法の最も特徴的な要素に、腫瘍縮小効果（奏効率：27-48％）が挙げられます。GEST studyの結果、予後延長効果における優越性は証明されなかったものの、腫瘍縮小効果においてはGEM単独療法に比べて有意に高率でした（13.3％ vs. 29.3％、p＜0.001）[5]。FOLFIRINOX療法やGEM＋nab-パクリタキセル併用療法（GnP療法）にも勝るとまでは言えないものの、決して遜色ない成果を挙げてきました。実際、切除不能膵癌におけるconversion surgery症例の中で最も使用されたレジメンの1つであると思われます[6-11]。

本稿では、かつて実臨床で膵癌に対する化学療法をリードしてきたGS療法の今後の使い道について論じます。

2 外科的治療との組み合わせ

切除可能膵癌（PR膵癌）および切除境界膵癌（BR膵癌）において更なる治療効果の改善を目指して、現在周術期での化学（放射線）療法の至適レジメンの開発が行われています。特にPrep-02/JSAP-05試験は、PR膵癌を対象として術前GS療法の優越性を証明する試験であり、日本から発信された世界初の試みであることから、その結果が期待されています。

当然のことながらFOLFIRINOX療法やGA療法（GEM＋アドリアマイシン）を術前・術後治療のレジメンとした臨床試験が行われており（PRODIGE 24/ACCORD 24、APACT、etc…）、最終的にはそれらの結果を比較する必要があります。手術侵襲が予定されることが切除不能膵癌（UR膵癌）との大きな違いであることから、どのレジメンが術前・術後に寛容であるかどうかも注視する必要があると思われます。

3 FOLFIRINOX療法やGnP療法導入困難例

本邦は2007年に65歳以上の高齢化率が21％超となり、世界最速で超高齢社会を迎えます。膵癌患者も近年高齢化が進み、2011年における75歳以上の患者割合は約50％にまで達しています（http://ganjoho.jp/reg_stat/statics/dl/index.html）。75歳以上の高齢者は複数の併存疾患を有することが多く、全身状態が良好であってもFOLFIRINOX療法やGnP療法の実施は困難であり、一部のハイボリュームセンターを除き、標準治療はGEMもしくはS-1単独治療が行われています。Imaokaらが報告したGEST試験における高齢者サブグループ解析[12]では、GS群でのハザード比は0.78（0.57-1.08）と良好であること、またperformance status（PS）1の患者においてはGS群において有意に予後良好であることから、GS療法は高齢者に対して有望な治療法となりうる可能性があると思われます。

図1 ⋯ **全生存期間におけるGS療法の効果**（文献15より引用）

Locally Advanced	GEM	GS	weight	HR (95%CI)	HR	95%CI
GEMSAP	13	15	15%		0.657	0.295-1.475
GEST	66	68	69%		0.673	0.458-0.99
JACCRO PC-01	18	13	16%		0.693	0.286-1.595
Total (fixed effect)	97	96	100%		0.673	0.488-0.929
				0.000 0.500 1.000 1.500 2.000		
				GS better　　　　GEM better		

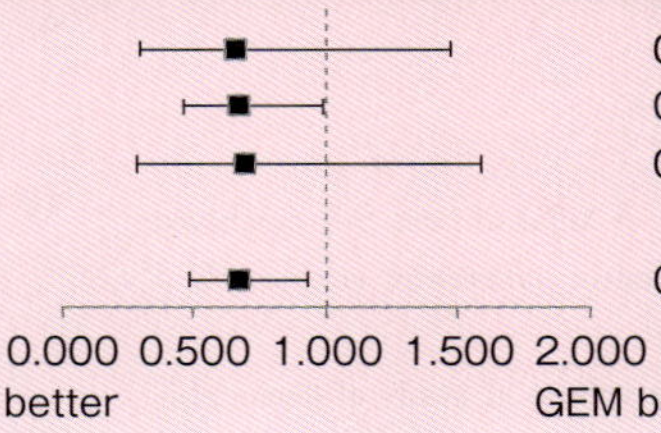

Forest plots of hazard ratios (HRs) for overall survival (OS) from three randomized trials (GEST, GEMSAP, and JACCRO PC-01 studies) of GS compared with Gem, as first-line therapy in patients with locally advanced PC.
(n: the number of patients, HR: hazard ratio, 95% CI: 95% confidence interval)

図2 ⋯ **無増悪生存期間におけるGS療法の効果**（文献15より引用）

Locally Advanced	GEM	GS	weight	HR (95%CI)	HR	95%CI
GEMSAP	13	15	15%		0.490	0.19-1.19
GEST	66	68	69%		0.608	0.422-0.876
JACCRO PC-01	18	13	16%		0.623	0.295-1.317
Total (fixed effect)	97	96	100%		0.596	0.437-0.811
				0.000 0.500 1.000 1.500 2.000		
				GS better　　　　GEM better		

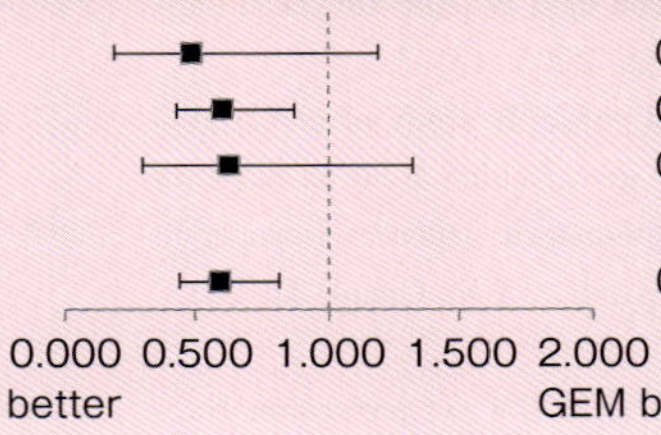

Forest plots of hazard ratios (HRs) for progression-free survival (PFS) from the three randomized trials of GS compared with Gem, as first-line therapy in patients with locally advanced PC.

4 局所進行膵癌に対する治療法

今後局所進行膵癌（UR-LA膵癌）に対してもFOLFIRINOX療法やGnP療法が盛んに行われることが予想されますが、現時点でUR-LA膵癌に対する標準治療はフルオロウラシル（5-FU）併用放射線療法とGEMです。筆者はUR-LA膵癌におけるGEM単独療法とGS療法のメタ解析を行い、GS療法の優れた治療効果を指摘しています（**図1、2**）。UR-LA膵癌に対して、FOLFIRINOX療法やGnP療法およびGS療法のいずれを日常診療で実施すべきか議論のあるところではありますが、エビデンスがない現状からは、FOLFIRINOX療法やGnP療法の毒性やコストを鑑み、使い慣れたGS療法を選択する場合も想定されます。

5 考察

本邦で開発され、幅広い癌種で効果が得られているS-1は難治性疾患の代表である膵癌に対し、GEMとの併用で世界を目指しましたが、残念ながら優越性を証明するに至りませんでした。しかしながら、近年相次いで報告されたメタ解析では高い評価が得られています[13-15]。前述したとおり、腫瘍縮小効果の高さ、コスト（両薬剤ともに後発品があり、安価です）、高齢者やPS不良例での一次治療、またFOLFIRINOX療法やGnP療法奏効後のメンテナンス治療として、局所進行例での有効性の可能性さらには周術期（術前・術後）治療など、様々な使い道が考えられます。FOLFIRINOX療法やGnP療法は確かに有効な治療法ですが、長期

間の使用に向かないことからも、いかにGS療法を使いこなすかが我々膵癌治療医に求められているものと思われます。

● 文献

1) Nakamura K, et al. Phase Ⅱ trial of oral S-1 combined with gemcitabine in metastatic pancreatic cancer. Br J Cancer. 94, 2006, 1575-9.
2) Oh DY, et al. A multicenter phase Ⅱ study of gemcitabine and S-1 combination chemotherapy in patients with unresectable pancreatic cancer. Cancer Chemother Pharmacol. 65, 2010, 527-36.
3) Lee GW, et al. Phase Ⅱ trial of S-1 in combination with gemcitabine for chemo-naïve patients with locally advanced or metastatic pancreatic cancer. Cancer Chemother Pharmacol. 64, 2009, 707-13.
4) Ueno H, et al. A phase Ⅰ study of combination chemotherapy with gemcitabine and oral S-1 for advanced pancreatic cancer. Oncology. 69, 2005, 421-7.
5) Ueno H, et al. Randomized phase Ⅲ study of gemcitabine plus S-1, S-1 alone, or gemcitabine alone in patients with locally advanced and metastatic pancreatic cancer in Japan and Taiwan: GEST study. J Clin Oncol. 31, 2013, 1640-8.
6) 村川正明ほか．切除不能膵癌に対するConversion Surgeryの安全性と忍容性の検討．癌と化学療法．42(12)，2015，1482-4.
7) 東野健ほか．化学療法（GEM＋S-1）により根治切除可能となった局所進行膵癌の1例．癌と化学療法．42(12)，2015，2373-5.
8) 森山亮仁ほか．Gemcitabine＋S-1（GS）療法にて根治切除が可能であった局所進行膵癌の1例．癌と化学療法．41(12)，2014，2187-9.
9) 佐藤良平ほか．化学放射線療法にて根治切除し得た局所進行切除不能膵癌の1例．癌と化学療法．42(12)，2015，2385-7.
10) Wada K, et al. Biweekly gemcitabine plus S-1 for locally advanced and metastatic pancreatic cancer: a preliminary feasibility study. J Hepatobiliary Pancreat Sci. 22, 2015, 692-8.
11) Opendro SS, et al. Role of adjuvant surgery in initially unresectable pancreatic cancer after long-term chemotherapy or chemoradiation therapy: survival benefit? J Hepatobiliary Pancreat Sci. 21, 2014, 695-702.
12) Imaoka H, et al. Clinical outcome of elderly patients with unresectable pancreatic cancer treated with gemcitabine plus S-1, S-1 alone, or gemcitabine alone: Subgroup analysis of a randomised phase Ⅲ trial, GEST study. Eur J Cancer. 54, 2016, 96-103.
13) Cao C, et al. Gemcitabine plus S-1: a hopeful frontline treatment for Asian patients with unresectable advanced pancreatic cancer. Jpn J Clin Oncol. 45, 2015, 1122-30.
14) Li D, et al. Gemcitabine Compared With Gemcitabine and S-1 Combination Therapy in Advanced Pancreatic Cancer: A Systematic Review and Meta-Analysis. Medicine. 94, 2015, e1345.
15) Yanagimoto H, et al. Improved survival with combined gemcitabine and S-1 for locally advanced pancreatic cancer: pooled analysis of three randomized studies. J Hepatobiliary Pancreat Sci. 21, 2014, 761-6.

6 化学療法

6 補助療法の意義

近畿大学医学部 外科 准教授 **松本逸平**

1 はじめに

膵癌の5年生存率は6-7%ときわめて不良で、外科切除のみが唯一根治を目指せる治療です。しかし、様々な術式の改良にもかかわらず外科切除単独による5年生存率はわずか10%にとどまり、切除単独での予後改善には限界があります。このため、化学療法や化学放射線療法を組み合わせた集学的治療が多く試みられています。近年、欧州と本邦を中心として術後補助化学療法の臨床試験が積極的に行われ、生存率の向上が報告されています。

本稿では、治療開発の歴史的経緯をたどりながら、膵癌術後補助化学療法について概説します。さらに、膵癌治療における標準治療としての術後補助化学療法の位置付けを明らかにし、今後の展望と課題について述べます。

2 膵癌術後補助化学療法の歴史と進歩

膵癌術後補助療法の歴史は古く1980年代から1990年代にさかのぼります。米国ではフルオロウラシル（5-FU）と放射線療法の併用療法が行われ、生存期間の延長が報告されていました。一方、欧州では5-FU併用化学放射線療法では有意な予後改善は得られず、化学療法が多く行われていました。以下にこれまで報告された主要な臨床試験について述べます。

1. Gastrointestinal Tumor Study Group 9137 試験 [1]

膵癌術後補助療法として初めて行われたランダム化比較試験（RCT）で、1985年に米国より報告されました。手術単独治療群と5-FUを用いた化学放射線治療群との比較試験で、化学放射線治療による術後補助療法は手術単独よりも全生存期間を有意に改善しました〔生存期間中央値（MST）：手術単独群11ヵ月、化学放射線療法群20ヵ月、p＝0.03〕。本試験は、膵癌の術後補助療法の有用性を初めて明らかにした試験として大きな意義があります。しかし、1974-1982年の間にわずか49例が登録されたにすぎず、化学放射線治療群では照射後2年間の5-FU投与が継続されており、実際の効果が化学放射線療法によるものか、照射後に投与された化学療法によるものかなどの議論も多くあります。

2. European Study Group of Pancreatic Cancer（ESPAC）-1 試験 [2]

2004年に欧州より報告された本試験は、術後化学放射線療法と術後補助化学療法の有用性を同時に検証することを目的とした第Ⅲ相試験です。切除後膵癌289例を4群〔手術単独群、5-FUを用いた化学放射線療法群、5-FU＋ホリナートカルシウム（LV）による化学療法群、化学放射線療法後に化学療法を行う群〕に割り付け、two-by-two factorial designにより化学放射線療法を含む2群と含まない2群、化学療法を含む2群と含まない2群において全生存期間が比較されました。結果は化学放射線療法あり群の生存期間が化学放射線療法なし群に比べむしろ劣っていましたが（MST：15.9ヵ月 vs. 17.9ヵ月、p＝0.053）、化学療法あり群では化学療法なし群より有意に良好でした（MST：20.1ヵ月 vs. 15.5ヵ月、p＝0.009）。本試験は複雑なデザインのため、その結果の理解が難しいですが、膵癌の術後補助療法として化学放射線療法より、化学療法が有効であることを示した点で大きな意

表1 … 膵癌術後補助化学療法に関する第Ⅲ相試験

報告者・試験名	報告年	方法	患者数	無再発生存期間中央値(月)	全生存期間中央値(月)	5年生存割合(%)	p値
Bakkevoldら	1993	手術単独	30	NA	11	8	0.02
		5-FU+ADR+MMC	31	NA	23	4	
Takadaら	2002	手術単独	77	NA	12.4	11.5	NS
		5-FU+MMC	81	NA	12.8	18.0	
ESPAC-1	2004	5-FU+LVなし	142	9.4	15.5	8	0.009
		5-FU+LVあり	147	15.3	20.1	21	
JSAP-01	2006	手術単独	44	10.2	15.8	14.9	0.94
		5-FU+CDDP	45	8.6	12.5	26.4	
CONKO-001	2007	手術単独	175	6.7	20.2	10.4	0.01
		GEM	179	13.4	22.1	20.7	
JSAP-02	2009	手術単独	60	5.0	18.4	10.6	0.19
		GEM	58	11.4	22.3	23.9	
ESPAC-3	2010	GEM	537	14.3	23.6	N/A	0.39
		5-FU+LV	551	14.1	23.0	N/A	
CONKO-006	2014	GEM	65	10.7	15.6	N/A	0.90
		GEM+Sorafenib	57	9.6	17.6	N/A	
CONKO-005	2015	GEM	217	11.6	24.5	19	NS
		GEM+Elrotinib	219	11.6	24.6	28	
ESPAC-4	2016	GEM	366	N/A	25.5	16.3	0.032
		GEM+CAP	364	N/A	28.0	28.8	
JASPAC 01	2016	GEM	190	11.3	25.5	24.4	<0.0001
		S-1	187	22.9	46.5	44.1	

5-FU；fluorouracil、ADR；adriamycin、MMC；mitomycin C、LV；calcium folinate、CDDP；cisplatin、GEM；gemcitabine、CAP；capecitabine

義があります。

　GITSG 9137試験以降、米国では術後補助療法として化学放射線療法を推奨する考えが根強く、術後化学放射線療法の有用性や新規レジメンを探索する臨床試験が多く行われています。しかし、過去に報告されたRCTやメタアナリシスでは化学放射線療法の有用性は証明されておらず、本邦の『膵癌診療ガイドライン』では、膵癌に対する術後補助化学放射線療法は行わないことを提案すると記載されています。

　一方、ESPAC-1試験の結果を受け、欧州や本邦を中心として術後補助化学療法の治療開発が積極的に進められました。**表1**に膵癌術後補助化学療法に関する第Ⅲ相試験の結果の概要を示します。

3. Charité Onkologie（CONKO）-001 試験[3]

　2007年にドイツから報告された本試験は、術後補助化学療法としてのゲムシタビン（GEM）単剤療法の有効性を検証したものです。切除後膵癌354例によるGEM群（GEM 1,000mg/m^2、第1・8・15日目に経静脈投与、4週を1コースとして6コース施行）と切除単独群との第Ⅲ相試験で、プライマリーエンドポイントである無再発生存においてGEM群の有意性が示されました（無再発生存期間中央値：GEM群13.4カ月、手術単独群6.9カ月、p＜0.001）。本試験の結果により、2007年以降、GEM

単剤療法が術後補助療法の標準治療と位置付けられました。また、その後の長期の追跡調査では無再発生存のみならず全生存期間においてもGEM群の有意性が報告されました（MST：GEM群22.8カ月、手術単独群20.2カ月、p＝0.005）[4]。

4. Japanese Study Group of Adjuvant Therapy for Pancreatic Cancer（JSAP）-02試験[5]

本邦においても、術後補助化学療法としてのGEM単剤療法の有効性を検証したJSAP-02試験の結果が2009年に報告されました。切除後膵癌118例によるGEM群（GEM 1,000mg/m^2、第1・8・15日目に経静脈投与、4週を1コースとして3コース施行）と切除単独群との第Ⅲ相試験で、プライマリーエンドポイントである全生存期間では有意差は認めませんでしたが（MST：GEM群22.3カ月、手術単独群18.4カ月、p＝0.19）、無再発生存においてGEM群の有意性が示されました（無再発生存期間中央値：GEM群11.4カ月、手術単独群5.0カ月、p＝0.01）。CONKO-001試験とほぼ同様の結果が得られ、術後補助化学療法としてのGEM単剤療法の有効性が、本試験により再現性をもって証明されました。

5. ESPAC-3試験[6]

術後補助化学療法として、5-FU＋LV併用療法がGEM単剤療法と同等であることを検証するESPAC-3試験の結果が、欧州より2010年に報告されました。切除後膵癌1,088例によるGEM群と5-FU＋LV群との大規模な第Ⅲ相比較試験で、結果はGEM群と5-FU＋LV群の間に全生存期間における有意差は認めませんでした（MST：23.6カ月 vs. 23カ月、p＝0.39）。しかし、重篤な有害事象はGEM群の方が5-FU＋LV群よりも有意に少なく（7.5% vs. 14%、p＜0.001）、有害事象の観点から、引き続きGME単剤療法を第1選択とすることが標準と考えられました。

以上の結果より、GEM単剤療法による術後補助化学療法が標準治療として、世界的なコンセンサスが得られている時期が続きました。

6. ESPAC-4試験[7]

2016年American Society of Clinical Oncology（ASCO）において、欧州よりGEM単剤療法に対するGEM＋カペシタビン（CAP）療法の優越性を検証したESPAC-4試験の結果が公表されました。切除後膵癌730例によるGEM群とGEM＋CAP群（GEM標準療法6サイクルに加えCAP 1,660mg/m^2/dayを3週投与1週休薬で6コース施行）との第Ⅲ相試験で、プライマリーエンドポイントである全生存期間においてGEM＋CAP群の有意性が示されました（MST：GEM群25.5カ月、GEM＋CAP群28.0カ月、p＝0.032）。本試験の結果より、GEM＋CAP療法は術後補助化学療法の新たな標準治療と結論されました。

3　本邦における標準療法

1. 膵癌に対するS-1単剤療法

S-1は、胃癌治療薬として本邦で開発された経口フッ化ピリミジン系代謝拮抗剤で、1999年に国内で最初の承認を受け、現在では大腸癌・頭頸部癌・非小細胞肺癌・乳癌・胆道癌にも適応拡大されています。膵癌に対しては2006年に保険収載となりました。GEM単剤療法に比べると、経口薬であるため点滴通院の必要がなく、患者への治療の負担が少ないなどの利点があります。切除不能膵癌を対象として日本と台湾で行われたGEST試験では、S-1単剤療法のGEM単剤療法に対する非劣勢が証明されました[8]。このような背景の中、膵癌補助化学療法研究グループ（Japan Adjuvant Study Group of Pancreatic Cancer；JASPAC）は本邦33施設でS-1の術後補助療法としての有用性を検証するJASPAC 01試験を実施しました。

2. JASPAC 01試験[9]

本試験の目的は、切除後膵癌術後補助化学療法としてのGEM単剤療法に対するS-1単剤療法の非劣性を証明する第Ⅲ相試験として計画されました。

図1… JASPAC01試験における（A）全生存曲線、（B）無再発生存曲線（文献9より転載）

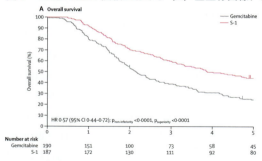
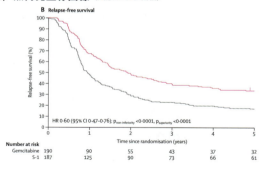

log-rank test、HR：hazard ratio

登録は2007年4月に開始され、2010年6月末までに385例が登録されました。プロトコールの規定に従い、2012年7月までの追跡データに基づき中間解析が行われました。その結果、主要評価項目である全生存において、S-1のGEMに対するハザード比は0.56であり、当初目的としたS-1のGEMに対する非劣性（p＜0.0001）のみならず、優越性（p＜0.0001）も証明されました（非劣性が証明された場合、優越性の検証も行うことはあらかじめプロトコールで規定されていました）。効果安全評価委員会から、①中間解析の早期公表と、②治療継続中の被験者が存在する場合には、その被験者に対して中間解析結果を説明し、治療継続の可否に関して再度の同意を得ること、の2点が研究者に勧告されました。②に関しては、プロトコール治療は全例で終了しており該当者は存在しませんでしたが、研究者は勧告①に従い、2013年1月ASCO-GIで中間解析結果を発表しました。さらに、本邦の『膵癌診療ガイドライン2013年版』に、術後補助化学療法に推奨されるレジメンとして、S-1単剤療法をグレードAの推奨、S-1単剤療法に対し忍容性の低い症例などではGEM単剤療法をグレードBで推奨することが記載され、本邦ではS-1単剤療法が標準治療として位置付けられました。

なお本試験の最終結果（2016年1月までの追跡データ）が2016年に論文報告[9]されましたので、結果の概要を以下に示します。

標準治療としてGEM群（GEM 1,000mg/m^2、第1・8・15日目に経静脈投与、4週を1コースとして6コース施行）を、試験治療をS-1群（S-1 80-120mg/day、4週間内服、2週間休薬を4コース施行）として、計385名が登録されました。不適格例などを除いたGEM群290例、S-1群187例のper-protocolでの解析が行われました。主要評価項目である全生存においてS-1群がGEM群に比べて有意に改善しました（ハザード比0.57、非劣性p＜0.0001、優越性p＜0.0001）（図1A）。MST・術後3年・5年生存率はGEM群では25.5カ月・38.8％・24.4％で、S-1群では46.5カ月・59.7％・44.1％でした。副次評価項目である無再発生存においても、S-1群がGEM群に比べて有意に改善しました（無再発生存期間中央値：GEM群11.2カ月、S-1群22.9カ月、p＜0.0001）（図1B）。サブセット解析やQOL解析の結果も追加されましたが、いずれもS-1群で良好な結果でした。

4 現在進行中の臨床試験

現在進行中の膵癌術後補助化学療法に関する第Ⅲ相試験の概要を表2に示し、主な試験につき概要を述べます。

1. JSAP-04試験

切除不能膵癌を対象としたGEST試験[8]では、GEM単剤療法に対するS-1単剤療法の上乗せ効果

表2… 進行中の膵癌術後補助化学療法の第Ⅲ相試験

試験名	術後補助化学療法	主要評価項目	患者数	登録開始
T3207 (Taiwan)	GEM vs. GEM＋RT	DFS	265	2009/02
RTOG0848/EORTC-40084-22084 (International)	GEM±Elrotinib vs. GEM±Elrotinib →CRT	OS	950	2009/09
JSAP-04 (Japan)	GEM vs. GEM＋S-1	OS	300	2010/11
Prodige/Accord 24 (France)	GEM vs. mFOLFIRINOX	DFS	490	2012/01
HEAT (Germany)	GEM vs. GEM/CDDP＋hyperthermia	DFS	336	2012/03
Apact (International)	GEM vs. GEM＋nab-PTX	DFS	800	2014/03
GIP-2 (Italy)	GEM vs. FOLFOXIRI	DFS	310	2015/01

GEM；gemcitabine、RT；radiotherapy、CRT；chemoradiotherapy、CAP；capecitabine、CDDP；cisplatin、nab-PTX；nab-paclitaxel

は証明されませんでしたが、術後補助化学療法におけるGEM単剤療法に対するS-1の上乗せ効果を検証するJSAP-04試験が本邦で実施されています。最終結果はまもなく公表となる見込みです。JASPAC 01で示されたS-1の優れた効果と、ESPAC-4でS-1と同じフッ化ピリミジン系薬剤であるCAPがGEMの上乗せ効果を示したことより、その結果が期待されています。

2. Prodige 24/Accord 24試験

遠隔転移を伴う切除不能膵癌に対し、大きな生存期間延長効果を示したFOLFIRINOX療法を用いた、Prodige 24/Accord 24試験がカナダ、フランスを中心として進行中です。毒性に配慮したmodifiedレジメンで、490例を目標登録数として行われています。

また、イタリアでも術後補助化学療法として、GEMに対するFOLFIRINOX療法の優越性を検証する第Ⅲ相試験が行われています。

3. Apact試験

遠隔転移を伴う切除不能膵癌に対するもう1つの標準治療であるGEM＋nab-パクリタキセル併用療法（GnP療法、p.253～参照）を用いた、国際大規模臨床試験が米国を中心として進行中です。すでに目標登録数である800例が登録され、その結果が期待されています。

4. その他

現在、米国、カナダ、ヨーロッパの多施設共同で、RTOG 0848試験が実施されています。本試験では膵頭部癌の術後補助化学療法について、まずGEMとGEM＋エルロチニブ併用療法のランダム化比較を行い、早期再発例を除外した後に、CAPまたは5-FU併用化学放射線治療の有無によるRCTを行うデザインとなっています。

ヨーロッパで行われた局所進行切除不能膵癌に対するLAP 07試験で、GEMに対するエルロチニブの上乗せ効果が認められなかったため、現在は最初のRCTは行われていません。台湾で行われているT3207試験とともに、術後補助療法として化学放射線療法が有効なのか、あるいは化学療法のみでよいのか、今後明らかになるものと思われます。

5　膵癌術後補助療法の今後の展望と課題

1. バイオマーカーを用いた個別化術後補助療法

近年、多くの臨床試験により、膵癌術後補助化学療法の選択肢が増える中、バイオマーカーによる個別化治療の開発が期待されています。すなわち、治療標的となるバイオマーカー発現や遺伝子

変異に応じ、特定の薬剤に感受性のある患者群を選別することにより、有害事象の軽減や有効な治療薬の選択を目指すものです。

例えば、GEMでは、human equilibrative nucleoside transporter 1（hENT1）の低発現群では治療成績が悪いと報告されています[10, 11]。また、S-1ではdihydropyrimidine dehydrogenase（DPD）高発現では予後不良因子との報告があり[12]、hENT1高発現、もしくはhENT1高発現かつtymidylate synthase（TS）、DPD低発現例においてはS-1よりGEMの方が生存期間が延長する可能性があります。今後、JASPAC 01試験の付随研究において検証が予定されており、その結果が期待されます。

肺癌・乳癌・大腸癌などでは、分子標的薬を中心とした新規薬剤の開発が進み、すでに個別化治療が導入されています。膵癌においても個別化治療を念頭に置いた基礎・臨床研究の発展が今後ますます期待されています。

2. 術後補助化学療法の実施率・完遂率

多くの術後補助化学療法の臨床試験で良好な成績が報告されつつありますが、対象患者は"根治手術（R0またはR1切除）が行われ、術後順調に回復し、補助療法が施行可能と判断され、適格基準（年齢、PSなど）を満たした"症例での成績であることを理解しておく必要があります。補助化学療法が標準治療となった後においても、補助化学療法の実施率はわずか35-65％であったと報告されています。非実施の理由としては、患者拒否、術後合併症による回復遅延、併存疾患、高齢者など様々です。さらに、過去の臨床試験においては補助化学療法のプロトコールの完遂率は約70％程度と報告されています。最近報告されたESPAC-3の付随研究[13]によりますと、治療非完遂例は治療完遂例に比較して全生存が有意に不良であったと報告されています。

実臨床を反映したデータとして、著者らが行った後ろ向き研究[14]を紹介します。術前治療未施行の膵癌治癒切除178例中、術後補助化学療法を開始できた症例は132例（74％）でした。うち補助化学療法を完遂できたのは75例（57％）でした。非完遂57例の理由は、有害事象30例、早期再発27例でした。有害事象による補助化学療法非完遂例は完遂例に比較し、有意に予後は不良でした（$p < 0.0001$）。

以上のことより、術後補助化学療法の実施率と完遂率を向上させることが、予後改善につながると考えられます。術後合併症低減と早期回復を目指すことはいうまでもありませんが、今後、積極的な栄養療法など周術期における何らかの介入により、実施率と完遂率を向上させる研究の方向性もあるのではないかと考えます。

一方、治療成績の面からも術後補助療法には限界があることも事実です。著者らが行った、切除先行治療を行った切除可能膵癌および切除境界可能膵癌を対象とした多施設共同後ろ向き研究[15]では、968例中239例（25％）に、術後6カ月以内の早期に再発を認めました。切除可能膵癌に限っても早期再発率は26％（150/587）と高率で、早期再発例のMSTは8.8カ月ときわめて予後不良でした。早期再発の術前危険因子としてmodified Glasgow prognostic score 2点以上、腫瘍径30mm以上、CA19-9 300U/mLが抽出され、切除可能膵癌においても少なくともこれらの危険因子を有する症例は術前治療を考慮すべきであると結論しました。

このように、現在の標準治療である外科切除＋術後補助化学療法には限界があり、治療成績の向上を目的とし、術前補助療法への期待が高まり、国内外で精力的に治療開発が進められています。

6　おわりに

膵癌術後補助化学療法は2007年のCONKO-001試験の報告以来、切除可能膵癌に対する標準治療となりました。さらに本邦で行われたJASPAC 01試験によりS-1単剤療法がGEM単剤療法の成績を大きく上回り、5年生存率も24.4％から44.1％と2

倍近く改善しました。今後も多くの第Ⅲ相試験の結果が報告される予定で、それらの結果が期待されています。

　一方で、実施率と完遂率は決して高くなく、課題も多くあります。有害事象の軽減や最適なレジメン選択を目的とした個別化医療の確立や、より安全性・忍容性の高い薬剤、レジメンの開発により、さらに膵癌治療成績が向上することを期待します。

● 文献

1) Kalser MH, et al. Pancreatic cancer. Adjuvant combined radiation and chemotherapy following curative resection. Arch Surg. 120, 1985, 899-903.
2) Neoptolemos JP, et al. A randomized trial of chemoradiotherapy and chemotherapy after resection of pancreatic cancer. N Engl J Med. 350, 2004, 1200-10.
3) Oettle H, et al. Adjuvant chemotherapy with gemcitabine vs observation in patients undergoing curative-intent resection of pancreatic cancer: a randomized controlled trial. JAMA. 297, 2007, 267-77.
4) Oettle H, et al. Adjuvant chemotherapy with gemcitabine and long-term outcomes among patients with resected pancreatic cancer: the CONKO-001 randomized trial. JAMA. 310, 2013, 1473-81.
5) Ueno H, et al. A randomised phase Ⅲ trial comparing gemcitabine with surgery-only in patients with resected pancreatic cancer: Japanese Study Group of Adjuvant Therapy for Pancreatic Cancer. Br J Cancer. 101, 2009, 908-15.
6) Neoptolemos JP, et al. Adjuvant chemotherapy with fluorouracil plus folinic acid vs gemcitabine following pancreatic cancer resection: a randomized controlled trial. JAMA. 304, 2010, 1073-81.
7) Neoptolemos JP, et al. ESPAC-4: A multicenter, international, open-label randomized controlled phase Ⅲ trial of adjuvant combination chemotherapy of gemcitabine (GEM) and capecitabine (CAP) versus monotherapy gemcitabine in patinets with resected pancreatic ductal adenocarcinoma. J Clin Oncol. 34, 2016, (suppl; abstr LBA 4006).
8) Ueno H, et al. Randomized phase Ⅲ study of gemcitabine plus S-1, S-1 alone, or gemcitabine alone in patients with locally advanced and metastatic pancreatic cancer in Japan and Taiwan: GEST study. J Clin Oncol. 31, 2013, 1640-8.
9) Uesaka K, et al. Adjuvant chemotherapy of S-1 versus gemcitabine for resected pancreatic cancer: a phase 3, open-label, randomised, non-inferiority trial (JASPAC 01). Lancet. 388, 2016, 248-57.
10) Farrell JJ, et al. Human equilibrative nucleoside transporter 1 levels predict response to gemcitabine in patients with pancreatic cancer. Gastroenterology. 136, 2009, 187-95.
11) Greenhalf W, et al. Pancreatic cancer hENT1 expression and survival from gemcitabine in patients from the ES-PAC-3 trial. J Natl Cancer Inst. 106, 2014, djt347.
12) Kondo N, et al. Combined analysis of dihydropyrimidine dehydrogenase and human equilibrative nucleoside transporter 1 expression predicts survival of pancreatic carcinoma patients treated with adjuvant gemcitabine plus S-1 chemotherapy after surgical resection. Ann Surg Oncol. 19 Suppl 3, 2012, S646-55.
13) Valle JW, et al. Optimal duration and timing of adjuvant chemotherapy after definitive surgery for ductal adenocarcinoma of the pancreas: ongoing lessons from the ES-PAC-3 study. J Clin Oncol. 32, 2014, 504-12.
14) Matsumoto I, et al. Postoperative Serum Albumin Level is a Marker of Incomplete Adjuvant Chemotherapy in Patients with Pancreatic Ductal Adenocarcinoma. Ann Surg Oncol. 22, 2015, 2408-15.
15) Matsumoto I, et al. Proposed preoperative risk factors for early recurrence in patients with resectable pancreatic ductal adenocarcinoma after surgical resection: A multi-center retrospective study. Pancreatology. 15, 2015, 674-80.

7 膵癌化学療法における副作用対策

がん研有明病院消化器センター 肝胆膵内科 副医長 尾阪将人

1 はじめに

現在、膵癌における標準化学療法として
1. ゲムシタビン＋nab-パクリタキセル（GnP）
2. FOLFIRINOX（FFX）
3. S-1
4. ゲムシタビン単剤
5. ゲムシタビン＋エルロチニブ

が、国内外のガイドラインにて推奨されています。これらのレジメンにより、特に切除不能進行膵癌の治療成績は大きく進歩しましたが、各レジメンに特徴的な副作用があるのも事実です。特にGnPやFFXでは、副作用をコントロールしつつ長期の投与を継続することが長期間の病勢コントロールにつながるので、副作用対策がより重要です。

一般的な有害事象対策（血液毒性、消化器毒性など）は他書に譲るとして、本稿では膵癌化学療法に用いられるレジメンの特徴的な有害事象とその対策について述べます。

2 副作用対策の基本

各レジメンの副作用対策を論じる前に、副作用対策として一般的ではありますが非常に重要な点を以下に示します。

1. 補助化学療法なのか根治切除不能膵癌に対する化学療法なのか

根治を目的として治療の一環として行う化学療法なのか、QOLを維持しながら出来る限りの延命を図る治療なのかによって、治療強度に対する考え方が異なってきます。治療強度が変われば当然副作用も異なってくるので、治療前にまず治療目標をしっかり定めることが重要です。

2. 患者教育

インターネット等で医療情報が氾濫しており、患者は必要以上に副作用を恐れることが多々あります。その結果、不適切な減量が行われることが多く、十分な治療効果が引き出されないことがあります。副作用の特徴、発現時期を正確に情報共有することが重要です。

3. チーム医療

患者教育ともつながりますが、副作用の対策は医師のみでは決して行えません。正しい薬剤情報の提供を薬剤師より、副作用出現時のセルフケアを看護師より正しくかつ実践的に対応することが必要です。さらに、社会サービスの提供や栄養管理なども広義には副作用対策と言ってもよいでしょう。そのためには医療チームを形成し、チーム内での患者情報のきちんとした共有も必須であり、患者を中心としたチーム医療が必要です。

3 ゲムシタビン＋nab-パクリタキセル

1. 特徴的な有害事象と発現時期

1. nab-パクリタキセル

a｜脱毛

70-80%で見られます。一過性であり可逆性です。多くは治療開始10日後より脱毛が始まり、20日後には脱毛が目立つようになります。30-60日後にはほぼ脱毛が完成します。

b｜末梢神経障害

微小管障害を来すタキサン系に特徴的な副作用であり、軸索障害を来すことが神経障害の原因です。1回投与量、蓄積投与量いずれにも比例して発現します。投与開始より1-2カ月で症状が出現しま

c｜黄斑浮腫

　頻度は低いですが、治療開始が遅れると視力が回復しないことがあり注意を要します。治療開始より半年後ごろに発症した報告が多くみられます。主な症状は視力低下・霧視・視野の歪みですが、若干の視力低下は主治医に伝えないことがあり、黄斑浮腫を発症してもパクリタキセルの投与が継続されていることがあるので、主治医は眼症状について定期的に問診すべきです。

2．ゲムシタビン

　血液毒性、皮疹、投与時発熱。

2．有害事象対策

　　a｜脱毛

　有効な予防法の報告はありません。頭部冷却などの方法が試みられていましたが、完全に脱毛を予防することはできません。化学療法前に患者に対して脱毛時期などの具体的な情報提供を行います。また、頭髪以外も脱毛することがあり、特に鼻毛の脱毛は鼻腔粘膜の乾燥を起こしやすく少しの刺激で鼻出血することがあります。ワセリンなどで保湿するよう促すことが重要です。

　　b｜末梢神経障害

　身の回りの日常生活動作の制限（CTCAE グレード3）が見られたら、速やかに投与を延期し減量を考慮します。乳癌の使用成績調査などで、グレード2での減量が早期の症状改善・回復につながった症例の報告があります。非常に予後の悪い膵癌で早期の減量・休薬はためらわれますが、切除不能膵癌であれば予後改善とともにQOLも十分考慮する必要があり、総合的に減量・休薬を判断すべきです。対処法としてプレガバリン、メコバラミン、牛車腎気丸（ごしゃじんきがん）などが日常的に用いられていますが、大規模試験で検討されたものはありません。

4　FOLFIRINOX

1．特徴的な有害事象と発現時期

　　a｜好中球減少・発熱性好中球減少症

　FFX療法は、第Ⅲ相試験においてグレード3/4の好中球減少45.3％、発熱性好中球減少症5.4％と非常に毒性の強いレジメンです。FFX療法の国内第Ⅱ相試験でも、強い血液毒性がみられ（グレード3以上の好中球減少が77.8％、発熱性好中球減少症が22.2％）、海外試験以上の毒性の強さが示されました[1]。このことは、実臨床でも同様に観察されます。血液毒性、特に発熱性好中球減少症はサイクル1後（10-14日）に発症しています。

　　b｜末梢神経障害

　オキサリプラチンによる末梢神経障害は薬剤蓄積による慢性障害と、投与後数時間から数日に発症する急性障害があります。多くは寒冷刺激により四肢末梢に発症しますが、口唇の感覚障害や嚥下障害などを合併することがあります。慢性障害は薬剤蓄積性であり、海外試験において総投与量850mg/m^{2}で10％、1,020mg/m^{2}で20％に認められると報告されています。

　　c｜UGT1A1 遺伝子多型

　イリノテカン（CPT-11）を含むレジメンであり、UGT1A1遺伝子多型であるUGT1A1*6および*28変異と重篤な好中球減少および下痢の発生頻度との相関が報告されています。

2．有害事象対策

1．Modified FOLFIRINOX

　上述のように、第Ⅲ相試験でのグレード3以上の好中球減少が45.7％、発熱性好中球減少症が5.4％、その他の非血液毒性も高頻度であり、FFXは毒性の強い治療です。また、国内第Ⅱ相試験においてもグレード3以上の好中球減少が77.8％、発熱性好中球減少症が22.2％と、有害事象がより高頻度に発現していました[1]。さらに、①有害事象による減量が88.9％の患者に行われていたこと、②

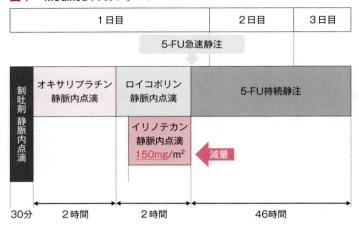

図1… Modified FFX レジメン

発熱性好中球減少症の発現は全例1コース目であったこと、③1コース目の有害事象により61.1%の患者で2コース目のイリノテカンが150mg/m²に減量されていたこと、④5-FU急速静注も早期中止例が多く相対用量強度（中央値）は15.9%であったこと、から投与量減量の必要性が指摘されています。

そこでmodified FFX療法の有効性と安全性を評価する目的にて、第Ⅱ相試験が行われました[2]。主要評価項目を全生存期間としました。

Modified FFXレジメンを図1に示します。オリジナルFFXと比較し、イリノテカンを150mgへ減量したこと、ボーラス5-FUを削除したことが特徴です（p.245参照）。2014年2月より2015年12月までに、国内39施設より69例が登録されました。全生存期間中央値は11.2カ月、無増悪生存期間中央値は5.5カ月、奏効割合37.7%、病勢制御割合78.3%と、ACCORD11試験、国内第Ⅱ相試験と遜色ない有効性を示しました。また、グレード3以上の好中球減少が46.4%、発熱性好中球減少症が8.7%と国内第Ⅱ相試験と比べて明らかに改善していました[2]。以上より、modified FFXはオリジナルの有効性を担保しつつ、毒性を軽減したレジメンであることが示されました。

この結果より、日常臨床ではmodified FFXを用いる施設が多く、実質国内におけるFFXのスタンダードレジメンと考えられています。

5 その他（S-1、GEM、エルロチニブ）

1．特徴的な有害事象と対策

1．S-1

S-1の有害事象としては血液毒性、色素沈着、食欲不振、下痢などがありますが、この頻度・対策は他の抗がん剤と同様です。

一方、角膜障害や鼻涙管狭窄は頻度こそ多くはありませんが、発症すれば患者のQOLを著しく低下させます。また、これらの眼症状が副作用と認識されずに（患者・医療者ともに）、投与が継続されていることも散見します。患者への情報提供は非常に重要です。眼症状の訴えがあれば、早期に眼科受診を促します。もし角膜障害があれば原則休薬せざるをえません。鼻涙管狭窄は、眼科サポートがあれば完全に予防はできなくとも悪化させずに継続することは可能ですので、眼科医と密な連携が必要です。

2．エルロチニブ

a｜間質性肺炎

国内第Ⅱ相試験における間質性肺炎の発現率は

8.5%であり、これは海外第Ⅲ相試験(3.5%)[3]や非小細胞肺癌を対象としたエルロチニブ単独療法の国内臨床試験(4.9%)[4]と比べても高い頻度です。進行膵癌を対象とした製造販売後特定使用成績調査において、膵癌ステージ、肺転移、喫煙歴、化学療法治療歴がリスク因子とされています[5]。また、非小細胞肺癌が対象ではありますが、間質性肺炎の既往、喫煙歴、PS2-4、肺感染症の合併または既往が間質性肺炎発現の危険因子とされており、これらの当該患者への投与は基本的には避けるべきです。

b｜皮疹

皮疹もエルロチニブに特徴的な副作用の1つです。頻度としては80-90%と高頻度に発現しますが、多くは軽度から中等度であり、適切な治療・休薬・減量でコントロール可能です。治療後の効果予測因子としては、海外第Ⅲ相臨床試験(PA.3試験)において治療後の皮疹の有無や程度が予後と相関することが示されています。皮疹グレード2以上の群の生存期間中央値10.8カ月はグレード1以下の群に比べて有意に良好でした。このため、重篤な皮疹が出現しても治療効果が期待できるため、皮膚科専門医と協力しながら、可能な限り治療継続を試みるべきです。

6 おわりに

以上、膵癌化学療法の副作用対策について概説しました。治療効果が高い治療が登場してきたからこそ、より効果を高めるためにはもちろん、QOLを意識した治療が膵癌化学療法にも求められるようになってきました。適切な副作用管理を行い、QOLを維持した治療継続ができるよう願うばかりです。

文献

1) Okusaka T, et al. Phase Ⅱ study of FOLFIRINOX for chemotherapy-naive Japanese patients with metastatic pancreatic cancer. Cancer Sci. 105, 2014, 1321-6.
2) Ozaka M, et al. Phase Ⅱ study of modified FOLFIRINOX for chemotherapy-naive patients with metastatic pancreatic cancer. J Clin Oncol. 34, 2016(suppl;abstr4111).
3) Moore MJ, et al. Erlotinib plus gemcitabine compared with gemcitabine alone in patients with advanced pancreatic cancer: a phase Ⅲ trial of the National Cancer Institute of Canada Clinical Trials Group. J Clin Oncol. 25(15), 2007, 1960-6.
4) Goto K, et al. A prospective, phase Ⅱ, open-label study (JO22903) of first-line erlotinib in Japanese patients with epidermal growth factor receptor (EGFR) mutation-positive advanced non-small-cell lung cancer (NSCLC). Lung Cancer. 82(1), 2013, 109-14.
5) Furuse J, et al. Final safety analysis of erlotinib plus gemcitabine in a post-marketing surveillance study (POLARIS) of >800 Japanese pancreatic cancer patients. Ann Oncol. 25(suppl 4), 2014, iv210-iv53.
6) NCCN Guidelines. Ver.1. 2017
7) 日本膵臓学会膵癌診療ガイドライン改訂委員会. 膵癌診療ガイドライン2016年版. 東京, 金原出版, 2016, 272p.
8) Conroy T, et al. FOLFIRINOX versus gemcitabine for metastatic pancreatic cancer. N Engl J Med. 365, 2011, 768-9.
9) Von Hoff DD, et al. Increased survival in pancreatic cancer with nab-paclitaxel plus gemcitabine. N Engl J Med. 369(18), 2013, 1691-703.
10) Ueno H, et al. Phase Ⅰ/Ⅱ study of nab-paclitaxel plus gemcitabine for chemotherapy-naive Japanese patients with metastatic pancreatic cancer. Cancer Chemother Pharmacol. 77(3), 2016, 595-603.
11) Okusaka T, et al. Phase Ⅱ study of erlotinib plus gemcitabine in Japanese patients with unresectable pancreatic cancer. Cancer Sci. 102(2), 2011, 425-31.

7

放射線治療

7 放射線治療

1 膵癌に対する強度変調放射線治療（IMRT）

M.D., Ph.D., Department of Radiation Oncology, Massachusetts General Hospital and Harvard Medical School　中村　晶

1 はじめに

　強度変調放射線治療（intensity modulated radiation therapy；IMRT）は、正常組織への照射線量を抑えつつ、腫瘍へ集中して照射できることが特長で、近年急速に普及してきている放射線治療技術の1つです。一般的に放射線治療では、腫瘍への照射線量を増やすことにより腫瘍制御率は高まり、正常臓器への照射線量を減らすことにより有害事象は低減することが期待できます。よってIMRTを行う目的は、従来の方法より腫瘍制御率を向上させたり、有害事象を軽減させることにほかなりません。難治癌の代表と言われる膵癌に対し、このIMRTを応用することにより、これまで以上の放射線治療効果をもたらす可能性があり、現在の膵癌放射線治療のトピックとなっています。様々な治療戦略の中でIMRTを利用した報告が増えてきていますが、臨床試験やランダム化比較試験に基づいた強力なエビデンスはいまだ存在せず、標準治療の中での役割は定まっていません。
　本稿では、膵癌においてなぜIMRTが注目されているのか、そもそもIMRTとはどういう治療法なのかを概説し、膵癌におけるIMRTを用いた治療戦略について紹介します。

2 膵癌への放射線治療

　膵癌への放射線治療は局所治療の1つであり、切除可能膵癌においては切除率を高めたり局所再発率を低下させることを目的に、術前・術中・術後の補助療法として用いられることがあります。また、動脈浸潤などのために切除不能と判断された局所進行膵癌に対しては重要な局所治療法として認識されており、化学療法と並んで標準治療の1つとして位置付けられています。
　膵癌は放射線治療の対象疾患の中でも最も治療の難しい対象の1つといえるでしょう。膵癌病巣は、周囲に胃や小腸などの耐容線量の低い臓器によって囲まれ、放射線治療にとっては不利な位置に存在しています。また、膵癌は周囲への浸潤傾向が強く、潜在的に所属リンパ節転移を起こしている可能性も低くないため、見えている病巣を越えてどの領域まで照射範囲に含めるべきかという判断が必要となります。さらに厄介なのは、病巣そのものが、患者の呼吸や消化管の蠕動運動のために絶えず動いています。放射線治療は短時間のものでも数分はかかり、特殊な治療方法で1時間以上かかるものもあるため、臓器の動きに対する対策が必要となります。
　病巣や微小な進展範囲を含んだ「臨床的標的体積（clinical target volume；CTV）」に対し、治療中の臓器移動や日々の誤差（治療期間中の体の位置誤差など）を含んだ「計画標的体積（planning target volume；PTV）」は、複雑な形状で大きなものとなる場合もあります（CTV、PTVの決め方によっては数百mL）。従来の放射線治療法では、この標的体積に放射線を十分に集中させられず、近接する周囲の正常臓器への被曝を抑えることが困難でした。したがって、周囲臓器の有害事象と治療の安全性を考慮すると、周囲臓器が耐えられるレベルまで治療強度を下げる必要があり、総線量を抑えたり、化学療法を併用する場合（化学放射線療法）では薬剤投与量を減量することも行われてきました。
　従来法を用い根治を目標とした治療を行う場合、

総線量45-54Gyを25-30分割（5-6週間）で照射する治療法が各種ガイドラインに記載されています[1,2]。もちろんある程度の局所制御や症状の改善は期待できますが、それでも他の癌種、例えば頭頸部癌や肺癌などで行われる60-70Gyを30-35分割といった治療と比較すると、治療強度が低いと言わざるをえません。膵癌はもともと放射線治療や化学療法がよく効く癌種ではないにもかかわらず、十分な強度で治療できなかったのです。このような背景から、新規放射線治療技術であるIMRTを用いた治療法開発が注目されてきました。

3　IMRTとはどういう治療法なのか

従来の3次元原体照射法（three-dimensional conformal radiation therapy；3D-CRT）では、均一な強度のビームを多方向から照射していました。腫瘍とその近隣の領域に対して線量をある程度集中させることはできますが、複雑な標的の形に合わせた線量分布を作るのはほぼ不可能で、膵癌のように正常臓器が近接する場合、腫瘍へ照射する線量がそのまま正常臓器の一部へも照射されてしまいます。一方IMRTでは、コンピュータによる「逆方向治療計画（インバースプラン）」をもとに、**均一でない強度をもつビームを多方向から照射することで、自由度の高い、複雑な線量分布を形成できることが最大の特長**です。IMRTを用いることで、従来法に比べ、腫瘍へ線量を集中させながら近接臓器への線量を抑えている様子を模式図で示します（図1）。

IMRTはどのようにして複雑な線量分布を実現しているのでしょうか。IMRTでは、まず医師がゴールとなる線量分布（例：腫瘍へ54Gy、正常臓器の10%体積に対しては30Gy以下に）を指定します。そしてその線量分布を可能な限り実現できるように、コンピュータが数限りない組み合わせの強度マップの中から、各方向のビームにおける最適なものを算出します。さらに治療の際には計画した強度マップ通りに照射できるよう、コンピュータが治療装置の挙動を精密に制御しています。例えばMulti-Leaf Collimator（多段階絞り装置；MLC）と呼ばれる遮蔽装置を用いる場合では、強度の高い部分はMLCによるX線遮蔽時間を短くし、低い部分は長くするといった制御が行われます（図2）。ゴールを先に定めてから、それが実現する行程（強度マップや治療装置制御）を後で計算により決めていく様子から、逆方向治療計画と呼ばれています。これらの行程では人力では「ほぼ不可能」な途方もない計算と精密な機器制御が行われていることから、IMRTはコンピュータの演算能力を活かして初めて実施できるようになった治療技術だといえます。

IMRTは1990年代に始まった治療法ですが、この20年間で急速に普及し、日本でも先進医療を経た後に2008年に前立腺癌・頭頸部癌・中枢神経癌に対して保険収載となりました。さらに2010年4月からはすべての限局性固形癌で保険収載となりました。この間にも、治療計画方法や照射方法も発展してきました。ビームの方向数でいえば3方向以上[3]の固定多門照射が一般的ですが、最近ではほぼ360°すべて、すなわちX線照射ヘッドを回転させながら照射する回転IMRT（volumetric modulated arc therapy；VMAT）や、ロボットアーム型の照射ヘッドを用いて何百・何千という方向から照射する方法も利用できるようになりました。機械工学やコンピュータ技術の発達が、直接的に治療法の改良と新規開発を促し、治療成績の向上につながっている医療領域だといえます。

4　IMRTの利点を活かした膵癌治療戦略

1.　正常組織への線量を低減させ、有害事象を抑えることができる

膵癌放射線治療の欠点と考えられるのは、周囲臓器への放射線被曝による有害事象でしょう。治療中の急性期有害事象（放射線治療開始日から90

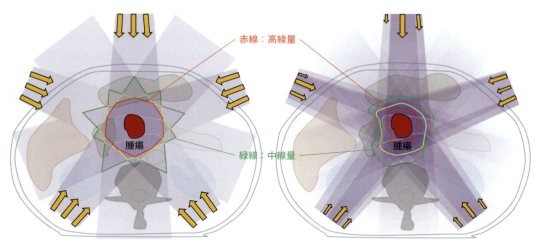

図1… 従来法とIMRTとの違い

3次元コンフォーマル照射（従来法）　　　強度変調放射線治療（IMRT）

赤線：高線量
緑線：中線量

均一な強度のビームを多方向から照射する。周囲臓器の一部、腫瘍近接部位には、腫瘍と同程度の高線量が照射される。

ビーム内で線量の強弱を調整することにより腫瘍への線量集中性を高めつつ、正常組織への線量低減が可能となる。

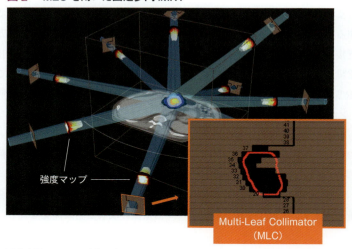

図2… MLCを用いた固定多門IMRT

強度マップ

Multi-Leaf Collimator（MLC）

固定多門IMRTの1例。ビームを照射中に、照射口に取り付けられた多段絞り装置（MLC）1枚1枚をそれぞれ左から右へ動かしていき、非遮蔽部の開閉時間を調節する。その結果、計画された強度マップ通りの、不均一な強度をもつビームが照射される。

日以内）として、食欲不振や胃腸粘膜炎などのリスクは知られており、時に重篤な有害事象として消化管出血が起こることもあり、晩期有害事象（放射線治療開始日から90日以後）としても注意が必要です。程度の軽い有害事象であれば自然に軽快することがほとんどですが、重篤な場合は有害事象に対する治療に難渋することがあります。近年、正常臓器である消化管へ高線量が照射された場合

に重篤な有害事象が生じるという報告が続いており[4, 5]、IMRTを用いることで消化管有害事象が軽減することが期待されます。実際、systematic review[6]によると、グレード3[7]以上の急性期有害事象が生じる割合は、3D-CRTでは13.4％（嘔気・嘔吐）・11.6％（下痢）であったのに対して、IMRTではそれぞれ7.8％・2.0％まで低下していました。晩期有害事象についても、グレード3以上の消化管有害事象が3D-CRT 10.6％に対してIMRT 5.0％です。このようにIMRTを適切に用いることで統計学的にも有意に有害事象が軽減したことが既に報告され、消化管有害事象のリスクは大幅に低減できるといえます。

2. 正常組織への線量を増加させず、腫瘍への線量を増加できる

1. ミシガン大学の取り組み

臨床試験の1例としてミシガン大学の取り組みを紹介します。Ben-Josefらは50例の切除不能局所進行症例に対してIMRTを用いた線量増加試験を行いました[8]。併用化学療法としてゲムシタビンを減量せずに用いて全身治療の強度を最大限に保ちつつ、さらにIMRTにより局所治療を最大限まで強化していく、という興味深い治療戦略です。治療線量は50Gy/25分割から開始して線量を調整していき、最終的に有害事象発生率を考慮した上で55Gy/25分割が推奨線量と決定され、同施設における従来法よりも約60％の増強に成功したと報告されています。従来法による1年局所制御率は60％であったのに対し、この試験では2年局所制御率が59％まで向上しました。さらに当初は切除不能症例であったにもかかわらず、IMRT後に合計12例で手術が行われ10例では完全切除が達成されました。局所の腫瘍制御が向上しただけでなく、腫瘍の縮小により根治的手術へ移行できる症例も増加する可能性が示唆されます。

2. MD Anderson Cancer Centerの報告

MD Anderson Cancer Centerでは、IMRTを用いて63-70Gy/28分割あるいは67.5Gy/15分割といった非常に強力な線量増加をすることにより、手術を行うことができない局所進行期49症例で生存期間中央値（MST）22.6カ月・5年生存率18％という、長期生存例を含む驚異的な成績を報告しています[9]。当初から膵癌へのIMRT応用に力を入れてきた施設の1つ（表1、Crane, Krishnanら）であり、日々の治療前にCT画像を撮影するCT-on-Railsという仕組みを用い、臓器位置の変化なども確認し、時には線量分布自体を途中で変更し計算し直すといった適応放射線治療をも導入しています。この報告は厳密な臨床試験に基づいたものではなく参考程度ではあるのですが、IMRTがなかった時代では想像できなかったような治療成績であり、今後の展開が注目されます。

3. その他の取り組み

その他にも様々な取り組みがなされており、1-5分割といった非常に少ない回数で治療するstereotactic body radiation therapy（SBRT：日本では膵癌に対して保険未収載）を、IMRTと組み合わせて膵癌に応用する方法も海外では盛んに研究されています。

このように、IMRTを用いることで自由度の高い治療が実施できるため数多くの治療法が提案されていますが、異なる治療法の優劣を比較する臨床試験を行うことはきわめて難しいことから、いまだ最適な治療法は判明していません。しかしながら、局所進行膵癌に対して従来法を用いた1980年代の臨床試験においてはMSTが8-10カ月程度であったのに対し、最近では20カ月を超える治療成績報告も増えてきていることは事実であり（表1）、成績向上に貢献している可能性は十分にあると考えられます。

3. 重点的に線量を投与したい病巣部のみ線量増加することができる

IMRTでは医師が様々な目的で線量分布をデザインすることができます。例えば、切除可能膵癌や切除可能境界膵癌（borderline resectable；BR）で特に問題となる脈管周囲への浸潤に対して、よ

表 1 … IMRT を用いた膵癌の治療成績

報告者，年，PubMed ID	症例数	治療レジメン (IMRT 総線量，併用化学療法)	Grade 3-4 急性期 消化管有害事象	生存期間中央値(カ月)， 1 年生存率
Huguet, 2016, 27796165	134	56Gy, 5-FU or Gem	4.5%	23, 85%
Krishnan, 2016, 26972648	49	50-67.5Gy, Capecitabine or 5-FU or Gem	2%	15.3, 60%
Ke, 2014, 25320537	32	54Gy, S-1	25%	15.2, 75%
Esnaola, 2014, 24606850	37	54Gy, Capecitabine	9.5%	9.3, 50%
Passoni, 2013, 24267968	25	48-58Gy, Capecitabine	4%	19.7, NA
Badiyan, 2013, 26132367	32	55Gy, Gem	22%	23.1, NA
Abelson, 2012, 22197234	47	50.4-54Gy, 5-FU or capecitabine	9%	7.7, 24%
Son, 2012, 23216796	12	45Gy, 5-FU	17%	12.1, NA
Tunceroglu, 2012, 23119186	20	50.4-54Gy, 5-FU or Gem	20%	11.6, 55%
Ben-Josef, 2012, 22543215	50	50-60Gy, Gem	24%	14.8, 73%
Yovino, 2010, 20399035	46	50.4-59.4Gy, 5-FU or capecitabine	4%	9.7, NA
Fuss, 2007, 19262697	41	45-64Gy, 5-FU	17%	10.3, 28%
Ben-Josef, 2004, 15145162	15	45-55Gy, Capecitabine or Gem	7%	NA, 69%
Milano, 2004, 15145161	20	50.4-59.4Gy, 5-FU	20%	9.3, NA
Crane, 2001, 12540024	5	33Gy, Gem	50%	NA

IMRT：intensity-modulated radiotherapy、5-FU：5-フルオロウラシル、Gem：ゲムシタビン、S-1：テガフール・ギメラシル・オテラシル配合、NA：not available

り重点的に線量を増加させる方法も提案されています。Systematic review によれば、術前療法後に完全切除が達成できた BR 膵癌では MST は 20.5 カ月となり、切除可能膵癌と同等の生存成績が期待できると報告されています[10]。現在のところ、BR 膵癌においてダウンステージが達成され切除可能となるのは約 16% という報告もあり[11]、決して高い望みがあるわけではありませんが、治癒の可能性が広がることは注目すべき点で、当初は切除困難と判断されていても決して諦めてはいけません。今後 IMRT を導入することで、さらに有効な術前治療が開発されることが期待されます。

5 膵癌 IMRT の適応と、普及にあたっての課題

米国では IMRT を標準的に用いている施設も多数ありますが、日本では前立腺癌や頭頸部癌などを対象として IMRT を積極的に実施している施設であっても、膵癌に対しては消極的であるかもしれません。IMRT を用いる場合、呼吸性変動のような大きな動きを伴う臓器に対しては、正確に照射することは困難でした。もし途中で病巣が動いてしまうと、計画通りに照射することができなくなるからです。動きにより生じる線量誤差は、多方向から照射したり分割数を増やしたりすることで、治療期間を通して平均化されて解消するので考慮しなくてもよい、という考え方もあります。しかし膵癌のように不規則に移動したり周囲臓器も含めて位置が変わったりする疾患では、本当に平均化されているのか分からず、確かめることも困難です。例えば、ある部位は計画よりも強く照射されたり、ある部位は不十分な照射となることが現実に起こり得るため、導入にあたっては慎重にならざるを得ません。

1. 呼吸同期照射法

この問題の解決策として「呼吸同期照射法」を用

いることが一般的です。呼吸同期照射法では人為的に患者の呼吸を止めてもらっている間に照射したり、ある呼吸位相のみを選んで照射することで、臓器移動の影響を減らし、計画した線量分布を再現できるようになります。比較的簡便に導入できる方法ですが、呼吸同期のための装備が必要となります。また息止めにより患者負担が増加することや、呼吸に合わせてX線を照射できる時間やタイミングが限られるため治療時間が延長するといった欠点もあり、通常のIMRTに比べて実施のハードルが高くなります。

2. 動体追尾法

近年の画像誘導技術の進歩により、動く腫瘍の位置を検出あるいは予測し、移動に合わせてビームの方向を動かし腫瘍を追いかけながら照射する「動体追尾法」も開発されました。呼吸同期照射法の欠点を解決できますが、治療装置への依存は大きく、また病巣の体内位置を知るために目印（金属マーカーなど）を事前に留置しなければならないなどの準備も必要となります。

このように、膵癌へのIMRTの導入は決して簡単に行えるものではありませんが、診療科を超え、膵癌治療に取り組む医療従事者の理解および協力のもと、一層の普及が進むことを期待したいと思います。

6　局所治療の重要性

膵癌に対して放射線治療を加える意義について議論があることは否めません。これは切除不能局所進行膵癌に対する化学療法単独治療と化学放射線療法との生存成績を比較した最近の臨床試験[12,13]において、化学放射線療法の優越性を安定的に示せていないことに根差していると思われます（p.287～参照）。日本でも、『膵癌診療ガイドライン』では化学療法と化学放射線療法が標準治療として併記されている状況ですが、そもそもいずれの治療法も長期制御において不十分と言わざる

をえず、治療法を組み合わせた集学的治療をもっと研究しなければなりません。そして集学的治療においては、全身治療である化学療法と、局所治療である放射線治療の役割は別々に捉えられるべきで、両治療法の「優劣」に注目し、単純な成績比較によって結論を出そうとするのは短絡的です。

近年では両治療法の最適な併用法を探るべく、放射線療法の恩恵が得られる症例を選別する研究が行われてきました。まず全身化学療法を先行し、途中で遠隔転移が出現しない症例のみに放射線治療を加える治療戦略を検証した試験では（GERCOR LAP-07 study）、局所制御期間は放射線療法を加えた群で有意に延長が得られ、治療を休止できた期間の延長もみられましたが、残念ながら放射線療法を加えることによる生存期間の延長は得られませんでした[14]（p.288参照）。

1. 迅速解剖プログラム

最近の知見として注目されているのが、ジョンズホプキンス大学で行われた迅速解剖プログラム[15]です。膵癌に対する種々の治療を受けた後に患者が亡くなったときに病理解剖を行い、病巣の広がりや死因を解明することを試みるという、壮大かつ重要な研究でした。その結果、約1割の症例では死亡時に明らかな遠隔転移が認められず、また当初の病期にかかわらず全体の約3割の症例で初期治療後の局所再発や増大が死因となっていたと報告されています。死亡時でも遠隔転移が生じていない、あるいはごく僅かである症例が存在することや、死因が局所増悪によるのか全身病巣によるのかは症例ごとに異なるなど、膵癌にも様々な病態があることが示唆されています。興味深いのは、腫瘍の進展形式と膵癌の4大ドライバー遺伝子の1つであるSmad4遺伝子の変異との間に相関がみられた、という分析結果です。Smad4遺伝子の変異が起こっていない症例では、局所増大が腫瘍進行の中心となり、転移を起こさないあるいはごく少数の転移しか起こさないタイプ（NPO法人パンキャンジャパンのホームページでは「局所

破壊型・オリゴ転移型」といった名称が紹介されました）となり、局所病巣が直接的な死因につながったと示唆されました。

　もしSmad4遺伝子の変異有無が広範な遠隔転移の出現に関連しているのだとすると、Smad4遺伝子に注目すれば、局所重点的な治療を行うべき症例と、全身治療を優先するべき症例とを判別できるのではないか、と思う方もおられるかもしれません。近年盛んに研究されている個別化医療に通じる治療戦略です。Smad4遺伝子変異有無と腫瘍進展形式との関連は実証されたわけではないので注意が必要ですし、また否定的な報告もありますが、重要な因子である可能性が注目され、米国RTOGではSmad4遺伝子の変異を層別化因子としたランダム化比較試験がデザインされました（RTOG 1201）。切除不能局所進行膵癌に対して先行化学療法を行った後に、①化学療法単独、②従来法を用いた化学放射線療法、③IMRTを用いて線量増加した化学放射線療法、の3群に割り付けする設定で、Smad4遺伝子の影響およびIMRTによる線量増加の意義についても分析される予定でした。大変注目を集めた試験でしたが、症例集積が予定通りに進まず、途中中止となってしまったのは残念でなりません。

　膵癌の治療法の進歩により生存期間が延長してきた近年では、治療後の長期経過をみると後々になって局所再発を起こす症例が目立ってくるという報告も出てきています[9]。筆者自身も、化学放射線療法を行った後に5年経過してから、残念ながら局所の再発を来してしまった症例を何例か経験しています。そもそも、切除可能例で完全切除が達成できたことにより治癒に至る症例が存在するという事実があるわけですから、長期生存あるいは根治を目指すためには、他の固形癌と同様に、局所制御の達成が必須であることは明白です。今後の治療開発の中で、どういった症例にどのような形でIMRTが活用されていくべきかを見出していくことが望まれます。

7 おわりに

　膵癌に対する全身療法の選択肢が着実に増えていく中、放射線治療もまた大きく進化してきており、その中でもIMRTは従来の放射線治療に比べて有害事象の低減や、治療強度の増強を通して治療成績向上につながりうる有力な治療技術です。今後も、機械工学や画像応用技術の発展に伴い治療装置の改良が行われ、IMRT自体も進歩する可能性があります。また急速に広まってきた人工知能技術の応用に関する研究もすでに開始されており、時間や労力が費やされるIMRTの行程についても、驚くような形で省力化に向かっていくかもしれません。有力な局所治療法であるIMRTの応用がより一層進み、より効果的な治療方法と戦略が開発され、結果として患者の利益につながることを期待したいと思います。

● 文献

1) National Comprehensive Cancer Network. NCCN Clinical Practice Guidelines in Oncology. Pancreatic Adenocarcinoma Version 1. 2017.
http://www.nccn.org/professionals/physician_gls/pdf/pancreatic.pdf
2) 日本膵臓学会膵癌診療ガイドライン改訂委員会．膵癌診療ガイドライン 2016年版．東京，金原出版，2016，272p.
3) 日本放射線腫瘍学会ほか．強度変調放射線治療（IMRT）ガイドライン．2008，5p.
https://www.jastro.or.jp/customer/guideline/2016/10/imrt.pdf
4) Kelly P, et al. Duodenal toxicity after fractionated chemoradiation for unresectable pancreatic cancer. Int J Radiat Oncol Biol Phys. 85(3), 2013, e143-9.
5) Nakamura A, et al. Analysis of dosimetric parameters associated with acute gastrointestinal toxicity and upper gastrointestinal bleeding in locally advanced pancreatic cancer patients treated with gemcitabine-based concurrent chemoradiotherapy. Int J Radiat Oncol Biol Phys. 84(2), 2012, 369-75.
6) Bittner MI, et al. Comparison of toxicity after IMRT and 3D-conformal radiotherapy for patients with pancreatic cancer - a systematic review. Radiother Oncol. 114(1), 2015, 117-21.

7) Japan Clinical Oncology Group (JCOG). 有害事象共通用語規準 v4.0 日本語訳JCOG版. 東京, 2016. http://www.jcog.jp/doctor/tool/CTCAEv4J_20160310.pdf
8) Ben-Josef E, et al. A phase I/II trial of intensity modulated radiation (IMRT) dose escalation with concurrent fixed-dose rate gemcitabine (FDR-G) in patients with unresectable pancreatic cancer. Int J Radiat Oncol Biol Phys. 84(5), 2012, 1166-71.
9) Crane CH. Hypofractionated ablative radiotherapy for locally advanced pancreatic cancer. J Radiat Res. 57 Suppl 1, 2016, i53-i57.
10) Gillen S, et al. Preoperative/neoadjuvant therapy in pancreatic cancer: a systematic review and meta-analysis of response and resection percentages. PLoS Med. 7(4), 2010, e1000267.
11) Festa V, et al. Neoadjuvant chemo-radiotherapy for patients with borderline resectable pancreatic cancer: a meta-analytical evaluation of prospective studies. JOP. 14(6), 2013, 618-25.
12) Chauffert B, et al. Phase III trial comparing intensive induction chemoradiotherapy followed by maintenance gemcitabine with gemcitabine alone for locally advanced unresectable pancreatic cancer. Definitive results of the 2000-2001 FFCD/SFRO study. Ann Oncol. 19, 2008, 1592-9.
13) Loehrer Sr PJ, et al. Gemcitabine alone versus gemcitabine plus radiotherapy in patients with locally advanced pancreatic cancer: an Eastern Cooperative Oncology Group trial. J Clin Oncol. 29, 2011, 4105e4112.
14) Hammel P, et al. Effect of Chemoradiotherapy vs Chemotherapy on Survival in Patients With Locally Advanced Pancreatic Cancer Controlled After 4 Months of Gemcitabine With or Without Erlotinib: The LAP07 Randomized Clinical Trial. JAMA. 315(17), 2016, 1844-53.
15) Iacobuzio-Donahue CA, et al. DPC4 gene status of the primary carcinoma correlates with patterns of failure in patients with pancreatic cancer. J Clin Oncol. 27(11), 2009, 1806-13.

2 局所進行切除不能膵癌に対する放射線療法 －電磁波温熱療法併用の紹介

産業医科大学病院 放射線治療科 講師　**大栗隆行**

1 はじめに

　局所進行切除不能膵癌では、化学療法と放射線治療を中心とした集学的治療がなされるものの、生存期間中央値（MST）は1年半を満たしません。早期に遠隔転移を生じる症例も多く、局所治療である放射線治療の生存期間延長への貢献は他の癌種と比べ得られにくいです。膵臓は、周囲に十二指腸や空腸、胃といった放射線の耐容線量の低い消化管臓器に取り囲まれており、放射線治療には不利な条件が揃っています。高い治療効果を上げている頭頸部癌、前立腺癌、子宮頸癌や早期肺癌等に代表されるいわゆる「切らずに治す放射線治療」で可能な高線量の投与が困難な臓器です。よって総40-60Gy程度の放射線治療にフルオロウラシル（5-FU）を併用した化学放射線療法の研究が進み、ランダム化比較試験（RCT）により有効性が確認されました。現在、化学放射線療法は局所進行切除不能膵癌の標準的治療とされています。また、放射線治療により良好な鎮痛効果が得られる点は、限られた予後の膵癌患者を治療する上での大きなメリットです。

　一方、ゲムシタビン（GEM）、S-1といった新規薬剤、またFOLFIRINOX療法やGEM＋nab-パクリタキセル併用療法など有望な化学療法の新規レジメンが開発され、化学療法単独の治療成績は向上しています。化学療法単独と比較して化学放射線療法の明確な有意性が示されていない点から、利便性や汎用性の高い化学療法単独も局所進行切除不能膵癌に対する標準的治療の1つと考えられています。

　近年、急速に進歩した強度変調放射線治療（IMRT、p.274～参照）や体幹部定位放射線治療（SBRT）といった高精度放射線治療、または粒子線治療により周囲正常臓器への有害事象を増加させずに、線量増加を目指す試みがなされています。また、我々の特徴的な試みとして、電磁波温熱療法（ハイパーサーミア）を放射線治療および化学療法の抗腫瘍効果の増感を目的に施行しています。

　本稿では、局所進行切除不能膵癌に対する放射線療法に関して概説し（略語一覧：**表1**）、我々のハイパーサーミアの併用に関する経験も合わせて紹介します。

2 放射線治療による鎮痛効果

　局所進行切除不能膵癌では、腹腔神経叢への浸潤に伴う疼痛が多く経験されます。放射線治療は、疼痛の原因となる腫瘍を縮小させる原因療法であるため、疼痛緩和率が高い点が大きなメリットです。EBRTによる放射線単独治療により、局所進行膵癌患者の約30-70％で疼痛が改善されます[1]。化学放射線療法では、さらに疼痛緩和率は高く約50-80％と報告されています。また、鎮痛薬の減量・離脱や、鎮痛薬の副作用に伴う下剤や制吐剤などからの離脱も期待できます。30Gy/10分割、総2週間といった根治的な線量ではない低線量の照射においても75％の症例で鎮痛薬の減量が得られ、50％の症例で鎮痛薬からの離脱が可能と報告されています[2]。低線量の緩和的照射は消化器毒性や血液毒性を生じる可能性が低いので、特に全身状態不良例において有効な鎮痛手段です。難治性である膵癌では、限られた生存期間におけるQOLを

表1… 膵癌の放射線療法に関連する主な略語

EBRT	External Beam Radiation Therapy	放射線外部照射
CCRT	Concurrent Chemoradiotherapy	同時化学放射線療法
3D-CRT	Three-dimensional Conformal Radiation Therapy	三次元原体放射線治療
IMRT	Intensity-Modulated Radiation Therapy	強度変調放射線治療
SBRT	Stereotactic Body Radiotherapy	体幹部定位放射線治療
SABR	Stereotactic Ablative Radiotherapy	体幹部定位放射線治療
IORT	Intraoperative Radiation Therapy	術中照射
DVH	Dose-Volume Histogram	線量体積ヒストグラム
GTV	Gross Tumor Volume	肉眼的腫瘍体積
CTV	Clinical Target Volume	臨床標的体積
ITV	Internal Target Volume	体内標的体積
IM	Internal Margin	内的マージン（体内マージン）
PTV	Planning Target Volume	計画標的体積
OAR	Organs At Risk	リスク臓器（要注意臓器）
DX	DX	DVH上でPTVのX%体積を含む線量（Gy）
VX	VX	DVH上でXGy以上照射される体積（%）
ENI	Elective Nodal Irradiation	予防的リンパ節領域照射
IGRT	Image-Guided Radiotherapy	画像誘導放射線治療
CBCT	Cone Beam Computed Tomography	コーンビームコンピューター断層撮影

向上させる目的においても放射線治療の重要性は高いです。

3 放射線治療計画

10MV以上の高エネルギーX線による照射が推奨され、EBRTで行われます。CTを用いた3次元治療計画を行います。例えば肉眼的腫瘍体積（GTV）を画像上確認できる原発巣（GTV primary）と腫大リンパ節（GTV nodal）だとします。腫大リンパ節は短径1cm以上やPET陽性のものとします（**図1**）。臨床標的体積（CTV）には、すべてのGTVに顕微鏡的な浸潤を加味した0.5-1.5cmのマージンが必要です。また、膵癌のリンパ管浸潤や神経周囲浸潤を生じる頻度は高く、予防的リンパ節領域照射（ENI）に必要な傍大動脈節、腹腔神経叢や肝門部

図1… 放射線治療の各標的体積

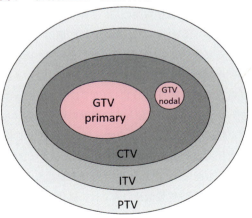

リンパ節もCTVに含まれます。同時化学放射線療法（CCRT）を行う場合には重篤な消化器毒性の出現リスクが増加するため、広範な予防的リンパ節

図2 ⋯ 局所進行切除不能膵癌に対する放射線治療の線量分布図

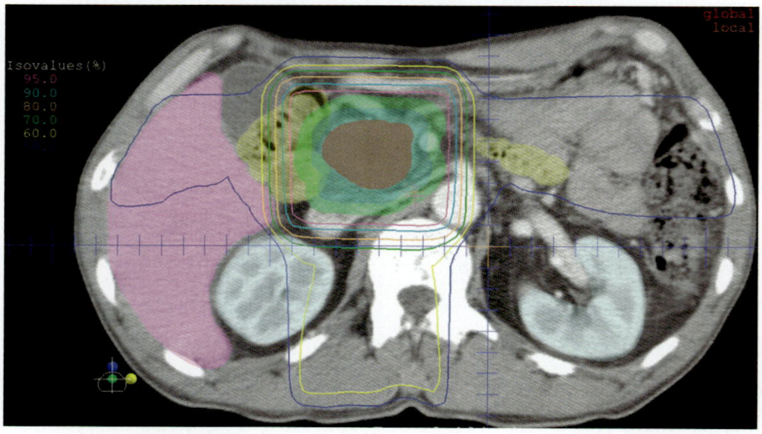

ENIを行わない照射野を示す。濃赤色：GTV、青色：CTV、緑色：PTV、黄色：十二指腸、紫色：肝臓、薄青色：腎臓である。
紫色線が総54Gy/30分割における95%の等線量曲線に相当する。

領域はCTVに含まず、転移頻度の高いリンパ節領域のみをCTVに含むことが推奨されています。転移頻度に関して『膵癌取扱い規約』のリンパ節群分類が参考となります。膵頭部では膵頭後部リンパ節（13a、13b）・膵頭前部リンパ節（17a、17b）、体尾部では総肝動脈幹リンパ節（8a、8b）・脾門リンパ節（10）・脾動脈幹リンパ節（11p、11d）・下膵リンパ節（18）が転移頻度の高い1群リンパ節に相当し、概して膵周囲のリンパ節群です（**図2**）。原発巣による癌性疼痛を伴う際は、腹腔神経叢への浸潤範囲を考慮したCTV設定が大切です。

計画標的体積（PTV）にはCTVにセットアップマージンと呼吸性変動と腸管運動に伴う体内マージン（IM）を含む0.5-2cmのマージンを設定します。呼吸停止法や呼吸同期法を用いることによりIMの縮小が可能です。PTVへの十分な線量投与とリスク臓器（OAR）線量低減の両立に、原体照射／多門照射や強度変調放射線治療（IMRT）が有効です。照射線量は総50.4-54Gy、1回1.8-2.0Gyを総5.5-6週間で通常分割照射することが多いです。また、線量体積ヒストグラム（DVH）によるPTVおよび重要なOARの線量評価が不可欠です。

胃、十二指腸および空腸の最大線量は55Gy以下、D30＜45-55Gyが推奨されています。肝臓の平均線量は30Gy以下やV30＜40％、両側腎臓のV18＜30-35％（片腎のみ機能している場合はV18＜10％）、脊髄は最大線量（あるいは0.03mL以上の体積）を45Gy以下といった基準が示されています。

4 電磁波温熱療法（ハイパーサーミア）の併用

1. ハイパーサーミアとは

新規薬剤や放射線治療装置の開発には莫大な費用が必要となりますが、健康保険の適用内で施行可能な電磁波温熱療法（ハイパーサーミア）により放射線治療や抗癌剤の治療効果を底上げできることは十分に知られていません。我々は、20年来ハイパーサーミアの併用を継続しており、特に十分な腫瘍への加温が可能であった症例において、放射線治療の抗腫瘍効果の改善を実感できることは多いです。

ハイパーサーミアとは、狭義には癌に対して39-45℃程度の温熱療法を指します。広義には、ラジオ波やマイクロ波、高集束超音波により60℃以上の

図3… 誘電型外部加温装置における電極間の電流密度（a）とハイパーサーミア施行時の様子（b）

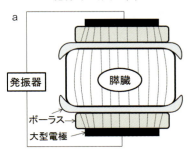
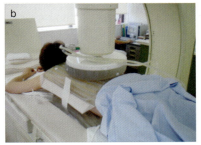

高い温度で癌を焼灼・凝固する治療も含まれます。本邦の健康保険において電磁波温熱療法として施行可能なのは、狭義のハイパーサーミアです。1960年代に培養細胞を用いたハイパーサーミアの細胞致死効果が確認され、1970年代には加温装置の開発が始まり、1980年代より多くの臨床試験が行われています。有効性が確認されたため、本邦では1990年より放射線治療との併用時に健康保険適用となり、1996年には放射線治療併用の有無にかかわらず、悪性腫瘍に対し健康保険適用となっています。

42.5℃を超すと癌細胞の生存率は時間とともに著しく低下し、その効果は組織型にあまり左右されません。①正常組織より腫瘍組織の方が温度上昇しやすい、②放射線治療や抗癌剤によるDNA損傷からの回復を熱が阻害する、③低pH環境においてより高い抗腫瘍効果が得られる、④放射線治療に抵抗性である細胞周期（S期）において高感受性である、⑤加温による抗癌剤の細胞内への取り込みが増加する、といった集学的癌治療を行う上で有利な特性を多く持つ点が基礎的に確認されています[3-5]。

2. ハイパーサーミアの仕組み

本邦で広く普及している加温装置は、腫瘍の存在領域を一対の電極で挟み、ラジオ波を用いて加温する誘電型加温装置です（図3）。膵臓癌のような人体深部に位置する腫瘍では、直径25-30cmの大型電極で上腹部全体を加温します。電極表面は、凹凸のある人体表面に十分に密着可能なボーラスと呼ばれる水袋が付属します。また、ボーラス内の液体は循環し温度調節が可能であり、深部加温では皮膚−皮下組織の過熱を防ぐためボーラスにより皮膚表面を冷却しながら加温します。

3. 実施と効果

ハイパーサーミアは、放射線療法の期間中に週1-2回、放射線照射直後、または化学療法の投与と同時に1回40-60分程度の加温を総5回程度行います。再発乳癌や悪性黒色腫、頭頸部癌、子宮頸癌、直腸癌等においてメタアナリシスやRCTにより放射線治療にハイパーサーミアを加えることで寛解率や局所制御率の有意な改善が得られています。局所進行性の子宮頸癌や直腸癌では、全生存率までの有意な改善がメタアナリシスおよびRCTで確認されています。いずれのRCTにおいても、ハイパーサーミアを併用することで放射線治療の副作用の有意な増加を生じていません。膵臓癌においてはRCTは施行されていないものの、有望な治療成績が報告されています（表2）。

我々は、切除不能局所進行膵癌20例に対してGEMによる化学療法と放射線療法にハイパーサーミアを併用しました。治療の完遂は十分に可能であり、化学放射線療法の副作用が増加することはありませんでした[6]。中間生存期間18.6カ月、無増悪期間8.8カ月と、過去に報告されている化学放射

表2 局所進行切除不能膵癌に対する化学放射線療法とハイパーサーミアの併用

		症例数	治療法	生存期間（月）	p値
Ohguri (2008)	後ろ向き	20	50.4-61.2Gy＋GEM＋ハイパーサーミア	18.6	0.01
		9	50.4-64.6Gy＋GEM	9.6	
Maluta (2011)	前向き 非無作為化	34	30-66Gy＋GEM*＋ハイパーサーミア	15	0.025
		26	30-66Gy＋GEM*	11	
Saito (2015)	後ろ向き	13	50-67.5GyE（陽子線）＋GEM（±S-1）＋ハイパーサーミア	27.5	—

*ゲムシタビン単剤またはゲムシタビンを含む多剤併用

線療法の主な第Ⅱ相試験の中間生存期間8-15カ月、無増悪期間5-7カ月程度と比較し良好であり、ハイパーサーミアにより生存期間の延長が導かれた可能性が示唆されました。イタリアのMalutaらは、化学放射線療法にハイパーサーミアを併用する前向き臨床試験の結果として、中間生存期間15カ月であり非併用群と比べ有意に良好であったと報告しています[7]。さらに最近、陽子線を用いた化学放射線療法にハイパーサーミアを加えることで平均生存期間27.5カ月と非常に有望な治療成績が報告されています[8]。今後、ハイパーサーミアを併用した化学放射線療法の有効性を評価するRCTの施行が望まれています。

● 文献

1) Ceha HM, et al. Feasibility and efficacy of high dose conformal radiotherapy for patients with locally advanced pancreatic carcinoma. Cancer. 89, 2000, 2222-9.
2) Morganti AG, et al. Pain relief with short-term irradiation in locally advanced carcinoma of the pancreas. J Palliat Care. 19, 2003, 258-62.
3) Datta NR, et al. Local hyperthermia combined with radiotherapy and-/or chemotherapy: recent advances and promises for the future. Cancer treatment reviews. 41, 2015, 742-53.
4) 大栗隆行. "がんの温熱療法（ハイパーサーミア）". 新版 放射線医科学 —生体と放射線・電磁波・超音波. 東京, 医療科学社, 2016, 120-2.
5) 大栗隆行. 保険適応後に蓄積された電磁波温熱療法の臨床試験から得られたエビデンス. Thermal medicine. 31, 2015, 5-12.
6) Ohguri T, et al. Concurrent chemoradiotherapy with gemcitabine plus regional hyperthermia for locally advanced pancreatic carcinoma: initial experience. Radiat Med. 26, 2008, 587-96.
7) Maluta S, et al. Conformal radiotherapy plus local hyperthermia in patients affected by locally advanced high risk prostate cancer: preliminary results of a prospective phase Ⅱ study. Int J Hyperthermia. 23, 2007, 451-6.
8) 斎藤高ほか. 切除不能局所進行膵臓癌に対する温熱療法併用化学陽子線療法の初期経験. Thermal Medicine. 32 (suppl), 2016, 96.

7 放射線治療

3 局所進行切除不能膵癌に対する化学放射線療法

大阪国際がんセンター 消化器外科 医長 **秋田裕史**　同 副部長／膵がんセンター 外科系 部門長 **髙橋秀典**

1 はじめに

局所進行切除不能膵癌に対する本邦における標準治療は、『膵癌診療ガイドライン』に基づくと、化学療法あるいは化学放射線療法とされています[1]。これらの優劣については、これまでいくつかのランダム化比較試験（RCT）が行われていますが、相反する結果が報告されており、今後もさらなる検討が必要と思われます。また治療選択においては、化学単独療法、化学放射線療法の特性を十分に理解して使い分ける必要があると思われます。

2 化学単独療法との比較

局所進行切除不能膵癌に対する一次治療に関する臨床試験は、古くは1985年に米国のECOGのKlaassen DJらが局所進行切除不能膵癌91例に対して、フルオロウラシル（5-FU）を用いた化学放射線療法と化学単独療法を比較したRCTを報告しています[2]。この試験では化学放射線療法群の生存期間中央値（MST）が8.3カ月であったのに対し、化学療法単独群では8.2カ月と両群間に有意差を認めませんでした。最近では、フランスのFFCD/SFROが2008年に119例の局所進行切除不能膵癌に対し、5-FU＋シスプラチン（CDDP）併用化学放射線療法とゲムシタビン（GEM）単剤による化学単独療法の2群のRCTを施行し、化学放射線療法群のMSTが8.6カ月に対し、化学療法単独群が13.0カ月と化学単独療法の方が有意に治療成績がよかったと報告しています[3]。ただし、本試験では化学放射線療法群において5-FUとCDDPを併用したため、有害事象が65.5％と高く、この影響で放射線治療後の維持化学治療として投与されていたGEMの投与量が、化学療法単独群に比べて有意に少なかったことが関係しているのではないかと考えられています。

一方で、1988年に米国の研究グループであるGITSGが、ストレプトゾシン（STZ）＋マイトマイシンC（MMC）＋5-FUの3剤を用いた化学療法群と5-FU併用化学放射線療法群の2群で比較し、化学放射線療法群のMSTが10.5カ月と、化学療法群の8.0カ月に比べ有意に良好であることを報告しました[4]。また2011年にはECOGのLoehrer PJらが、71名の局所進行切除不能膵癌に対し、GEM併用化学放射線療法とGEM単独化学療法の2群に無作為割り付けを行い、化学放射線療法群のMSTが11.1カ月と化学療法単独群の9.2カ月に対し有意に良好であったと報告しています[5]。

最新の知見としては、フランスの研究グループであるGERCORが中心となって行った国際的な大規模RCTとしてLAP07の結果が2016年に報告されました。この試験は442名の局所進行切除不能膵癌患者に対し、まずGEM単剤あるいはGEM＋エルロチニブの2群に無作為割り付けし、4カ月導入化学療法を施行し、さらに化学療法継続群とカペシタビンを用いた化学放射線療法群に無作為割り付けするというものです。442名中269名が化学療法と化学放射線療法の無作為割り付けに進み、局所制御率は有意に化学放射線療法群の方が良好であったという結果でしたが（32％ vs. 46％, p＝0.03）、133名の化学放射線療法群のMSTは15.2カ月で、化学療法継続群の16.5カ月と有意な差は認められませんでした[6]。

表1にこれまでの主だった比較試験の結果を示します。全体的には治療成績では化学放射線療

表1 局所進行切除不能膵癌に対する化学単独療法と化学放射線療法との比較試験

報告者	報告年	雑誌	治療	症例数	抗癌剤メニュー	照射総線量	維持化学療法	全生存期間（中央値）カ月	p値
Klaassen DJ, et al.[2]	1985	J Clin Oncol	化学治療	44	5-FU		5-FU	8.2	N.S.
			放射線化学治療	47	5-FU	40Gy	5-FU	8.3	
GITSG[4] (author not listed)	1988	J Natl Cancer Inst	化学治療	21	STZ+MMC+5-FU		STZ+MMC+5-FU	8.0	0.02
			放射線化学治療	22	5-FU	54Gy	STZ+MMC+5-FU	10.5	
Chauffert B, et al.[3]	2008	Ann Oncol	化学治療	60	GEM		GEM	13.0	0.03
			放射線化学治療	59	5-FU+CDDP	60Gy	GEM	8.6	
Loehrer PJ, et al.[5]	2011	J Clin Oncol	化学治療	37	GEM		GEM	9.2	0.017
			放射線化学治療	34	GEM	50.4Gy	GEM	11.1	
Hammel P, et al.[6]	2016	JAMA	化学治療	136	GEM or GEM+Erlotinib		GEM or GEM+Erlotinib	16.5	0.83
			放射線化学治療	133	Capecitabine	54Gy	GEM or GEM+Erlotinib	15.2	

5-FU：フルオロウラシル、STZ：ストレプトゾシン、MMC：マイトマイシンC、GEM：ゲムシタビン、CDDP：シスプラチン

が化学単独療法に比べて同等かやや良好な報告が多いですが、一方で有害事象はほとんどの報告で化学放射線療法群の方が高いと報告されており、化学放射線療法を選択する場合は、全身状態も考慮し、有害事象についても十分に説明しておく必要があります。

3 化学放射線治療の特長

化学放射線療法の特長として、化学療法に比べ局所制御が優れており、2年生存率などの中長期的な生存率が化学単独療法に比べ良好な点が挙げられます。したがって明らかな遠隔転移がない場合は、化学放射線治療のよい適応と思われます。さらに、長期間の局所制御が可能であった症例に対しては近年、conversion surgeryなども積極的に行われています（p.178～参照）。イタリアのMorgantiらは、13編・合計510例の局所進行切除不能膵癌に対する化学放射線治療の報告をreviewし、8.3-64.2％（中央値26.5％）の患者でconversion surgeryが可能であったとし、手術可能となった患者のうち57.1-100％（中央値87.5％）の患者でR0切除が可能であったと報告しています。さらにconversion surgeryが可能であった患者の術後生存期間は16.4-32.3カ月（中央値23.6カ月）と非常に良好な成績を収めています[7]。このように化学放射線療法は長期的な治療戦略を考える上でも、非常に有効な治療法と思われます。

一方で、併用する抗癌剤に関しては、現時点では、GEM単剤、テガフール・ギメラシル・オテラシル配合（S-1）単剤などが用いられていますが、化学単独療法で最近用いられているGEM＋nab-パクリタキセルやFOLFIRINOX療法などに比べると、化学療法としての効果は低いと言わざるを得ず、多発リンパ節転移症例や、遠隔転移が疑われる症例などに対する化学放射線療法の適用は慎重になるべきと思われます。

表2 局所進行切除不能膵癌に対する化学放射線療法（GEM vs. S-1）

報告者	報告年	雑誌	症例数	抗癌剤	メニュー	照射総線量	全生存期間（中央値）カ月
Okusaka T, et al.	2004	Br J Cancer	42	GEM	250mg/m² 週1回	50.4Gy/28fr	9.5
Shibuya K, et al.	2011	Am J Clin Oncol	22	GEM	250mg/m² 週1回	54.0Gy/30fr	16.6
Cardenes HR, et al.	2011	Am J Clin Oncol	28	GEM	600mg/m² 週1回	54.0Gy/30fr	10.3
Sudo K, et al.	2011	Int J Radiat Oncol Biol	34	S-1	80mg/m² 2投1休	50.4Gy/28fr	16.8
Shinchi H, et al.	2012	J Hepatobiliary Pancreat Sci	50	S-1	80mg/m² 3投1休	50.0Gy/40fr	14.3
Ikeda M, et al.	2013	Int J Radiat Oncol Biol	61	S-1	80mg/m² 照射日	50.4Gy/28fr	16.2

表3 局所進行切除不能膵癌に対する導入化学療法＋化学放射線療法の成績

報告者	報告年	雑誌	症例数	導入化学療法	期間（カ月）	遠隔転移出現率	化学放射線療法	維持化学療法	全生存期間（中央値）カ月
Marit JL, et al.	2008	Ann Surg Oncol	26	GEM+CDDP	2	19.2%	GEM±CDDP+RT50.4Gy	GEM+CDDP	13.0
Nakachi K, et al.	2010	Cancer Chemother Pharmacol	20	GEM+S-1	4	20.0%	GEM+RT30Gy	GEM+CDDP	14.4
Goldstein D, et al.	2012	Br J Cancer	48	GEM+Oxaliplatin	1	2.1%	5-FU+RT54Gy	GEM+Oxaliplatin	15.7
Hammel P, et al.[6]	2016	JAMA	442	GEM or GEM+Erlotinib	4	23.1%	Capecitabine+RT54Gy	GEM or GEM+Erlotinib	15.2

4 抗癌剤の種類

化学放射線療法に用いられる抗癌剤としては、かつては5-FUを用いた報告が多く認められましたが、最近ではGEM単剤あるいはS-1を用いた報告が散見します。GEMの投与量およびスケジュールに関しては各報告で様々ですが、GEMは血液毒性を来しやすいため、標準量よりも減量している報告が多く、250-600mg/m²の週1回投与が標準的な投与量と思われます。一方でS-1については、投与スケジュールに違いはあるもののほとんどの報告で標準量である80mg/m²/dayを採用しており、dose intensityがより保たれています。そのため直接比較した試験はないものの、S-1併用化学放射線療法の方が良好な成績を示している報告が多いと思われます（**表2**）。

切除不能局所進行膵癌においては、診断時に明らかな遠隔転移を認めない場合であっても、早期に遠隔転移を認める症例も少なくありません。そういった症例を選別し、より適切な治療法を選択するために、導入化学治療の有効性についても検討されています。これまでの報告では多くが非ランダム化の第Ⅰ，Ⅱ相試験が多く、エビデンスレベルはそれほど高くはありません。しかし、多くの試験で導入化学療法により潜在的な遠隔転移症例を3-33％選別できることができ、MSTも10-19カ月と比較的良好な成績を報告しています（**表3**）。また2007年にフランスのGERCORは後ろ向きなコホート研究ですが、局所進行切除不能膵癌181例に対して解析を行い、約3カ月間の導入化学療法の結果、53例（29.3％）の症例において放射線治療前に遠隔転移を認め、これらを選別することができ、さらに残りの128例のうち引き続いて化学放

射線治療を施行した72例のMSTは15.0カ月と、引き続き抗癌剤単独治療を施行した56例の11.7カ月に対し、有意に良好であったと報告しています[8]。ただしGERCORはこの後、先述したLAP07試験の結果を2016年に報告し、導入化学療法によって23.1％の遠隔転移例を選別することができたものの、引き続き行われた化学放射線療法は、化学療法継続と比較して生存期間の優位性は認められなかったと報告しています[6]。

導入化学療法の有用性を検討したRCTとしては、本邦で施行されたS-1による化学放射線療法前のGEMによる導入化学療法の有用性を検討したランダム化第Ⅱ相試験（JCOG1106）の結果が2015年の米国臨床腫瘍学会で報告され、両群間で治療成績に大きな違いは認めませんでしたが、有害事象が導入化学治療群で軽度であったという結果でした。今後さらなる大規模なRCTの結果を待つ必要がありますが、導入化学治療は、化学放射線治療がより有効な患者の選別、および有害事象の軽減に有用な可能性があると思われます。

5　放射線の照射方法

放射線の照射方法は最近の報告はすべて3次元原体照射法（3D-CRT）が採用されています。照射線量は報告によって様々ですが、最近では総線量で50-60Gy照射している報告が多いです。ただし、総線量の増加に伴い嘔気や食欲不振などの副作用が強く出る場合があります。特に胃や十二指腸に照射される線量が50Gyを超えると、時に重篤な消化管障害が生じることがあるので注意が必要です。照射範囲なども考慮しながら慎重に照射線量を決定する必要があります。照射範囲〔臨床標的体積（CTV）〕については、明確な規定は今のところ存在しません。2017年の『NCCNガイドライン』によると、標準的なCTVは肉眼的腫瘍体積（GTV）および全ての病的（1cm以上もしくはPETで集積を認める）リンパ節に0.5-1.5cmのマージンを付ける程度としており、計画標的体積（PTV）はCTVにさらに呼吸性変動などを加味した0.5-2.0cmのマージンを加えることとしています。これにより膵近傍のリンパ節も概ね含まれることになります。一方で、CTVを予防的リンパ節領域（『癌取扱い規約（第7版）』におけるリンパ節群分類の2群・3群リンパ節）にまで拡げるかどうかについては、いまだ議論の余地はありますが、国立がん研究センターからの報告で、PTVが500cm^{3}以上でグレード3以上の消化器毒性の頻度が有意に増加したとの報告があり[9]、安易に照射範囲を拡げるのは控えた方がよいと思われます。

近年、線量の集中性を高める目的で体幹部定位放射線照射（SBRT）や強度変調放射線治療（IMRT）などの手法も用いられるようになってきました。SBRTは、腫瘍部を立体的にとらえ、多方向から三次元的にビームを集中させて照射することにより、腫瘍部に対してのみ集中的に多くの放射線を照射することができ、高い治療効果が期待でき、また正常組織への副作用が少ないという利点があります。切除不能進行膵癌に対するSBRTの試みは古くは2004年にKoongらが報告したものがあります。6例の切除不能局所進行膵癌に対し合計25GyのSBRTを照射し、1年局所制御率100％という良好な成績を報告しています[10]。また2015年には米国のHermanらが、49例の局所進行切除不能膵癌に対してGEM併用で33.0GyのSBRTを照射し、1年局所制御率が78％・MSTは13.9カ月と報告しています[11]。

一方でIMRTは、放射線の強さに強弱を付けることによって、照射したいターゲットの形に合わせて高照射域を設定できる手法で、周囲組織の照射線量を抑えることで、こちらも正常組織への影響を最低限に抑えることができるといった利点があります（p.274～参照）。ただし、これらの手法はまだ膵臓癌に対しては実験的な段階で、腫瘍の呼吸性変動による動きや消化管の動きに対してどのように対応するかなど、今後も検討を重ねてい

く必要があります。

また、最近では局所進行切除不能膵癌に対して先進医療として炭素イオン線（重粒子線）や陽子線を用いた粒子線治療を行っている施設もあります（p.294～参照）。粒子線はX線と比較して、ある深さにおいてのみ強く作用し、一定の深さ以上には進まないという特性を持っているため、正常組織の被曝を最小限に抑えることができることが最大の利点です。このため腫瘍部のみに集中して高線量を照射することが可能であり、しかも従来のX線と比較して、重粒子線は癌細胞に対する殺傷効果が2-3倍、陽子線は1.1倍と報告されており、特に重粒子線治療では高い抗腫瘍効果が期待できます。しかし、一方で正常組織に対しても重大な副作用を引き起こす可能性もあり、今後も副作用に対する長期的な観察が必要と思われます。

6 当院での実際

当院では局所進行切除不能膵癌に対し、CTやPETなどで遠隔転移がないことを慎重に確認したうえで、化学放射線療法を施行しています。化学療法としてはGEMかS-1のどちらかを用いています。GEMの投与量は標準量である1,000mg/m^{2}を週1回、3週投与1週休薬で行っています。前項でGEMの投与量として250-600mg/m^{2}が標準的と記しましたが、照射範囲にもよりますが多方向からの照射により正常組織を極力避ける配慮を行えば1,000mg/m^{2}でも十分に施行可能と考えています[12]。S-1に関しては当院でもこれまでの報告と同様80mg/m^2/dayを2週投薬1週休薬、あるいは放射線治療に合わせて照射日投薬で行っています。導入化学療法は基本的に行っておりません。ただし、腫瘍が大きく照射範囲が大きくなるような症例や、消化管粘膜面までの腫瘍浸潤があり照射による消化管穿孔の懸念がある症例に対しては、腫瘍の縮小効果を期待してGEM + nab-パクリタキセルによる導入化学療法を2クール程度行う場合もあります。放射線治療後の維持化学療法としては、PSが問題なければ、GEM + nab-パクリタキセルあるいはFOLFIRINOX療法を施行しています。

放射線照射としては、主に5門照射による3次元原体照射を行っています。照射線量は1.8Gy/frの28回で総線量50.4Gyです。照射範囲の設定にあたっては、まず腫瘍部を中心に約0.5cmのマージンを加えるほか、主要動脈に接した神経周囲浸潤部にも十分注意してCTVを設定します。さらに、呼気相・吸気相の双方でCT撮影を行うことでCTVの呼吸性変動をカバーしたITV（internal target volume；内的標的体積）を設定し、そこに0.5cmのマージンを加えた部位をPTVとしています（図1）。基本的に予防的リンパ節照射は行っていません。

放射線照射に関して最近の我々の試みとしましては、金属コイル（VISICOIL™、Gold Anchor）挿入による、照射部位の位置ずれへの対応があります。高精度放射線治療において、放射線を照射する位置合わせをいかに正確に行うかは、高い抗腫瘍効果を目指すのみならず、標的設定にあたって設定するマージンを最小限にして正常組織に照射される線量を低減し、副作用を軽減するという観点からも非常に重要です。膵臓は後腹膜臓器でありながら、かなりの呼吸性変動を起こすことが分かっています。図2は当院放射線治療科医学物理士の五十野が解析したデータですが、膵臓は呼吸性変動によって上下左右、さらに腹背に5-10mm程度は移動していることが分かります。そこで我々は治療前に超音波内視鏡（EUS）下にVISICOIL™、Gold Anchorを腫瘍の中心部に埋め込み、放射線治療の際にマーカーとして利用することで、呼吸性変動に伴う標的のずれを解析しています。将来的には、VISICOIL™、Gold Anchorを用いて正確な位置照合を行った上で、呼吸の動きに合わせて行う呼吸同期照射の施行、さらには呼吸同期照射とIMRTの組み合わせによる線量増加の可能性についても検討していく予定です。

図1 … 3次元原体照射

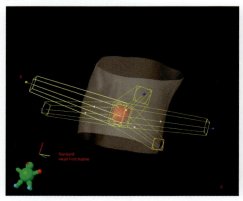
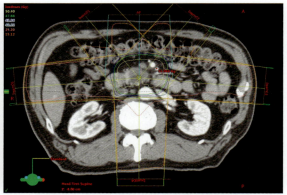

図2 … 膵臓の日内変動

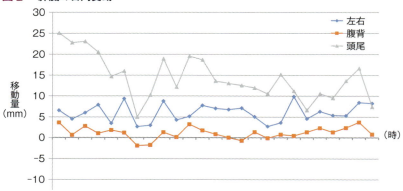

7 今後の展望

　局所進行切除不能膵癌に対する化学放射線療法は、放射線照射の技術の進歩に伴い比較的安全にかつ効果的に施行可能となってきています。一方で、化学単独治療もGEM + nab-パクリタキセル、FOLFIRINOXの出現により、治療成績は飛躍的に向上しており、今後もどのような症例に対して化学放射線療法を選択していくかは症例を積み重ねて検討していく必要があります。また、現在の使用抗癌剤としてはGEMやS-1が主流ですが、今後は新たな併用化学療法なども試されていき、より効果的な治療メニューの開発が進められていくものと思われます。放射線照射の技法も今後さらに改良されていくことが期待され、より安全で効果的なレジメンを開発していくことが膵癌全体の治療成績向上につながっていくと思われます。

謝辞

　本稿の作成に当たり、当院放射線治療科の平田岳郎先生、消化器内科の高田良司先生に多大なる助言を頂きましたことをここに感謝いたします。

● 文献

1) 日本膵臓学会膵癌診療ガイドライン改訂委員会. 膵癌診療ガイドライン2016年度版. 東京, 金原出版, 2016, 272p.
2) Klaassen DJ, et al. Treatment of locally unresectable cancer of the stomach and pancreas: a randomized comparison of 5-fluorouracil alone with radiation plus concurrent and maintenance 5-fluorouracil-an Eastern Co-

operative Oncology Group study. J Clin Oncol. 3, 1985, 373-8.
3) Chauffert B, et al. Phase Ⅲ trial comparing intensive induction chemoradiotherapy (60 Gy, infusional 5-FU and intermittent cisplatin) followed by maintenance gemcitabine with gemcitabine alone for locally advanced unresectable pancreatic cancer. Definitive results of the 2000-01 FFCD/SFRO study. Ann Oncol. 19, 2008, 1592-9.
4) Gastrointestinal Tumor Study Group. Treatment of locally unresectable carcinoma of the pancreas: Comparison of combined-modality therapy (chemotherapy plus radiotherapy) to chemotherapy alone. J Natl Cancer Inst. 80, 1988, 751-5.
5) Loehrer PJ, et al. Gemcitabine alone versus gemcitabine plus radiotherapy in patients with locally advanced pancreatic cancer: an Eastern Cooperative Oncology Group trial. J Clin Oncol. 29, 2011, 4105-12.
6) Hammel P, et al. Effect of chemoradiotherapy vs chemotherapy on survival in patients with locally advanced pancreatic cancer controlled after 4 months of gemcitabine with or without erlotinib. JAMA. 315(17), 2016, 1844-53.
7) Morganti AG, et al. A systemic review of resectability and survival after concurrent chemoradiation in primary unresectable pancreatic cancer. Ann Surg Oncol. 17(1), 2010, 194-205.
8) Huguet F, et al. Impact of chemoradiotherapy after disease control with chemotherapy in locally advanced pancreatic adenocarcinoma in GERCOR phase Ⅱ and Ⅲ studies. J Clin Oncol. 25, 2007, 326-31.
9) Ito Y, et al. Evaluation of acute intestinal toxicity in radiation to the volume of irradiated small bowel in patients treated with concurrent weekly gemcitabine and radiotherapy for locally advanced pancreatic cancer. Anticancer Res. 26, 2006, 3755-9.
10) Koong AC, et al. Phase I study of stereotactic radiosurgery in patients with locally advanced pancreatic cancer. Int J Radiat Oncol Biol Phys. 58, 2004, 1017-21.
11) Herman JM, et al. Phase 2 multi-institutional trial evaluating gemcitabine and stereotactic body radiotherapy for patients with locally advanced unresectable pancreatic adenocarcinoma. Cancer. 121(7), 2015, 1128-37.
12) Takahashi H, et al. Preoperative gemcitabine-based chemoradiation therapy for resectable and borderline resectable pancreatic cancer. Ann Surg. 258(6), 2013, 1040-50.

4 局所進行切除不能膵癌に対する重粒子線治療

名古屋大学大学院医学系研究科 放射線医学講座 助教　岡田　徹
放射線医学総合研究所病院 消化管腫瘍科 科長　山田　滋

1 はじめに

　放射線治療は外科治療と同じく局所治療ですが、治癒率が手術より劣ることが最大の欠点です。外科内科より「放射線でもするか、放射線しかやれない」と言われてしまう、つまり放射線治療に対する期待の低さは、「治癒の不確実性」に起因するものと考えます。

　重粒子線治療は、その生物学的・物理学的な特徴により、強い抗腫瘍効果と副作用の軽減が期待されており、使い方が確立すれば、通常X線を用いた従来の放射線治療よりも良好な結果が期待できます。ただし重粒子線は、通常X線治療と比較して歴史も浅く、施設数も限られているため、一般に広く普及したと言える段階には達していません。そのようななか放射線医学総合研究所病院(以下、放医研)をはじめとする諸施設は、重粒子線を用いて疾患ごとの臨床試験を実施し、その有用性の評価と適応の拡大に努めてきました。結果的に多くの疾患で適切な治療法が確立され、その有用性を示すことができたため、現在では先進医療とともに切除不能骨軟部腫瘍に対する保険医療としても運用されています。さらに放医研では、より高度な重粒子線治療を目指した次世代照射システムの開発も行っています。

　本稿では、この重粒子線治療の特徴、臨床的意義、局所進行切除不能膵癌に対する治療成績、将来展望について述べます。

2 重粒子線治療の特徴

　重粒子とは、広義には電子より重いすべての粒子を指します(図1)。その中で原子番号が2より重い原子核(重イオン)を加速器で高速(光速の約60-80%)に加速したものは、重イオン線とも呼ばれ、重粒子線としての物理学的・生物学的特徴をより強く示し、狭義に重粒子線と呼んでいます。重粒子線を生成するには加速器が必要です。放医研にある重粒子線医療専用加速器〔heavy ion medical accelerator in Chiba；HIMAC(ハイマック)〕は、サッカー場と同面積の敷地にシンクロトンを設置し、ヘリウムから重いアルゴンまでの原子核を加速することが可能です。炭素(原子番号6)の原子核を光速の80%に加速し、炭素線による重粒子線治療を行っています(水素原子核を加速した陽子線も、実は重粒子線の範疇に入ります。本稿では便宜上、炭素線を重粒子線と呼び、陽子線とは区別します)。この重粒子線の特徴は、高い生物学的効果と体内での優れた線量集中性との2つに集約できます[1]。

1. 重粒子線の生物学的効果

　高い生物学的効果とは、強い細胞致死作用と言い換えることができます。重粒子線は、通常X線やγ線などと比較してLET (linear energy transfer)が高いことから高LET線とされています。LETとは、単位長さあたりのエネルギー付与を意味し、放射線が通過した軌跡上の細胞にどれだけダメージを与えられたかの指標です。この高LET線である重粒子線を照射された癌細胞のDNAは2本鎖切断が生じる頻度が高く、さらにその損傷

を修復する蛋白のリン酸化が落ち、その結果強い細胞致死作用が生じることが分子生物学的に確認されています[2]。また癌細胞には低酸素細胞といわれる状態のものや、休眠期にあるものが存在し、これらは放射線治療抵抗性であるといわれていますが、重粒子線の強い細胞致死作用は酸素濃度や細胞周期の影響を受けにくいことも分かってきました[3]。これらの生物学的裏付けにより、重粒子線はX線や陽子線と同じ効果を得るのに必要な線量はおよそ1/3程度で済む、つまりX線や陽子線と同じ線量であれば約3倍の強さがあります。この比率を相対的生物学的効果比(relative biological effectiveness；RBE)といいます。このRBEは照射される組織の種類や1回に照射される線量によって変化し、RBEが大きい(より低い線量でX線と同じ効果が得られる)腫瘍では、照射領域内の正常組織の損傷が少ない線量で腫瘍に高い効果を期待できることになります[4,5]。腺癌、肉腫、悪性黒色腫のような従来の通常X線治療の適応となりにくい放射線抵抗性腫瘍では、RBEが大きい場合が多く、重粒子線治療のよい適応になり得ると考えられます。もう少し平易な言葉で言い換えると、通常X線の癌細胞に対する生物学的効果を1とすると、陽子線は1.1倍強く、重粒子線は3倍強いため、通常X線抵抗性の癌種に有効と考えられています(陽子線の生物学的効果はほぼ通常X線と同じですが、副作用について通常X線の知見が適応できるメリットがあります)。また最近では、CD133陽性細胞(がん幹細胞またはがん幹細胞様細胞)に対する重粒子線の生物学的効果も、ヒト大腸癌細胞、ヒト膵癌細胞にて報告されています[6,7]。

2. 重粒子線の物理学的特性：線量集中性

線量集中性とは、放射線を照射したい標的にのみに十分な線量を照射し、周囲の正常臓器には限りなく線量を落とすという意味です。放射線治療の歴史は、この線量集中性改善の歴史であり、より治療に適した放射線発生装置の開発や照射法の工夫により、副作用の軽減と治療効果の向上が実現されてきました。そのことが多くの疾患で放射線治療が適応されるようになった大きな理由でもあります。重粒子線と陽子線は、その物理学的特性から通常X線以上に優れた線量集中性が実現できるのです。これは重粒子線と陽子線などの荷電粒子線が、加速されたエネルギーに応じて一定の深さで停止し、停止直前に大量のエネルギーを一気に放出し、ブラッグピークという鋭い線量のピークを形成する性質に由来しています(図2)[8]。通常X線では、体内に入るとすぐにエネルギーを放出します。さらに標的を貫通して、標的背後の正常組織にも照射されてしまいます。一方重粒子線と陽子線は低い線量のまま体内に入り、このブラッグピークを標的に一致させることで、標的に線量を集中させ、標的背後の正常臓器には照射されない線量分布が形成することができます。つまり重粒子線と陽子線は、標的に十分照射された後、「ピタッと止まり」、背後の正常組織には照射されないのです。

重粒子線と陽子線はともにブラッグピークを有しますが、側方散乱において違いがあります。側方散乱とは、粒子のビームが直進する際に、体内の深部においてビームが周囲に広がるという意味です。陽子線は、直進するにつれ周囲に広がりを持ってしまい、深部の標的と正常組織の境界線量は急峻に変化せず、正常臓器に照射されてしまうことがあります。一方、炭素原子核は陽子よりも12倍も重い粒子であり、そのビームは直進性が高く周囲への広がりは少ないため、深部の標的においても標的と正常組織の境界線量が急峻に変化し、陽子線よりも良好な線量集中性が得られます。

3 重粒子線治療の臨床的意義

重粒子線治療は、組織型を問わず生物学的効果が高く、ブラッグピークによる線量集中性が高い放射線です。言い換えれば、「ピタッと止まり、3倍強い」効果を持ち、治癒の確実性が期待できる

図1… 放射線の種類

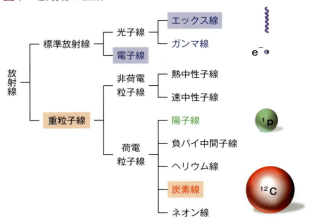

厳密に言えば陽子線も重粒子線の範疇であるが、慣用的に炭素線を重粒子線と呼ぶことが多い。

図2… 通常X線、陽子線、重粒子線の生体内における線量分布特性

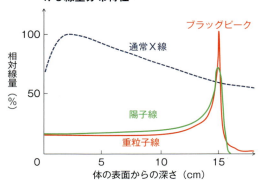

放射線です。その生物学的効果の高さから、躯幹の腺癌、切除不能肉腫、悪性黒色腫等の局所が制御されることにより予後を改善することが、数々の臨床試験の成績からわかってきました。大腸癌骨盤内局所再発に対する重粒子線治療成績は、5年局所制御率が88％、5年生存率59％です[9]。また切除不能とされた肉腫は、通常の治療法では5年生存がほぼ不可能ですが、重粒子線においては5年局所制御率が81％、5年生存率が52％という結果です[10]。この難治癌に対する確実性の高い局所制御が、重粒子線治療の重要な臨床的意義の1つと考えます。またその線量集中性の高さから、標的に高い線量を照射すると同時に、正常臓器に対する副作用の軽減も実現してきました。

この重粒子線を用いて、放医研では難治癌の代表である膵癌に対する臨床試験を行ってきました。通常X線が膵癌に対して十分な抗腫瘍効果を発揮できない原因は、①膵癌は低酸素細胞やがん幹細胞等の放射線抵抗性である細胞の割合が多いこと、②腫瘍周囲に放射線感受性の高い十二指腸などの臓器が近接し、腫瘍自体に根治線量を照射することができないことなどが挙げられます。一方重粒子線は、高い生物学的効果により、通常X線に抵抗性であった低酸素細胞やDNA合成期細胞、がん幹細胞にも十分な殺細胞効果を発揮することができると考えられます。さらに周囲の十二指腸などの正常組織の線量を大きく減らし、膵癌にのみ高線量を集中させることができ、理想的といえます。

4　局所進行切除不能膵癌に対する重粒子線治療の成績

膵癌に対する重粒子線治療は、切除可能膵癌に対する術前重粒子線治療および切除不能膵癌に対する重粒子線治療があります。術前重粒子線治療

の局所制御効果を踏まえ、切除不能膵癌のプロトコールが考案されました。現在では、局所進行切除不能膵癌に対してはゲムシタビン(GEM)併用重粒子線治療が先進医療として行われています。

1. 切除可能膵癌に対する術前重粒子線治療

放医研の膵臓癌に対する重粒子線治療は、切除可能な膵癌に対する術前治療としてスタートしました。術前重粒子線照射の意義は、肝転移と並んで高率に起こる局所再発抑制です。2000〜2003年まで術前重粒子線治療である第I/II相試験(膵臓I Protocol 9906)が行われました。本試験は、重粒子線44.8と48.0GyRBEの2段階の線量で行われ、4週間で16回の照射を行い、その後手術するプロトコールです(GyRBEとは、重粒子線の生物学的効果を考慮したX線等価線量[11])。登録された22例のうち15例は手術が施行されましたが、7例に照射後肝転移や腹膜播種が生じ手術不能でした。術後門脈狭窄が2例認められましたが、局所再発は1例のみでした。手術不能症例を含めた全症例の2年生存率は23.8%でしたが、手術可能症例は2年生存率が50%と高率でした。

術前の治療期間を短縮するために、2003〜2012年まで術前短期重粒子線治療(膵臓II Protocol 0203)が開始されました。膵臓I 9906の4週間16回照射を短縮し2週間8回の照射とし、線量を30.0から36.8GyRBEに増加させる第I/II相試験です。登録された26例のうち21例は手術施行され、5例が照射後肝転移や腹膜播種が生じ手術不能でした。グレード3以上の有害事象は2例のみであり、短期術前重粒子線治療が手術による合併症を増加させることはありませんでした。組織学的な治療効果はグレード2(癌の3分の2以上に変性・壊死を認める)でした。手術例では局所再発を来した例は認められませんでした。手術不能症例を含めた全症例の5年生存率は42%であり、手術可能症例の5年生存率は52%と高率でした[12]。しかし治療前に潜在的に遠隔転移を有する例も多く、これらは術後早期に顕在化します。化学療法を併用して潜在的遠隔転移を制御することが予後改善に結び付くと考えられ、2012年からGEMを併用する術前短期化療併用重粒子線治療(膵臓V Protocol 1205)が開始され、現在も症例登録中です。遠隔転移の問題はありますが、術前重粒子線治療は手術操作に影響を与えず、術後局所再発のリスクを低減し、予後の延長に寄与した点に大きな意義があると考えます。

2. 切除不能膵癌に対する重粒子線治療[13]

放医研では、2003年より局所進行切除不能膵癌に対して重粒子線治療を行っています。対象は、遠隔転移がなく、腹腔動脈幹または上腸間膜動脈への浸潤があり、病理学的に確定診断の得られた症例です。十二指腸をはじめとする腸管浸潤を伴う症例は、残念ながら除外されます。前述したように重粒子線治療は線量集中性が非常に高いのですが、腸管浸潤がある症例では、浸潤のある腸管にも照射せねばならず、根治線量が投与できません。さらに腫瘍縮小があった場合に消化管穿孔が生じる可能性もあり、禁忌としています。

具体的な照射範囲は、3次元治療計画装置にて次のように設定しています。肉眼的標的(画像上認識できる標的)体積は、原発巣および短径1cm以上の転移リンパ節とし、臨床的標的(潜在的な腫瘍の存在を含む標的)体積は、肉眼的標的体積に5mmのマージンを加えた領域、腹腔動脈、上腸間膜動脈、膵外神経叢、『膵癌取扱い規約(第6版)』に定められる第1群・第2群リンパ節を含む領域としています。これに5mmのマージンを加えたものが照射範囲となります。照射は4方向から行い、呼吸同期を用いています(図3)。

1. 重粒子線単独による治療効果

放医研では、前述した切除可能膵癌に対する術前重粒子線治療の結果を受け、2003〜2007年まで、局所進行切除不能膵癌に対する重粒子線治療(膵臓III Protocol 0204)が行われました。これは重粒子線治療単独で、38.4GyRBEから順次線量を5%ずつ増加させ52.4GyRBEまで増加させる第I/

図3… 膵癌に対する重粒子線治療の線量分布の1例

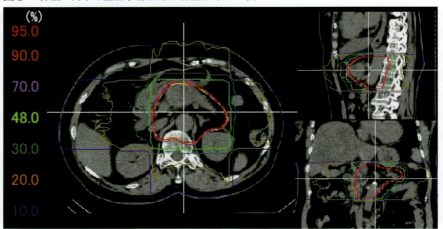

後腹膜まで95%以上の線量が照射されている。

Ⅱ相試験です。重粒子線はどの線量も12回を3週間で照射し、47例に行われました。有害事象はグレード4・5は認められず、急性期障害はグレード3の食欲不振6例・胆管炎1例であり、晩期障害はグレード3の胆管出血が2例に認められました。これらの2症例は金属ステントが挿入されており、重粒子照射野内の金属により線量分布の不均衡や胆管への圧排による血流障害が示唆され、以後重粒子線治療では金属ステントは禁忌とし、プラスチックステントを推奨しています。一方、45.6GyRBE以上の高線量群で、1年・2年局所制御率は各々95％・87％と高い効果が示されました。しかし1年生存率47.0％・1.5年生存率が24％と低く、通常X線を用いた既存の化学放射線治療とほぼ同等の成績でした。この局所制御は良好にもかかわらず生存率が変わらない原因は、肝臓などへの遠隔転移の早期出現であり、重粒子単独ではなく化学療法併用が必要と考えられました。

2. GEM併用重粒子線による治療効果

局所進行切除不能膵癌に対する重粒子線単独治療の結果より、遠隔転移早期出現を制御可能にする化学療法と重粒子線治療との併用が望まれました。2007〜2012年にGEM併用重粒子線治療の臨床試験（膵臓Ⅳ Protocol 0513）が施行されました。Study designは、GEMと重粒子の各々を2段階で増加させる用量・線量増加試験です。まず重粒子の開始線量を43.2GyRBEと固定し、GEMを400→700→1000mg/m²と安全性を確認しながら増量させ、その後GEMを単独投与での標準用量である1000mg/m²に固定し、重粒子線の照射線量を5％ずつ増加（45.6→48.0→50.2→52.8→55.2GyRBEまで）させる第Ⅰ／Ⅱ相試験です。重粒子線はどの線量も12回を3週間で照射し、GEMは標準治療である週1回投与を3週連続で行いました。

72例に施行され、全例予定通りの重粒子線治療を完遂し、55.2GyRBEまで順調に線量増加を行うことができました。用量・線量制限毒性を3例（4％）：グレード4血球減少2例、グレード2胆管炎1例に認めました。グレード3以上の急性期有害事象として、骨髄抑制53％・食欲不振8％・胆管炎1％を認めました。グレード3以上の晩期有害事象として、GEM 1000mg/m² + 50.4GyRBE照射された1例で、照射後8カ月で胃潰瘍からの出血を認めましたが、内科的治療で改善しました。50.4GyRBE以降、グレード2以下の胃・十二指腸粘膜障害は増加する傾向にあり、重篤な晩期有害事象を回避

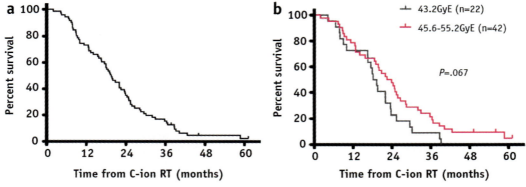

図4 局所進行切除不能膵癌に対するGEM併用重粒子線治療の生存率曲線 （文献13より引用）

a. 全生存率
b. GEM最大用量投与した43.2GyE以下の群と、45.6GyE以上の群の生存曲線

するために、55.2GyRBEにて線量増加を終了しています。その後の経過観察にてグレード3以上の障害は認められていません。

この用量・線量増加試験の全体の治療効果としては、2年局所制御率は83%・2年生存率は35%でした。一方、重粒子線の線量増加とともに、生存率の上昇を認め、45.6GyRBE以上照射された高線量群の2年生存率は48%でした（図4）。この臨床試験の成績から現在は、重粒子線55.2GyRBEにGEM full dose $1000mg/m^2$ を併用し、先進医療として運用されています。

局所進行切除不能膵癌に対して、2年生存率が48%となったポイントは3つであると考えます。膵癌の組織型は腺癌であり、低酸素細胞であることが多く、放射線抵抗性です。1つ目の理由として、重粒子線の高い生物学的効果により、組織型を問わず、低酸素細胞であっても殺細胞性効果が保たれ、がん幹細胞のような静止期の細胞にも有効であったためと考えられます。重粒子線治療は、ブラッグピークにより線量集中性が高く、照射範囲が膵臓全体プラス後腹膜に照射できることが2つ目の理由として考えられます。それに加え通常X線と比較して、リスク臓器である消化管への線量を約1/2から1/3に減少させることが可能で、通常X線では消化器毒性のため $400-600mg/m^2$ しか使えないGEMが重粒子線では最大用量の $1000mg/m^2$ 使用でき、遠隔転移の抑制が可能であったことが3つ目の理由として考えられます。つまり放射線抵抗性の原発巣と、2大再発パターンである肝転移と後腹膜再発、腸管障害を最小限に抑制できたといえると考えます。

現在この治療が可能な施設は、放医研、群馬大学、九州国際重粒子線治療がんセンターの3施設です。また局所進行切除不能膵癌に対する重粒子線治療の結果を受け、2016年より米国のUniversity of Texas Southwestern Medical Centerと放医研が共同で、局所進行切除不能膵癌に対する通常X線と重粒子線治療の第Ⅲ相ランダム化比較試験が計画中です。この試験はモダリティが異なる放射線治療初のランダム化比較試験という意味でも際立っており、結果が待たれます。

5 今後の展望

重粒子線治療の普及に向けては、これまで放医研の臨床研究の成果に基づいた適応の明確化と治療法の標準化が必要です。国内には放医研を含めてすでに5カ所の重粒子線治療施設があり、そのすべてが参加して重粒子線治療の標準化を進めるための多施設共同研究グループ（Japan carbon-ion radiation oncology study group；J-CROS）が2015年4月に設立されました。現在までは放医研単施設の臨床成績でしたが、5施設で様々な癌に対する重粒子線治療の有用性を明らかにし、標準治療の仲間入りができるように臨床研究を進めています。

　重粒子線治療は技術的工学的側面でも躍進しています。今までは、加速器から取り出した細い重粒子線を拡大し腫瘍の形状に合わせて削り取る照射法（拡大ビーム法）が用いられていました。この方法は、患者ごとに絞り（コリメーター）や吸収体（ボーラス）を作成する必要があり、治療計画CTから照射開始まで2週間は必要でした。現在、放医研ではほぼ全例スキャニング法を用いています。細い重粒子線のビームをそのまま利用し、深さ方向に分割した腫瘍のスライス平面を塗りつぶすように照射し、次のスライス平面を塗りつぶしていくという方法を用いています。言わば重粒子線の緻密な塗り絵を行うイメージです。この方法は、拡大ビーム法と比べ、標的の形状により精密に一致した高線量域の形成が可能です。ただこのスキャニング法は呼吸性変動のある腫瘍では実現困難とされていましたが、1呼吸位相内で1スライス平面の照射を完了し、何度も重ね塗りをすることでムラのない均一な線量分布を得ることができる呼吸位相同期リペインティング法を開発し、さらに従来のスキャニングの100倍の高速化を図り、呼吸同期3次元スキャニング法という新しい照射法を開発しました。この照射法により、腫瘍への精密な照射、正常臓器への線量抑制だけではなく、患者ごとに作成していたコリメーターやボーラスが不要になることにより治療までの準備期間の短縮、ビーム利用効率の向上、経費削減につながっています。本治療法は、2016年4月から膵癌に対して臨床応用を開始しました[14]。

　また放医研には重粒子線治療の回転ガントリーが導入されます。これは自由な角度で重粒子線のスキャニング照射ができる装置で、超伝導電磁石を利用したことで先行のドイツの装置より大幅に小型化することに成功しました。この装置を利用することで、患者を動かさずに自由な角度で複雑な治療を行うことができるようになるため、呼吸同期3次元スキャニング法と組み合わせることによって、強度変調重粒子線治療もできる可能性が出てきています。

6 まとめ

　難治癌に対する確実性の高い局所制御が、重粒子線治療の重要な臨床的意義の1つと考えます。しかし難治癌はsystemicな病態を常に念頭に置かなければならず、局所制御のみを目的とした重粒子線治療だけでは予後改善には不十分と考えます。重粒子線治療は正常組織のダメージが少ないことから、化学療法併用により、さらなる適応の拡大や治療成績の向上が得られる可能性があります。また疾患によっては大腸癌骨盤内再発のように、再発病巣や所属リンパ節転移を重粒子線で効率的に治療することで、予後の延長を期待できることも少なくありません。これらは、重粒子線治療を要とした集学的治療ともいえ、癌治療の新たなあり方かもしれません。

　現在、重粒子線治療は限られた施設で行われていますが、さらに新しい重粒子線施設が計画的に全国に建設されるならば、重粒子線治療の成果を享受可能な患者が大きく広がると考えます。世界的に見ると日本は重粒子線先進国で、欧州全土で重粒子線施設は2施設のみ、米国にはまだ重粒子線施設がなく陽子線施設のみです。欧米主導の医療の中、切除不能膵癌に対する重粒子線治療をはじめとする日本発・世界初の治療法が発信可能かもしれません。

　ただ現状の重粒子線治療は、臨床的有用性の第一段階を示したに過ぎません。今後重粒子線従事者が進取の気象に富み、より優れた治療法を目指して前進することが重要です。そして癌治療に従

事するすべての医師に、この治療が健やかに浸透していくことを期待します。特に、臨床最前線の外科内科の医師に、重粒子線治療を1つの武器として使っていただければと切に願います。

謝辞

本稿を執筆するにあたり、九州重粒子線センターの篠藤誠先生に多大なご協力をいただいたことに感謝いたします。

● 文献

1) Okada T, et al. Carbon Ion Radiotherapy: Clinical Experience at National Institute of Radiological Sciences (NIRS). J Radiat Res. 51, 2010, 355-64.
2) Okayasu R, et al. Repair of DNA Damage Induced by Accelerated Heavy Ions in Mammalian Cells Proficient and Deficient in the Non-homologous End-Joining Pathway. Radiat Res. 165, 2006, 59-67.
3) Ando K, et al. Mouse skin reactions following fractionated irradiation with carbon ions. Int J Radiat Biol. 74, 1998, 129-38.
4) Leith JT, et al. Heavy-ion radiotherapy: Normal tissue studies. Adv Radiat Biol. 10, 1983, 191-236.
5) Blakely EA, et al. Heavy ion radiobiology: Cellular studies. Adv Radiat Biol. 11, 1984, 295-389.
6) Oonishi K, et al. Different effects of carbon ion beams and x-rays on clonogenic survival and DNA repair in human pancreatic cancer stem-like cells. Radiother Oncol. 105, 2012, 258-65.
7) Cui X. Effect of Carbon Ion Beam on Putative Colon Cancer Stem Cells and Its Comparison with X-rays. Cancer Res. 71, 2011, 3676-87.
8) Brown A, et al. The centenary of the discovery of the Bragg peak. Radiother. Oncol. 73, 2004, 265-8.
9) Yamada S, et al. Carbon-Ion Radiation Therapy for Pelvic Recurrence of Rectal Cancer. Int J Radiat Oncol Biol Phys. 96, 2016, 93-101.
10) Kamada T, et al. Efficacy and safety of carbon ion radiotherapy in bone and soft tissue sarcomas. J Clin Oncol. 20, 2002, 4466-71.
11) Kanai, T, et al. Biophysical characteristics of HIMAC clinical irradiation system for heavy-ion radiation therapy. Int J Radiat Oncol Biol Phys. 40, 1999, 201-10.
12) Shinoto M, et al. Phase 1 Trial of Preoperative, Short-Course Carbon- Ion Radiotherapy for Patients With Resectable Pancreatic Cancer. Cancer. 119, 2013, 45-51.
13) Shinoto M, et al. Carbon Ion Radiation Therapy with Concurrent Gemcitabine for Patients With Locally Advanced Pancreatic Cancer. Int J Radiat Oncol Biol Phys. 95, 2016, 498-504.
14) Shiomi M, et al. Comparison of carbon-ion passive and scanning irradiation for pancreatic cancer. Radiother Oncol. 119, 2016, 326-30.

8

切除不能膵癌に対する胆道ドレナージ

1 切除不能膵癌における内視鏡的胆道ドレナージ

和歌山県立医科大学 消化器内科 学内助教　田村　崇　　同 教授　北野雅之

1 はじめに

　膵癌の約60％は膵頭部に発生し、胆管浸潤により閉塞性黄疸を呈することがあります。閉塞性黄疸は、しばしば全身状態の悪化や急性胆管炎の原因にもなり、化学療法や手術の妨げにもなるため、胆道ドレナージが必要とされます。また切除不能膵癌の胆管閉塞では長期間の胆道ドレナージが必要とされ、内視鏡を用いたステンティングが第一選択となっています。

2 胆道ドレナージ

　胆道ドレナージには、内瘻ドレナージと外瘻ドレナージが存在します。内瘻ドレナージには、一般的に内視鏡を使用し経乳頭的に胆管にプラスチックステントもしくは金属ステントを留置する内視鏡的ドレナージが行われます。外瘻ドレナージには経皮経肝的に肝内胆管にドレナージチューブを留置する経皮経肝的胆管ドレナージ（percutaneous transhepatic biliary drainage；PTBD）が行われます。PTBDでは、瘻孔部からアプローチして二期的にステント留置を行い、内瘻化することが可能です。手術前の胆管ドレナージでは、胆管ステントが閉塞して起こる胆管炎によって、結果的に術後の合併症を増加させるなどの報告があることから胆管チューブによる外瘻化を行うことも選択肢になります[1]。しかしながら、切除不能例では長期ドレナージが必要となるため、患者のQOLを考慮し、内視鏡によるプラスチックステントや金属ステント留置による内瘻化がほとんどの症例で行われます。

3 内視鏡ステントの種類と選択

　内視鏡的胆道ドレナージ（endoscopic biliary drainage；EBD）ステントは、プラスチックステントと金属ステントに大別されます。プラスチックステントでは抜去が可能であることや、安価であるなどの利点があります。しかしながら、一般的に金属ステントはプラスチックステントに比較し開存期間が長く、切除不能膵癌の胆管狭窄に対する胆管ステントには金属ステントが選択されます。Davidsらが1992年に報告した金属ステントとプラスチックステントのランダム化比較試験（RCT）においては、開存期間に2倍近くの差を認められたと報告されています[2]。

4 内視鏡的胆道ドレナージ術：金属ステント留置術

1. 金属ステント留置術

　金属ステント留置は、通常後方斜視鏡（JF-260V；オリンパスメディカルシステムズ社）を用いて行われます。胆管へのカニュレーションに成功したら、まず内視鏡的逆行性胆管膵管造影（endoscopic retrograde cholangiopancreatography；ERCP）を行い、胆管閉塞部位の確認を行います。カニューレを用いて狭窄長（狭窄部から十二指腸乳頭部までの距離）を測定し、金属ステントの長さを決定します。ステントの下端は十二指腸乳頭から十二指腸側に0.5-1cm程度出ているようにします。透視下に確認しながら、ガイドワイヤーに沿わせて金属ステントのデリバリーシステムを進めていき、目的の位置に到達するとゆっくりと金属ステントの展開を透視下で開始します。金属ステントの下端

の位置が重要であり、ステントの留置目標位置より少し上部から展開を開始し、展開しながらデリバリーシステムを引いて最終的に下端の目標位置に合わせて留置します。留置後は胆管造影を行い、閉塞が解除されているのを確認し手技を終了します。なお、金属ステントはデリバリーシステムから胆管内にリリースされると自己拡張力で8-10mmまで拡張するため、留置直後は完全ではありませんが、数日後に金属ステントが十分に広がっていることをX線で確認します（図1）。

また、内視鏡的金属ステント留置術では、急性膵炎の発症予防目的に内視鏡的乳頭切開術（endoscopic sphincterotomy；EST）が有用とされ、一般的に行われていました[3,4]。しかしながら、近年Artifonらにより、ESTを行うことでステントの逸脱が増加し、急性膵炎の発症予防に効果がないことが報告されています[3]。また本邦ではHayashiらにより報告された膵癌の金属ステント留置術におけるESTの有用性を検討した多施設共同前向きRCTにおいても、膵炎やステントの開存期間に影響を及ぼさないことが示されており、膵癌の金属ステント留置術におけるESTの有用性は示されていません[4]。

2. 金属ステントの種類

メッシュが膜に覆われているカバー型（covered metallic stent；CMS）とメッシュが被膜していない非カバー型（uncovered metallic stent；UMS）に分けられます。また、作成方法の違いにより編み込みタイプとレーザーカットタイプに分類されます（図2）。

3. 金属ステントの構造と特徴（表1）

1. 短縮性（shortening）

金属ステントは胆管内に留置後、長さが短縮します。短縮は編み込み型のステントで主に認められ、レーザーカット型ではほとんど認められません。しかし短縮率が高いものでは最大30％も短縮することもあるため、胆管造影を行った後に狭窄部から乳頭部まで距離を測定し、ステントの長さ

は短縮の長さを加味した上で選択しなければなりません。

2. 柔軟性（flexibility）

柔軟性が高いほど、屈曲が強い胆管のカーブなどにも対応でき、金属ステントによって引き起こされる過度屈曲（kinking）も少なく良好なドレナージ効果が得られます。

3. 直立する力（axial force）

金属ステントが胆管内に屈曲している状態で留置した場合に、ステントが真っ直ぐの状態に戻ろうとする力です。Axial forceが強いとステントの逸脱やkinkingを引き起こし、ステント閉塞の原因となります。また、axial forceの高いステントでは急性胆嚢炎や急性膵炎の発症のリスクが増加するという報告もされています[5]。

4. 拡張力（radical force）

金属ステントが胆管狭窄部を遠心方向に拡張する力のことです。拡張力が強ければ内腔を十分確保できるようになるため、良好な開存が得られます。しかし、拡張力が上がると柔軟性が落ち、axial forceが高くなってしまうなどの欠点もあります。また金属ステントが完全に拡張するには時間を要するため、数日後に十分に拡張できているかを確認する必要があります。

5 金属ステント留置に伴う合併症とその対策

1. 金属ステントの迷入・逸脱（migration）

逸脱は多くの場合CMSに認められ、CMSの問題点の1つとして挙げられます。切除不能膵癌の下部胆管狭窄に対してCMSを留置した場合、全体では0-20％の症例に認めると報告されています[6-10]。またNakaiらの報告によると、化学療法を行った患者では4.46倍、拡張力の低い（radical forceが4.0以下）CMSでは2.25倍、十二指腸浸潤が存在している患者では2.25倍、逸脱のリスクが高くなると報告されています[6]。逸脱した場合、CMSを内視鏡的に抜去するか、抜去が困難な場合はプラスチ

図 1… 内視鏡的ステント留置術

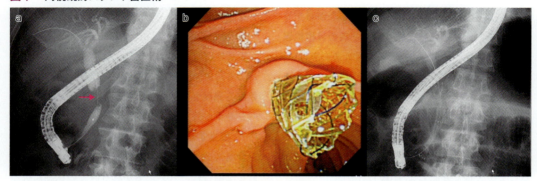

a. 胆管造影後のX線像で、左肝内胆管にガイドワイヤーが留置され、造影により膵癌による下部胆管狭窄部(↑)が認められる。
b. フルカバータイプのステント留置後の内視鏡像。ステント遠位端は十二指腸5-7mm程度十二指腸に突出している。
c. 金属ステントが留置され、肝内胆管の造影剤がステントの内腔を通って造影剤が流出しており、透視下で閉塞の解除が確認できる。

図 2… Metallic Stent の種類

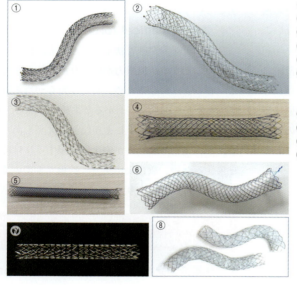

- Uncovered metallic stent
  ①Zliver Stent（Cook Medical 社）
  ②X-Suit NIR（オリンパス社）
  ③Zeo Stent（ゼオンメディカル社）
  ④HANAROSTENT（Boston Scientific 社）
  ⑦BILERUSH SELECTIVE
  　（パイオラックスメディカルデバイス社）

- Covered metallic stent
  ⑤WallFlex（Boston Scientific 社）
  ⑥BONASTENT（メディコスヒラタ社）
  ⑧Niti-S（Taewoong Medical 社）

表 1… 各種金属ステントの構造上の特徴

タイプ	編み込み				レーザーカット			
商品名	WallFlex	BONASTENT	Niti-S	HANAROSTENT	Zeo Stent	X-suit NIR	BILERUSH SELECTIVE	Zliver Stent
材質	ステンレス	ナイチノール	ナイチノール	ナイチノール	ナイチノール	ナイチノール	ナイチノール	ナイチノール
Delivery system	8-9Fr.	7-8Fr.	8-8.5Fr.	7-8.5Fr.	6Fr.	7.5Fr.	5.7Fr.	6Fr.
短縮性	35%	30%	30%	20%	ほとんどなし	ほとんどなし	ほとんどなし	ほとんどなし
柔軟性	普通	普通	軟	軟	普通	軟	軟	普通
拡張力	強い	強い	普通	強い	強い	普通	普通	強い
直線化する力	強い	普通	弱い	普通	普通	普通	普通	普通

図3 逸脱した金属ステントの抜去

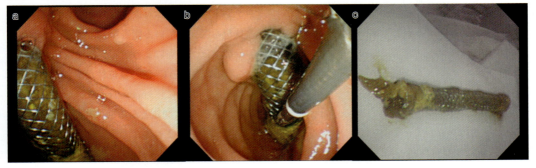

a. 逸脱したステントの内視鏡像。
b. ステントの抜去時の内視鏡像。スネアを用いて逸脱した金属ステントを抜去する。
c. 取り出したステント。取り出した金属ステントには胆泥が付着しており内部は閉塞していた。

ックステントをCMS内に留置するなどの対処法があります（図3）。

2. ステント閉塞

切除不能膵癌に金属ステントを留置した場合、ステント閉塞を来す場合があります。ステント閉塞を来した場合には、再度ERCPが必要となります。また、CMSとUMSではステント閉塞原因に違いがあります。

1. 腫瘍のingrowthによる閉塞

主にUMSを留置した患者の約20％に認められ、UMSの胆管閉塞の原因の約70％を占めます[8, 9]。UMSではCMSのようにステントの周りが被膜で覆われていないためメッシュ構造の間から腫瘍浸潤を来し、胆管閉塞が起こります。UMSのステント閉塞に対する対処方法としては、ステント内にプラスチックステントの留置や自己拡張型金属ステント（self-expandable metallic stent；SEMS）の留置が用いられることが多いです。UMS閉塞に対してCMSを用いたセカンドステントの治療成績で、平均の開存期間が220日と良好な開存期間が得られたとの報告もされています[11]。

2. 腫瘍のovergrowthによる閉塞

金属ステント留置部より肝側の胆管に腫瘍が浸潤することによって引き起こされるステント閉塞です。UMSとCMSともに同程度に認められ、頻度は金属ステントを留置した患者全体の3-5％で認められます[8]。一般的に膵癌よりも胆管癌による胆管閉塞により起こることが多く、狭窄部に対してさらに金属ステントを追加し治療を行うことが多いです。

3. 胆泥による金属ステント閉塞

胆泥による金属ステント閉塞はUMSよりCMSに高頻度で認められる合併症で、CMSで全体の5-18％の頻度で認められ、CMSの胆管閉塞の原因の10-40％を占めます[8, 9, 12]。CMSでは金属ステントの周囲が人工の被膜で覆われているため、時間とともに胆泥が付着し、留置後約6カ月程度で胆泥が詰まり胆管閉塞を来します。対処方法として、ステント内の洗浄、金属ステント内に新たなステントの留置あるいはステント抜去後の入れ替えが挙げられます。ステント内洗浄、追加のステント留置の場合、ステント内のカバーの表面にバイオフィルムが形成されているため、すぐに再閉塞を来してしまいます。洗浄を行った場合は開存期間は50日、プラスチックステントをCMS内に留置した場合は37日と報告されており、一方でCMSの閉塞時にステントを抜去し、新たな金属ステントを留置することによって、抜去後の開存中央値が263日と良好な結果が得られたことも報告されています[12]。しかし抜去時の合併症として、出血・

抜去によるCMSの破損などが懸念されるため、慎重に行う必要があると思われます。

4. Kinkingによる胆管閉塞

中部胆管は解剖学的に支持力が弱いため、axial forceの強い金属ステントが留置されると過度に屈曲を来し、胆管走行にステントが合わないkinkingが胆管閉塞の原因となります。KinkingはCMSとUMSに大きな差はなく、金属ステント留置患者全体の約1％に認められます[9]。Kinkingは他の胆管閉塞の原因と比較し、早期に認められることが多く、対処方法としてはkinkingしている部位に対してステントを追加することで閉塞が解除されます。

6 UMSとCMSの開存期間の比較

CMSはステント表面がメッシュで覆われているため腫瘍のingrowthを防ぎますが、一方でmigrationあるいは胆泥による閉塞が起こりやすいです。Isayamaらが2004年に報告した悪性腫瘍における下部胆管狭窄に対するCMSとUMSのRCTでは、CMSのステントの累積開存率は86％・開存期間の中央値304日であるのに対し、UMSではステントの累積開存率62％・開存期間の中央値161日とCMSはUMSに対して累積開存率・開存期間ともに優れていると報告しています[7]。しかしながら、CMSは逸脱や胆嚢炎などの欠点も指摘され、また2010年にKullmanらによって報告されたRCTではCMSのステント閉塞までの中央値152日、UMSの閉塞の中央値199日と明らかな有意差は認めませんでした[10]。

2013年にKitanoらは、covered stentの両端にuncoveredフレアを有することによって、covered stentの欠点である逸脱を予防する機能を持ったCMS（partial covered stent）の有用性をUMSとの多施設前向きRCTにより報告しました。この非逸脱システムを持ったCMSは、UMSに比較して有意差をもってステントの開存期間（219日 vs. 166日）が長いことが報告されています[8]。また、金属ステントの研究では対象として、下部胆管癌などの狭窄も混在している報告が多かったですが、この研究では、膵癌による胆管狭窄に限定されており、膵癌におけるCMSの優位性が示されたと考えられます。さらに、uncoveredのフレアを有することで、CMSで問題となる合併症である逸脱を1症例も認められませんでした。この報告により、本邦の『膵癌診療ガイドライン』では、切除不能膵癌の胆管狭窄ではカバー型の金属ステントを使用することが提案されています（表2）。

7 化学療法、化学放射線療法施行例に対する金属ステント療法

化学療法施行中のステント療法の成績は、現在のところ十分に検討されていません。化学療法や化学放射線療法により、金属ステントの開存期間が延長するとの報告もされていますが、膵癌でない症例も多く含まれています。化学療法施行例において、CMSの再閉塞や逸脱のリスクが高くなるとの報告[13]もされていますが、一方で切除症例・術前化学療法症例・非切除症例を問わずCMSが効果的であるなどの報告[14]もあり、現在のところ決まった見解はありません。今後、化学療法の発展による生存期間の延長が期待され、化学療法における金属ステントの影響に関して検討する前向き試験が必要であると考えられます。

8 新たな金属ステントの開発

現在、多数のメーカーによって新たな金属ステントが開発されています。開存期間の延長や合併症を少なくするために、いろいろな工夫が施されています。胆泥によるステント閉塞を来した際に抜去が可能であるCMS、逆流性胆管炎を防止するためのステントにスカート型の逆流性防止弁の付いたantireflux metal stent、ステントの迷入を予防するために前述した両側にuncoveredフレアを

表2 … UMS vs. CMS（文献8, 9より引用）

study/type	症例数	ステント	開存率/中央開存日数	有意差
Isayama (2004)/randomzed	n＝112 CMS：57 UMS：55	Ultraflex Diamond stent	CMS：225 UMS：193	CMS＞UMS
Yoon (2006)/retrospective	n＝77 CMS：36 UMS：41	Wallstent	CMS：398 UMS：318	CMS＝UMS
Park (2006)/retrospective	n＝206 CMS：98 UMS：108	Wallstent	CMS：149 UMS：143.5	CMS＝UMS
Gwon (2010)/prospective and retrospective	n＝116 CMS：58 UMS：58	C：PTFE-covered nitinol stent U：Zilver, Sentinol	CMS：98%, 98%, 91%, 76%[※] UMS：98%, 83%, 72%, 57%[※]	CMS＞UMS
Kullman (2010)/randmaized	n＝400 CMS：200 UMS：200	Nitinol	CMS：95%, 83%, 74%, 50%[※] UMS：97%, 87%, 78%, 56%[※]	CMS＝UMS
Telford (2010)/randamized	n＝129 CMS：68 UMS：61	Wallsent	CMS：357 UMS：711	CMS＜UMS
Kawakubo (2011)/retrospective	n＝65 CMS：44 UMS：21	CMS：Wallstent, ComVi Diamond, WallFlex UMS：Walllstent, Diamond JOSTENT SefX, SMART Zeo	CMS：94%, 82%, 73%[§] UMS：77%, 58%, 29%[§]	CMS＞UMS
Li et al (2012)/prospective and retrospective	n＝84 CMS：37 UMS：47	C：ePTFF-coverd stent U：nitinol	CMS：257 (133-344) UMS：162 (106-228)	CMS＞UMS
Kitano (2013)/randmaized	n＝120 CMS：60 UMS：60	WallFlex	CMS：219 UMS：167	CMS＞UMS

[※]：開存率1, 3, 6, 12カ月、[§]：開存率3, 6, 12カ月

有するCMS、腫瘍によるingrowthによる閉塞を予防するための大口径（14mm）のUMSや胆管の薬剤溶出性金属ステントなど様々報告されています。

いずれにしても長い開存期間と少ない偶発症が胆管ステントに求められていることです。今後も種類は増えると予想されますが、患者の病態や今後の治療方針をよく考慮した上での金属ステントの選択が必要であると思われます。

9 超音波内視鏡下胆管ドレナージ

切除不能膵癌の十二指腸への浸潤が高度な症例では、ERCPによる金属ステントの留置が困難な場合があります。最近、治療的EUS関連手技への注目が集まっており、ERCP困難例・不成功例には、EUS下胆管ドレナージ術（endoscopic ultrasound biliary drainage；EUS-BD）が行われるようになってきています（図4）。EUS-BDは、消化管・胆道瘻孔形成を行うtransmural biliary drainageとしてのEUS-guided choledochoduodenostomy（EUS-CDS、p.312〜参照）、EUS-guided hepaticogastrostomy（EUS-HGS）と、EUSガイド下に胆管を穿刺した後に経乳頭的・順行性アプローチに移行するEUS-guided rendezvous technique（EUS-RV）とEUS-guided antegrade stenting（EUS-AGS）の4つに大別されます。

切除不能膵癌による閉塞性黄疸の場合は、十二指腸に変形を来していることが多く経乳頭的なアプローチが困難なことが多いため、EUS-CDSとEUS-HGSが選択されることが多いです。EUS-CDS

図4 … 超音波内視鏡下胆管ドレナージ

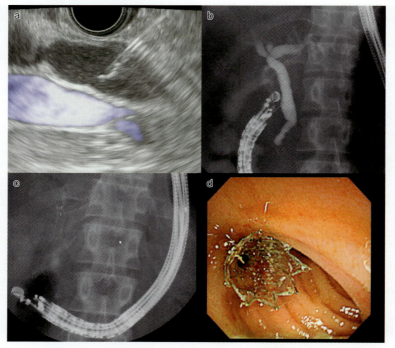

a. 胆管穿刺時の超音波内視鏡像。超音波内視鏡下に十二指腸球部より胆管を描出し、19GのFNA針で胆管を穿刺する。
b. 穿刺針から胆管造影したX線像。FNA針より造影剤を胆管内へ注入し、胆管が描出されるのを確認する。
c. ステント留置後のX線像。透視下に金属ステントを経十二指腸的に胆管内に展開し、十二指腸側にも内視鏡で確認しながら留置する。
d. 留置されたステント内視鏡像。内視鏡でも、十二指腸球部より金属ステントが出ていることを確認しながら留置する。

は通常の経乳頭的ドレナージと異なり、膵炎の発生率が低く、成功率も91％と高く良好な成績が報告されています。一方偶発症の発生率は15％と高く、その多くは胆汁性腹膜炎であり全体症例の6.3％に認められます[15]。また、EUS-HGSもEUS-CDS同様に、90％以上の高い成功率が報告されているものの合併症率は10％前後と高く、ステントの逸脱や閉塞による胆管炎など報告されています。

EUS-BDはERCPと比較すると、成功率が高いことと術後急性膵炎のリスクがないこと、一度の手技で内瘻化できることが利点として挙げられ、短所として偶発症の発生率が高いことが挙げられます。またEUS-BDは日本消化器内視鏡学会、日本超音波学会、日本胆道学会、日本膵臓学会の合同で発表された提言では現在のところ、その適応を十分考慮し、手技・成績・偶発症・代替手段を患者に十分に説明し同意を得た上で行い、また偶発症が発生した際に迅速に対応できる診療体制を予め病院内で構築している施設で行う必要があり、さらに本手技の施行医および介助医は、手技に関する十分な知識を有し、ERCP関連手技およびEUS-FNAに熟練していることが必要であることが推奨されています。今後は、手技の標準化と専用処置具の開発によって容易に実施でき、さらに安全性が高い手技になることが望まれます。

10 おわりに

現在、切除不能膵癌の胆管狭窄・閉塞症例では、内視鏡的胆道ドレナージには金属ステントが第一選択とされています。カバー型、非カバー型、レーザーカット型、編み込み型等の様々なタイプの金属ステントが存在しますが、膵癌の状況や留置後の治療計画、各々のステントの合併症を考慮して胆管ドレナージ選択をしなければなりません。また、EUS-BDの登場によりERCPによる経乳頭的に金属ステントが留置困難な患者に対しても内瘻化が可能となりました。今後も、内視鏡技術の向上や新しいステントの開発により、さらに安全で確実な内視鏡的胆道ドレナージが期待できるものと思われます。

文献

1) Kitahata Y, et al. Preoperative cholangitis during biliary drainage increase the incidence of post-operative sever complications after pacreaticoduodenectomy. Am J Surg. 208, 2014, 1-10.
2) Davids PH, et al. Randomised trial of self-expanding metal stents versus polyethylene stents for distal malignant biliary obstruction. Lancet. 340, 1992, 1488-92.
3) Artifon EL, et al. Endoscopic sphincterotomy before deployment of covered metal stent is associated with greater complication rate: a prospective randomized control trial. J Clin Gastroenterol. 42(7), 2008, 815-9.
4) Hayashi T, et al. No benefit of endoscopic sphincterotomy before biliary placement of self-expandable metal stents for unresectable pancreatic cancer. Clin Gastroenterol Hepatol. 13(6), 2015, 1151-8.
5) Isayama H, et al. Management of late biliary complications in patients with gallbladder stones in situ after endoscopic papillary balloon dilation. Eur J Gastroenterol Hepatol. 21(4), 2009, 376-80.
6) Nakai Y, et al. Risk factors for covered metallic stent migration in patients with distal malignant biliary obstruction due to pancreatic cancer. J Gastroenterol Hepatol. 29(9), 2014, 1744-9.
7) Isayama H, et al. A prospective randomised study of "covered" versus "uncovered" diamond stents for the management of distal malignant biliary obstruction. Gut. 53(5), 2004, 729-34.
8) Kitano M, et al. Covered self-expandable metal stents with an anti-migration system improve patency duration without increased complications compared with uncovered stents for distal biliary obstruction caused by pancreatic carcinoma: a randomized multicenter trial. Am J Gastroenterol. 108(11), 2013, 1713-22.
9) Lee JH, et al. Comparison of the utility of covered metal stents versus uncovered metal stents in the management of malignant biliary strictures in 749 patients. Gastrointest Endosc. 78(2), 2013, 312-24.
10) Kullman E, et al. Covered versus uncovered self-expandable nitinol stents in the palliative treatment of malignant distal biliary obstruction: results from a randomized, multicenter study. Gastrointest Endosc. 72(5), 2010, 915-23.
11) Togawa O, et al. Management of occluded uncovered metallic stents in patients with malignant distal biliary obstructions using covered metallic stents. J Clin Gastroenterol. 42(5), 2008, 546-9.
12) Kida M, et al. Endoscopic management of malignant biliary obstruction by means of covered metallic stents: primary stent placement vs. re-intervention. Endoscopy. 43(12), 2011, 1039-44.
13) Nakai Y, et al. Impact of anticancer treatment on recurrent obstruction in covered metallic stents for malignant biliary obstruction. J Gastroenterol. 48(11), 2013, 1293-9.
14) Kahaleh M, et al. Covered self-expandable metal stents in pancreatic malignancy regardless of resectability: a new concept validated by a decision analysis. Endoscopy. 39(4), 2007, 319-24.
15) Artifon EL, et al. EUS-guided choledochoantrostomy: an alternative for biliary drainage in unresectable pancreatic cancer with duodenal invasion. Gastrointest Endosc. 73(6), 2011, 1317-20.

8 切除不能膵癌に対する胆道ドレナージ

最新トピックス 超音波内視鏡下胆管十二指腸吻合術（EUS-CDS）

愛知県がんセンター中央病院 消化器内科 部長　原　和生　同 医長　奥野のぞみ

1 はじめに

　切除不能膵癌による閉塞性黄疸に関しては、内視鏡的経乳頭的ドレナージ（endoscopic biliary stenting；EBS）が第一選択として一般臨床では行われており、ガイドラインにも掲載されています。しかし、EBS不能または不成功例に対しては、従来どおり経皮経肝ドレナージが行われています。経皮的な胆道ドレナージは、一時的であっても内視鏡的ドレナージに比べるとQOLを悪くする可能性があり、可能であれば内視鏡で一期的に内瘻できることが望ましいです。そこで近年では、通常のEBS不能および困難例に対する超音波内視鏡下胆管ドレナージ（EUS-guided biliary drainage；EUS-BD）に大きな注目が集まっています（p.309～参照）。EUS-BDは、EUS下に経消化管的に胆管を穿刺し、その穿刺ルートに胆管ステントを留置する手技です。EUS-BDが可能であれば、一期的な内視鏡的ドレナージが可能となるため、患者にもたらす利益は大きいものです。しかしその反面、EUS-BDによる重篤な偶発症も問題となっていることも事実です。現状では安全にEUS-BDを施行するための専用処置具が乏しく、手技の標準化も達成されていない状況です。しかし、これらの諸問題が改善された暁には、EUS-BDがEBSに代わって第一選択の内視鏡的ドレナージになる可能性すら秘めています。

　本稿では、primary biliary drainageになる可能性すら秘めた超音波内視鏡下胆管十二指腸吻合術（EUS-guided choledochoduodenostomy；EUS-CDS）について解説します。

2 超音波内視鏡下胆管十二指腸吻合術（EUS-CDS）の適応

　EUS-CDSには絶対適応がありません。あるとすれば、EUS-CDSでしか胆管ドレナージが行えないような場合ですが、現実的には経皮経肝的胆管ドレナージ（percutaneous transhepatic biliary drainage；PTBD）が困難であるにもかかわらず、EUS-CDSが安全・確実である状況はやや考えにくいです。EUS-CDSの最も一般的な適応は、通常の経乳頭的胆管ドレナージが困難な中下部悪性胆管狭窄症例です。PTBDを回避するために、相対適応としてEUS-CDSが選択されます。相対適応である以上は、その長所と短所を理解することが必須と考えられます。しかし、専用処置具の登場により、偶発症が最小限に抑えられる時代が到来した暁には、EUS-CDSが中下部悪性胆道狭窄の第一選択の治療法になる可能性を秘めています[1-3]。

3 EUS-CDSの長所と短所

1. 長所

　EUS-CDSの長所は、膵炎の発症が0％であることです。膵頭部癌の閉塞性黄疸では、膵実質が萎縮していることも多く膵炎のリスクは低いと考えられますが、膵管拡張を伴わないケースでは膵炎のリスクは避けられません。内視鏡的逆行性胆管膵管造影（endoscopic retrograde cholangiopancreatography；ERCP）後の重症膵炎は、内視鏡医にとって最も恐れるべき偶発症で、時には致死的です。無駄のない完璧なERCPを完遂できたときでさえも、膵炎を完全に予防することはできません。

膵炎を起こす可能性が全くないということは、患者にとっても医師にとっても、これ以上ない非常に大きな長所といえます。

その他の長所としては、手技の成功率が高いこと、十二指腸ステントと併用が可能であることなどが挙げられます。腫瘍と離れた部位から胆管ドレナージが挿入されるため、十二指腸球部に腫瘍の浸潤がなければ、十二指腸狭窄があっても十二指腸ステントと干渉しないような留置が可能です。十二指腸下行部・水平部に狭窄を伴う症例には、re-intervention時の利点を考えると経乳頭的アプローチよりもむしろ臨床的に勝ると考えられます。EUS-CDSの成功率と留置後の臨床的成功率はともに、90-100％と報告されています[3-8]。

2. 短所

短所としては、偶発症の発生頻度が10-30％程度と高いことです。ドレナージにプラスチックステントを用いていた時代には、20％近い偶発症の報告が多かったですが、カバー付き金属ステントが使用されるようになってからは偶発症の頻度が減少し、発生頻度が10％前後の報告が多いです[3,7]。最も頻度の高い偶発症は胆汁性腹膜炎ですが、金属ステントを使用することで胆汁漏のリスクが軽減するため、手技が成功していれば偶発症が起きても軽症で、数日間の保存的治療で済むことがほとんどになっています[8]。

4 EUS-CDSの実際

1. 超音波内視鏡

当センターでは超音波観測装置はEU-ME2（オリンパス社製）、EUSスコープはGF-UCT260（同）またはTGF-UC260J直視コンベックス型超音波内視鏡（同）を使用しています。直視コンベックス型EUSは、直視内視鏡機能を備えたEUSスコープです。

直視型であるため、消化管壁に穿刺針が垂直に穿刺されることからデリバリーに力が伝わりやすく、処置が非常に容易になります[9]。また、内視鏡画像が簡単に得られるため、ステントの展開時には大変有用です[3]。EUS-CDSを行うにあたり、直視コンベックス型EUSの最大の利点は消化管壁を2回貫く心配がないことです。従来からある斜視コンベックス型EUSを用いると、消化管壁に対して穿刺針が斜めに穿刺されるため、十二指腸壁を2回貫いてしまうことが指摘されています[2]。これは通常のEUS-FNAでも体験することであり、必ずしも珍しくありません。大きな偶発症につながることは少ないと思われますが、この偶発症による後腹膜気腫を経験してからは、直視コンベックス型EUSを愛用しています。

直視コンベックス型EUSの短所は、EUS画像の描出が難しいことです。スクリーニングを意識したEUSスコープではないため、EUS画像を安定して描出するまでにやや慣れを必要とします。また、スコープがやや不安定であり、EUS画面を見失う危険性があるため、EUSを保持する助手が必ず必要です。しかし、安全に手技を行うためには、直視型EUSが望ましいと思われます。

2. ステント

最近では金属ステントを用いた手技が一般的になっており、プラスチックステントを使用する機会は減少しています。これは、金属ステントを使用することで胆汁漏、胆汁性腹膜炎が回避できる可能性が示唆されているからです[3]。EUS-BD専用の金属ステントも開発が進んでおり、ダンベル型が特徴であるAXIOS™ステント（Boston Scientific社）が使用可能となっています（本邦では未承認）[10-15]。AXIOS™ステントは、ステントのデリバリーシステムの先端に通電機能が搭載されており、通電拡張～ステント留置までを一度に行える画期的なデバイスです（図1a）。EUS-CDSにも応用されています。我々は、ダンベル類似構造をもつBONASTENT® M-Intraductal 12mm・5cm（メディコスヒラタ社）を愛用しています（図1b）。

3. 手技の実際

　超音波内視鏡を十二指腸球部まで挿入し、内視鏡画面で十二指腸球部に癌の浸潤や潰瘍性病変がないことを確認した後、EUS画面で肝外胆管がなるべく長軸になるように描出します。同部位で19G FNA針を用いてEUS下に肝外胆管を穿刺し、可能な限り胆汁を吸引します(**図2**)。その後、X線透視下に穿刺針から造影剤を注入し胆管造影を行います。FNA針で胆管穿刺が困難な場合は、通電針を用いて穿刺します。瘻孔の拡張は、拡張カテーテルを用いるか、通電ダイレーターを用いて瘻孔を拡張します(**図3**)。最後に、X線透視と内視鏡を用いてステントを展開します(**図4**)。ステントの展開直後は、ステント端が胃内の方向を向いて展開されているため、食物残渣により高率に胆管炎を併発してしまいます。この状況を回避するため、必ずステントの向きを肛門側へ向けておく必要があります。

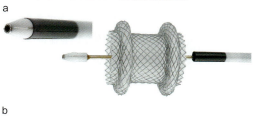

図1… AXIOS™ ステントと BONASTENT® M-Intraductal
a
b

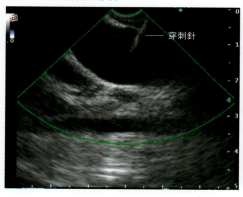
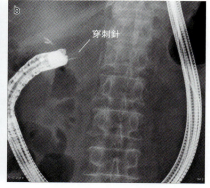

図2… 肝外胆管の穿刺

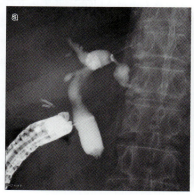
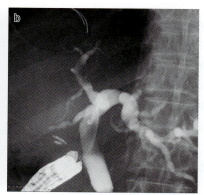

図3… 瘻孔の拡張

図4 … ステントの展開

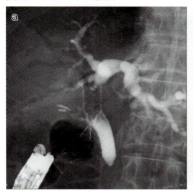
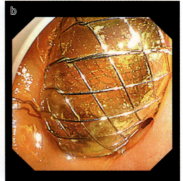

5 EUS-CDSの成績

　Gupta[5]らのEUS-BDに関する多施設データ解析によると、肝外胆管ルートの手技の成功率84.3％・胆汁瘻14.6％・偶発症発生率32.6％と報告されています。Dhir[6]らの多施設データ解析によると経十二指腸ルートの成功率96.8％・偶発症発生率9.3％と報告されています。報告例によって多少の差異はありますが、経十二指腸ルートはドレナージ成功率が高く、偶発症も低く、ステント開存期間が長いと報告される傾向があります。金属ステントを用いたEUS-CDSは比較的安全に施行可能であると思われますが、不慣れな術者が施行すれば、予想できない偶発症が発生する可能性があり、心して手技に臨むべきです。

6 おわりに

　超音波内視鏡を用いれば、今までの不可能を可能にすることが夢ではないため、EUS-CDSのような超音波内視鏡を用いた手技は、今後ますます発展していくことが予想されます。安全に施行可能な専用デバイスが開発された暁には、これまでの常識を覆す可能性すら秘めており、今後の発展が期待されます。

文献

1) Kawakubo K, et al. Endoscopic ultrasound-guided choledochoduodenostomy vs. transpapillary stenting for distal biliary obstruction. Endoscopy. 48, 2016, 164-9.
2) Hara K, et al. Endoscopic ultrasonography-guided biliary drainage: Who, when, which, and how? World J Gastroenterol. 22, 2016, 1297-303.
3) Hara K, et al. Prospective clinical study of endoscopic ultrasound-guided choledochoduodenostomy with direct metallic stent placement using a forward-viewing echoendoscope. Endoscopy. 45, 2013, 392-6.
4) Dhir V, et al. Multicenter comparative evaluation of endoscopic placement of expandable metal stents for malignant distal common bile duct obstruction by ERCP or EUS-guided approach. Gastrointest Endosc. 81, 2015, 913-23.
5) Gupta K, et al. Endoscopic ultrasound-assisted bile duct access and drainage: multicenter, long-term analysis of approach, outcomes, and complications of a technique in evolution. J Clin Gastroenterol. 48, 2014, 80-7.
6) Dhir V, et al. Multicenter study on endoscopic ultrasound-guided expandable biliary metal stent placement: choice of access route, direction of stent insertion, and drainage route. Dig Endosc. 26, 2014, 430-5.
7) Hara K, et al. Prospective clinical study of EUS-guided choledochoduodenostomy for malignant lower biliary tract obstruction. Am J Gastroenterol. 106, 2011, 1239-45.
8) Khashab MA, et al. International multicenter comparative trial of transluminal EUS-guided biliary drainage via hepatogastrostomy vs. choledochoduodenostomy approaches. Endosc Int Open. 4, 2016, E175-81.
9) Kida M, et al. Fine needle aspiration using forward-viewing endoscopic ultrasonography. Endoscopy. 43, 2011, 796-801.
10) Glessing BR, et al. EUS-guided choledochoduodenostomy

with a lumen-apposing metal stent before duodenal stent placement for malignant biliary and duodenal obstruction. Gastrointest Endosc. 81, 2015, 1019-20.
11) Brückner S, et al. Endoscopic ultrasound-guided biliary drainage using a lumen-apposing self-expanding metal stent: a case series. Endoscopy. 47, 2015, 858-61.
12) Perez-Miranda M, et al. EUS-guided choledochoduodenostomy with lumen-apposing metal stent after failed rendezvous in synchronous malignant biliary and gastric outlet obstruction (with video). Gastrointest Endosc. 80, 2014, 342; discussion 343-4.
13) Lee TH, et al. A pilot proof-of-concept study of a modified device for one-step endoscopic ultrasound-guided biliary drainage in a new experimental biliary dilatation animal model. World J Gastroenterol. 20, 2014, 5859-66.
14) Itoi T, et al. EUS-guided choledochoduodenostomy by using a biflanged lumen-apposing metal stent. Gastrointest Endosc. 79, 2014, 715.
15) Park DH, et al. Feasibility and safety of a novel dedicated device for one-step EUS-guided biliary drainage: a randomized trial. J Gastroenterol Hepatol. 30, 2015, 1461-6.

9

切除不能膵癌に合併した十二指腸閉塞に対する治療選択

切除不能膵癌に合併した十二指腸閉塞に対する治療選択

東京大学医学部 消化器内科 助教　中井陽介　高原楠昊

1 はじめに

　膵癌、特に膵頭部癌は、腫瘍による胆管閉塞から黄疸を来すことが多いのに加えて、治療経過中に胃・十二指腸閉塞（gastric outlet obstruction；GOO）も10-20%に来すことが知られています。GOOによる症状としては、軽症であれば経口摂取不良・嘔気、高度になると持続性嘔吐から脱水・悪液質を来し、quality of life（QOL）は極端に損なわれるため、膵癌診療においても重要な課題の1つです。

　悪性胆道閉塞（malignant biliary obstruction；MBO）に対しては、endoscopic retrograde cholangiopancreatography（ERCP）を用いた経乳頭的胆管ステント留置が広く行われてきましたが、GOOに対する治療としては、胃空腸吻合術などの姑息的手術がこれまでは行われてきました。しかし膵癌が進行した症例では、もともと耐術能がない、あるいはあっても外科的侵襲によりかえって全身状態が悪化してしまうこともあり、より低侵襲な治療の開発が望まれていました。1992年に透視下に留置を行う消化管ステント[1]が報告されましたが、ステントのデリバリーを屈曲・狭窄を越えて進めることが技術的に困難であり、処置時間も長く、侵襲も少なくありませんでした。しかし内視鏡の鉗子チャネル内を通過する細径のステント・デリバリーが開発されたことで、内視鏡的十二指腸ステント留置術も近年では内視鏡的胆管ステント同様に広く行われるようになっています。

　本稿では、GOOに対する内視鏡的ステント留置術と外科的バイパス術の比較、膵癌におけるGOOの特徴とその治療法、特にMBO合併例に対する対処法について概論します。

2 胃・十二指腸閉塞に対する内視鏡的ステント留置術と外科的胃空腸バイパス術の比較

1. バイパス術

　胃・十二指腸閉塞に対する治療法としては、以前から外科的胃空腸バイパス術が行われてきました。膵癌、特にバイパス術の対象となるような非切除膵癌においては侵襲が大きいことが問題とされてきましたが、近年ではより低侵襲な腹腔鏡下胃空腸バイパス術も広がりつつあり、注目されています。

　開腹胃空腸バイパス術と腹腔鏡下胃空腸バイパス術の比較試験[2]が、全体で24例（うち膵癌11例）と少数例ではあるが報告されています。本試験においては、腹腔鏡手術が、出血量（38mL vs. 170mL）、術後偶発症（0% vs. 16.7%、いずれも胃排出遅延）、食事再開までの期間（4.08day vs. 6.25day）において優れているという結果でした。2ヵ月以内の再入院については、両群ともに認めず、その開存も良好な結果でした。

2. ステント留置術

　もう一方の、より低侵襲で現在主流となっている内視鏡的ステント留置術ですが、開発当初は内視鏡の鉗子チャネル内を通すことができず、透視下でのステント留置が行われていました。食道狭窄に対するステント留置と異なり、胃・十二指腸閉塞では屈曲を越えた留置となることがほとんどであり、治療時間・放射線透視時間も長く、技術的にも難しいことから、専門施設でのみ行われているという状況でした。その後、ステント・デリバリーの細径化によって、内視鏡を用いて挿入可

表1 ⋯ 内視鏡的十二指腸ステント留置術と外科的胃空腸吻合術の比較

	内視鏡的ステント留置術	外科的胃空腸吻合術
技術的成功率	96%	99%
臨床的成功率	89%	72%
手技関連早期偶発症	7%	4%
侵襲度	より低い	―
経口摂取再開までの期間	より短い	―
入院期間	7日	13日
再インターベンション率	18%	1%
費用	低い可能性あり	―

能になったことから、現在では多くの施設で内視鏡的ステント留置術が行われています。

内視鏡的ステント留置術の前向き研究1,281例（うち37％が膵癌）のpooled analysis[3]では、手技成功率は97.3％（89.1-100％）、臨床的成功率も85.7％（57.8-97.4％）と良好な成績が報告されています。一方で、ステント機能不全は19.6％（5.4-42.5％）と、再インターベンションを必要とする症例が少なからず存在するのも事実です。十二指腸に用いられる金属ステントには、胆管で用いられるものと同様に、カバーなし金属ステント（uncovered self-expandable metal stent；USEMS）とカバー付き金属ステント（covered self-expandable metal stent；CSEMS）が存在します。上述のpooled analysis[3]におけるCSEMSとUSEMSの比較では、手技成功率（99.4％ vs. 96.6％）、臨床的成功率（92.3％ vs. 83.6％）といずれもCSEMSが優れているという結果でしたが、ステント機能不全は同等（21.2％ vs. 19.1％）と報告されています。ステント機能不全の原因としては、USEMSが金属のメッシュ間隙から腫瘍が浸潤することによるステント閉塞が多いのに対して、CSEMSでは逸脱が多いため、ステント機能不全全体としては差がないという結果でした。胆管ステント同様に、十二指腸ステントにおいても逸脱しないようなCSEMSが開発されれば理想的なステントと考えられますが、現在市販されているもので、完全に逸脱を予防することが可能なCSEMSは残念ながら存在しないのが実状で、今後の開発が待たれます。

3. ステント留置術とバイパス術の比較

内視鏡的ステント留置術と外科的バイパス術の比較を**表1**に示します。内視鏡的ステント留置術1,046例と外科的バイパス術297例のシステマティックレビュー[4]では、技術的成功率（96％ vs. 99％）、臨床的成功率（89％ vs. 72％）と報告されています。早期・後期偶発症についても有意な違いは認めず、内視鏡的ステント留置術が優れている点としては、入院期間が7日と、外科的バイパス術の13日と比較して短いことが挙げられます。また医療コストについても内視鏡的ステント留置術で低いことが報告されています。一方で、再インターベンションを必要とした症例が18％あり、外科的バイパス術の1％と比較すると高いことが問題点といえます。

4. 一般的な適応

上述の成績をもとに、予後が期待できる症例では再インターベンション率の低い外科的バイパス術が、予後が期待できない、より進行した症例では内視鏡的ステント留置術が勧められることが多いですが、『膵癌診療ガイドライン』[5]においてもその優劣は明らかでないことから、症例・施設の状況に応じた治療選択が推奨されています。現状

では患者側の希望も併せて内視鏡治療を選択する施設が多い一方、開腹術より侵襲が少ない腹腔鏡下胃空腸吻合術に加えて、最近では超音波内視鏡ガイド下胃空腸吻合術[6]の試みも報告されています。これは超音波内視鏡ガイド下に、専用デバイスで拡張させた空腸を経胃的に穿刺し、lumen apposing metal stentといわれる金属ステントを留置し、胃と空腸に瘻孔形成を行う手技です。十二指腸ステントと異なり、腫瘍を介さない経路を確保することができることから、外科的バイパス術と同様に長期の開存が期待されます。現時点ではまだ実験的な治療ではありますが、将来的には第一選択が変わる可能性も十分あると考えられています。

3 膵癌における胃・十二指腸閉塞の特徴

1. 閉塞部位・閉塞の可能性

膵癌における胃・十二指腸閉塞部位は、原発部位により異なります。膵頭部病変では十二指腸球部から2nd portion、体部から尾部病変では3rd portion、鉤部病変では乳頭部から3rd portionの狭窄を生じることが多いことが知られています。ただし腹膜播種症例では深部小腸に多発狭窄を伴うことがあるほか、腫瘍径が大きい尾部病変では脾弯曲周辺での大腸閉塞を認めることもあり、注意が必要です。治療前のCT検査などでは必ず多発狭窄の有無の評価を行うことが重要です。

また近年では進行膵癌においても多剤併用療法による強力な化学療法が行われる機会が増えており、予後の延長とともに消化管閉塞を合併する症例も増えています。化学療法経過中に嘔気・嘔吐症状が出現した場合には、安易に化学療法の副作用と考えずに、胃・十二指腸閉塞の可能性を考慮すべきです。

2. 膵癌における閉塞

胃・十二指腸閉塞に対する内視鏡的ステント留置術の治療成績を膵癌196例と膵癌以外の96例を比較した検討[7]では、手技成功率（99% vs. 100%）、偶発症（31% vs. 25%）、再インターベンション（30% vs. 23%）には有意な違いは認めませんでしたが、膵癌ではより予後が不良（13.7カ月 vs. 17.1カ月）であることが報告されています。ただしステント留置後の生存期間については2.7カ月 vs. 2.4カ月といずれの群においても予後不良であることが示されています。

一方、膵癌に対する化学療法中の症例での胃・十二指腸閉塞に対する内視鏡的ステント留置術を71例に施行した成績が、本邦から報告されています[8]。手技成功率・臨床的成功率は97%・96%であり、十二指腸ステント留置後に半数の症例で化学療法を導入・継続可能でした。化学療法未施行の理由としては、全身状態不良・有効な治療選択肢がないというのが主なものでした。再閉塞率はこれまでの報告同様に19.7%と高率ではありますが、ほぼ全例で生存期間とほぼ同期間経口摂取可能という良好な結果でした。

以上より、GOO症状を呈する多くの症例は病状が進行し、予後も不良なため、低侵襲かつ一定期間の症状緩和が得られることが重要ですので、膵癌による胃・十二指腸閉塞に対する内視鏡的ステント留置術は安全かつ有効と考えられます。全身状態が保たれている症例であれば、化学療法も円滑に導入可能であることから、現時点では第一選択となると考えられます。

4 膵癌における十二指腸ステント留置の実際

1. ステント、スコープの選択

現在市販されている十二指腸ステントは複数存在しますが、短縮率・axial force・radial forceなどステントの特性を十分理解して選択することが重要です。十二指腸ステントのデリバリーが10Fr.以上のものが多く、使用するスコープは鉗子チャネルが3.7mm以上の直視鏡あるいは側視鏡を用います。狭窄部が2nd portion以深の場合は特に側視

鏡を使用した方が、スコープを十分に深部に挿入することも可能で、安定性も優れています。

2. ステントの挿入

まず内視鏡を消化管狭窄近傍まで進めた後に造影を行い、狭窄の部位・長さを評価します。続いてERCPで用いるカニューレおよびガイドワイヤーを用いて狭窄を突破しますが、可能な限り狭窄部を内視鏡で確認しながら正しい方向に誘導することにより、出血・穿孔に注意します。狭窄突破に成功した後はある程度深部までガイドワイヤーを挿入します。狭窄前後の消化管の走行を確認して留置位置を決定しますが、ステント端が屈曲部にかかると遅発性の穿孔のリスクがあることに注意が必要です。特に上十二指腸角～2nd portionに狭窄がある場合には、ステントの口側端を十二指腸球部ではなく、胃側まで出して留置するように心掛けています。ステントの留置予定位置が決まったら、ガイドワイヤーを用いて透視下で留置予定長を測定します。ステントのデリバリーを進める際には、ガイドワイヤーを十分深部に挿入しておくことがコツです。

3. ステントの展開

十二指腸ステントの展開時には、スコープの安定性が悪いこと、ステントの短縮率が大きいことから、胆管ステント以上に術者と助手の協調作業が重要になります。まず肛門側の展開を行い、あとは口側端が留置予定位置に展開されるように、術者は内視鏡操作とシースを引き込むことで調整します。シースを引き込む際に内視鏡が引っ張られないように注意が必要です。助手は、術者に声を掛けながら、ゆっくりと展開を行いますが、内視鏡・透視画像と術者の動きを見ながら展開のスピードを調整することが重要です。留置時に展開が不良な症例でも自己拡張力で自然に拡張することも多いため、留置直後のバルン拡張は穿孔のリスクもあることから極力行わない方針としています。留置後は確認造影を行いますが、最終的には誤嚥を防ぐために、胃内の液体・空気は可及的に吸引して手技を終了します。

4. 留置後

処置翌日に臨床症状・腹部X線検査で問題がないようであれば、症状・ステントの拡張程度を見て、流動食から半固形食を開始し、適宜食上げを行います。当院では、ステントのメッシュにからんでうっ滞の原因となる可能性がある、繊維質の多い野菜などは控えるように説明をしています。

5 悪性胆道閉塞合併例に対する治療選択

膵頭部癌では、その解剖学的関係から、MBOとGOOを同時あるいは異時性に合併する症例も少なくありません。十二指腸狭窄を合併した症例では、十二指腸の蠕動低下・内圧上昇によって、十二指腸から胆管への腸液あるいは食物残渣の逆流を認めることも多くあります。我々は、膵癌によるMBOに対する内視鏡的胆管ステント留置において、十二指腸狭窄あるいは十二指腸ステント留置は、胆管ステント閉塞・逆行性胆管炎のリスク因子であることを報告しています[9, 10]。MBOを先に発症し、経乳頭的胆管ステント留置が行われ、その後の治療経過中にGOOを発症する症例が多く、その治療に難渋することも少なくありません。

1. ダブルバイパス術

以前は膵癌と診断され開腹された際に、肝転移や腹膜播種など非切除因子を認め試験開腹となった場合、予防的にダブルバイパス術（胆管空腸吻合＋胃空腸吻合）が行われることもありましたが、最近ではその臨床的意義は明らかではないとされています。さらに術前画像診断の進歩により、術前の病期診断が向上したことから試験開腹となる症例も減ってきているというのが実情です。

2. 内視鏡的ステント留置術

現状ではMBO・GOOのいずれに対しても内視鏡的ステント留置術が行われることが多く、MBO・GOO合併症例においても、内視鏡的胆管および十二指腸ステント留置を組み合わせて行われていま

図1… 膵頭部癌による悪性胆道閉塞・十二指腸閉塞合併例に対する内視鏡治療

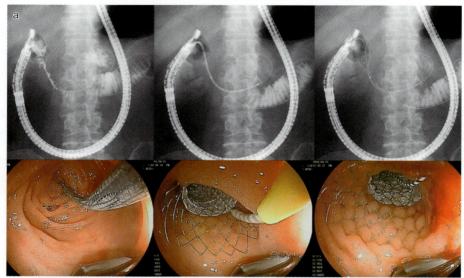

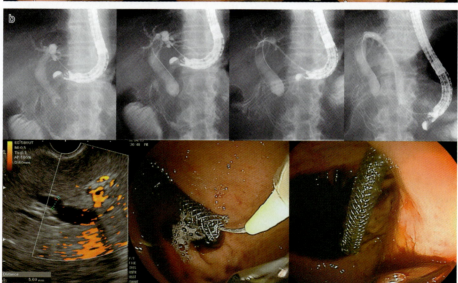

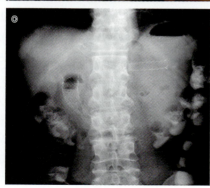

a. 内視鏡的十二指腸ステント留置
b. 超音波内視鏡ガイド下胆管胃瘻孔形成術(EUS-HGS)
c. 治療翌日腹部X線写真

す。しかし本手技は技術的にもやや困難であることに加えて、上述したように十二指腸ステント留置後は、特に乳頭部あるいは乳頭の肛門側の十二指腸狭窄症例では十二指腸胆管逆流のため、逆行性胆管炎を来す症例が多いことが問題となっています。最近では十二指腸から胆管への逆流を防ぐために逆流防止弁付き CSEMS (anti-reflux metal stent；ARMS)[11]も市販されており、十二指腸ステントとの併用での有用性が期待されています。

3. 超音波内視鏡ガイド下胆道ドレナージ（EUS-BD）

しかし内視鏡的に胆管・十二指腸ステントを併用した場合に、胆管炎のコントロールが不十分になることもしばしば経験します。これまでは十二指腸ステント留置後に経乳頭的胆道ドレナージが困難となった症例では、経皮経肝胆道ドレナージ (percutaneous transhepatic biliary drainage；PTBD) が行われていましたが、外瘻となるため QOL が低下するという欠点がありました。このような症例で近年注目されているのが、超音波内視鏡ガイド下胆道ドレナージ (endoscopic ultrasound-guided biliary drainage；EUS-BD) です (p.309～参照)。経乳頭的ステントと異なり十二指腸狭窄から離れた位置に消化管と胆道に瘻孔を形成することが可能であり、我々もその有用性[12]を報告しています。EUS-BD には、胃から肝内胆管を穿刺する EUS-guided hepaticogastrostomy (EUS-HGS) と十二指腸球部から肝外胆管を穿刺する EUS-guided choledochoduodenostomy (EUS-CDS) がありますが、十二指腸ステント留置術では十二指腸狭窄から離れた位置に瘻孔形成を行う EUS-HGS がより胆道ドレナージの開存期間が長いことが報告されています[13]。

当科では十二指腸狭窄を合併した症例では禁忌がない限り、全例で EUS-HGS による胆道ドレナージを行っています（図1）。このような症例では先行した MBO に対して胆管ステント留置が行われ、治療経過中に GOO を発症することが多いため、胆管炎を併発していることも多く、ERCP をまず行い経乳頭的に留置した胆管ステントを抜去し、一旦 nasobiliary drainage tube による外瘻とした後に、EUS-HGS へ転換する方法をとっています。ただし EUS-BD は保険収載もされてはいるものの、ステント逸脱や胆汁漏など重篤な偶発症のリスクもあるため、現時点ではどの施設でも行える処置ではないことには注意が必要です。

6 おわりに

膵癌における胃・十二指腸閉塞は、消化器症状による QOL 低下のみならず、化学療法の継続を困難にすることから予後にまで影響を及ぼす可能性があり、適切な治療選択を行うことが重要です。外科的バイパス術との優劣は明らかではないですが、多くの施設で内視鏡的ステント留置術が第一選択として行われているのが現状です。狭窄部位に応じたステントの選択が必要であり、特に悪性胆道閉塞合併例における治療戦略を立てて対応することは、増加の一途をたどっている膵癌の予後改善のために重要な因子といえます。超音波内視鏡ガイド下胃空腸吻合術など、外科的バイパス術をより低侵襲に行うことが可能になりつつあり、今後期待される手技となっています。

文献

1) Truong S, et al. Self-expanding metal stents for palliation of malignant gastric outlet obstruction. Endoscopy. 24, 1992, 433-5.
2) Navarra G, et al. Palliative antecolic isoperistaltic gastrojejunostomy: a randomized controlled trial comparing open and laparoscopic approaches. Surg Endosc. 20, 2006, 1831-4.
3) van Halsema EE, et al. Self-expandable metal stents for malignant gastric outlet obstruction: A pooled analysis of prospective literature. World J Gastroenterol. 21, 2015, 12468-81.
4) Jeurnink SM, et al. Stent versus gastrojejunostomy for the palliation of gastric outlet obstruction: a systematic review. BMC Gastroenterol. 7, 2007, 18.
5) 日本膵臓学会膵癌診療ガイドライン改訂委員会. 膵癌

診療ガイドライン2016年版. 東京, 金原出版, 2016, 272p.

6) Itoi T, et al. Prospective evaluation of endoscopic ultrasonography-guided double-balloon-occluded gastrojejunostomy bypass (EPASS) for malignant gastric outlet obstruction. Gut. 65, 2016, 193-5.

7) Oh SY, et al. Survival and clinical outcome after endoscopic duodenal stent placement for malignant gastric outlet obstruction: comparison of pancreatic cancer and nonpancreatic cancer. Gastrointest Endosc. 82, 2015, 460-8 e2.

8) Kobayashi S, et al. Duodenal stenting followed by systemic chemotherapy for patients with pancreatic cancer and gastric outlet obstruction. Pancreatology. 16, 2016, 1085-91.

9) Hamada T, et al. Duodenal invasion is a risk factor for the early dysfunction of biliary metal stents in unresectable pancreatic cancer. Gastrointest Endosc. 74, 2011, 548-55.

10) Hamada T, et al. Duodenal metal stent placement is a risk factor for biliary metal stent dysfunction: an analysis using a time-dependent covariate. Surg Endosc. 27, 2013, 1243-8.

11) Hamada T, et al. Novel antireflux covered metal stent for recurrent occlusion of biliary metal stents: a pilot study. Dig Endosc. 26, 2014, 264-9.

12) Hamada T, et al. Transmural biliary drainage can be an alternative to transpapillary drainage in patients with an indwelling duodenal stent. Dig Dis Sci. 59, 2014, 1931-8.

13) Ogura T, et al. Comparison of the clinical impact of endoscopic ultrasound-guided choledochoduodenostomy and hepaticogastrostomy for bile duct obstruction with duodenal obstruction. Endoscopy. 48, 2016, 156-63.

10

膵癌の緩和ケア

膵癌の緩和ケア

埼玉県立がんセンター 緩和ケア科 科長　余宮きのみ

1　緩和ケアアプローチの基本原則

　国内外において、緩和ケアアプローチを行う上での基本原則が提唱されています[1]。

1. QOLを重視する

　QOLは、あくまで個人的体験の中から形成された主観的価値感に基づくものです。そのため、医療者は自らの価値観を患者に押し付けないように特に注意しなければなりません。また、症状マネジメントの目標はQOLの向上です。ですから、鎮痛薬の処方1つにしても、患者の目標を踏まえ実現可能な目標を共有した上で、検討することが大切です。

2. 全人的アプローチ

　それぞれの人は唯一無二の存在です。身体的な側面や病変だけを診るのではなく、患者をその人の過去の人生経験と現状との関連において認識し、受け止めることを学ぶ必要があります。人を理解するとは難しいことですが、「わかろうとすること」、あるいは「わかろうとする姿勢が患者に伝わること」が相手への援助になります。

3. 患者と家族（介護者）を包含するケア

　患者の家族も、身体的・精神的影響を受けることは広く知られています。そのため、家族は「第二の患者」と呼ばれることがあり、ケアにおいて患者同様に重視されるべきです。

4. 患者の自律と選択を尊重する態度

　患者が何を望むかを明確にし、その目標の達成を援助します。たとえば、鎮痛薬の調整や療養場所の選択、最後の外泊などにおいても、個々の患者の望みに対して個別的、肯定的、創造的に対応することが求められます。

5. 率直かつ思いやりのあるコミュニケーション

　コミュニケーションの問題は、癌患者の医療に対する満足感と関連することが報告されています[2]。特に、悪い知らせを伝える際には、患者、家族にとって辛いものであると同時に、医療者も伝えることにしばしば困難を感じます。対策としては、悪い知らせの伝え方に関するガイドライン[3]を念頭に置いたコミュニケーションをとるとよいでしょう。

2　膵癌の緩和ケアの特徴

　膵癌の緩和ケアを行う際に留意すべきこととして、①疼痛緩和が大きな課題になること、②様々な症状が問題となること、③予後が不良であることが挙げられます。

1. 疼痛緩和が重要な課題

　膵癌の特徴の1つめは、主要な症状が痛みであるため、疼痛緩和が重要な課題になることです。診断時にも既に1/3-2/3の患者で何らかの痛みがあり、進行癌では80-90％の膵癌患者で中等度から高度の痛みを経験することが報告されています[4-6]。

2. 様々な症状への対応が必要

　膵癌患者では、痛みに加えて、食欲不振、早期膨満感、不眠、倦怠感、悪心、便秘といった様々な症状を呈することが報告されており[6]、これらの症状への対応も必要になります。

3. 診断時から心理社会的な配慮が必要

　膵癌の特徴の3つめは、診断の段階で既に進行期に至っていることが多く、その予後は不良であることです。全がん協のデータによると、1年生存率は4割弱、5年生存率は1割に満たない状況です[7]。そのため、膵癌患者では診断時から進行・

表1…痛みの種類と膵癌

痛み	痛みの分布と特徴	膵癌による痛みの例
侵害受容性疼痛 体性痛	● 限局的 ● 圧痛、叩打痛、体動により増強 ● 性状：鋭い、うずく痛み、刺し込む痛みなど	● 後腹膜への浸潤（直接浸潤、リンパ節転移による） ● 骨転移による脊椎骨圧潰 ● 壁側腹膜と腹壁転移 ● 腹水による腹部膨満感
内臓痛	● 部位が不明確 ● 圧痛、関連痛（放散痛） ● 悪心・嘔吐、発汗などの随伴症状 ● 性状：鈍い痛み、深い痛みなど	● 膵臓への浸潤 ● 胃や十二指腸への浸潤 ● 肝転移（肝被膜の伸展、横隔膜への刺激） ● 腹水による腹部膨満感 ● 胆道系の拡張 ● 腸閉塞による腸管の伸展・拡張 ● 腸間膜動脈への浸潤による虚血性の腹痛
神経障害性疼痛	● 神経の支配領域に一致 ● 感覚鈍麻、アロディニアなどの随伴症状 ● 性状：ビリビリ、ジンジン、灼熱感、刺すような、電撃痛、しびれなど ● 鎮痛補助薬が必要になることが多い	● 後腹膜腔への進展または脊椎転移による神経根障害 ● 腰仙部神経叢の障害 ● 脊椎転移による硬膜外からの脊髄圧迫

終末期を視野に入れた心理社会的な対応が特に重要になります[4]。

3 痛みの緩和

1. 膵癌の痛みの特徴

膵癌患者の癌疼痛は、膵臓そのものへの浸潤による上腹部痛に加えて、浸潤の進展、転移により下腹部や腹部全体、背部に痛みが及ぶことがあります（表1）。

痛みのパターンとしては、持続的な痛みに加えて食事摂取や姿勢による痛みの増強がみられることがあります。たとえば、Krechら[6]による報告では、診断時に痛みを訴えた膵癌患者102名のうち、7割もの患者が姿勢や食事摂取によって痛みが増強していました。特に、膵癌患者の背部痛は座位で軽減し、臥位で増強することがしばしば経験されます。この痛みは、おそらく後腹膜への腫瘍進展に起因すると考えられ、腹腔神経叢ブロックによって鎮痛される可能性は低いでしょう。対策としては、薬剤調整に加えて適宜姿勢の工夫を行います。さらに、温罨法が有効なことがあります。

また、Krechら[6]による報告では、膵癌患者の67％が「腹部全体の痛み」を訴えていました。こうした膵癌患者の腹部全体の痛みは、膵臓求心神経への直接浸潤、膵管閉塞に伴う膵臓炎、胆管閉塞、胃・十二指腸浸潤などによる腸閉塞などから発生することから、しばしば食事摂取によって悪化することは容易に理解できます。胆管閉塞や腸閉塞への対策の検討とともに、食事を少量ずつ摂る分割食を指導することも必要になります。

膵癌による痛みの発生機序として、マクロファージをはじめとした炎症細胞の広範な浸潤、神経成長因子の過剰発現による神経周囲への腫瘍浸潤が挙げられます。さらに膵癌が進行してくると、膵臓の壊死に伴って膵臓に分布する感覚神経および交感神経の末端部が破壊されます。こうした末梢神経の障害によって神経障害性疼痛が生じると考えられています[8]。

2. アセスメント

疼痛治療に先立ち、"痛みの原因の評価"と"痛

表2… 痛みのアセスメント項目

痛みが複数箇所に及ぶ場合は、おのおのを評価する
1. 痛みに関する問診
   ① 痛みの部位
   ② 痛みの始まり（いつからか）
   ③ 痛みのパターン（持続痛、突出痛、夜間痛など）
   ④ 痛みの性状（どのような感じの痛みか）
   ⑤ 痛みの強さ（ペインスケールなどを利用）
   ⑥ 痛みに影響する因子（増強因子・緩和因子、痛みと関連する他の症状）
   ⑦ これまでの疼痛治療とその効果・副作用（鎮痛薬を増量した効果と眠気の変化、レスキュー薬の効果と眠気の変化）
   ⑧ 生活への影響（身体機能・社会機能・日常生活・精神状態への影響）
   ⑨ 疼痛マネジメントの目標
   ⑩ その他：心理社会的およびスピリチュアルな側面
2. 身体所見
3. 画像検査

みの評価"を行うことが推奨されています[9]。効果的な疼痛治療を阻害する要因として、「アセスメント不足」が大きな問題として挙げられます[10]。もし、疼痛治療がうまくいかないようなときには、再びアセスメントを行うことが解決の糸口になるでしょう（表2）。

1. 痛みの原因の評価

癌患者が痛みを訴えたときの対応方法は、①痛みの原因を考えながら、②疼痛治療とともに、③必要に応じた原因治療を検討することです。痛みは、必ずしも「癌による痛み」とは限りません。「癌治療による痛み」であったり、「癌とは関連のない痛み」である可能性もあります。身体所見、画像所見などから原因となる病態の診断を行うことが大切です。たとえば、癌以外の原因として胃十二指腸潰瘍、胆嚢炎、膵炎などがあった場合には、それぞれの原因に応じた治療が優先されます。また、緊急で対応しなければならないオンコロジーエマージェンシーである場合もあります。オンコロジーエマージェンシーとしては、脊髄圧迫症候群、骨折・切迫骨折、感染症、消化管の閉塞・穿孔・出血などが挙げられます。

2. 痛みの評価

a｜痛みの部位、始まり

痛みの原因を知るための最も重要な情報源は、痛みの部位・広がりと画像上の病巣との関係です。たとえば、膵癌の患者が腫瘍周囲の「心窩部に鈍痛がある」と言えば、「膵癌による内臓痛だろうから鎮痛薬が効きやすい」と予測できます。また、膵癌の患者が「下腿が痛い」と言えば、腰椎転移、骨盤内リンパ節あるいは骨盤骨転移などがないかを確認する必要がある、といった具合です。

また、膵臓の関連痛として、左肩の凝りや痛みはよく知られています。関連痛とは、痛みの原因部位と離れた部位に発生する痛みのことです。痛みの部位に画像上病変がないからといって、精神的な痛みだと誤診しないように注意が必要です[11]。

b｜痛みのパターン

痛みのパターンは、持続痛と突出痛に分けることができます。突出痛は、一過性の痛みの増悪であり、主に体動時痛（姿勢による痛み）と発作痛があります。持続痛がよくマネジメントされているのに、時々生じる突出痛に対して、漫然とオピオイド鎮痛薬（以下、オピオイド）を増量すると、眠気やせん妄などの中枢神経症状が強くなることがあるので注意が必要です。

体動時痛では、「どのようなときに痛みが増悪するのか」について問診すると原因が推測できます。たとえば、大腿骨転移のある患者で立つと痛

みが出現するなら、骨転移部への荷重時痛であり、脊椎転移のある患者で座ると痛みが出現するようであれば、脊椎の荷重時痛または神経根圧迫による痛み、といった具合です。荷重時痛の場合には、鎮痛薬だけではなく、免荷を目指したリハビリテーションの併用が有用です。

c｜痛みの性状

痛みは、病態生理学的に侵害受容性疼痛と神経障害性疼痛の大きく2つに分類することができ（表1）、治療法も少し異なります。侵害受容性疼痛は、一般に非オピオイド鎮痛薬（以下、非オピオイド）やオピオイドといった鎮痛薬がよく効きます。一方、神経障害性疼痛は、鎮痛薬に加えて鎮痛補助薬が必要となることがあります。問題となっている痛みの病態を判別するには、性状の問診が役立ちます（表1）。

d｜痛みの強さ

ペインスケールなどを用いて、現在の痛みと目標とする痛みを数値などで表現してもらいます。「今は10段階で6だが、せめて3にしたい。できれば1～2にしたい」といったように目標も含めて問診できれば、患者の苦痛の度合を把握することができます。また、鎮痛薬がどの程度効いたか分かれば、それは治療方針に役立ちます。

e｜痛みに影響する因子

増悪因子がないか問診し、あればそれを避け、緩和因子を積極的に取り入れるような生活スタイルの変更について検討します。多くの患者は、既に痛みを回避するセルフケアを行っていることも多く、それを意識して生活に取り入れるようにするのも疼痛マネジメントです。

f｜治療効果

鎮痛薬などの治療効果や眠気の変化について問診し、その結果を記録に残しておくことが大切です。再び痛みが強くなった時にどの薬が効きやすいかが分かるからです。

g｜生活への影響、疼痛マネジメントの目標

WHO方式がん疼痛治療法では、現実的かつ段階的な目標設定を行うことが大切であるとしています。第1目標は痛みに妨げられない夜間の睡眠、第2目標は安静時の痛みの消失、第3目標は体動時の痛みの消失です。特に、体動時痛は鎮痛薬だけで十分な鎮痛が得られにくく、その場合には痛みを生じさせない動き方や環境調整といった生活スタイルの変更が重要になります。そのため、特に体動時痛では、患者と段階的な目標について共有し、オピオイドによる眠気などの中枢神経作用が問題とならないよう注意が必要です。

h｜心理・社会的およびスピリチュアルな側面

痛みは、患者の不安・恐怖・抑うつなどの要因が関与します。たとえば、うつ病患者は痛みを実際より高く見積もることが知られており[12]、また、痛みはうつ病の身体症状の1つです。このように、心理・社会的な要因が痛みに強く影響している場合には、鎮痛薬以外の対処も必要となります。

i｜身体所見

痛みの部位を触診し、痛みの原因となるものがないか評価します。たとえば、左季肋部に痛みがある患者の腹部を触診し、肝腫大を認めれば肝被膜の伸展による内臓痛ということが分かります。また、痛みのある皮膚の異常感覚、痛覚過敏、アロディニア（異痛症）が確認できれば神経障害性疼痛の可能性を考えます。痛みの部位に圧痛・叩打痛があれば、骨転移などの体性痛や炎症による痛みを疑うことができます。

j｜画像所見

痛みの部位と画像所見を併せて原因を検討します。したがって、痛みの原因が説明できない場合には新たな画像検査を検討します。

3. 疼痛治療

膵癌による痛みを含む癌疼痛に対して、WHO方式がん疼痛治療法が有効であることが複数の観察研究で示唆されています[9]。具体的には、WHO三段階除痛ラダーに従って、まずは非オピオイドあるいはオピオイドを使用します。さらに癌疼痛では突出痛を伴うことが多く、加えて、進行に伴

い痛みも増強することが多いため、レスキュー薬（臨時追加投与する鎮痛薬）を必ず処方し、患者が必要時に安心して使用できるように指導します。

1. 非オピオイド鎮痛薬

軽度～中等度の痛みでは、非オピオイド（アセトアミノフェン、NSAIDs）を定期的に使用します。腎機能障害や消化性潰瘍がある場合には、NSAIDsは避けます。また、NSAIDsを使用する場合には消化性潰瘍の予防薬として、プロトンポンプ阻害薬（PPI）またはプロスタグランジン（PG）製剤などの抗潰瘍薬を使用することが強く推奨されています[9]。NSAIDsにはこうした重篤な副作用があるため、常に必要性を見極めて漫然とした長期投与にならないように留意します[9]。一方、アセトアミノフェンはNSAIDsのような副作用は少なく比較的使用しやすいといえます。

また、非オピオイドの投与量には上限がありますので、定期的に非オピオイドを使用している場合、レスキュー薬として非オピオイドを設定することは、結果的に患者に痛みを我慢させることにつながる恐れがあります。したがって、レスキュー薬としてオピオイドの速放性製剤を用意することも検討します。

2. オピオイド鎮痛薬（表3）

中等度～高度の痛みには、オピオイドを定期的に使用します。オピオイド製剤には多くの種類がありますが、患者の状態に合わせて選択します。具体的には、腎機能障害があればモルヒネとコデインは避ける、強い便秘や腸蠕動を低下させることを避ける必要がある場合にはフェンタニルやタペンタドールが望ましい、呼吸困難がある場合にはモルヒネやオキシコドンが望ましい、痛みが激しく鎮痛に緊急性を要する場合にはフェンタニル貼付剤は避ける（フェンタニル貼付剤の効果発現は貼付開始後12-14時間後であり、投与量の迅速な変更が難しいため）、などです。

3. 投与経路の変更

膵癌では腫瘍の増大による消化管の通過障害、悪心嘔吐などの消化器症状を来すことがあります。このような場合には、オピオイドが確実に体内に取り入れられるように、経口薬から非経口薬への投与経路の変更を速やかに行うことが重要になります。非経口薬として、オピオイド注射剤の持続静注・持続皮下注、フェンタニル貼付剤やフェンタニル口腔粘膜吸収剤が挙げられます。

4. オピオイドスイッチング

オピオイドの種類を変更することをオピオイドスイッチングといいます。オピオイドスイッチングは、オピオイドの副作用のため増量できない場合、あるいはオピオイドを増量しても十分な鎮痛が得られない場合に行われます。一般的に、1日投与量がモルヒネ経口換算120mg（オキシコドン経口80mg、フェンタニル貼付剤1.2mg、タペンタドール400mg）以上の場合には、安全性を確保するため一度に変更するのではなく、投与量の20-50％ずつ変更します。オピオイドごとに副作用や腎障害による影響、代謝過程などは異なります（表3）。そのため、オピオイド間の換算比はあくまでも目安であり、絶対ではないことに留意し、変更後の観察と投与量調整を細やかに行うことが重要です。

5. 鎮痛補助薬

非オピオイド、オピオイドの増量で十分な効果が得られない場合に、鎮痛補助薬を用います。特に、神経障害性疼痛が混在してきた際には、オピオイドだけでは十分な鎮痛が得られないことがあります。鎮痛補助薬とは、主たる作用は鎮痛ではないが、鎮痛薬と併用することによって鎮痛効果を高めたり、特定の状況で鎮痛作用を表す薬です。抗痙攣薬、抗うつ薬、抗不整脈薬、NMDA受容体拮抗薬、コルチコステロイドなど様々なものが用いられています。随伴症状や投与経路、痛みの特徴などから個々の患者に合ったものを選択します。

表 3 ⋯ 実地臨床的な視点からみたオピオイドの種類と特徴

オピオイド		剤形			腎障害時の安全性	特徴
		速放性	徐放性	非経口		
強オピオイド	モルヒネ	末、錠、液	錠、散、カプセル	坐注	× (活性代謝物が蓄積するため避けることが望ましい)	● 剤形が豊富 ● 特に便秘に注意 ● 呼吸器症状にも有効
	オキシコドン	散	錠	注	△ (未変化体が蓄積するため注意して使用)	● 特に便秘に注意 ● 呼吸器症状にも有効
	フェンタニル	バッカル錠 舌下錠	貼付	注	○	● 便秘・悪心が少ない。 ● 口腔粘膜吸収剤は、経口の速放性製剤よりも迅速な効果が得られるため、即効性製剤とも呼ばれる。バッカル錠では、経口モルヒネ換算30mg/日以上、舌下錠では60mg/日以上使用しているがん患者にのみ使用できる。
	タペンタドール*		錠		○	● 便秘・悪心が少ない。 ● 副作用が少なく、腎障害時にも比較的安全なため、オピオイドの導入薬として使用しやすい。 ● ノルアドレナリン再取り込み阻害作用を併せ持つため、神経障害性疼痛にも効果が期待される。 ● 1日500mg以上の投与の報告は限られているため、高用量では慎重に増量する。 ● 1回の増量幅は、400mgを超えないようにする。(理由として、セロトニン再取り込み阻害作用は弱いものの急速な増量は、セロトニン症候群の原因になりうるからではないかと考えられる)
弱オピオイド	コデイン	錠			×	● 肝代謝にてモルヒネとなり効果を示す。 ● 日本人の4割はCYP2D6活性が低く、鎮痛効果は発揮されにくい。 ● 1日300mg以上では強オピオイドへ変更する。
	トラマドール	OD錠	錠		△	● この表の中で、唯一「麻薬」に指定されていない。 ● 肝代謝にてM1となり効果を示す。 ● 日本人の4割はCYP2D6活性が低く、鎮痛効果は発揮されにくい。 ● 1日300mg以上では強オピオイドへ変更する。 ● ノルアドレナリンとセロトニンの再取り込み阻害作用を併せ持つ。 ● 安価

①強オピオイドと弱オピオイド：WHO三段階除痛ラダーの第2段階に位置付けられるものを弱オピオイド、第3段階に位置付けられているものを強オピオイドとしました。＊タペンタドール：新規に開発されたオピオイドであるため、三段階除痛ラダーでの位置付けはありません。ここでは便宜上強オピオイドとしています。
②速放性製剤：主にレスキュー薬として使用されますが、1日3-6回定期的に投与することもできます。
③レスキュー薬の投与量：筆者は、経口剤では定期投与量の10-20%の投与量、注射剤では急速な血中濃度の立ち上がりのため経口剤より若干少なめの5-15%投与量（1-4時間）程度を目安としています。フェンタニル口腔粘膜吸収剤は、最低用量から開始し段階的に増減量して投与量を決めます。レスキュー薬の投与量設定で大切なことは、使用した時にきちんと痛みが和らぎレスキュー＝救済される投与量まで十分増量することです。そのためには、レスキュー薬を使用した効果と眠気の変化を評価する必要があります。
④各オピオイドの当鎮痛力価（目安）：
経口モルヒネ30mg≒経口オキシコドン20mg≒経口タペンタドール100mg≒経口コデイン180mg≒経口トラマドール150mg≒フェンタニル貼付剤0.3mg≒モルヒネ注15mg≒オキシコドン注15mg≒フェンタニル注0.3mg

6. 鎮痛薬の投与量調整

どの鎮痛薬も、概ね1-3日程度で薬効を評価し、投与量調整を行います。ただし、フェンタニル貼付剤では、血中濃度が安定するのに3-5日を要するため、増量は3日以上あけるようにします。オピオイド鎮痛薬と多くの鎮痛補助薬は、副作用として眠気が生じます。そのため、鎮痛効果と眠気のバランスを評価し、投与量を調整するとよいでしょう。

4 消化器症状の緩和ケア

1. 悪心嘔吐

膵癌では、十二指腸や胃などへの浸潤により上部消化管の狭窄や胃内容の停滞により、悪心嘔吐、食欲不振、早期膨満感、吃逆などを来します。また、腫瘍の腸管浸潤や腹膜播種による腸閉塞、便秘などにより悪心嘔吐を来しやすいといえます。進行期には、複数の原因が併存していることもありますが、まずは悪心嘔吐の原因を考え、原因や病態に対する治療を検討します。胃内容停滞であればモサプリド、腸閉塞であればコルチコステロイド(以下、ステロイド)やオクトレオチド、便秘であれば排便マネジメントなどです。

十二指腸狭窄などによる胃内容停滞では、1回の食事量を減らして食事回数を増やす分割食の指導も大切になります。十二指腸狭窄や閉塞では、ステロイドによる抗炎症、抗浮腫効果により再開通が期待できることがあります。一般的にはデキサメタゾンまたはベタメタゾンが4-8mg程度の量で用いられます。3-5日程度継続し、効果があれば最少量で継続、効果がなければ中止または漸減中止するなど、漫然とした使用による副作用が生じないようにします。

オクトレオチドは、悪性腸閉塞に唯一、保険適用のある薬剤です。十二指腸浸潤のような上部の腸閉塞にはオクトレオチドが効きにくいことが分かっています。下部の腸閉塞で使用する場合にも、効果を評価し継続の可否を検討します。

原因治療と並行して制吐薬を用いることで早期の苦痛緩和に努めます。一般的には、想定される病態によって制吐薬(抗ヒスタミン薬、抗ドパミン薬、メトクロプラミド、ブチルスコポラミン)が選択されます。注意しなければならないのは、機械的な腸閉塞の患者にメトクロプラミドや大腸刺激性下剤を使用すると、疝痛や腸管穿孔を生じることがあるので使用は避けることです。また、抗ドパミン薬(プロクロルペラジン、ハロペリドールなど)を使用している期間中は、常に薬剤性の錐体外路症状(アカシジア、パーキンソニズム)を見逃さないように注意します。

2. 腹水による腹部膨満感

腹水のマネジメントは、一般的に輸液の減量、利尿薬の使用、治療的腹水穿刺などが行われています。特に、生命予後が1カ月程度で腹水などの体液過剰兆候がある場合には、輸液の減量が推奨されます[13]。しかし、癌の進行に伴ってこれらの治療は腹部膨満感に奏効しなくなります。その場合には、筆者はオピオイドを投与することで腹部膨満感を軽減できることを日常的に経験しています。オピオイドには腹水を減少させる効果はありませんが、おそらく腹膜や腹壁が伸展される違和感を軽減するのではないかと考えています[11]。

5 倦怠感の緩和ケア

癌患者の倦怠感の原因は、緩和されない他の身体症状、貧血、薬剤(睡眠薬、オピオイド)、悪液質、感染症、発熱、電解質異常、血糖異常、腎機能障害、肝機能障害、不安・抑うつ・不眠など多岐にわたります。癌の進行に伴ってこれらの要因が重なり、倦怠感はさらに強くなります。必ず行いたい症状緩和の方法として、睡眠マネジメント、眠気の緩和、ステロイド、体力温存療法が挙げられます。

1. 睡眠マネジメント

　癌患者の不眠の頻度は、報告によって差はあるものの概ね20-50％です。夜間の熟睡感が得られるような睡眠マネジメントを行うことで、日中の眠気や倦怠感が軽減されることは少なくありません。過剰な睡眠薬の持ち越しによる眠気に注意しながら、まずは睡眠マネジメントを試してみます。

2. 眠気の緩和

　眠気が倦怠感と表現されることがあります。進行癌では、オピオイド、鎮痛補助薬、制吐薬などが眠気や倦怠感の原因となることがあります。まずは、眠気を惹起している薬剤の整理ができないか検討します。投与時間を夜間に変更する、あるいは効果のなさそうな薬剤の減量・中止を試みるなどです。

3. ステロイド

　ステロイドは進行癌患者の倦怠感を軽減させることが検証されています[14]。一般的には、デキサメタゾンまたはベタメタゾン1-8mg/日（不眠を避けるため、朝1回、あるいは朝・昼2回）が使用されます。しかし、膵癌では糖尿病の合併が多いため[15]、高血糖に留意しながら使用する必要があります。終末期においては厳格な血糖管理は必要なく、随時血糖180-340mg/dLで症状がないことを目標とします。また、口腔内カンジダ症などが発症することがありますので、口腔内の保清と保湿について患者教育を行います。

4. 体力温存療法

　1日の生活の中で、やりたいことを前もって考えて、体力の温存と配分を図るよう指導します。たとえば、午後に来客があるので午前中はゆっくり休息する、3つ行いたいことがあったら3日に分けて行うなどです。

6　おわりに

　膵癌は、高度の痛みが問題となるとともに、同時に消化器症状を合併しやすいことが特徴です。その理由は、膵臓が胃や十二指腸、肝臓、脾臓、横行結腸に囲まれており、すぐ後方には腹腔神経叢があるからです。痛みが出現し診断に至る頃には既に進行癌で多くは予後不良であるため、膵癌患者の診療を行う医療者には、質の高い緩和ケアの提供が求められます。

文献

1) 日本緩和医療学会. 緩和医療学. 緩和ケアの歴史と展望. 東京, 南江堂, 2014, 2-9.
2) Ishikawa H, et al. Physician-patient communication and patient satisfaction in Japanese cancer consultations. Soc Sci Med. 55(2), 2002, 301-11.
3) Baile WF, et al. SPIKES-A six-step protocol for delivering bad news：application to the patient with cancer. Oncologists. 5(4), 2000, 302-11.
4) Alter CL. Palliative and supportive care of patients with pancreatic cancer. Seminars in Oncol. 23(2), 1996, 229-40.
5) Greenwald HP, et al. The Prevalence of Pain in Four Cancers. Cancer. 60(10), 1987, 2563-69.
6) Krech RL, et al. Symptoms of pancreatic cancer. J Pain Symptom Manage. 6(6), 1991, 360-7.
7) 全がん協加盟施設の生存率共同調査. https://kapweb.chiba-cancer-registry.org/
8) Fitsgibbon DR, et al. Cancer Pain：Assessment, Diagnosis, and Management, 1st ed. Lippincott Williams & Wilkins, Wolters, USA, 2012.
9) 日本緩和医療学会. がん疼痛の薬物療法に関するガイドライン2014年版. 東京, 金原出版, 2014.
10) Von Roenn JH, et al. Physician attitudes and practice in cancer pain management：a survey from the eastern cooperative oncology group. Ann Intern Mwd. 119(2), 1993, 121-6.
11) 余宮きのみ. ここが知りたかった緩和ケア. 増補版. 東京, 南江堂, 2016.
12) Bair MJ, et al. Depression and pain comorbidity：a literature review. Arch Inten Med. 163(20), 2003, 2433-45.
13) 日本緩和医療学会. 終末期がん患者の輸液療法に関するガイドライン2013年版. 東京, 金原出版, 2013.
14) Yennurajalingam S, et al. Reduction of cancer-related fatigue with dexamethasone：a double-blind, randomized, placebo-controlled trial in patients with advanced cancer. J Clin Oncol. 31(25), 2013, 3076-82.
15) Ben Q, et al. Diabetes mellitus and risk of pancreatic cancer：a meta-analysis of cohort studies. Eur J Cancer. 47(13), 2011, 1928-37.

11

膵癌登録：NCDデータベース

膵癌登録：NCD データベース

東北大学大学院 消化器外科学分野 院内講師／日本膵臓学会膵癌登録委員会　**水間正道**　同 教授　**海野倫明**

1 膵癌登録とは

　膵癌登録は、日本膵臓学会が行っている膵腫瘍患者の臨床病理学的データの全国登録事業です。本邦の膵腫瘍診療施設に膵腫瘍患者の診療データ登録をお願いしていますが、膵癌登録は1981年に開始され、これまで約5万件の膵腫瘍データが蓄積されています。膵腫瘍には膵癌から稀な膵腫瘍まで多岐に渡りますが、登録対象となる膵腫瘍は日本膵臓学会が策定する『膵癌取扱い規約』で規定されている膵腫瘍です（**表1**）。膵癌を中心に登録されていますが、膵管内乳頭粘液性腫瘍（intraductal papirally mucinous neoplasms；IPMNs）や、膵粘液性嚢胞性腫瘍（mucinous cystic neoplasms；MCNs）の嚢胞性膵腫瘍から、比較的稀な膵神経内分泌腫瘍（pancreatic neuroendocrine tumors）や膵腺房細胞癌などの稀な腫瘍も登録されています。

　膵癌登録の調査項目は、腫瘍の既往歴や家族歴、喫煙・飲酒といった生活習慣などの術前情報から、手術術式、再建方式、進展度、リンパ節転移の有無、リンパ節転移部位、リンパ節転移個数、病期、再発日、再発形式、予後といった細部にまで至り、約300項目の入力項目が設定されています（**表2**）。

2 膵癌登録の利活用

　膵癌登録のデータが具体的にどのように利活用されているのか解説します。

1．実臨床の指標として

　代表的なものとしては、2004年までの膨大な集計データを実臨床に活用できるよう日本膵臓学会のホームページ上で公開しています[1]。年齢、性別、職業、人種、家族歴、既往歴、喫煙、飲酒、

表1 … NCD 膵癌登録膵腫瘍リスト

No.	腫瘍名	No.	腫瘍名
01a.	漿液性嚢胞腺腫（SCA）	07	腺扁平上皮癌（asc）
01b.	漿液性嚢胞腺癌（SCC）	08	粘液癌（muc）
02a.	粘液性嚢胞腺腫（MCA）	09a.	退形成癌：多形細胞型
02b.	粘液性嚢胞腺癌（MCC）、非浸潤性	09b.	退形成癌：紡錘細胞型
02c.	粘液性嚢胞腺癌（MCC）、浸潤性	09c.	退形成癌：破骨型多核巨細胞を伴う
03a.	膵管内乳頭粘液性腺腫（IPMA）	09d.	退形成癌：亜分類不明
03b.	膵管内乳頭粘液性腺癌（IPMC）、非浸潤性	10a.	腺房細胞嚢胞腺腫（ACA）
03c.	膵管内乳頭粘液性腺癌（IPMC）、浸潤性	10b.	腺房細胞腺癌（ACC）
04a.	膵管内管状乳頭腺癌（ITPN）、非浸潤性	11a.	神経内分泌腫瘍（NET）G1
04b.	膵管内管状乳頭腺癌（ITPN）、浸潤性	11b.	神経内分泌腫瘍（NET）G2
05a.	低異型度膵上皮内腫瘍性病変 Low-grade PanIN	11c.	神経内分泌癌（NEC）
05b.	高異型度膵上皮内腫瘍性病変 High-grade PanIN	12.	併存腫瘍（MANECなど）
06a.	高分化型腺癌（wel）	13.	充実性偽乳頭状腫瘍（SPN）
06b.	中分化型腺癌（mod）	14.	膵芽腫
06c.	低分化型腺癌（por）	15.	分類不能
06d.	腺癌・分化度不明	16.	その他
		17.	非上皮性腫瘍

表2 ... NCD膵癌登録調査項目

区分	登録項目	区分	登録項目	区分	登録項目
治療情報	手術実施状況	治療情報	腫瘍の数	手術情報	術前補助療法
	臨床診断		腫瘍の占拠部位		術中補助療法
	治療法		浸潤の程度		術後補助療法
	入院情報		腫瘍の最大径		膵切除の種類
	癌の家族歴		腫瘍の大きさ（TS）		再建術式の種類
	発見動機		腫瘍の肉眼的性状		合併切除臓器
	初発症状		UICC T分類		切除断端における癌浸潤
	既往歴		UICC N分類		癌遺残度の評価
	多臓器との重複癌		UICC M分類		リンパ節郭清の程度
	喫煙習慣		遠隔転移臓器		リンパ節転移状況
	飲酒頻度		局所進展度因子		病理学的リンパ節転移陽性総数
	初診年月日		組織学的分類		病理学的リンパ節検索総数
	制癌・放射線治療開始日		深達度	非手術治療情報	治療段階
	病巣診断法		癌の実質と間質との量比		抗がん剤治療
	最初の組織学的診断方法		癌の周囲組織に対する浸潤増殖様式		免疫療法
	腫瘍マーカー		リンパ管侵襲		放射線療法
	膵内分泌ホルモン		静脈侵襲	予後情報	再発確認日
	減黄の有無と減黄方法		膵内神経浸潤		再発部位
			主膵管内進展		再発を最初に検出した方法
			PanIN		予後
					死亡年月日
					死因

主訴、腫瘍マーカーなどの術前情報、T因子・N因子・M因子、ステージ、リンパ節転移、治療法、術式、予後について公表されており、実臨床の指標になります。特に患者やその家族への説明には有用なものとなっています。膵癌の切除率は35.4％と報告されており、切除不能の状態で発見される症例がいかに多いかが分かります[2]（**表3**）。膵癌の予後は向上しているものの、2001-2004年の登録症例において生存期間中央値（MST）は12.9カ月であり[3]（**図1**）、切除例においても18.2カ月[4]（**図2**）と予後は依然として不良であるのが現実です。

2. 登録データを用いた研究

登録データを用いた研究は英文雑誌や和文雑誌に論文として報告されています[5-9]。最近では、登録事業開始から30年の集大成として30年分のデータを解析した結果が報告されました[8]。

1. 腫瘍径別の予後

腫瘍径別の膵癌の予後についても報告されてお

表3 ... 膵癌切除率の年代推移 （文献2より引用改変）

年代	切除率
1981-1990	32.0%
1991-2000	38.2%
2001-2004	36.6%
合計	35.4%

り、腫瘍径10mm以下の5年生存率は80.4％であったのに対し、腫瘍径10-20mm以下の5年生存率は50.0％で有意に不良であることが示されています。これは、他臓器の癌種と比較して非常に予後不良であることを物語っている結果といえます。

2. AYA世代の解析

また、これまであまり検討されていなかった40歳未満の若年性膵癌の臨床病理学的特徴を解析し報告しました[9]。これまでに登録された膵癌36,145例のうち、40歳未満の若年性膵癌は526例で1.5％を占めていました。40歳未満の膵癌症例と40歳以

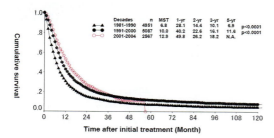

図1… 通常型膵癌の生存率推移（文献3より転載）

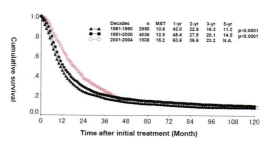

図2… 通常型膵癌切除例の生存率推移（文献4より転載）

上の膵癌症例を比較すると、膵癌の家族歴を有する頻度は同等であること（3-4％）、Union for International Cancer Control（UICC）のTNM分類ではT4とM1が40歳未満の膵癌で有意に多く（T4：39.9％ vs. 32.8％、M1：45.4％ vs. 36.0％）、その結果ステージIVが40歳未満の膵癌で有意に多いことが判明しました。また、膵切除を施行された割合が40歳未満の膵癌で有意に少なく（36.1％ vs. 39.5％）、R0切除を施行された割合も40歳未満の膵癌で有意に少ないことも分かりました（28.4％ vs. 45.9％）。予後も40歳未満の膵癌の方が有意に不良でしたが（MST：6.0カ月 vs. 7.0カ月、5年生存率：7.8％ vs. 7.8％）、膵切除症例に限定して検討すると40歳未満の膵癌も40歳以上の膵癌も予後は同等でした（MST：12.0カ月 vs. 15.0カ月、5年生存率：17.8％ vs. 17.0％）。40歳未満の若年性膵癌は、40歳以上の膵癌と比較すると、より進行した段階で発見される場合が多く予後不良であるという結果が示されています。

3. リンパ節転移と予後

日本膵臓学会は2016年7月に『膵癌取扱い規約』を第7版に改訂しました[10]。今回の規約改訂では、これまでの規約にはなかったリンパ節転移個数の概念が導入されました。これは、膵癌登録データを用いてリンパ節転移個数と予後との関連を解析した結果、膵癌ではリンパ節転移個数と予後に関連があることが明らかとなったのを根拠としています。

膵癌登録に登録された2001-2007年の膵癌切除症例において、第6版の3群リンパ節転移症例を除いた2,304例を対象とし、リンパ節転移なし（1,003例）、リンパ節転移1-3個（893例）、4-6個（258例）、7-15個（133例）、16個以上（17例）に分けて、その予後を検討しました[10]（図3）。そのMSTと5年生存率は、リンパ節転移なしが34.7カ月・33.8％、リンパ節転移1-3個が21.9カ月・15.2％、4-6個が15.9カ月・5.7％、7-15個が15.9カ月・4.7％、16個以上が8.2カ月・0％であり、リンパ節転移が1-3個の症例と4-6個の症例では予後が異なることが明らかとなりました。また、4-6個の症例と7-15個の症例は予後に差がないことも判明しました。

以上から、膵癌のリンパ節転移個数は予後に関連することから、第7版では領域リンパ節（第6版の2群内リンパ節）に1-3個の転移を認めるものはN1a、4個以上の転移を認めるものはN1bとし、区別して取り扱うことになりました。郭清したリンパ節総数に対するリンパ節転移総数の割合（lymph node ratio；LNR）も予後と強く関連することが報告されていますが、リンパ節転移個数とLNRのどちらが強く予後と相関するのかは今後の検討課題といえます。

3 National Clinical Database（NCD）における膵癌登録

NCDは本邦の外科系医療の現状を把握する目的で2011年に開始されました。その入力件数は専門

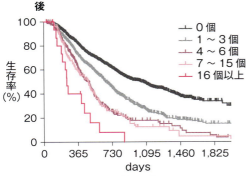

図3… 膵癌切除症例におけるリンパ節転移個数と予後

	MST (月)	2年生存率	5年生存率	
0個 (n=1,003)	34.7	61.3%	33.8%	p<0.0001
1-3個 (n=893)	21.9	45.1%	15.2%	p<0.0001
4-6個 (n=258)	15.9	25.2%	5.7%	p=0.6286
7-15個 (n=133)	15.9	26.0%	4.7%	p=0.0146
16個以上 (n=17)	8.2	8.0%	0%	

2001-2007年の登録症例で『膵癌取扱い規約（第6版）』の3群リンパ節転移症例を除外して解析

（文献10より転載改変）

表4… NCD膵癌登録の利点と課題

利点
- 悉皆性に優れ、より多くの症例が登録される。
- webを介した登録で利便性が高い。
- 統計専門家が所属しており、より精度の高い解析が可能。

課題
- 内科系施設からの登録が少ないため、非手術症例が少ない。
- 非手術症例が少ないため切除率の実態把握が困難。
- 予後調査の未実施。

医の取得・維持と連動しているため非常に膨大なものであり、一般外科手術のカバー率が95％を超え、非常に悉皆性が高く、2014年3月末時点で400万件以上の入力件数であると報告されています。

膵癌登録は、2012年からNCDに参加し、従来の登録法と併行してNCDによる膵癌登録も行うようになりました。NCD膵癌登録の登録項目は従来の登録法とほぼ同じ項目となっています。従来の登録は、日本膵臓学会評議員の所属施設を中心とした、いわゆる膵癌診療のハイボリュームセンターからの登録が主なもので、2012-2013年の2年間では膵腫瘍は6,687件登録され、そのうち膵癌は4,745件の登録がありました。一方、NCD膵癌登録では、2012-2013年の2年間では膵腫瘍は10,386件の登録があり、そのうち膵癌は7,950件の登録がありました。このように登録件数はNCDデータの方が多く登録されています。これは、NCDの方が悉皆性に優れているということを示しています。しかしながら、NCDは外科施設からの登録が大多数を占めており、非手術症例の登録数が非常に少ない点が従来の登録法によるデータと異なります。また、NCDは開始してから時間的にそれほど経過していないこともあり、予後の入力数も少なく、現時点ではNCD膵癌登録のデータを用いて予後を解析することは困難であり、これらの課題は今後解決していく必要があります（**表4**）。

4 NCD膵癌登録の今後の展望

NCDには、web登録の利便性、データ管理の保全性、統計専門家の所属、高い悉皆性などの利点や、参加団体の増加、各種臓器癌登録の参加など将来性が大きいことから、今後、膵癌登録は従来の登録法からNCDによる登録に完全に切り替わる方針になりました。年間5,000件以上の膵腫瘍が登録されるNCD膵癌登録のビッグデータを用いた本格的解析は、NCDに参加してから時間的経過が短いこともありまだなされてはいませんが、従来の集計法による登録数よりも多くの症例数が登録されており、本邦の膵癌診療の実態が明らかにされるものと予想されます。

● 文献

1) 日本膵臓学会ホームページ. 膵癌登録報告2007. http://www.suizou.org/
2) 日本膵臓学会. 膵癌登録報告:切除率の年次推移. 膵臓. 22, 2007, e29.
3) 日本膵臓学会. 膵癌登録報告:通常型膵癌の生存率推移. 膵臓. 22, 2007, e37.
4) 日本膵臓学会. 膵癌登録報告：通常型膵癌切除例の生存率推移. 膵臓. 22, 2007, e39.
5) Matsuno S, et al. Pancreatic Cancer Registry in Japan: 20 years of experience. Pancreas. 28(3), 2004, 219-30.
6) 江川新一ほか. 膵癌の早期診断へのアプローチ：小膵癌の全国集計の解析. 膵臓. 19(6), 2004, 558-66.
7) 江川新一. 膵癌の長期生存の条件：全国登録による膵癌切除術後長期生存者の解析. 消化器内科. 51(2), 2010, 154-61.
8) Egawa S, et al. Japan Pancreatic Cancer Registry; 30th year anniversary: Japan Pancreas Society. Pancreas. 41(7), 2012, 985-92.
9) Eguchi H, et al. Clinicopathological Characteristics of Young Patients With Pancreatic Cancer: An Analysis of Data From Pancreatic Cancer Registry of Japan Pancreas Society. Pancreas. 45(10), 2016, 1411-7.
10) 日本膵臓学会. 膵癌取扱い規約第7版. 東京, 金原出版, 2016, 136p.

12

膵癌診療における臨床試験の意義

膵癌診療における臨床試験の意義

和歌山県立医科大学 外科学第2講座 准教授　川井　学　　同 教授　山上裕機

1　膵癌診療・治療における臨床試験の役割

　膵癌は厚生労働省の統計では、2013年の臓器別にみた悪性新生物による死因では男性で5番目、女性で4番目となっています。膵切除術は手術手技および周術期管理の発達により手術関連死亡は約3％となってきていますが、術後合併症の発生率は40％前後といまだ高率です。難治性癌である膵癌の罹患率が上昇しており、その診断・治療の対策は急務です。

　『膵癌診療ガイドライン』は、日本膵臓学会によって、膵癌診療・治療の標準化の指針を提供するため2006年に第1版が作成されました。そして、その後の化学療法の改善などを中心に臨床試験のエビデンスの追加から2016年に第4版となる『膵癌診療ガイドライン2016年版』が改訂されました[1]。ガイドライン作成には臨床試験によるエビデンス創生が大きな役割を担っています。

2　Evidence-based medicine（EBM）

　Evidence-based medicine（EBM）とは日本語に訳すと、"根拠に基づく医療"です。EBMの達成のためには5つのstepに分けて考える必要があります。

- step1：疑問（問題）の定式化：日常診療における疑問や問題を、分かりやすい形に整理する過程
- step2：情報収集：疑問を解決すると思われる情報の探索
- step3：情報の批判的吟味：step2で得られた情報の信頼性の評価

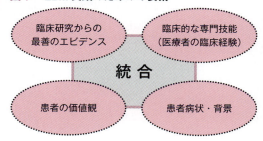

図1…EBM実践のための4要素

- step4：情報の患者への適用：適用可能性の評価
- step5：step1～step4のフィードバック

　EBM実践のためには①臨床研究からの最善のエビデンス、②臨床的な専門技能（医療者の臨床経験）、③患者の価値観、④患者病状・背景の4要素を考慮すべきとされています（図1）[2]。

　EBMを実践する上で十分なエビデンスが見つからない場合、もしその疑問が臨床上重要なテーマであり、倫理上の問題がなく、資金的・人員的に実際に行える規模の研究であれば、臨床研究の実施によって日常臨床の中からエビデンスを創生することができます。臨床研究とは科学的な根拠（エビデンス）を創生するものであり、EBMを形成する一要素にほかなりません。

3　臨床研究

　病気に対する診療・治療法は、その有効性や安全性が確認されてはじめて標準治療として確立します。既存のものより有効であると期待される診療・治療法は安全に実施できるのか、期待されたとおりの効果を発揮するのかを、試験する必要があります。このように「臨床研究」とは新しい診療・

表 1…『人を対象とする医学系研究に関する倫理指針 ガイダンス』基本方針（抜粋）

①社会的及び学術的な意義を有する研究の実施
②研究分野の特性に応じた科学的合理性の確保
③研究対象者への負担並びに予測されるリスク及び利益の総合的評価
④独立かつ公正な立場に立った倫理審査委員会による審査
⑤事前の十分な説明及び研究対象者の自由意思による同意
⑥社会的に弱い立場にある者への特別な配慮
⑦個人情報等の保護
⑧研究の質及び透明性の確保

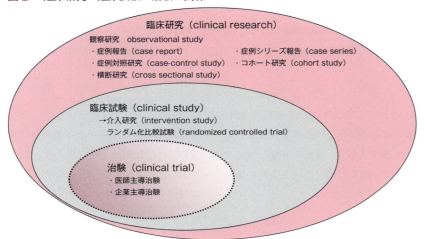

図 2…臨床研究・臨床試験・治験の関係

治療法の安全性、有効性などを科学的に調査する試験のことです。このことによって患者あるいは将来の患者に、よりよい治療を提供できるようになります。膵癌診療・治療は、この臨床研究の成果により形作られ、かつ進歩しています。

臨床研究に関係する全ての研究者は「ヘルシンキ宣言（2013年10月 フォルタレザ改訂版）」（日本医師会訳）[3]および「人を対象とする医学系研究に関する倫理指針（平成27年4月1日施行）」[4]（**表1**）に従って研究を実施しなければなりません。

4 臨床研究と臨床試験・治験の違い

では、臨床研究と臨床試験・治験の違いは何なのでしょうか？ これらの違いは**図2**のようになります。

1. 臨床研究（clinical research）

人を対象として行われる医学研究の総称です。観察研究、介入を伴う試験（臨床試験）、治験を含みます。病気の予防・診断・治療方法の改善や病気の原因の解明、患者の生活の質の向上を目的として行われる研究です。

2. 臨床試験（clinical study）

臨床研究のうち薬剤、治療法、診断法、予防法などの安全性と有効性を評価することを目的としたもので、介入を伴うものを臨床試験といいます。ただし、厚生労働省で承認された薬、治療法や診断法から最良の治療法や診断法を確立するために行われる試験です。

介入とは「人を対象とする医学系研究に関する倫理指針」[4]において「研究目的で、人の健康に関する様々な事象に影響を与える要因（健康の保持

図3 … ランダム化比較試験

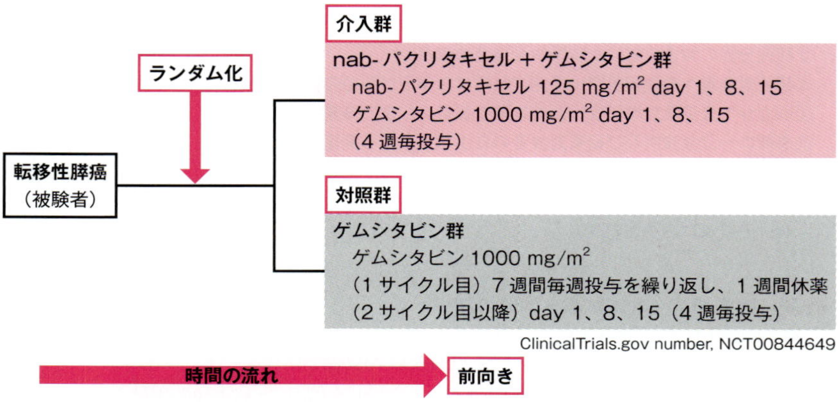

```
                        ┌─ 介入群 ─────────────────────────────┐
                        │ nab-パクリタキセル＋ゲムシタビン群      │
              ランダム化  │  nab-パクリタキセル 125 mg/m² day 1、8、15 │
                  ↓     │  ゲムシタビン 1000 mg/m² day 1、8、15   │
  転移性膵癌 ──┤         │  （4週毎投与）                        │
  （被験者）   │         └──────────────────────────────────────┘
              │         ┌─ 対照群 ─────────────────────────────┐
              └─        │ ゲムシタビン群                         │
                        │  ゲムシタビン 1000 mg/m²               │
                        │  （1サイクル目）7週間毎週投与を繰り返し、1週間休薬 │
                        │  （2サイクル目以降）day 1、8、15（4週毎投与） │
                        └──────────────────────────────────────┘
                                    ClinicalTrials.gov number, NCT00844649
  ──── 時間の流れ ────→  前向き
```

比較したい介入（抗癌剤治療）を2つのグループにランダム（無作為）に分けて調査する前向き介入研究

増進につながる行動及び医療における傷病の予防、診断又は治療のための投薬、検査等を含む。）の有無又は程度を制御する行為（通常の診療を超える医療行為であって、研究目的で実施するものを含む。）」と定義されています。

3. 治験（clinical trial）

未承認薬・適応外の薬（医薬品候補）や医療用具の安全性と有効性（効果）を確かめることによって製造・販売の薬事法上の承認を規制当局（厚生労働省）から得るために実施する臨床研究。「治験」の多くは、薬を開発している製薬企業が医師に依頼をして実施する臨床試験のことを指しますが、医師が自ら実施する治験を「医師主導治験」と呼んで企業が行う治験と区別しています。治験は治験届けを医薬品医療機器総合機構（PMDA）に提出後、GCP（Good Clinical Practice：医薬品の臨床試験の実施の基準に関する省令）に基づき施行されます。

つまり、臨床試験は、人を対象に行われる医学研究である臨床研究の範疇で、介入を伴う臨床研究であり、観察研究とは異なります。観察研究の代表として症例報告（case report）、症例シリーズ報告（case series）、症例対照研究（case-control study）、コホート研究（cohort study）、横断研究（cross sectional study）などがあります。

臨床試験は対照群と介入群の2つ以上のグループに分けて比較する研究であり、臨床試験の代表として前向き比較試験とランダム化比較試験があります。ランダム化比較試験（randomized controlled trial；RCT）とは、無作為割付臨床試験とも呼ばれます。治癒切除不能な膵癌に対する抗癌剤治療として、切除不能膵癌におけるnab-パクリタキセル＋ゲムシタビン（介入群）のRCTが行われました（図3）[5]。RCTは研究者の恣意や対象者の希望などのデータの偏り（バイアス）を排除して、被験者を無作為（ランダム）に、介入群と対照群を割り付けて実施し、評価を行う試験です。したがって、治療法や予防法の効果を正しく評価できることから、RCTを複数集め解析したメタアナリシスに次ぐ、質の高い臨床研究の方法の1つと言われています。

5　段階的に進められる臨床試験

膵癌に対する抗癌剤の臨床試験は、安全性と有効性を確かめながら3段階（第Ⅰ相試験、第Ⅱ相試験、第Ⅲ相試験）に分かれて段階的に進められることが多くあります。

1. 第Ⅰ相試験（phase Ⅰ trial）

ヒトに適用する試験の最初のステップであり、安全性を検討する上で重要なプロセスです。

抗癌剤では標準療法（生存期間の延長もしくはQOLを向上する治療法）が適応とならない患者を対象として、薬物動態（吸収、分布、代謝、排泄）や安全性（有害事象、副作用）について検討することを主な目的とした探索的試験です。抗癌剤では用法・用量の限界を検討することも重要な目的の1つです。

2. 第Ⅱ相試験（phase Ⅱ trial）

比較的少数の患者に対して第Ⅰ相試験で安全性が確認された用量の範囲内で試験薬を投与し、その①安全性と有効性、②薬物動態、③最適な用法（投与回数・投与期間・投与間隔など）、用量（最も効果的な投与量）など、第Ⅲ相試験に進むための情報を収集することを目的とする段階です。単一群（single arm）で行われることが多いですが、第Ⅰ/Ⅱ相として第Ⅰ相と連続した試験デザインや、第Ⅱ/Ⅲ相として第Ⅲ相に続けて移行する試験デザインもあります。また、探索的な前期第Ⅱ相と検証的な後期第Ⅱ相に分割することもあります。

3. 第Ⅲ相試験（phase Ⅲ trial）

多数の患者に対して、第Ⅱ相試験で得られた結果に基づく用法・用量に従い薬物を投与し、実際の治療に近い形で、その①有効性と安全性、②適応疾患における用法・用量、③副作用、他剤との相互作用などを、標準療法との比較試験により評価・検証する段階です。標準療法とのランダム化比較試験として、被験者の偏りを防ぐために、被験者をランダム（無作為）に割り付けて行われます。薬物または治療法を最も適正に評価する方法として広く採用されています。

6 臨床研究のデザイン（設計）のポイント

厚生労働省による「人を対象とする医学系研究に関する倫理指針」[4)]には『人を対象とする医学系研究に携わる全ての関係者が遵守すべき事項を定めることにより、人間の尊厳及び人権が守られ、研究の適正な推進が図られるように』全ての関係者に対する、研究実施の責務が記載されています。患者の保護、同意の取得、説明事項、プライバシーの保護と患者識別、被験者費用と健康被害への対応などの倫理的事項は臨床試験プロトコールにしっかり記載する必要があります。表2に臨床試験プロトコール作成手順を示します。

臨床試験プロトコール作成は、まず解決したいクリニカルクエスチョンを「目的」として設定することから始まります。その試験の目的について背景と試験計画の根拠および意義を明確にする必要があります。臨床試験プロトコールの項目の登録方法、プロトコール治療と治療変更基準、有害事象発生の対応と報告、データ収集・管理、統計学的事項、モニタリングと監査などに関しては、生物統計家、データーマネジャー（data manager；DM）、臨床研究コーディネーター〔（clinical research coordinator；CRC）、治験の場合には治験コーディネーターとも呼ばれます〕たちと相談しながら考え、作成することも大切です。特に試験デザインはその臨床試験の根幹になるのでエンドポイント設定および症例設定根拠を明確にすることが質の高い臨床研究を行う第一歩です。また研究資金源についても利益相反をきちんと記載して研究の透明性を示す必要があります。

研究計画書が完成して臨床試験が始まるわけではなく、試験開始のために研究を実際に行う人たちとは独立した委員会である倫理審査委員会（IRB）による審査と承認を得る必要があります。臨床研究の実施の際には、患者は参加前にインフォームドコンセント（説明の上の同意）を受け、最終的に文書に同意のサインをしっかりしてから研究が始まります。研究中に得られる各種データ（画像診断、臨床検査値）は、正確な時期に正しく把握されているか否かを医師が確認しますが、医師に加

表2 … 臨床試験プロトコール作成手順

- 臨床試験課題名
- 試験目的：背景と試験計画の根拠および意義
- 試験デザイン：エンドポイント設定、症例設定根拠
- 患者選択基準：適格基準および除外基準
- 倫理的事項：患者の保護、同意の取得、説明事項、プライバシーの保護と患者識別、被験者費用と健康被害への対応
- 倫理審査委員会または試験審査委員会（IRB）の承認
- 登録方法
- プロトコール治療と治療変更基準
- 評価項目
- 有害事象発生の対応と報告
- データ収集・管理
- 統計学的事項
- モニタリングと監査
- 記録の保存
- 研究資金源
- 研究成果の発表
- 研究組織：主任研究者の設定（責任の所在）

えてDMやCRCのフォローがあることによって試験は信頼性の高いものとなります。臨床研究の登録追跡終了後の最終段階では、データの固定、統計解析を行い研究責任者および分担研究者全員が確認を行い、結果の公表（学会や学術論文に発表）に進みます。

7 おわりに

日常診療における疑問や問題を解決するために、臨床的な専門技能（医療者の臨床経験）に加えて、科学的根拠によって得るエビデンスレベルの高い臨床試験の結果は不可欠です。すなわち、EBM達成のためには臨床試験から最善のエビデンスを得ることが必要です。エビデンスと実地医療が融合した膵癌診療の発展のためにも、今後も膵癌診断および治療に関して、さらなる質の高い臨床試験が必要とされます。

文献

1) 日本膵臓学会膵癌診療ガイドライン改訂委員会．膵癌診療ガイドライン2016年版．東京，金原出版，2016，272p.
2) Haynes RB, et al. Physicians' and patients' choices in evidence based practice. BMJ. 8, 2002, 1350.
3) World Medical Association.「ヘルシンキ宣言」フォルタレザ改訂版．2013.
4) 厚生労働省．人を対象とする医学系研究に関する倫理指針 ガイダンス．（平成27年4月1日施行）
5) Von Hoff DD, et al. Increased survival in pancreatic cancer with nab-paclitaxel plus gemcitabine. N Engl J Med. 369, 2013, 1691-703.

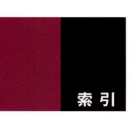

- 本編に現れた主要事項名などを見出しとする和文索引と数字他／欧文索引の2種類からなる。ただし、文献は索引対象から除外した。
- 参照の指示は、→（を見よ参照）の記号を用いた。
- 所在指示はページ番号で行った。

数字他／欧文

2列吻合 …………………………… 191
3D-CRT →3次元原体照射法
3Dイメージ（血管） ……………… 22
3次元原体照射法 ………………… 290
B型肝炎対策ガイドライン ……… 43
CE-EUS →造影超音波内視鏡検査
conversion surgery
　――（切除不能膵癌） ………… 178
　――（腹膜転移膵癌） ………… 181
　――の患者背景 ………………… 178
　――の手術適応 ………………… 179
　――の先行治療 ………………… 179
CT ……………………………… 47, 57
　――画像解剖 …………………… 59
　――診断 ………………………… 60
DP →尾側膵切除術
EBM ……………………………… 342
elasticity imaging ………………… 72
EOB-MRI ………………………… 58
ERCP ……………………………… 48
ERP →内視鏡的逆行性膵管造影
EUS →超音波内視鏡検査
EUS-BD →超音波内視鏡ガイド下胆道ドレナージ
EUS-CDS →超音波内視鏡下胆管十二指腸吻合術
EUS-FNA →超音波内視鏡下穿刺吸引法
FAMMM →家族性異型多発母斑黒色腫症候群
FDG-PET …………………… 48, 66
FOLFIRINOX療法 ……………… 244
　――（一次） …………………… 228

　――（術前） …………………… 131
　――の適正使用 ………………… 246
　――の副作用 ……………… 246, 269
FPC →家族性大腸腺腫ポリポーシス
fusionイメージによる穿刺ガイド ………………………………… 215
GE療法 →ゲムシタビン＋エルロチニブ併用療法
GnP療法 →ゲムシタビン＋nab-パクリタキセル併用療法
GS療法 →ゲムシタビン＋S-1併用療法
HBOC →遺伝性乳癌卵巣癌症候群
HNPCC →遺伝性非ポリポーシス大腸癌
IMRT →強度変調放射線治療
interventional radiology ………… 205
IPMN →膵管内乳頭粘液性腫瘍
IVR →interventional radiology
Lap-PD →腹腔鏡下膵頭十二指腸切除術
Lynch症候群 ……………………… 11
MDCT …………………………… 58
mesenteric approachで上腸間膜動脈を確保 ………………………… 172
metallic stentの種類 …………… 306
modified FOLFOX6療法（二次） … 233
MRCP ……………………………… 48
MRI …………………… 48, 57, 58, 61
M因子（分類） …………………… 64, 107
nab-パクリタキセル ……………… 253
　――の副作用 …………………… 268
NBCA塞栓 ……………………… 206
NCCNガイドライン …………… 102
　――による切除可能境界膵癌の治療アルゴリズム ………………… 119
NCDデータベース ……………… 336

NET →神経内分泌腫瘍
N因子（分類） ………… 64, 96, 106
OFF療法 →オキサリプラチン＋フルオロウラシル＋レボホリナート療法
PD-CAR →腹腔動脈合併膵頭十二指腸切除術
PD-CHAR →総肝動脈合併膵頭十二指腸切除術
PET ……………………………… 66
PET-CT ………………………… 48
Peutz-Jeghers症候群 …………… 10
PJS →Peutz-Jeghers症候群
QOL ……………………………… 326
real-time virtual sonography …… 52
RVS →real-time virtual sonography
S-1
　――（二次） …………………… 231
　――＋α（二次） ……………… 231
　――単剤療法（一次） ………… 230
　――の副作用 …………………… 270
THI →tissue harmonic imaging
TIC解析 ………………………… 74
tissue harmonic imaging ………… 72
TP-CAR →腹腔動脈合併膵全摘術
T因子（分類） ………… 62, 93, 106
UGT1A1遺伝子多型 …………… 269
UICC
　――TNM分類 ………… 102, 105
　――進行度別分布 ……………… 5
US →腹部超音波検査

347

和文

あ行

アレルギー（FOLFIRINOX療法） ... 251
安全性（術前治療） ... 123
胃十二指腸動脈 ... 21
胃充満法 ... 50
異所性膵 ... 19
胃切除〜腹腔動脈切離 ... 161
痛みのアセスメント項目 ... 328
痛みの評価 ... 328
一次化学療法（遠隔転移） ... 228
遺伝子変異 ... 42
遺伝性膵炎 ... 10
遺伝性膵癌症候群 ... 10
遺伝性乳癌卵巣癌症候群 ... 10
遺伝性非ポリポーシス大腸癌 ... 11
胃排泄遅延 ... 197
　——予防 ... 199
イリノテカン（二次） ... 233
飲酒 ... 13
疫学 ... 2
エクソソーム ... 109
エルロチニブの副作用 ... 270
遠隔転移 ... 147
黄斑浮腫 ... 269
オキサリプラチン（二次） ... 232
オキサリプラチン＋フルオロウラシル＋レボホリナート療法（二次） ... 232
悪心嘔吐 ... 332
オピオイドスイッチング ... 330
オピオイド鎮痛薬 ... 330
オピオイドの種類 ... 331

か行

カートリッジの選択（ステープラ） ... 222
ガイドワイヤー擦過細胞診 ... 84
開腹〜上腸間膜動脈周囲の郭清 ... 161
解剖 ... 16, 50
化学放射線治療
　——の特長 ... 288
　——（局所進行膵癌） ... 237
　——（局所進行切除不能膵癌） ... 287
化学療法
　——（遠隔転移） ... 228, 241
　——（局所進行膵癌） ... 236
　——（進行膵癌全体） ... 239
　——単独（局所進行膵癌） ... 237
　——における副作用対策 ... 268
　——の目的 ... 268
拡大郭清 ... 172
下膵十二指腸動脈 ... 24
画像検査 ... 46
　——のアルゴリズム ... 46
　——の実際 ... 73
家族性異型多発母斑黒色腫症候群 ... 11
家族性膵癌 ... 8
家族性大腸腺腫ポリポーシス ... 11
下腸間膜静脈の合流形態 ... 27
カペシタビン（二次） ... 232
肝再発の抑制 ... 141
間質性肺炎 ... 270
間質性肺疾患（GnP療法） ... 256
患者教育（副作用） ... 268
患者背景因子 ... 147
肝十二指腸間膜郭清 ... 162
感染症（FOLFIRINOX療法） ... 250
貫通密着吻合 ... 192
肝転移（画像） ... 60
　——（造影超音波検査） ... 56
肝動脈の分岐形態 ... 21
緩和ケア ... 326

き

喫煙 ... 13
急性期DIC診断基準 ... 42
強度変調放射線治療 ... 274
局所再発の抑制 ... 140
局所進行膵癌例 ... 67
局所進展度因子 ... 96
金属ステントの逸脱 ... 305
金属ステント留置術 ... 304

け

形状異型 ... 17
外科的胃空腸バイパス術 ... 319
血液凝固機能検査 ... 42
血液検査 ... 39
　——から診断する指標 ... 45
　——の意義 ... 39
血液検体 ... 109
血管解剖 ... 21
血中micro RNA ... 109
結腸上前方アプローチ ... 168
ゲムシタビン
　——（一次） ... 230
　——の副作用 ... 269
　——併用重粒子線 ... 298
　——併用術前CRT ... 141
　——併用術前補助化学療法 ... 129
ゲムシタビン＋nab-パクリタキセル併用療法 ... 253
　——（一次） ... 230
　——（術前） ... 131
　——（切除不能膵癌） ... 234
ゲムシタビン＋S-1併用療法 ... 258
　——（一次） ... 231
ゲムシタビン＋エルロチニブ併用療法（一次） ... 230
下痢（FOLFIRINOX療法） ... 250
倦怠感 ... 332
減量基準と減量方法（FOLFIRINOX療法） ... 249

こ

コイル塞栓 ... 205
好中球減少 ... 269
呼吸同期照射法 ... 278
骨髄機能抑制（FOLFIRINOX療法） ... 248
個別化術後補助療法（バイオマーカー） ... 265
コミュニケーション ... 326
コリン作動性症候群（FOLFIRINOX療法） ... 251

し

自己免疫性膵炎の鑑別 ... 81
至適モダリティ（術前治療） ... 123

死亡年齢中央値	3	
若年発症膵癌	5	
集学的治療	126, 137	
十二指腸液	110	
十二指腸浸潤	62	
十二指腸閉塞に対する治療	318	
重粒子線治療	294	
——の線量分布	298	
手術計画	147	
手術手技	148	
——（上腸間膜動脈神経叢郭清）	167	
——（門脈浸潤例）	155	
手術適応	146	
——（膵頭神経叢郭清）	165	
——（動脈浸潤例）	158	
——（門脈浸潤例）	153	
主膵管拡張（超音波）	54	
術後		
——LPC	141	
——合併症対策	197	
——の動脈出血	204	
術後補助化学療法		
——の実施率・完遂率	266	
——の歴史と進歩	261	
術後補助療法の今後	265	
術前		
——CRT	140	
——GS療法の成績	125	
術前化学放射線治療		
——（切除境界膵癌）	134, 136	
——＋術後2チャンネル肝灌流化学療法	140	
術前化学療法	124	
——（切除可能境界膵癌）	128	
術前治療に関する課題	137	
術前補助療法	115	
——（遠隔再発）	115	
——（ガイドライン）	118	
——（局所再発）	115	
——（切除可能膵癌）	121	
腫瘍因子と宿主因子	179	
腫瘍マーカー	41	

上腸間膜動脈	24	
——-firstアプローチ	167	
——周囲の5つの領域	34	
——周囲の神経・線維組織	32	
——神経叢半周郭清	169	
上皮性腫瘍の分類	52	
上皮内癌	88	
神経周囲浸潤	165	
神経叢	30	
——郭清深度	166	
神経内分泌腫瘍	68	
審査腹腔鏡	90	
——検査ポート配置	91	
迅速解剖プログラム	279	
診断のアルゴリズム	38	
心理社会的な配慮	326	

す

膵		
——の厚さ（ステープラ）	222	
——の境界区分	94	
——の日内変動	292	
——の発生	16	
——描出のコツ	50	
膵胃吻合	191	
膵液	110	
膵液細胞診	48, 84	
——検体の扱い	85	
——の成績	87	
膵液瘻	197, 221	
——予防	198	
膵外神経叢	30, 96	
——浸潤	64	
膵管		
——洗浄細胞診	85	
——造影	80	
——挿管	79	
——内乳頭粘液性腫瘍	13, 71, 82	
——ブラッシング細胞診	84	
——癒合不全	19	
膵癌		
——切除後の再発形式	140	
——登録	336	

——の痛み	327	
膵癌取扱い規約（第7版）	93	
——とUICC（第8版）の相違点	99	
膵間膜	96	
膵局所進展度分類	93	
膵空腸吻合	191	
膵鉤部から空腸間膜背側に広がる神経・線維組織	34	
膵鉤部癌（超音波）	55	
膵後方組織浸潤	62	
膵実質圧挫と打針（ステープラ）	223	
膵消化管吻合	190	
膵前方組織浸潤	62	
膵体尾部癌（画像）	60	
膵体尾部切除術の断端処理	221	
膵体部癌（画像）	62	
——（脈管浸潤）	63	
膵体部欠損症	19	
膵胆管合流異常	19	
膵断端		
——圧迫吻合	193	
——処理法	223	
膵頭十二指腸切除術	148	
膵頭神経叢	31	
膵頭部癌		
——（画像）	61	
——（神経浸潤）	63	
——（造影超音波検査）	55	
——（ダイナミックCT膵実質相）	62	
膵内胆管浸潤	62	
膵嚢胞	13	
水平マットレス式密着吻合	192	
睡眠マネジメント	333	
スクリーニング検査	46	
ステージ分類	98, 107	
ステープラによる膵断端処理	221	
ステロイド	333	
ステントグラフト	207	
ステント閉塞	307	

せ

生化学検査	40	
生活習慣病	11	

精密検査 46	長期生存例 6	非オピオイド鎮痛薬 330
セクレチン負荷下膵液細胞診 85	治療のアルゴリズム 114	皮疹 271
切除可能境界膵癌 104, 134	鎮痛補助薬 330	尾側膵切除術 149
切除可能膵癌 104	鎮痛薬の投与量調整 332	——の膵尾側への展開 150
切除可能性分類 64, 102	低侵襲手術 183	——の切除範囲の設定 150
切除企図膵癌の内訳 121	電磁波温熱療法 284	脾動脈 24
切除不能膵癌 104	動体追尾法 279	肥満 12
全国推定年齢調整罹患率の推移 4	疼痛治療 329	病期分類 62, 93, 102
全国年齢調整死亡率の推移 4	導入化学療法 238	腹腔鏡下膵体尾部切除術 183
全人的アプローチ 326	糖尿病 11	——（手術成績） 188
先天性胆道拡張症 20	動脈出血の診断 204	腹腔鏡下膵頭十二指腸切除術
線量分布特性 296	動脈浸潤 63	183, 210
そ	動脈塞栓術 205	——（手術成績） 188
造影超音波検査 53	ドレーン管理 200	腹腔動脈合併膵全摘術 160
造影超音波内視鏡検査 72	ドレーン出血（膵頭十二指腸切除後）	——の手術手技（動脈浸潤例） 160
総肝動脈合併膵頭十二指腸切除術	207	腹腔動脈合併膵頭十二指腸切除術
160	**な行**	160
早期の膵癌の画像診断 61	内視鏡的	副作用対策（化学療法） 268
た行	——逆行性膵管造影 79	腹水 332
第Ⅰ（Ⅱ・Ⅲ）相試験 345	——経鼻膵管ドレナージ留置下膵液細胞	腹側膵原基と背側膵原基の回転と癒合
大膵動脈 24	診 85	18
体力温存療法 333	——十二指腸ステント留置術 319	腹部超音波検査 47, 50
ダウンステージング（ナノナイフ）	——ステント留置術 306	腹膜転移 147
217	——胆道ドレナージ 304	フルオロウラシル（二次） 232
他臓器浸潤 64	ナノナイフ 214	分子生物学的解析 108
脱毛 268	——治療前後のCT 218	放射線治療（療法） 274
胆泥 307	——治療の原理 215	——による鎮痛効果 282
胆道ドレナージ 304	——治療の実際 216	——単独（局所進行膵癌） 237
チーム医療（副作用） 268	——治療の臨床的位置付け 218	——の主な略語 283
治験 343	ナノリポソーマル型イリノテカン	放射線の種類 296
超音波診断	233	傍大動脈周囲リンパ節郭清 172
——（充実性病変） 53	二次化学療法（遠隔転移） 231	補助療法の意義 261
——（嚢胞性病変） 54	日本人のエビデンス（GnP療法） 254	**ま行**
——基準 52	眠気の緩和 333	末梢血液検査 40
超音波内視鏡	年間粗死亡率 2	末梢神経障害 268
——検査 70	**は行**	——（FOLFIRINOX療法） 251
——の進歩 70	バイオマーカー 86	——（GnP療法） 256
超音波内視鏡下	背側膵動脈 24	慢性膵炎 12
——穿刺吸引法 73	ハイパーサーミア 284	——の鑑別 81
——胆管十二指腸吻合術 312	発症危険因子 109	迷入膵 19
——胆管ドレナージ 309, 323	発熱性好中球減少症 269	門脈系 24
長期延命効果（ナノナイフ） 217	——（FOLFIRINOX療法） 248	門脈再建 156

門脈-上腸間膜静脈吻合……162	リスクファクター……8	リンパ節
門脈浸潤……63	臨床研究……342	──転移……146
門脈輪状膵……17	臨床試験……343	──の番号……97
ら行	──の意義……342	──分類……96
ランダム化比較試験……344	──プロトコール作成手順……346	ルキソリチニブ＋カペシタビン併用療法……233
罹患推定数……2	臨床進行度内訳……3	
罹患推定年齢中央値……2	輪状膵……17	

編者・執筆者一覧

編者

藤井　努　富山大学大学院 医学薬学研究部 消化器・腫瘍・総合外科 教授

川井　学　和歌山県立医科大学 外科学第2講座 准教授

執筆者

1

1

増井俊彦　京都大学医学研究科 肝胆膵・移植外科 講師
上本伸二　同 教授

2

高山敬子　東京女子医科大学 消化器内科 准講師
清水京子　同 臨床教授

2

1

岡村行泰　静岡県立静岡がんセンター 肝胆膵外科 医長

2

生駒久視　京都府立医科大学 消化器外科学 講師
大辻英吾　同 教授

3

永川裕一　東京医科大学 消化器・小児外科学分野 准教授
土田明彦　同 主任教授

3

1 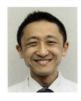 橋本大輔　熊本大学大学院 消化器外科学 診療講師　　馬場秀夫　同 教授

2A 祖父尼 淳　東京医科大学 臨床医学系消化器内科学分野 講師

2B 蘆田玲子　大阪国際がんセンター 検診部消化器検診科 副部長

2C 香田　渉　金沢大学 放射線科学 准教授　　蒲田敏文　同 教授

2D 今岡　大　国立がん研究センター東病院 肝胆膵内科　　池田公史　同 科長

2E 大野栄三郎　名古屋大学 消化器内科 助教　　廣岡芳樹　同 医学部附属病院 光学医療診療部 准教授

2F 鎌田　研　近畿大学医学部 消化器内科 助教　　竹中　完　同 講師

2 G

倉岡直亮　愛知県がんセンター中央病院 消化器内科部　　肱岡　範　同 医長

2 H

倉田昌直　筑波大学 消化器外科 教授　　大河内信弘　同 教授

3

岸和田昌之　三重大学 肝胆膵・移植外科 講師　　伊佐地 秀司　同 教授

4

近藤　成　広島大学大学院医歯薬保健学研究院 応用生命科学部門 外科学 助教　　村上義昭　同 准教授

最新トピックス

大塚隆生　九州大学 臨床・腫瘍外科 准教授　　中村雅史　同 教授

4

1
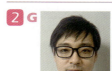
江口英利　大阪大学大学院 消化器外科学 准教授

2

元井冬彦　東北大学大学院医学系研究科 消化器外科学分野 准教授　　海野倫明　同 教授

3 吉富秀幸　千葉大学大学院医学研究院　大塚将之　同 教授
臓器制御外科学 准教授

4 庄　雅之　奈良県立医科大学 消化器・総合外科　長井美奈子　同 助教
教授

● 最新トピックス

 髙橋秀典　大阪国際がんセンター　秋田裕史　同 消化器外科 医長
消化器外科 副部長
膵がんセンター 外科系 部門長

5

1 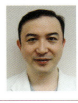 中村　透　北海道大学大学院医学研究科　平野　聡　同 教授
消化器外科学分野Ⅱ 助教

2 山田　豪　名古屋大学大学院医学系研究科　藤井　努　富山大学大学院
消化器外科学 講師　　　　　　　　　医学薬学研究部
消化器・腫瘍・
総合外科 教授

3 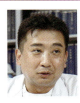 天野良亮　大阪市立大学大学院医学研究科　大平雅一　同 教授
腫瘍外科学 講師

4 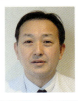 齋浦明夫　がん研有明病院 肝胆膵外科 部長

5 杉浦禎一　静岡県立静岡がんセンター 肝胆膵外科 医長

6 里井壯平　関西医科大学 外科学講座 准教授　　柳本泰明　同 講師

7 黒木　保　国立病院機構長崎医療センター 外科 部長

8 小林慎二郎　聖マリアンナ医科大学 消化器・一般外科 講師　　大坪毅人　同 教授

9 廣野誠子　和歌山県立医科大学 第2外科 講師　　山上裕機　同 教授

10 鈴木耕次郎　愛知医科大学 放射線科 准教授

● 最新トピックス

 本田五郎　がん・感染症センター都立駒込病院 外科 部長

● 最新トピックス

森安史典　国際医療福祉大学 教授
　　　　　山王病院
　　　　　がん局所療法センター センター長

佐野隆友　山王病院
　　　　　がん局所療法センター
　　　　　消化器内科

● 最新トピックス

木村康利　札幌医科大学医学部 消化器・総合、
　　　　　乳腺・内分泌外科学講座 准教授

竹政伊知朗　同 教授

1

岡野尚弘　杏林大学医学部 内科学腫瘍科 助教

古瀬純司　同 教授

2

大場彬博　国立がん研究センター中央病院
　　　　　肝胆膵内科 がん専門修練医

森実千種　同 医員

3

福冨　晃　静岡県立静岡がんセンター 消化器内科 医長

4

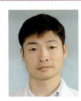

岡田健一　和歌山県立医科大学 第2外科 講師

山上裕機　同 教授

5 柳本泰明 関西医科大学 外科学講座 講師　　里井壯平 同 准教授

6 松本逸平 近畿大学医学部 外科 准教授

7 尾阪将人 がん研有明病院消化器センター 肝胆膵内科 副医長

7

1 中村　晶 M.D., Ph.D., Department of Radiation Oncology, Massachusetts General Hospital and Harvard Medical School

2 大栗隆行 産業医科大学病院 放射線治療科 講師

3 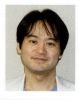 秋田裕史 大阪国際がんセンター 消化器外科 医長　　髙橋秀典 同 副部長 膵がんセンター 外科系 部門長

4 岡田　徹 名古屋大学大学院医学系研究科 放射線医学講座 助教　　山田　滋 放射線医学総合研究所 病院 消化管腫瘍科 科長

8

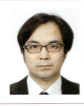

田村　崇　和歌山県立医科大学 消化器内科　　　北野雅之　同 教授
　　　　　学内助教

最新トピックス

原　和生　愛知県がんセンター中央病院　　　　　奥野のぞみ　同 医長
　　　　　消化器内科 部長

9

中井陽介　東京大学医学部 消化器内科 助教　　　高原楠昊　同 助教

10

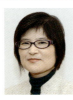

余宮きのみ　埼玉県立がんセンター 緩和ケア科 科長

11

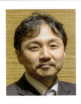

水間正道　東北大学大学院 消化器外科学分野　　海野倫明　同 教授
　　　　　院内講師
　　　　　日本膵臓学会膵癌登録委員会

12

川井　学　和歌山県立医科大学　　　　　　　　　山上裕機　同 教授
　　　　　外科学第2講座 准教授

新世代の膵癌診療・治療バイブル
―研修医・レジデント必携

2017年5月15日発行　第1版第1刷

編　者	藤井　努／川井　学
発行者	長谷川　素美
発行所	株式会社メディカ出版
	〒532-8588
	大阪市淀川区宮原3-4-30
	ニッセイ新大阪ビル16F
	http://www.medica.co.jp/
編集担当	石上純子／鳥嶋裕子
装　　幀	森本良成
本文イラスト	スタジオ・エイト
印刷・製本	株式会社NPCコーポレーション

© Tsutomu FUJII & Manabu KAWAI, 2017

本書の複製権・翻訳権・翻案権・上映権・譲渡権・公衆送信権（送信可能化権を含む）は、（株）メディカ出版が保有します。

ISBN978-4-8404-6171-9　　　　　　　　　　　　　　　　　　　　Printed and bound in Japan

当社出版物に関する各種お問い合わせ先（受付時間：平日9：00～17：00）
●編集内容については、編集局 06-6398-5048
●ご注文・不良品（乱丁・落丁）については、お客様センター 0120-276-591
●付属のCD-ROM、DVD、ダウンロードの動作不具合などについては、デジタル助っ人サービス 0120-276-592